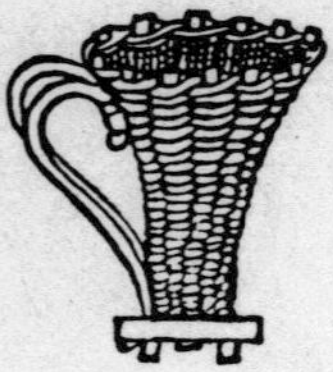

Vernachlässigte Gesundheit

Hans-Ulrich Deppe

Vernachlässigte Gesundheit

Zum Verhältnis von Gesundheit, Staat, Gesellschaft in der Bundesrepublik Deutschland

Ein kritischer Überblick

Mit Beiträgen von Heinz-Harald Abholz, Petra Botschafter-Leitner, Jeanette Breddemann, Hans-Ulrich Deppe, Klaus Priester, Rolf Rosenbrock, Udo Schagen

Kiepenheuer & Witsch

Umschlag Hannes Jähn
Gesamtherstellung Bercker, Graphischer Betrieb, Kevelaer
ISBN 3 462 01413 7

Inhalt

Vorwort

Gesundheit, Staat, Gesellschaft – bezeichnen sowohl den konkreten Gegenstand als auch den allgemeinen Rahmen, mit dem sich das vorliegende Buch beschäftigt. Bewußt wurde ihm nicht der Begriff der Krankheit sondern der der Gesundheit vorangestellt. Dem Prinzip der Gesundheitssicherung, also der Verhinderung von Krankheit, das bisher in der Bundesrepublik leichtsinnig vernachlässigt wurde, wird von allen Autoren höchste Bedeutung beigemessen. Das heißt jedoch, der Analyse des Gesundheitssystems den Gedanken der Prävention zugrunde legen. Es soll danach gefragt werden, welche Voraussetzungen dafür notwendig sind, welche Schwierigkeiten einer solchen Konzeption entgegenstehen und welche Auswirkungen im Falle ihrer Durchsetzung oder Vernachlässigung zu erwarten sind. Die Erhaltung der Gesundheit wird in dem Maße zu einer gesellschaftlichen und staatlichen Aufgabe, wie erkannt wird, daß die Entstehung und der Verlauf von Krankheiten immer weniger von natürlich gegebenen Faktoren als vielmehr von Menschen gemachten Bedingungen und Verhältnissen abhängen. Und soll der Anspruch von Humanität in der Medizin voll verwirklicht werden, so müssen diese Erkenntnisse auch in der Gestaltung des gesamten Gesundheitssystems, seiner spezifischen Einrichtungen und inneren Organisationsstruktur, zum Ausdruck kommen. Insofern gilt der Satz Rudolf Virchows auch heute noch: ,,Die Medizin ist eine soziale Wissenschaft, und die Politik ist weiter nichts, als Medizin im Großen.“*

Die aktuelle Bedeutung dieses Buchs ist in der theoretischen und empirischen Bearbeitung der jüngsten gesundheitspolitischen Entwicklung in der Bundesrepublik Deutschland zu sehen. Es wird versucht, nicht nur sozialstatistische Daten zusammenzutragen, sondern diese als Resultat gesamtgesellschaftlicher Zusammenhänge, Widersprüche und Prozesse zu interpretieren. Insbesondere wird dabei auf das Verhältnis von ökonomischer Krise und Staatsintervention sowie deren Auswirkungen auf Patienten und Beschäftigte im Gesundheitssystem eingegangen. Da die Gesundheit alle Mit-

* Virchow, R.: Der Armenarzt. Die medicinische Reform, No. 18, 1848, S. 125.

glieder unserer Gesellschaft vital berührt, wird die gesellschaftliche Verantwortung bei der Lösung dieser Probleme besonders hervorgehoben.

Die Darstellung beginnt mit einem epidemiologischen Beitrag, also der Untersuchung der Verteilung und Häufigkeit von Krankheiten in der Gesellschaft, die als Grundlage für die rationale Gestaltung des Gesundheitssystems mit seinen präventiven, kurativen und betreuenden Funktionen angesehen wird. Im zweiten Teil werden die staatlichen und gesellschaftlichen Gestaltungszusammenhänge analysiert. Hier geht es um die allgemeine Bedeutung des Sozial- und Gesundheitssystems; es geht um die Grundzüge sozialer Funktionen des bürgerlichen Staates und deren Auswirkungen auf die Organisation der Sozial- und Gesundheitsversorgung, die sich insbesondere in der Struktur und Entwicklung der gesetzlichen Krankenversicherung niederschlagen. Gewiß kann der mehr medizinisch orientierte Leser diesen Teil zunächst überspringen und sich sofort dem dritten Teil, der sich mit Einzelanalysen des Gesundheitssystems beschäftigt, zuwenden. Für den systematischen Zugang erschien es jedoch notwendig, die Diskussion über den staatlichen und gesellschaftlichen Charakter des Sozial- und Gesundheitswesens voranzustellen; denn nur in diesem Zusammenhang kann sinnvoll begründet werden, welche Interessenkonstellationen und welches Kräfteverhältnis zu bestimmten Veränderungen in den jeweiligen Detailbereichen geführt haben. Im dritten Teil werden die stationäre und ambulante medizinische Versorgung, die Rolle der pharmazeutischen Industrie, die gesundheitliche Sicherung am Arbeitsplatz und schließlich die institutionellen Bedingungen der Prävention zum Gegenstand der Analyse gemacht.

Insgesamt haben die Beiträge Überblickscharakter. Sie vermitteln die wichtigsten empirischen Daten und strukturellen Zusammenhänge. Sie kritisieren bestehende Mängel und schlagen Verbesserungen vor. Da es sich bei der Analyse der Beziehungen zwischen Gesundheit, Staat und Gesellschaft jedoch um wissenschaftliches Neuland handelt, mit dessen systematischer Erforschung erst in den letzten Jahren begonnen wurde, erheben die Beiträge nicht den Anspruch, die Themen umfassend aufzubereiten. Sie konzentrieren sich auf die wesentlichen Aspekte. Auch mußten einige wichtige Bereiche wie die psychiatrische Versorgung und der öffentliche Gesundheitsdienst zunächst unberücksichtigt bleiben.

Das Buch soll vor allem Ärzte, Medizinstudenten, andere Beschäftigte im Gesundheitswesen und Gesellschaftswissenschaftler, die medizinsoziologisch und sozialmedizinisch interessiert sind, ansprechen. Die Verfasser selbst sind Mediziner, Medizinsoziologen und Ökonomen. Es wird hier also der Versuch unternommen, die vom behandelten Gegenstand vorgeschriebene Kooperation zwischen diesen Disziplinen herzustellen. Zum besseren Verständnis haben wir deshalb dem Buch am Ende einen medizinisch-naturwissenschaftlichen Glossar und ein Verzeichnis der Abkürzungen angefügt.

Abschließend danke ich für vielfältige Unterstützung Franziska und Peter Koch.

Frankfurt a. M., November 1979 Hans-Ulrich Deppe

Erster Teil
Krankheit in der Gesellschaft

Kapitel I

Heinz-Harald Abholz

Welche Bedeutung hat die Medizin für die Gesundheit?

Bei Laien und bei Medizinern erscheint unbestritten, daß für die Verbesserung der Lebenserwartung in den letzten hundert Jahren die Entwicklung der Medizin verantwortlich ist. Ebenso unbestritten ist die hervorragende Bedeutung der Medizin heute: Nur ein Blick in die Fach- oder die Tagespresse läßt auf allen Gebieten medizinischer Arbeit Erfolge sichtbar werden. Selbst wenn einige Autoren – häufig als wissenschaftlich unseriös eingestuft – zu einer skeptischeren Einschätzung der Medizin veranlaßt haben, so bleibt insgesamt das Bild einer erfolgreichen Medizin erhalten.[1] Auch die Kritiker medizinischer Versorgung haben die grundsätzliche Bedeutung der Medizin für die Gesundheit nie ernsthaft angezweifelt, sie haben sich auf die Kritik von Versorgungsmängeln und organisatorische sowie ökonomische Aspekte beschränkt. Der Wert medizinischer Versorgung jedoch wurde kaum einer Analyse unterzogen.

Ziel dieses einleitenden Kapitels ist es, gerade die Frage zu prüfen, ob die Medizin wirklich auf so beachtliche Erfolge bei der Gesunderhaltung der Bevölkerung verweisen kann. Aus einer solchen Untersuchung lassen sich dann Wertungen für die Schwerpunkte und die Entwicklung der Medizin und des medizinischen Versorgungssystems ableiten.

Die Ermittlung des Nutzens medizinischer Interventionen soll am Beispiel der wichtigsten Krankheitsbilder exemplarisch erfolgen. Eine relativ ausführliche Darstellung erscheint notwendig, da bei Medizinern und Laien nicht an einem kritischen Vorwissen angeknüpft werden kann, sondern von einer ungebrochenen Überschätzung kurativer und präventiver Potenz der Medizin ausgegangen werden muß. Studien, die dies bezweifeln lassen, müssen deshalb detailliert in ihrem Aufbau und den Ergebnissen vorgestellt werden.

Dabei wird es sich vorwiegend um klinisch-epidemiologische Untersuchungen handeln, die zur Nutzenermittlung herangezogen werden.[2] Dies erscheint notwendig, da sich rein klinisch orientierte Forschung häufig genug den Blick auf den tatsächlichen therapeutischen Nutzen verstellt: Beispielsweise wird so der Nutzen eines Antiarrhythmikums danach beurteilt, ob die Rhythmusstörungen verschwinden. Ob dies jedoch mit einem Nutzen für den Patienten verbunden ist, ob dieser sich wohler fühlt oder länger lebt, ist mit einer solchen Untersuchung noch nicht beantwortet. In der klinisch-epidemiologischen Forschung sind aber diese Aspekte – das Wohlbefinden, die Sterblichkeit – die zentralen Beurteilungsgrößen; pathophysiologische Größen wie Rhythmusstörungen, Erhöhung des Cholesterins usw. haben in diesen Untersuchungen nur eine sekundäre Bedeutung und dienen als zusätzliche Orientierung beim Verständnis des Erfolgs oder Mißerfolgs einer therapeutischen Intervention.

Die randomisierte Doppelblindstudie ist der bevorzugte Untersuchungsansatz der klinischen Epidemiologie. Aufgrund der Erfahrung, daß bei einem Vergleich zwischen Therapiegruppe und Placebogruppe (der Gruppe ohne Therapie) tendenziöse Fehlbeurteilungen des Erfolges der Therapie zustandekommen, wenn Therapeut und Patient wissen, ob Placebo oder Wirksubstanz gegeben werden, muß zur objektiven Beurteilung in einem Doppelblindansatz (Therapeuten und Patienten wissen nicht, was gegeben wird) untersucht werden. Damit nicht durch eine zumeist unbewußte Zuordnung eine Vorauswahl prognostisch günstiger oder ungünstiger Patienten zur Therapie- oder Placebogruppe erfolgt, sollte sich die Patientenzuordnung zu einer der beiden Gruppen zufällig – z. B. durch Ziehen eines Loses – ergeben; dieser Prozeß wird Randomisierung genannt.

Bei der folgenden Darstellung wird der Nutzen medizinischer Intervention an der Verminderung der Sterblichkeit oder der Erkrankungshäufigkeit sowie an der Verminderung der Beschwerden bei schon Erkrankten gemessen. Die Aufgabenbereiche der Medizin – Kuration, Prävention und Betreuung – bieten hierbei unterschiedliche Ansätze. Unter *Kuration* wird hier die Heilung von Krankheit oder die Verlangsamung des Krankheitsverlaufes mit dem Ergebnis der Lebensverlängerung verstanden. Der größte Teil des sehr entwickelten und kostspieligen diagnostischen Apparates der Medizin wird mit dem Ziel der Kuration eingesetzt. Kuration gilt immer noch als zentrale Aufgabe der Medizin.

Die *Prävention* kann in Primärprävention und Sekundärprävention unterteilt werden. Unter *Primärprävention* versteht man die Verhütung von Krankheit durch Ausschaltung krankmachender Faktoren. Unter *Sekundärprävention* wird die Früherkennung von Krankheit mit dem Ziel einer besseren Behandelbarkeit verstanden. Bei den Erkrankungen, bei denen Risikofaktoren bekannt sind (z. B. der Hochdruck für die koronare Herzerkrankung), versteht man auch unter Sekundärprävention die therapeutische Beeinflussung der Risikofaktoren, mit dem Ziel, die »Folgekrankheit« zu verhindern. Der Bereich der *Betreuung* wird häufig nicht als eigenständiger Aufgabenbereich benannt, er wird in der wissenschaftlichen Medizin als »Beiwerk« gesehen; weder die Forschung noch die »gehobene«

Krankenversorgung versteht diesen Bereich als gleichberechtigt zu Kuration und Prävention. Unter Betreuung werden hier die reine Symptomlinderung bei Krankheit, die Hilfe beim Ertragen von Krankheit und die Patientenberatung verstanden.

Die inhaltliche Bestimmung der Möglichkeiten und der Hauptaufgaben der Medizin in Kuration, Prävention und Betreuung gehört zum Ziel dieses Kapitels. Dabei werden die Aussagen häufig im Widerspruch zum Selbstverständnis der Medizin und im Widerspruch zu den tatsächlichen Schwerpunktsetzungen in Forschung und Versorgung stehen. Bei einer Einschätzung der Lehrmeinungen der Medizin und der zu beobachtenden Entwicklung der Medizin im Vergleich zu den hier gemachten Aussagen sollten immer mehrere Fragen im Hintergrund stehen: Durch was ist die Lehrmeinung belegt? Können die Studien, die die Lehrmeinung stützen, wirklich als Beleg für einen Nutzen im Sinne der Verbesserung von Lebenserwartung oder Wohlbefinden gewertet werden, oder wird nicht nur eine »Normalwertkorrektur« belegt? Sind die Methoden der entsprechenden Untersuchungen für eine objektive Prüfung ausreichend (siehe Ausführung zu randomisierten Doppelblindstudien)?

1. Die Bedeutung der Medizin – eine historisch-epidemiologische Untersuchung

McKeown hat in einer umfangreichen Analyse der Mortalitätsdaten aus England der Jahre 1850 bis 1971 die Bedeutung der Medizin für die Verlängerung der Lebenserwartung und Verringerung der Mortalität zu bestimmen versucht.[3] Er stellte sich die Frage, welche Bedeutung die Medizin für den zu beobachtenden deutlichen Rückgang der Sterblichkeit über die genannten Jahre hatte (siehe Abb. 1).[4] Das auf den ersten Blick sehr schwierig anmutende Problem, historisch die Bedeutung und den Erfolg der Medizin nur einigermaßen exakt zu bestimmen, löste McKeown sehr einfach: Er betrachtete, welche Todesursachen den größten Anteil an der Gesamtsterblichkeit und somit an der Bestimmung der Lebenserwartung hatten. Dann verglich er, zu welchem Zeitpunkt die jeweils medizinisch effektiven Maßnahmen bei der Bekämpfung der zuvor identifizierten Haupttodesursachen entdeckt bzw. eingeführt wurden. Diese Überlegungen wurden auf der Basis der in England seit etwa 1850 einigermaßen zuverlässig geführten Todesursachenstatistik angestellt. Für große Krankheitsgruppen dürfte mit gewissen Abweichungen von zuverlässigen Angaben ausgegangen werden.

1850 waren etwa zwei Drittel aller Todesfälle auf infektiöse Krankheiten

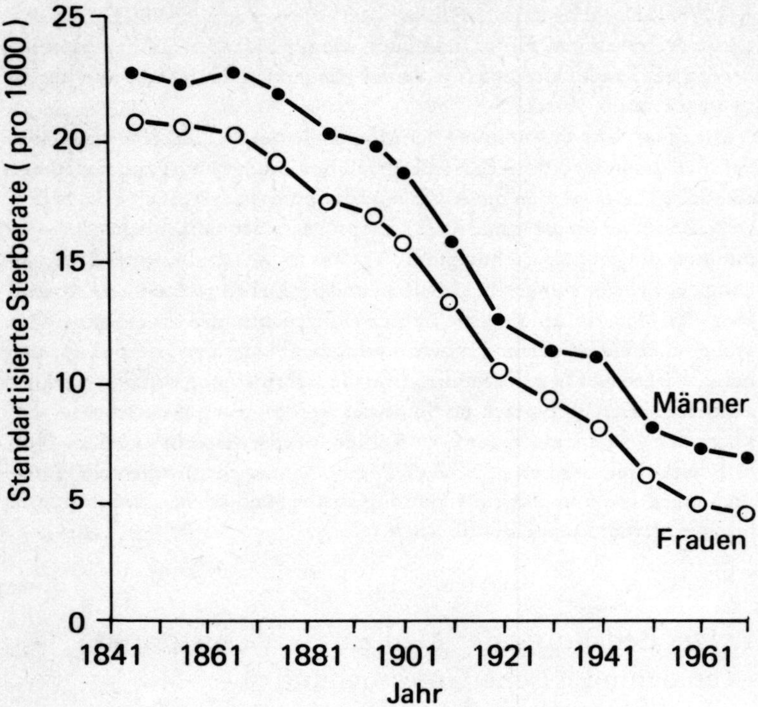

Abb. 1 Sterberaten in England und Wales.

zurückzuführen (siehe Tab. 1); die Tbc machte zu diesem Zeitpunkt etwa 40 % der infektiösen Todesursachen aus. 1901 waren immer noch etwa 50 % der Todesfälle im Gefolge von Infektionskrankheiten aufgetreten; 25 % der infektiösen Erkrankungen als Todesursache waren wiederum auf Tbc zurückzuführen. 1971 schließlich machten die Infektionskrankheiten noch ein Achtel aller Todesursachen aus, die Tbc war allein für 2 % aller Todesfälle bei infektiösen Krankheiten verantwortlich.

Ähnlich wie für die Tbc konnten für andere Haupttodesursachen wie z. B. Bronchitis und Pneumonie, Keuchhusten, Masern, Scharlach, Diphterie, Windpocken, Cholera und andere Durchfallserkrankungen der Rückgang der Haupttodesursachen historisch beschrieben werden. In den folgenden Abbildungen (siehe Abb. 2 bis 5) ist an einigen Beispielen der beachtliche Abfall der Haupttodesursachen exemplarisch aufgezeichnet. In den Abbildungen sind die Zeitpunkte der Einführung bzw. Entdeckung effektiver medizinischer Maßnahmen angegeben. Deutlich wird, daß für die infektiösen Erkrankungen als Haupttodesursache bei der Mehrzahl der Erkrankungen medizinische Maßnahmen zu Zeitpunkten eingeführt wurden, als das volksgesundheitliche Problem der Erkrankung – sichtbar am Rückgang der Todesursachenhäufigkeit – schon beherrscht war. Eine Ausnahme hiervon stellt z. B. die Diphtherie dar, bei der zumindest nach dem Zeitpunkt der Einführung medizinischer Maßnahmen (Antitoxin, Impfung) noch ein deutlicher Rückgang der Mortalität zu verzeichnen ist.

McKeown argumentiert nun wie folgt: Wenn die Reduktion der Mortalitätsraten von 1850 bis 1971 zu etwa 75 % auf die Reduktion der infektiösen Erkrankungen als Todesursachen zurückzuführen ist (siehe Tab. 1) und gleichzeitig nachzuweisen ist, daß die medizinischen Maßnahmen bei den meisten dieser Todesursachen zu Zeitpunkten eingeführt wurden, als der überwiegende Anteil der Reduktion schon erfolgt war, kann die Medizin keinen wesentlichen Beitrag zur Reduktion der Mortalität geleistet haben.[5] Er fragt sich dann, welche weiteren Einflußgrößen auf die Mortalität bestehen. Neben medizinischen Maßnahmen als Einflußgröße auf den Krankheitsverlauf nennt er für die infektiösen Erkrankungen:

1. das gewandelte Krankheitsbild aufgrund gewandelter Eigenschaften der Erreger;
2. hygienische und soziale Lebensbedingungen;
3. die Ernährung als Grundlage für körpereigene Abwehr.

Im Verlauf der Analyse werden diese drei Faktoren in ihrer Bedeutung zu bestimmen versucht. Da aufgrund der oben kurz beschriebenen Analyse

Tb. 1: Für Geschlecht und Alter auf der Basis von 1901 standardisierte Sterberaten, England und Wales - Rate pro 1 Mill. (Prozentsatz an allen Todesfällen in Klammern)

	1848 - 54	1901	1971	Prozentualer Anteil an der Reduktion der Raten von 1848 bis 1971 (= 100 %)
Infektionserkrankungen davon Tbc (%)	12.965 (59) (40 %)	8.468 (50) (25 %)	714 (13) (2 %)	74 %
Nicht-infektiöse Erkrankungen	8.891 (41)	8.490 (50)	4.070 (87)	26 %
alle Erkrankungen zusammen	21.856 (100(	16.958 (100)	5.384 (100)	100 %

nach: McKeown, Th., 1976

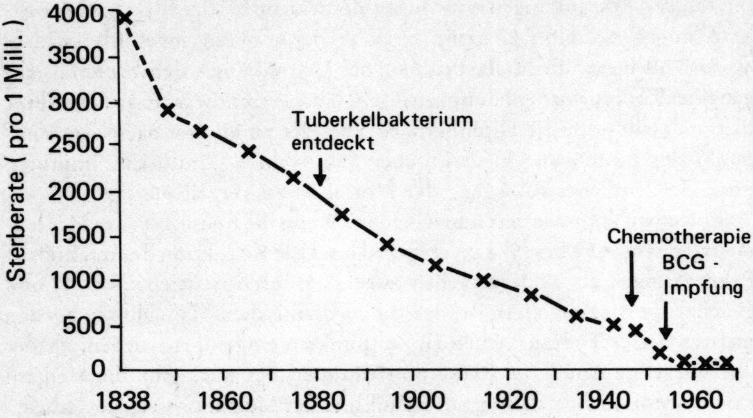

Abb. 2 Tuberkulose der Atemwege: Sterberaten in England und Wales.

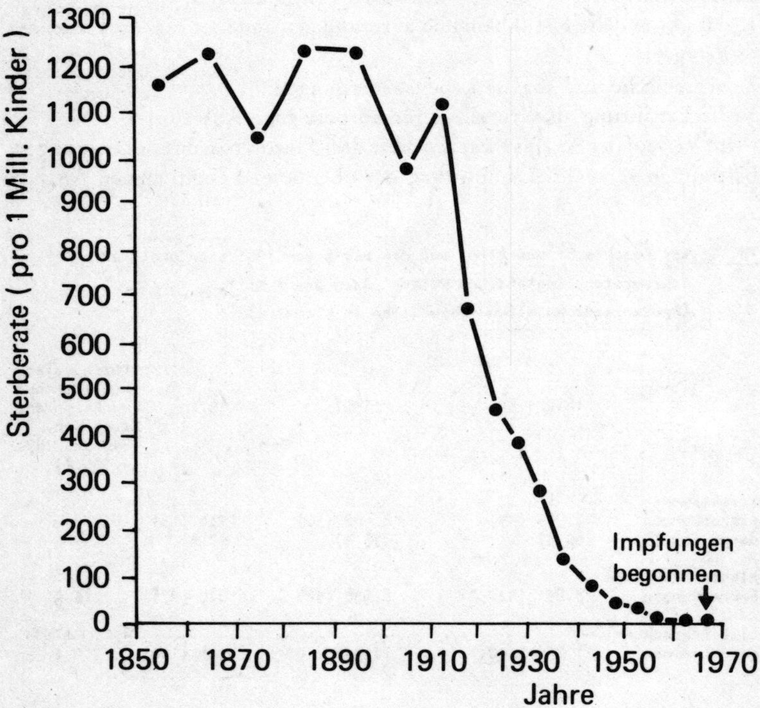

Abb. 3 Masern: Sterberate für Kinder unter 15 Jahre in England und Wales.

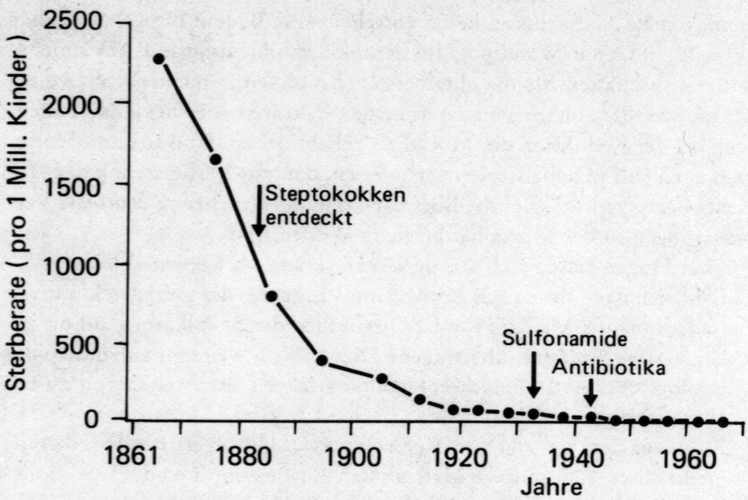

Abb. 4 Scharlach: Sterberaten für Kinder unter 15 Jahre in England und Wales.

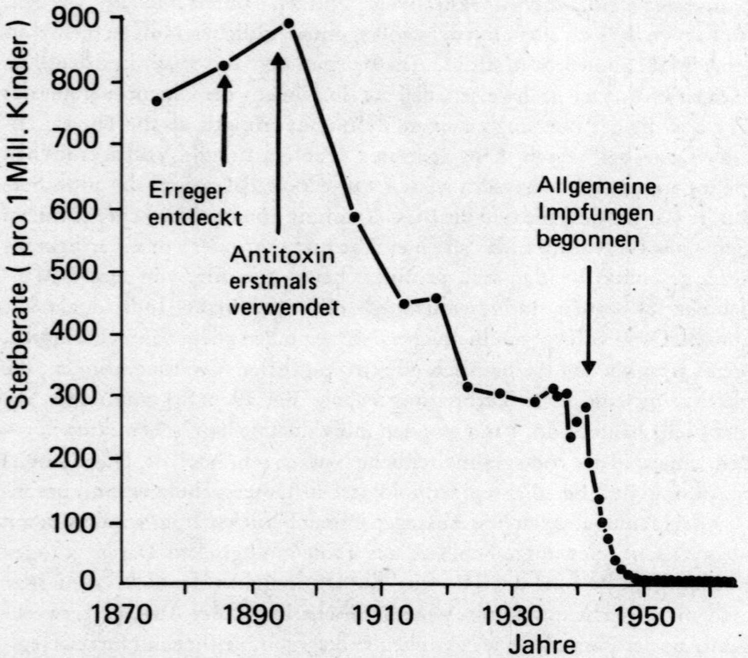

Abb. 5 Diphtherie: Sterberate für Kinder unter 15 Jahre in England und Wales.

medizinische Maßnahmen keine entscheidende Bedeutung gehabt haben können und eine Wandlung im Krankheitsbild aufgrund gewandelter Keimeigenschaften für die allermeisten Krankheiten nicht nachzuweisen ist, müssen die zuletzt genannten beiden Faktoren entscheidende Bedeutung bei der Reduktion der Mortalität gehabt haben. Und so kann McKeown auch an Einzelbeispielen nachweisen, daß mit Verbesserung der Hygiene, der sozialen Lebensbedingungen und der Ernährung deutliche Verbesserungen in der Mortalität erreicht worden sind.

Zwei Fragen lassen sich aus der Analyse von McKeown ableiten:

1. Läßt sich das – historisch gewonnene – Ergebnis der geringen kurativen Bedeutung der Medizin für die Gesundheit der Bevölkerung auf die gegenwärtige Situation übertragen? Dies soll im weiteren anhand epidemiologischer und klinisch-epidemiologischer Daten annähernd zu beantworten gesucht werden.
2. Kann aus dem Befund von McKeown geschlußfolgert werden, daß die medizinischen, kurativen Maßnahmen zur Bekämpfung der Infektionskrankheiten keinen Nutzen haben?

An dieser Stelle muß zwischen einem *volksgesundheitlichen* und einem *individual-medizinischen* kurativen Nutzen unterschieden werden. McKeown hat sich allein mit dem volksgesundheitlichen Nutzen medizinischer Maßnahmen beschäftigt. Am Beispiel der Tbc wird dies deutlich: McKeown konnte nachweisen, daß die Einführung der Chemotherapie der Tbc und die der Impfung zu einem Zeitpunkt erfolgte, als die Tbc als Todesursache bei weitem kein zentrales Problem für die Volksgesundheit mehr darstellte. Andererseits wissen wir jedoch, daß gerade die antituberkulöse Chemotherapie und die BCG-Impfung von medizinischem Nutzen sind. Das Individuum, das an einer Tbc erkrankt oder vor einer Erkrankung geschützt werden soll, profitiert heute eindeutig von diesen Maßnahmen; es besteht ein individualmedizinischer Nutzen. Individualmedizinischer und volksgesundheitlicher Nutzen fallen allein dann zusammen, wenn Krankheiten medizinisch effektiv angegangen werden können, die gleichzeitig eine hohe Verbreitung haben. Bei allen Erkrankungen, die nicht sehr häufig sind, kann es einen individualmedizinischen Nutzen geben, ohne daß der volksgesundheitliche Nutzen sehr hoch ist. Diese Unterscheidung muß bei allen epidemiologischen Untersuchungen und besonders bei hieraus abgeleiteten Aussagen immer berücksichtigt werden, damit nicht falsche, unsinnige Schlüsse aus epidemiologischen Daten gezogen werden. Am Beispiel der Tbc wird die Unsinnigkeit deutlich, wenn man epidemiologische und klinisch-medizinische Ebene der Aussage verwechselt: Aus der Tatsache eines geringen volksgesundheitlichen Nutzens (epidemiologische Aussage) kann nicht auf einen geringen individualmedizinischen Nutzen (klinisch-medizinische Befunde) geschlußfolgert werden.

Mit diesen Überlegungen im Hintergrund soll die gegenwärtige Bedeutung der Medizin zu analysieren gesucht werden. Ausgangspunkt soll wiederum das Krankheitsspektrum der heute wichtigsten Erkrankungen sein. Dabei wird die Ermittlung des volksgesundheitlichen Nutzens im Vordergrund stehen.

2. *Das heutige Krankheitsspektrum*

Im folgenden kurzen Überblick geht es darum, anhand von Mortalitäts- und einigen Morbiditätsstatistiken einen Überblick über die wichtigsten Erkrankungen zu bekommen.

2.1 Mortalitätsstatistik

Bei Betrachtung der Tab. 2 wird deutlich[6], daß die drei Diagnosegruppen Maligne Neubildungen, Koronare Herzerkrankungen und Hirngefäßerkrankungen (vorwiegend im Sinne degenerativer Erkrankungen) 52 % aller Todesursachen ausmachen. Bei Addition der Lebererkrankungen, der Un-

Tb. 2: Sterbefälle in der BRD - 1974. Abgerundete Prozentangaben bezogen auf alle Todesfälle

alle Todesursachen: 727.511 Fälle (= 100 %)

maligne Neubildungen	20 %
koronare Herzerkrankungen	17 %
Hirngefäßerkrankungen; vorwiegend degenerative	15 %
Lebererkrankungen (davon Leberzirrhose etwa 45 %)	5 %
Unfälle/Vergiftungen	5 %
Diabetes mellitus	3 %
Bronchitits/Emphysem/Asthma	3 %
Selbstmord	2 %
	70 %

nach: Daten d. Ges. Wesen 1977

Tb. 3: Maligne Neubildungen als Todesursache -3 RD 1974.
Abgerundete Prozentangaben bezogen auf alle malignen Neubildungen als Todesursache

alle malignen Neubildungen: 148.828 Fälle (= 100 %)

Lokalisation	
Bronchial/Trachea	15 %
Magen	14 %
Mastdarm/Dickdarm	14 %
Brustdrüse	8 %
	51 %
Harnsystem	5 %
Prostata	5 %
Gebärmutter	4 %
Leukämien	3 %
	68 %

nach: Daten des Ges. Wesen 1977

fälle und Vergiftungen, des Diabetes mellitus und der Bronchitis (einschließlich Emphysem und Asthma) lassen sich weitere 16 % der Todesursachen beschreiben, so daß dann insgesamt mit 7 Diagnosegruppen 68 % der Todesfälle erklärt sind.

Bei den bösartigen Neubildungen (Tab. 3) machen die Diagnosen Bronchial- und Tracheal-Karzinom, Magen-Karzinom, Mastdarm- und Dickdarm-Karzinom sowie Mamma-Karzinom 51 % aller bösartigen Neubildungen als Todesursache aus. Die malignen Neubildungen im Bereich der Prostata, des Uterus, des Harnsystems sowie die Leukosen sind für weitere 17 % der Todesursachen aufgrund maligner Erkrankungen verantwortlich. Insgesamt sind somit etwa 68 % der malignen Neubildungen durch 8 Karzinom-Lokalisationen beschrieben.[7]

An dieser Stelle kann schon bei Betrachtung der Mortalitätsursachen einzelner Altersgruppen einiges bezüglich der Bedeutung medizinischer Interventionen abgeleitet werden. Bei Betrachtung der Tab. 4 fällt auf, daß in

Tb. 4: Sterbefälle in der BRD - 1974 - nach Altersgruppen. Abgerundete Prozentangaben bezogen auf alle Sterbefälle der Altersgruppe

Unter 15 Jahre:

alle Todesfälle: 32.427 (4 % der Todesfälle aller Altersgruppen)

davon:

Säuglingssterblichkeit	24 %
Unfälle/Vergiftungen	12 %
Erkrankungen der Atmungsorgane	5 %
Infektiöse Erkrankungen	4 %
maligne Neubildungen	3 %

15 - 24 Jahre:

alle Todesfälle: 8.500 (1 % der Todesfälle aller Altersgruppen)

davon:

Unfälle/Vergiftungen	52 %
Selbstmord	14 %
maligne Neubildungen	8 %
Kreislaufsystem	4 %
Verdauungsorgane	3 %
Atmungsorgane	2 %

25 - 44 Jahre:

alle Todesfälle: 29.973 (4 % der Todesfälle aller Altersgruppen)

davon:

maligne Neubildungen	20 %
Unfälle/Vergiftungen	18 %
Lebererkrankungen (vorwiegend Zirrhose)	14 %
Selbstmord	13 %
Erkrankungen der Verdauungsorgane	8 %
Ischämische Herzrkankheiten	7 %

---

nach: Daten d. Ges. Wesen 1977

der Altersgruppe der unter 15jährigen 12 % der Todesursachen auf Unfälle und Vergiftungen zurückzuführen sind.[8] Bei den 15- bis 24jährigen ergibt sich ein ähnliches Bild: hier sind 52 % der Todesursachen auf Unfälle und Vergiftungen, 14 % auf Selbstmord zurückzuführen. Betrachtet man schließlich die Altersgruppe der 25- bis 44jährigen, so werden immerhin noch 18 % der Todesursachen durch Unfälle und Vergiftungen erklärt, 13 % kommen durch Selbsttötung zustande. In den beiden zuletzt genannten Altersgruppen sind also zwischen einem Drittel bis zwei Drittel der Todesursachen durch äußere Einflüsse wie Unfälle, Vergiftungen oder Selbsttötungen zustandegekommen. Schon hier wird plausibel, daß es wahrscheinlich sehr viel sinnvoller und effektiver ist, durch nicht-medizinische Interventionen im Sinne präventiver Maßnahmen (von Arbeitsschutzmaßnahmen im weitesten Sinne bis hin zu sozialpsychologischen Betreuungsversuchen oder sicheren Straßenverhältnissen) als durch medizinische Interventionen diese Todesursachen anzugehen.

2.2 Morbiditätsstatistiken

Bei Betrachtung der Morbiditätsstatistiken (Tab. 5 und 6)[9, 10] fällt auf, daß neben den bekannten Diagnosen der Todesursachenstatistik Erkrankungen der Atemwege (jeweils an 1. Stelle in Arbeitsunfähigkeitsstatistik und in Mikrozensuserhebung) und Erkrankungen der Knochen, Gelenke, des Halte- und Stützapparates (jeweils an 2. Stelle) im Vordergrund stehen. An 3. Stelle der Arbeitsunfähigkeitsfälle folgen dann Verletzungen und Unfallfolgen. In beiden Statistiken sind dann – mit zwar deutlichem Abstand zu den anderen Ursachen – Erkrankungen des Magen-Darmtraktes genannt, die ebenfalls in der Todesursachenstatistik eine untergeordnete Rolle spielen.

Bei Betrachtung der Statistik über Berufs- und Erwerbsunfähigkeit (Tab. 7)[11] stehen in den vorderen Positionen degenerative Erkrankungen im Bereich der Herz- und der Hirngefäße sowie anderer Gefäßbereiche. Danach folgen der Bluthochdruck sowie degenerative Knochen- und Gelenkerkrankungen und Osteomyelitis. Schließlich nehmen eine hohe Rangordnung noch die Bronchitis und das Emphysem sowie Leber-, Gallen- und Pankreaserkrankungen ein. Die Konsulationsfälle in einer Allgemeinpraxis zeigen nun wiederum eine andere Rangfolge[12]: Hier stehen an erster Stelle die Erkrankungen des Respirationstraktes, die ein Fünftel aller Konsultationsfälle ausmachen. An 2. Stelle folgen Erkrankungen des Nervensystems und der Sinnesorgane, an 3. Stelle die Erkrankungen des Verdauungssystems. In ähnlicher Häufigkeit folgen dann die Diagnose-Grup-

Tb. 5: Morbiditätsstatistik: Mirkozensus-Erhebung 1972 - Kranke im Untersuchungszeitraum. Es wurde jeweils nur eine, die schwerwiegendste Erkrankung erfaßt: Prozentangaben bezogen auf alle Krankheitsfälle (diese = 100 %)

Grippe/Erkrankungen der oberen Luftwege	23 %
andere vorwiegend degenerative Erkrankungen der Knochen, Musekl und Bindegewebe	10 %
Diabetes mellitus	4 %
Bronchitis	4 %
Arthritis/Spndylitis	2 %
Ischämische Herzerkrankungen	2 %
Lebererkrankungen	2 %
Magen-, Zwölffingerdarmgeschwüre	2 %
Hochdruck	2 %
maligne Neubildungen	0,6 %
	52 %

nach: Daten d. Ges. Wesen 1977

pen »Unfälle«, »Verletzungen und Vergiftungen«, »Erkrankungen der Haut«, »Erkrankungen der Knochen und des Bewegungsapparates«, »rein psychische Störungen«. Festhalten läßt sich, daß auch in der Morbiditätsstatistik eine Konzentration auf wenige Krankheiten und Krankheitsgruppen nachzuweisen ist. Auf diese hätte sich medizinische Versorgung zu konzentrieren; wenn auch damit nicht gemeint sein kann, daß die anderen zahlreichen, jedoch selteneren Erkrankungen bedeutungslos sind.

Im folgenden soll nun exemplarisch auf die wichtigsten Diagnose-Gruppen eingegangen werden; die Möglichkeit medizinischer Intervention als auch die Realität gesundheitlicher Versorgung soll beschrieben werden. Dies kann nicht immer in ausreichender Detailliertheit erfolgen, da nicht zu jeder Diagnose-Gruppe eine ausreichende Anzahl von entsprechend fundierten Untersuchungen vorliegt.

Tb. 6: Arbeitsunfähigkeitsfälle - Daten der Ortskrankenkassen, 1974[10]
insgesamt fallen in 99 Krankheitsgruppen alle (100 %) der Arbeitsunfähigkeitsfälle

	Prozentsatz der Fälle	
Erkrankungen der oberen Luftwege	19	
Erkrankungen der Mandeln	4	
Grippe	7	
Bronchitis	4	34 %
Muskelrheumatismus	8	
entzündliche und degenerative Gelenkerkrankungen	2	
sonstige Erkrankungen der Knochen und des Halteapparates	5	15 %
Oberflächliche Wunden, Prellungen, Quetschungen	8	
Zerreißungen, offene Wunden	3	
Zerrungen, Stauchungen, Verrenkungen	4	15 %
Magen- und Zwölffingerdarmgeschwür	2	
sonstige Magen- und Zwölffingerdarm-Erkrankungen	6	8 %
Krankheiten der Mundhöhle und der Speiseröhre		2 %
Krankheiten der peripheren Nerven		2 %
		76 %

Tb. 7: Morbiditätsstatistik: Berufs- und Erwerbsunfähigkeit 1973
Daten für männliche Arbeiter[11]
Prozentangaben bezogen auf alle Fälle der Gruppe

Gefäßerkrankungen	13 %
Erkrankungen der Knochen, Muskel und Gelenke	12 %
Ischämische Herzerkrankungen	9 %
Hochdruck	8 %
Hirngefäßerkrankungen	8 %
Bronchitis/Emphysem	8 %
Erkrankungen von Leber, Galle, Bauchspeicheldrüse	4 %
	62 %

3. Klinisch-epidemiologische Befunde zu den Möglichkeiten medizinischer Interventionen

3.1. Koronare Herzerkrankungen[13]

Die begrenzten Möglichkeiten medizinischer Interventionen beim akuten Myocardinfarkt werden durch die Befunde aus einer epidemiologischen Studie in Abb. 6 illustriert.[14] Bei einer 4-Wochen-Letalität von etwa 50 % verstirbt der überwiegende Anteil der Patienten, nämlich 43 %, in den ersten 3 Stunden nach Infarktbeginn. Dies aber ist die Zeit, die in aller Regel verstreicht, ehe der Patient nach akutem Schmerzbeginn eine therapeutische Institution aufsucht. Schon mit diesen Befunden wird deutlich, daß die kurativen Möglichkeiten der Medizin – selbst wenn allen Patienten, die das Krankenhaus noch lebend erreichen, geholfen werden könnte – nur sehr gering sein können. Denn nur der kleinste Teil der am Herzinfarkt Versterbenden erreicht das Krankenhaus überhaupt. Aber auch ein System notärztlicher Versorgung, das den Arztkontakt im städtischen Gebiet um einige Minuten vorverlegen soll, kann – wenn allen Patienten wirklich geholfen werden könnte – nur *Teilerfolge* denkbar machen, da der Großteil der Patienten immer noch zu früh, also zumeist vor Alarmierung des Notarztwagens, verstirbt. Nicht aber einmal die eben gemachte Voraussetzung, nach der nämlich den meisten Patienten im Notarztwagen zu helfen ist, trifft zu. Selbst beim Kammerflimmern – einer ohne Therapie tödlichen Komplikation des Herzinfarktes, die therapeutisch noch relativ gut zu beeinflussen ist – konnte in einer Untersuchung von Libertson und anderen gezeigt werden, daß bei nur geringen Erfolgen der Aufwand sehr hoch ist:[15] So wurden in 3 Jahren bei angenommenen etwa 6 000 bis 12 000 Einsätzen 300 Personen mit Kammerflimmern in Notarztwagen versorgt. Bei 199 Patienten war die Behandlung (Defibrillation) im Notarztwagen erfolgreich, nur 101 jedoch erreichten das Krankenhaus noch lebend. Von diesen 101 wiederum sind nur 42 Patienten aus dem Krankenhaus entlassen worden, die restlichen 40 % hatten mittlere bis schwere neurologische Ausfälle, die teilweise zu dauernder Pflegebedürftigkeit führten.

Betrachtet man nun die Effektivität kurativer Interventionen beim Myocardinfarkt, betrachtet man also die Erfolge intensiv-medizinischer Versorgung, so fällt schon bei vergleichenden Untersuchungen der Infarktletalität vor und nach Einführung von Intensiv-Stationen auf, daß zum größten Teil nur geringe Verbesserungen in der Letalität nachweisbar sind. Bei Untersuchungen, die Patienten auf der Normalstation mit denen auf den Intensiv-Stationen bezüglich der Prognose verglichen hatten, ergab sich ein ähnliches Bild: Trotz unterschiedlich sich auswirkender Selektionsmecha-

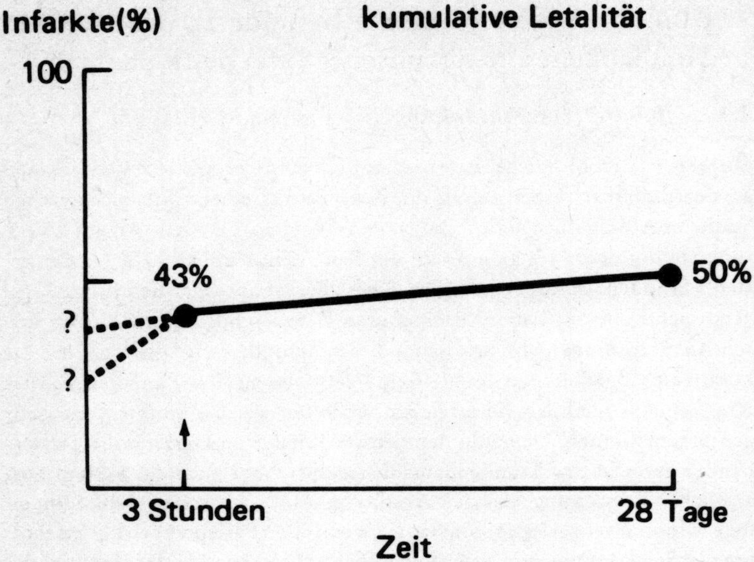

Abb. 6 nach den Ergebnissen vom TEESSIDE CORONARY SURVEY.

nismen waren die Letalitäten der genannten beiden Patientengruppen vergleichbar.[16]

Zur Zeit existieren drei zuverlässige Studien zum Nutzen der Intensiv-Station bei Patienten mit akutem Myocardinfarkt. Colling und andere haben eine prospektive, jedoch nicht randomisierte Studie vorgelegt, in der über 12 Monate im englischen Landschaftsbereich Teeside 1 938 Myocardinfarktpatienten registriert wurden.[17] Sie hatten sämtliche Krankenhäuser des Distrikts und einen Großteil der niedergelassenen Ärzte zur Mitarbeit gewonnen. Alle Patienten mit Infarktverdacht wurden zentral gemeldet, und eigens dafür ausgebildete Krankenschwestern suchten die Patienten zusätzlich zum Arzt auf: sie erhoben die Anamnese, beschrieben die Komplikationen, nahmen Blut für Enzymwertbestimmungen ab und schrieben ein EKG. Diese Untersuchungen wurden spätestens nach 72 Stunden wiederholt. Den an der Untersuchung teilnehmenden etwa 150 niedergelassenen Ärzten war nahegelegt worden, eine Krankenhauseinweisung nicht routinemäßig vorzunehmen, sondern sie jeweils neu abzuwägen. Etwa ein Drittel der Patienten mit akutem Myocardinfarkt wurde so zu Hause behandelt. Bei Vergleich der zu Hause behandelten Gruppe mit der Krankenhausgruppe stellte sich erstaunlicherweise eine Vergleichbarkeit der beiden Patientengruppen bezüglich Infarktgröße, Anamnese des

Patienten, Alter, Blutdruckwerte usw. heraus. Allein fand sich ein Unterschied in der Zeit von Schmerzbeginn bis zu Anruf des Hausarztes: Die Patienten, die dann im Krankenhaus behandelt wurden, informierten ihren Arzt im Durchschnitt schon etwa eine halbe Stunde früher über ihre Beschwerden als die zu Hause behandelten. Auch war vom Anruf bis Eintreffen des Arztes beim Patienten der Zeitraum bei den späteren Krankenhauspatienten kürzer. Die Letalität der zu Hause Behandelten betrug 8,8 %, die der auf einer Normalstation Behandelten 20,7 % und die der auf einer Intensiv-Station Versorgten 12,8 % in 28 Tagen. Die Letalität der Patienten, deren Ärzte regelmäßig jeden Patienten in das Krankenhaus einwiesen, lag deutlich über der Letalität der Patienten, deren Ärzte sowohl in das Krankenhaus einwiesen als auch zu Hause behandelten.

Eine randomisierte Studie zur Fragestellung des Nutzens von Infarktbehandlung auf der Intensiv-Station wurde von Mather und anderen vorgelegt.[18] In den Jahren 1966 bis 1968 wurden im Raume um Bristol 1 895 Patienten mit Myocardinfarkt erfaßt. Wenn nicht schon lebensbedrohliche Komplikationen zum Zeitpunkt des Erstkontaktes des Arztes mit seinem Patienten vorlagen, sollte der Arzt nach dem Zufallsprinzip eine Krankenhausbehandlung oder eine Behandlung zu Hause durch Ziehen eines Loses erwirken. Patienten, bei denen aufgrund familiärer oder sozialer Gegebenheiten eine häusliche Versorgung nicht möglich war oder sie selbst auf einer Krankenhausbehandlung insistierten, wurden aus der Untersuchung herausgenommen. Etwa 35 % der Patienten, d. h. etwa 450, konnten dem randomisierten Versuch zugeordnet werden. Zu erwähnen ist, daß beim Vergleich von randomisierter Gruppe und nicht randomisierter Restgruppe (restl. 65 %) sich diese nur signifikant im Anteil der Patienten mit initial niedrigen Blutdruckwerten unterschieden, die überrepräsentiert in der nicht-randomisierten Gruppe und dort wieder in der Krankenhausgruppe zu finden waren.

Entsprechend des randomisierten Ansatzes war auch eine Vergleichbarkeit bezüglich aller wichtiger Daten zwischen randomisierter Krankenhaus- und Hausbehandlungsgruppe erreicht worden. Die Gesamtletalität in 28 Tagen betrug in der Krankenhausgruppe 14 %, in der Gruppe der zu Hause behandelten Patienten 12 %. Nach 330 Tagen lag die Letalität bei 27 % bzw. bei 20 %. Bei den 60jährigen und älteren Patienten betrug die Letalität nach 330 Tagen 23 %, wenn sie zu Hause, und 35 %, wenn sie im Krankenhaus behandelt worden waren. Deutlich kommt also eine höhere Letalität im Krankenhaus zum Ausdruck; diese Unterschiede sind für die zuletzt genannte Altersgruppe statistisch signifikant.

Eine weitere britische Studie mit randomisiertem Ansatz liegt in ihren vorläufigen Ergebnissen vor[19]: Hill und andere hatten im Raume Nottingham 60 niedergelassene Ärzte des Gebietes dafür gewonnen, sie bei jedem Infarktverdacht zu informieren. In diesen Fällen fuhr ein Notarzt-Team zu den Patienten und führte die Erstuntersuchung einschließlich EKG und Enzymbestimmung durch. Über 2 Stunden blieb das Team beim Patienten und versorgte ihn zu Hause. Danach wurde durch Ziehen eines Briefumschlages nach dem Zufallsprinzip entschieden, ob der Patient zu Hause oder auf einer Intensiv-Station weiter behandelt werden sollte. Ausgeschlossen von der Randomisierung wurden 24 % der Patienten, da bei ihnen eine Reanimation erfolgt war, schwere Rhythmusstörungen innerhalb der ersten 2 Stunden auftraten, andere zusätzliche Erkrankungen vorlagen oder soziale Gründe für eine Krankenhausbehandlung sprachen. Insgesamt verblieben 264 Patienten, die nach dem Zufallsprinzip den beiden gleich großen Gruppen, der Krankenhaus- oder der Hausbehandlungsgruppe zugeordnet wurden. Die Letalität nach 6 Wochen betrug für alle Patienten der Krankenhausgruppe 11 %, für diejenigen mit gesichertem bzw. hoch wahrscheinlichem Infarkt 18 %. In der Gruppe der zu Hause Behandelten betrug sie 13 % bzw. bei gesichertem Infarkt 20 %. Die kumulative Letalität zeigt bis zum 10. Tag deutliche Unterschiede zugunsten der Krankenhausgruppe; danach näherten sich die Letalitäten der beiden Gruppen an. Die Autoren schlußfolgern daraus, daß die Intensiv-Station bei Patienten ohne schwere Auswirkungen in den ersten 2 Stunden den Tod am Infarkt zeitlich um wenige Tage herauszögert, ihn aber nicht verhindern kann.

Die geschilderten Befunde, nach denen Intensiv-Stationen keinen Nutzen haben, möglicherweise für hohe Altersgruppen sogar einen Schaden bedeuten, stehen der Erfahrung gegenüber, daß auf Intensiv-Stationen lebensrettende Interventionen bei Infarktpatienten durchgeführt werden. Wie nun kann dieser Widerspruch verstanden werden? Einmal ist vorstellbar, daß durch psychische Belastungen, die von einer Intensiv-Station ausgehen, bei einem Teil der Patienten vermehrt Rhythmusstörungen provoziert werden, die dann wieder zum Teil erfolgreich beherrscht werden können. Unter anderem ist der auf der Intensiv-Station durchgeführten lebensrettenden Intervention die iatrogene Morbidität und Mortalität durch z. B. Infektion bei Versorgung mit Venen- oder Blasenkatheter gegenüberzustellen. Schließlich ist zu bedenken, daß die Beherrschung von ansonsten letalen Rhythmusstörungen auf der Intensiv-Station noch nicht unbedingt mit einer verbesserten Überlebensrate einhergehen muß: Die Rhythmusstörungen können zumindestens bei einem Teil der Patienten Ausdruck schwerer kardialer Schädigungen sein, die dann später – nach Verlassen der Intensiv-Station – zum Tode führen. Entscheidend ist also nicht die Letalität auf der Intensiv-Station, sondern die eines längeren Zeitraumes.

Festzuhalten ist, daß medizinische Interventionen am Endpunkt einer langen Krankheitsgeschichte – bei Eintreten des Myocardinfarktes – nur einen geringeren kurativen Erfolg haben. Eine wesentliche Beeinflussung der hohen Mortalität bei koronarer Herzerkrankung ist von diesem Ansatz der Medizin somit nicht zu erwarten.

Einige Zeit wurde vermutet, daß durch ein früheres Eingreifen bei bekannter koronarer Herzerkrankung ein Myocardinfarkt verhindert werden könnte; in diesem Sinne ist lange Zeit die Koronarchirurgie verstanden worden. Auch in diesem Falle konnten mehrere retrospektive Untersuchungen nachweisen, daß durch koronarchirurgische Eingriffe möglicherweise nur eine geringe Beeinflussung der Sterblichkeit erreicht wird und der eigentliche Erfolg in der Schmerzlinderung besteht.[20] Neben zwei kleineren randomisierten Studien[21] liegt jetzt eine große Untersuchung der Veterans Administration vor.[22] In der Studie wurden von 1970 bis 1974 1.015 Patienten aus 13 Kliniken mit bestimmten Aufnahmekriterien für die Studie randomisiert und der koronarchirurgischen oder der konservativen Therapie zugeordnet. Nach Verfolgungszeit von mindestens 21 und im Durchschnitt 42 Monaten lag die 3-Jahres-Letalität der chirurgisch versorgten Patienten bei 12 %, die der medikamentös versorgten Patienten 13 %. Nur eine Untergruppe der Patienten, die mit einer Stenose (Verengung) im Bereich des linken Hauptstammes der Koronararterie profitierte eindeutig von der chirurgischen Therapie: Die 4-Jahres-Überlebensrate betrug 93 % im Gegensatz zu nur 64 % bei den medikamentös behandelten Patienten. Diese Lokalisation macht jedoch nur 12 % aller Stenosen der Gesamtgruppe aus.[22a]

Einen Schritt früher angreifend sind medizinische Interventionen im Sinne der Prävention. Ausgehend von Befunden der Epidemiologie, die besonders bei der Koronaren Herzerkrankung einen wesentlichen Beitrag zur Bestimmung von Risikofaktoren geliefert hat, ist immer wieder versucht worden, diese Risikofaktoren zu beeinflussen. Nachdem durch klinische Forschung feststand, daß durch medikamentöse oder diätetische Maßnahmen die Risikofaktoren Hypercholesterinämie, Diabetes mellitus und Hochdruck beeinflußt werden konnten, ging es darum, anhand klinisch-epidemiologischer Untersuchungen zu prüfen, ob eine derartige Beeinflussung auch noch im Sinne der Prävention des Myocardinfarktes wirksam ist. Zusammenfassend lassen sich die Ergebnisse der zahlreichen Studien zu diesem Thema in der Weise festhalten, daß eine sehr frühzeitige Behandlung der Hypercholesterinämie bei jüngeren Patientengruppen einen Erfolg im Sinne der Senkung koronarer Morbidität und Mortalität zu haben scheint.[23] Für ältere Patienten sowie bei schon nachweislich vorhandener Koronarsklerose scheinen die Erfolge gering oder nicht vorhanden zu sein. Aber diese Einschätzung muß bezüglich der medikamentösen Beeinflussung (bisher wichtigstes Prinzip: Medikament Clofibrat) relativiert werden: Nach der jüngsten internationalen Clofibrat-Studie überwiegen die Nebenwirkungen – Karzinome sind unter der Behandlung häufiger –, so daß insgesamt mehr Personen unter der Behandlung versterben.[24] Auf die präventiven Möglichkeiten bezüglich des Hochdruckes und des Diabetes mellitus, beides Risikofaktoren für den Infarkt, soll weiter unten eingegangen werden. Nach sämtlichen entsprechenden Studien ist bei Aufgabe des Rauchens mit einer Verminderung der Infarkthäufigkeit oder Re-Infarkthäufigkeit zu rechnen.[25]

Für die koronare Herzerkrankung ist festzuhalten, daß kurative Möglichkeiten im Sinne der Endpunktbehandlung minimal oder nicht vorhanden sind. Möglichkeiten der Prävention – wenn früh begonnen – bestehen. Die Hauptaufgabe medizinischer Versorgung bei schon Erkrankten muß – zumindest nach der Zahl der Patienten geurteilt – in der Betreuung liegen. Hier geht es um die Symptomlinderung bei Angina pectoris oder die pflegerische und ärztliche Hilfe bei eingetretenem Infarkt: dem Patienten muß Angst und Schmerz genommen werden. Daraus läßt sich ableiten, daß Schwerpunkt medizinischer Entwicklung nicht eine aufwendige Diagnostik und Intensivmedizin sein sollte, sondern Prävention und Betreuung ausgebaut werden müßten. Gerade aber für die Betreuung ist im Krankenhaus – nicht zuletzt aufgrund der hohen vermeintlich kurativen Aufgaben – nur wenig Raum.

3.2. Hirngefäßerkrankungen

Der überwiegende Teil der Todesursachen oder Ursachen für Invalidität, die unter dieser Diagnosegruppe zusammengefaßt sind, läßt sich auf den apoplektischen Insult, den Schlaganfall, zurückführen. Eine nachgewiesen wirksame kurative Maßnahme beim akut eingetretenen Schlaganfall gibt es nicht. Sämtliche Studien zur Beeinflussung des apoplektischen Insultes unter Cortison, Dextranen, Mannitol usw. haben keine oder – meist bei methodisch völlig unzureichendem Untersuchungsansatz – fragwürdige und geringe Erfolge sowie – ebenso häufig – Nachteile der Behandlung nachgewiesen.[26]

Bezüglich der Prävention liegen kaum Untersuchungen vor. Allein ist festzuhalten, daß eine konsequente Hochdrucktherapie nachweislich in allen Studien eine Senkung der Rate an apoplektischen Insulten zur Folge hat.[27] Bei Patienten mit schon eingetretenen apoplektischen Insulten ließ sich ebenfalls durch konsequente Hochdrucktherapie in den meisten Studien eine Reduktion der Re-Apoplexrate nachweisen.[28] In jüngster Zeit liegen einige Ergebnisse von größeren kontrollierten randomisierten Studien vor, nach denen die Re-Apoplexrate unter der Behandlung mit Aspirin ebenfalls etwas geringer sein soll.[29] Die Reduktion und damit der Erfolg ist nicht sehr groß, bei der Häufigkeit des Krankheitsbildes jedoch volksgesundheitlich dennoch von Bedeutung.

Auch auf das Krankheitsbild des apoplektischen Insultes scheint also die kurative Medizin keinerlei nennenswerten Einfluß zu haben. Ansätze zu einer Risikoprävention erscheinen jedoch möglich; Hauptaufgabe der Medizin heute muß so in der Betreuung der Patienten gesehen werden. Es ist sowohl an krankengymnastische[30] und logopädische Betreuung als auch an Betreuung im Sinne der Erleichterung des Krankheitsverlaufes – d. h. häufiges Betten der Patienten, freundliche Pflege und sozialfürsorgerische Unterstützung – gedacht.

3.3. Hypertonie

Obwohl in den oben genannten Morbiditäts- und Mortalitätsstatistiken die Hypertonie nie unter den häufigsten Erkrankungen auftauchte, gehört sie zu den volksgesundheitlich wichtigsten Erkrankungen in unserem Kulturkreis. Sie ist Grundlage schwerer Folgeerkrankungen wie Herzinfarkt, apoplektischer Insult, Herzinsuffizienz und Niereninsuffizienz. Nach mehreren Schätzungen ist davon auszugehen, daß etwa 15 % der 18jährigen und älteren amerikanischen Bevölkerung einen Hypertonus hat, weitere 15 % dürften grenzwertige Blutdruckwerte aufweisen.[31] Nachdem durch klinische Forschung bekannt war, daß Medikamente den Blutdruck senken können, stellte sich die klinisch-epidemiologische Frage, ob eine derartige Blutdrucksenkung von Gewinn für den Patienten ist. In mehreren retrospektiven Untersuchungen, bei denen die Morbidität und Letalität von Hypertonikern vor und nach Einführung antihypertensiver Therapie verglichen wurde, zeigten sich sehr deutliche Unterschiede im Sinne einer Verbesserung der Prognose bei antihypertensiver Therapie.[32] Da bei einem derartigen Untersuchungsansatz immer wieder Veränderungen im Krankheitsspektrum als auch in der Zusammensetzung der Patientengruppen auf das Ergebnis Einfluß haben, sind derartige Ergebnisse nicht ausreichend zuverlässig. Die einzige große Studie mit einem randomisierten Doppellind-Ansatz ist die der Veterans Administration[33]: In der 1963 begonnenen Studie, in der nur Männer mit diastolischen Blutdruckwerten zwischen 90 und 129 mm Hg aufgenommen worden waren, lag das mittlere Alter der Patienten bei 51 Jahren. Ein relativ hoher Prozentsatz der Hypertoniker hatte schon zu Beginn der Studie Folgeerscheinungen des Hypertonus nachweisbar. Die Behandlung erfolgte mit einem Diureticum, Reserpin und Hydralacin einzeln oder in Kombination. Knapp 500 Patienten wurden 1 1/2 bis 6 Jahre untersucht. Ergebnis der Studie ist, daß bei höheren diastolischen Blutdruckausgangswerten ein eindeutiger Erfolg schon nach kurzer Zeit nachweisbar war, so daß hier die Untersuchung aus ethischen Gründen abgebrochen werden mußte. Für die Patienten mit diastolischen Blutdruckwerten zwischen 90 und 114 mm Hg war die gleiche Tendenz statistisch signifikant zu sichern; die Unterschiede waren jedoch nicht in gleicher Größenordnung wie bei Patienten mit höheren diastolischen Werten. Auffällig bei dem Ergebnis ist, daß es nur zu einer deutlichen Senkung der apoplektischen Insulte, der Herzinsuffizienz und der Niereninsuffizienz kam. Eine Reduktion der Rate an Herzinfarkten war nicht nachweisbar. Dies entspricht dem Ergebnis anderer Studien mit retrospektiven oder nicht randomisierten Ansätzen. Zu einem ganz ähnlichen Ergebnis kommen Carter und andere und die Untersuchung der Stroke Cooperative Study Group, in denen nachgewiesen wurde, daß Patienten, die einen apoplektischen Insult durchgemacht hatten, bei einer konsequent durchgeführten antihypertensiven Therapie eine geringere Rate von Re-Insulten erlitten.[33a] Auch hier wurde die Häufigkeit von Herzinsuffizienz reduziert, die Rate von Herzinfarkten zeigte jedoch keine Beeinflussung. Offen bleibt, ob nicht der mangelnde Einfluß auf die Herzinfarkthäufigkeit aufgrund der in die Untersuchungen aufgenommenen Patienten zustande kam: Durchgehend handelte es sich nämlich um Patienten, bei denen die Hypertonie schon längere Zeit bestand und bei denen zu einem großen Teil Folgen der Hypertonie schon sichtbar waren. Würde eine antihypertensive Therapie sehr viel früher einsetzen, wäre zumindest denkbar, daß auch eine Reduktion der Infarkthäufigkeit möglich ist.[34] Mit derartigen Fragestellungen beschäftigen sich momentan mehrere Studien, die den Nutzen einer antihypertensiven Therapie bei jüngeren Patienten-Gruppen untersuchen.[35]

Festzuhalten ist jedoch schon jetzt, daß die Hypertonie zu den häufigen Krankheitsbildern gehört, bei denen mit Sicherheit von einem kurativen Nutzen in der Therapie auszugehen ist. Betrachtet man jedoch die Praxis der antihypertensiven Therapie als volksgesundheitliches Problem, so läßt sich nachweisen, daß etwa zwei Drittel bis drei Viertel aller Hypertoniker nicht kontrollierte Blutdruckwerte aufweisen.[36] In einer Studie von Bühler in der Schweiz, der 21 500 Personen im Rahmen eines Screenings untersucht hatte, war in 32 % der Fälle der Hypertonus unbekannt, in 19 % der Fälle der Hypertonus bekannt aber nicht behandelt, in 14 % bekannt und ungenügend behandelt, so daß insgesamt 65 % der Hypertoniker unzureichend kontrolliert waren.[37] In einer Industrie-Studie der BASF-Werke konnte Arnold feststellen, daß 20 % der Hypertoniker mit Blutdruckwerten von 220/110 mm Hg und höhere ohne jegliche Behandlung waren.[38]

Daß der Hypertonus als behandelbare und mit Nutzen für den Patienten behandelbare Erkrankung so schlecht kontrolliert ist, ist auf eine unzureichende Versorgung und nicht auf therapeutische Probleme zurückzuführen. Mit welcher Laxheit hier auch medizinische Institutionen wie Krankenhäuser und niedergelassene Ärzte vorgehen, zeigen z. B. zwei Studien von Heller und anderen aus England.[39] So wurde bei primär nachgewiesenen Hochdruckwerten zu Beginn der Krankenhausbehandlung nur in 55 % eine Nachmessung zur Kontrolle vorgenommen. In 7 Londoner Praxen wurden im Zeitraum von 5 Jahren bei nur 24 % der Patienten eine oder mehrere Blutdruckmessungen durchgeführt. 21 % der Patienten, die beim ärztlichen Erstkontakt erhöhte Blutdruckwerte hatten, wurden in den folgenden 5 Jahren nicht kontrolliert.

Ein weiteres Problem stellt die Patienten-Zuverlässigkeit dar. Bei einer Erkrankung, die primär kaum Symptome macht, ist die Zuverlässigkeit der Tabletteneinnahme besonders gering. Durch mehrere Einzelstudien konnte nachgewiesen werden, daß bei geplanter und intensiver Betreuung der Hypertoniker durch den Hausarzt oder andere Institutionen des Gesundheitswesens der Prozentsatz zuverlässig behandelter Hypertoniker deutlich gesteigert werden konnte.[40] Selbst bei Patientengruppen mit hoher Unzuverlässigkeit bei der Medikamenteneinnahme waren Erfolge zu erreichen.[41] Die bessere Kontrolle war über bessere Informationen, immer wieder vorgenommene Rückfragen an den Patienten sowie Einbestellung des Patienten zur Kontrolle der Blutdruckwerte zu erreichen.

Am Beispiel der Praxis antihypertensiver Therapie als volksgesundheitliches Problem läßt sich ableiten, daß gesundheitliche Versorgung sehr viel stärker an der Realisierung einmal als sinnvoll eingesehener Therapiemaßnahmen orientiert sein muß als dies bisher der Fall ist. Die Orientierung der Medizin auf das medizinisch Mögliche bei gleichzeitiger Vernachlässigung des Aspektes der Durchführung muß als Fehlentwicklung angesehen werden.

3.4. Diabetes mellitus

Die Mehrzahl der Diabetiker gehört zu den Altersdiabetikern. Hiervon wiederum weist der größte Teil der Patienten leicht bis mittelgradig erhöhte Blutzuckerwerte auf und ist – vielleicht abgesehen von Streßsituationen – nicht von einem diabetischen Coma bedroht. Bezüglich des medizinischen Nutzens der Behandlung von Diabetikern herrscht Einigkeit bei der Behandlung von jugendlichen Diabetikern und Altersdiabetikern, bei denen eine Stoffwechselkontrolle allein durch Insulin gegeben ist. Gibt es aber einen Nutzen der Therapie bei Altersdiabetikern mit nicht wesentlichen Entgleisungen ihrer Stoffwechsellage? Nicht also die Normkorrektur auf Blutzuckernormalwerte, sondern die Frage nach der Verminderung diabetischer Komplikationen im Sinne der Neuro-, Nephro- und Angiopathien an peripheren Gefäßen und Augenhintergrund sowie die Verminderung der Sterblichkeit von Patienten mit Diabetes mellitus steht im Zentrum des Interesses klinisch-epidemiologischer Forschung. Daß für die genannten Komplikationen der Blutzuckerwert oder eine entsprechende Veränderung im Fettstoffwechsel entscheidende, die Komplikation erzeugende Größen sind, wird immer unterstellt, nicht aber einmal in der naturwissenschaftlichen Forschung zu dieser Frage als bewiesen angesehen. So könnte es auch so sein, daß Blutzuckerwert oder Erhöhung von Fettwerten im Blut ebenso Ausdruck der Schwere des Diabetes sind, wie es die genannten Komplikationen sind. Diese Werte wären dann nicht kausal für die Komplikationen, sondern als weitere, untereinander korrellierende Parameter für ein und dasselbe pathologische Geschehen zu sehen.[42]

In diesem Zusammenhang ist darauf hinzuweisen, daß lange Zeit das Cholesterin als kausaler Faktor für die koronaren Herzerkrankungen angesehen wurde und daraus eine Behandlung erhöhter Cholesterinwerte abgeleitet wurde. Inzwischen weiß man, daß ein Bestandteil des Cholesterins, die sogenannten low density lipoproteids als der eigentlich kausale Faktor anzusehen sind.[43] Nach diesem Verständnis sind also das Cholesterin und der Herzinfarkt Ausdruck einer dritten pathologischen Veränderung, der Erhöhung der low density lipoproteids. Ähnlich ließe sich auch ein Modell korrellierender, eben nicht kausaler Zusammenhänge zwischen den genannten diabetischen Komplikationen und der Blutzuckererhöhung vorstellen.

Diese Überlegungen, aus der naturwissenschaftlichen Forschung kommend, sowie die Tatsache, daß die meisten diabetischen Komplikationen Jahre bis zur klinischen Relevanz brauchen, gaben Anlaß zu der Frage nach dem Nutzen einer antidiabetischen Therapie.

Einige der wichtigsten retrospektiven Studien sollen hier in ihren Ergebnissen kurz wiedergegeben werden. Lauvaux und andere haben die von ihnen in den Jahren 1947 bis 1973 betreuten 4 400 Diabetiker bezüglich des Auftretens von Retinopathie, Nephropathie und Neuropathie analysiert.[44] Dabei handelt es sich um Diabetiker aller Altersgruppen, die Nachverfolgungszeit lag zwischen 5 und 20 Jahren. Je nach Stadium des Diabetes waren über die Gesamtheit 18 bis 66 % der untersuchten Patienten insulinpflichtig. Die Autoren finden, daß sämtliche Komplikationen bei guter Blutzucker-Kontrolle seltener auftreten. Mikki und andere untersuchten ebenfalls 300 Diabetiker bezüglich des Auftretens von Retinopathie und Proteinurie (als Ausdruck einer Nephropathie) sowie bezüglich pathologischer EKG-Veränderungen im Sinne einer koronaren Angiopathie.[45] Die Untersuchungszeit der Patienten, die sämtlich unter 50 Jahre alt waren, betrug zwischen 4 und 6 Jahren. Auch diese Autoren finden bei guter Blutzucker-Kontrolle deutlich weniger Retinopathien und Proteinurien; EKG-Veränderungen hingegen zeigten keine Abhängigkeit von der Blutzucker-Kontrolle. Ähnliche Befunde können von weiteren Untersuchungsgruppen immer wieder bestätigt werden.[46] Zusammenfassend gilt für sämtliche retrospektive Studien, daß zumeist jüngere Diabetiker (meist unter 50 Jahren) untersucht wurden. Darüberhinaus ist bei den meisten Autoren nicht ersichtlich, welcher Anteil der Untersuchungsgruppe mit Insulin, welcher mit oralen Antidiabetika behandelt wurde, und ob hier Unterschiede in Ergebnissen nachweisbar sind.[47] Grundsätzlich aber bleibt bei derartigen Untersuchungen die Frage offen, ob die Güte der Blutzukker-Kontrolle wirklich als kausal für die geringere Komplikationsfrequenz anzusehen ist, oder ob nicht alle Patienten mit leichterem Diabetes sich sowohl besser in ihrem Blutzucker kontrollieren lassen als auch aufgrund des leichteren Diabetes weniger Komplikationen aufweisen. Die Ergebnisse der Arbeiten reichen sicherlich nicht für eine schlüssige Beantwortung der Frage aus, ob eine Therapie mit oralen Antidiabetika von Nutzen oder Schaden ist. Randomisierte Studien, die dies und die durch Medikamente möglicherweise induzierten Nebenwirkungen berücksichtigen, liegen hierzu vor.

In der amerikanischen UDGP-Studie, die 1961 begonnen wurde, konnten Patienten 4 bis 8 $^1/_2$ Jahre in einem randomisierten Doppelblindansatz untersucht werden.[48] Insgesamt nahmen 1 027 Patienten – zwei Drittel Frauen – im mittleren Alter von ca. 53 Jahren teil. In der Vorphase der Studie mußte geklärt werden, daß die Patienten nicht von einer Ketoazidose bedroht waren. Bei Blutzucker-Nüchtern-Werten und in der oralen Glukose-Belastung hatten die Patienten eine mittlere bis leichte diabetische Stoffwechselstörung. Verglichen wurden 5 Behandlungsprinzipien: Phenformin, Tolbutamid, Insulin in einem festen Schema, Insulin nach Blutzucker-Werten angepaßt, Placebo. Wie zu erwarten, war die beste Blutzucker- und Fettstoffwechselkontrolle bei den Patienten mit den den Blutzucker-Werten angepaßten Insulindosen gegeben. In den Behandlungsgruppen mit oralen Antidiabetika war nur in den ersten Jahren eine bessere Kontrolle der Stoffwechselsituation nachzuweisen. Die kardiovaskuläre Mortalität ist in den Gruppen mit Placebo, Insulin in standardisierter und Insulin in variabler Dosis vergleichbar hoch. Für Tolbutamid und Phenformin lag die Mortalität signifikant über der der Vergleichsgruppen. Diesem Befund entsprechend ließ sich auch nachweisen, daß mit Zunahme der Therapiezuverlässigkeit (größte Regelmäßigkeit der Einnahme oraler Antidiabetika) die kardiovaskuläre Mortalität ebenfalls größer wurde. Bezüglich der Morbidität – beurteilt an klinischen Auffälligkeiten, EKG-Veränderungen, neurologischen und angiologischen Untersuchungsbefunden – zeigten sich ebenfalls Unterschiede, die jedoch alle nicht signifikant waren. Die höhere kardiovaskuläre Mortalität in der mit Tolbutamid behandelten Gruppe wird heute durch mehrere medizinische Untersuchungen ebenfalls plausibel: So scheint es unter Tolbutamid zu vermehrten Herzrhythmusstörungen, besonders beim aufgetretenen Herzinfarkt zu kommen.[48a] Zudem zeigen Arbeiten, daß unter Tolbutamid der im Cholesterin enthaltene Anteil von »high density proteids« erniedrigt und der des »low density proteids« erhöht wird; eine Konstellation, die nach heutigem Kenntnisstand zu einer vermehrten Arteriosklerose führt.[48b]

In der zweiten großen randomisierten Studie, der Bedford-Studie von Keen und anderen, wurden 248 Borderline-Diabetiker – zur Hälfte Männer – über 8 Jahre beobachtet.[49] In dieser Arbeit wurden Tolbutamid, ein Gramm täglich, gegen Placebo untersucht. Das Durchschnittsalter der Patienten lag bei 57 Jahren. In dieser Studie zeigte sich, daß allein für eine Untergruppe jüngerer Patienten mit gleichzeitig weiteren kardiovaskulären Risikofaktoren eine signifikant geringere Frequenz morbider Episoden oder pathologischer Befunde (wie z. B. Myocardinfarkt, Angina pectoris, Schlaganfall, EKG-Veränderungen) in der Behandlungsgruppe nachzuweisen waren. Mortalitätsunterschiede waren nicht vorhanden.

In einer Arbeit Paasakivi und anderen erhielten 178 Patienten, die im Mittel 59 Jahre alt waren, Tolbutamid, nachdem sie einen Myocardinfarkt durchgemacht hatten.[50] Etwa 30 % der Gruppe zeigte pathologische Glukosetoleranztests, ein Viertel zeigte grenzwertige Befunde, der Rest der Gruppe hatte keine Hinweise auf eine diabetische Stoffwechsellage. Die Patienten wurden 1 ½ bis 5 Jahre nachverfolgt. Für die Gesamtzeit ergaben sich keine Mortalitätsunterschiede zwischen der Placebo- und der Behandlungsgruppe. In den ersten 18 Monaten hingegen fand sich eine etwas geringere Mortalität in der Behandlungsgruppe im Vergleich zur Placebo-Gruppe. Schließlich ist noch über die Befunde von Feldmann und anderen zu berichten[51]: Die Autoren haben 350 Patienten mit asymptomatischem Diabetes mellitus zwischen 15 und 59 Jahren im Doppelblindansatz bezüglich des Auftretens von Neuro- und Angiopathien untersucht. 174 Patienten bekamen Tolbutamid, 91 Patienten Phenformin und 85 Patienten Placebo. Die Nachverfolgungszeit betrug 4 ½ bis 6 ½ Jahre. Eine Beurteilung des Erfolges wurde anhand der Nervenleitgeschwindigkeit (NLG) und der Pulskurvengeschwindigkeit vorgenommen. Diese Parameter verschlechterten sich in allen 3 Gruppen über die Zeit. Allein in der Phenformingruppe konnte für die motorische NLG eine signifikant geringere Verschlechterung festgestellt werden. Mortalitäts- und Morbiditätsunterschiede wurden nicht beobachtet.

Anhand der geschilderten Befunde läßt sich eine Entscheidung über den Nutzen der Therapie beim Altersdiabetes nicht mit Sicherheit ableiten. Zumindest aber dürften die Erfolge einer Therapie mit oralen Antidiabetika bei der Hauptgruppe der Diabeteskranken – den älteren Patienten, die nicht von einer Ketoacidose bedroht sind – nicht sehr groß sein.[51a] Für Patienten mit einem jugendlichen Diabetes hingegen ist die Insulin-Therapie mit Sicherheit von kurativem Nutzen. Für die Hauptgruppe der Diabetiker, die Patienten mit Altersdiabetes, dürfte jedoch in der Betreuung die wichtigste Aufgabe liegen: Hier ist eine diätetische Betreuung als auch eine Betreuung beim Auftreten von Komplikationen im Sinne der Symptomlinderung gemeint.

3.5. Chronische Bronchitis

Bis vor etwa 10 bis 15 Jahren wurde die chronische Bronchitis als chronisch-rezidivierende Infektionskrankheit verstanden. Pathologische Veränderungen an den Luftwegen wurden allein als Folge der chronischen Infektionen aufgefaßt. Erst durch die epidemiologischen Befunde der jüngsten Zeit konnte nachgewiesen werden, daß wohl bei den allermeisten Patienten die Infektion des Bronchialsystems ein Sekundärphänomen ist, was wahrscheinlich noch nicht einmal wesentliche Bedeutung für den Verlauf der Erkrankung hat. Vielmehr muß die chronische Bronchitis – bei welchen Prädelektionsfaktoren auch immer – als chronische Schädigung des Bronchialsystems aufgrund chemischer Noxen wie Tabakrauch und Anteilen der Luftverschmutzung sowie weiteren noch unbekannten Faktoren aufgefaßt werden. Sekundär erst scheint es dann in einem hohen Prozentsatz der Fälle zu Infektionen des bronchialen Systems zu kommen.[52] Entsprechend diesem Befund werden dann auch die folgenden Ergebnisse zum Nutzen der Behandlung der chronischen Bronchitis verständlich: Nachdem über lange Zeit, aufgrund eines falschen Krankheitsverständnisses, davon ausgegangen wurde, daß mit Behandlung der Infekte auch der Verlauf der Krankheit beeinflußt werden könnte, wurden in England zu Beginn der sechziger Jahre zwei größere Studien über den Nutzen der antibiotischen Therapie durchgeführt. In beiden Studien ließ sich nachweisen, daß sowohl die Dauertherapie im Sinne einer Antibiotikaprophylaxe als auch die gezielte Behandlung bei Re-Infektion für den Verlauf der Erkrankung keine wesentliche Veränderung erbrachte.[53] Allein für eine Behandlungsuntergruppe ließ sich nachweisen, daß die Anzahl der Tage mit stärkerem Auswurf minimal gemindert wurde. Durch die Arbeit von Fletcher und anderen konnte in einer der größten Verlaufsstudien der chronischen Bronchitis gezeigt werden, daß mit infektiöser Exazerbation die Lungenfunktion (gemessen am Tiffeneau-Test) sich verschlechtert, nach Infektion sie sich jedoch auf den erwarteten Ausgangswert wieder zurückentwickelt.[54] Durch die Ergebnisse dieser Studien bei etwa 800 Patienten wird ebenfalls nahegelegt, daß die Infektion und ihre Behandlung in aller Regel keine größere Bedeutung für den weiteren Verlauf hat.

Liegen jedoch die Lungenfunktionsausgangswerte in einem für das weitere Schicksal des Patienten bedrohlichen Bereich, ist vorstellbar, daß durch die Infektion eine derartige Verschlechterung kurzfristig eintritt, die akut das Leben des Patienten bedroht. In diesen Fällen läßt sich sicherlich von der Sinnhaftigkeit einer antibiotischen Therapie ausgehen.[55]

Auch die Erfolge einer konsequenten Inhalationstherapie (einschließlich JPPV) müssen nach neueren Untersuchungen bezweifelt werden[56]: auch hier steht die Symptomlinderung – bestenfalls – im Vordergrund. Insgesamt ergibt sich so, daß kurative Medizin keine nennenswerte Bedeutung bei der chronischen Bronchitis hat. Lindernde Funktionen – z. B. Verkürzung der Zeit mit Auswurf – sind sicherlich jedoch von Bedeutung. Die Studie von Fletcher und anderen konnte zeigen, daß bei einem Teil der Raucher mit Aufgabe des Rauchens der Krankheitsverlauf noch zum Stehen gebracht werden kann; sekundärpräventive Ansätze liegen somit nahe.

Nachdem über die letzten Jahrzehnte in England durchgehend eine Zunahme der Todesfälle, der Arbeitsunfähigkeitsfälle und der Krankenhauseinweisung aufgrund einer chronischen Bronchitis beobachtet wurde, machte sich Anfang der siebziger Jahre eine Verminderung der genannten Morbiditäts- und Mortalitätsraten bemerkbar. Diese Tendenz tritt 10 bis 15 Jahre nach Einführung primärpräventiver Maßnahmen ein und wird von Experten auf diese Maßnahmen zurückgeführt.[57] Aufgrund dessen, was man über die Pathogenese der chronischen Bronchitis aus epidemiologischen Studien gelernt hatte, wurde in Großbritannien 1960 der sogenannte »Clean-air-act« eingeführt. Hiernach wurde in industriellen Ballungsgebieten das Verbrennen offenen Feuers in privaten und gewerblichen Einrichtungen verboten und unter erhebliche Strafen gestellt. Entsprechend läßt sich ein deutlicher Rückgang der Emission von Schadstoffen nachweisen.[58] Dies läßt sich auch an der Zunahme der Vogelarten in London auf mehr als das Doppelte und der Zunahme der Sonnenstunden im Dezember um 70 % ablesen. Die Maßnahmen waren äußerst billig: jeder Londoner zahlte 1965 15 Pence/Jahr für die entsprechenden Umbaumaßnahmen.[59]

Die chronische Bronchitis kann somit als lehrreiches Beispiel dafür gelten, daß durch Primärprävention alleine – im Vergleich zur Kuration und Sekundärprävention – ein wirklicher Erfolg bei der Zurückdrängung einer Erkrankung erreichbar ist.

3.6. Schwere Infektionen

Mit Einführung der Antibiotikatherapie ist eine Beherrschung schwerer Infektionen einschließlich der bakteriellen Pneumonie effektiver als vor Entdeckung dieser Therapeutika möglich. Wie in der Einleitung dieses Beitrages gezeigt, gelang die Entdeckung entsprechender Medikamente jedoch zu spät, um die wesentlichen Beiträge zur erfolgreichen Bekämpfung von Infektionen im Sinne eines volksgesundheitlichen Nutzens leisten zu können. Dennoch kann heute ein größerer Prozentsatz der Patienten, die an einer schweren Infektion erkrankt sind, erfolgreich therapiert werden. Die Medizin hat hier ohne Zweifel einen bedeutenden kurativen Effekt. Dieser Erfolg jedoch wird wiederum – volksgesundheitlich betrachtet – deutlich durch die »Nebenwirkungen« häufigen Einsatzes von Antibiotika gemindert.

So konnte für die USA Finland und andere über einen Zeitraum von 35 Jahren (1930 bis 1965) nachweisen, daß der Prozentsatz erfolgreich behandelter Patienten mit Sepsis in diesem Zeitraum deutlich angestiegen war.[60] Im gleichen Zeitraum jedoch nahm die absolute Zahl der Sepsisfälle derartig zu, daß – in Absolutzahlen ausgedrückt – die Zahl der Patienten, die an einer Sepsis verstarben, über den gesamten Zeitraum etwa gleich groß war. Durch häufigen Einsatz von Antibiotika (Resistenzentwicklung) als auch möglicherweise durch die Zunahme invasiver Diagnostik und Therapie ist es in den Jahren nach Antibiotika-Einführung offensichtlich zu weit häufigeren Infektionen schweren Ausmaßes als in den Jahren davor gekommen. Kurative, individualmedizinisch eindeutige Erfolge werden so durch die Medizin selbst in ihrem volksgesundheitlichen Nutzen gemindert.[61]

3.7. Weitere Krankheitsgruppen

Sowohl in der Mortalitäts- als auch in der Morbiditätsstatistik haben *Unfälle, Verletzungen und Selbstmord* – besonders in den jüngeren Altersgruppen – einen wesentlichen Anteil. Gibt es zur kurativen Bedeutung der Medizin bei diesen Gesundheitsstörungen auch keine kontrollierten Untersuchungen, so ist es doch überdeutlich, daß Medizin hier eine echte Lebensverlängerung und Lebensrettung leisten kann. Sicherlich hat dieser Bereich (Unfallchirurgie sowie Intensivmedizin bei vergifteten Patienten) eine für die Medizin ungewöhnlich hohe kurative Potenz. Interessanterweise handelt es sich bei den zugrundeliegenden Gesundheitsstörungen zumeist um von außen kommende Schädigungen eines ansonsten gesunden Organismus; hier ist also eine grundsätzlich andere Situation als bei der langjährigen Krankheitsgeschichte chronischer Erkrankungen gegeben. Wahrscheinlich erklärt allein dieser Tatbestand schon die weitaus günstigeren kurativen Möglichkeiten. Dennoch sollte nicht aus dem Auge verloren werden, daß der sicherlich plausiblere und sinnvollere Ansatz in der Unfallverhütung und Selbstmordprävention zu sehen ist.[62]

Kurativ günstigere Voraussetzungen sind auch bei weiteren *chirurgischen Krankheitsbildern* (Blutungen, Geschwüre, Vereiterungen, Gallensteine, Weichteilbrüche usw.) gegeben, bei denen ebenfalls nur lokalisierte Störungen – zumeist auch ohne lange Pathogenese – bestehen. Neben der Symptomlinderung sind hier durch die Medizin bedeutende kurative Eingriffsmöglichkeiten gegeben. Dies gilt schon nicht mehr für die chirurgische Karzinom-Therapie (siehe Maligne Neubildungen). Auf weitere Krankheitsgruppen kann nur noch kurz, zusammenfassend eingegangen werden: Zumeist fehlt es an entsprechenden Therapiestudien oder die Darstellung würde für den hier gegebenen Rahmen zu detailliert werden.

Bei den Erkrankungen der *Knochen, Gelenke und Muskeln,* machen die degenerativen Erkrankungen den überwiegenden Teil der Erkrankungsfälle aus. Hier hat die Medizin eine wesentliche Bedeutung in der Symptomlinderung, nicht in der Heilung.[63]

In der Gruppe der klinisch relevanten *Lebererkrankungen* ist die überwiegende Zahl der Erkrankungsfälle auf Leberzirrhose und chronische Hepatitis zurückzuführen. Bei den Todesursachen macht die Leberzirrhose allein 50 % aller aufgrund von Lebererkrankungen erfolgten Todesfälle aus. Bei der Behandlung dieser Krankheitsbilder muß sich die Medizin allein auf symptomatische Therapie – wie z. B. Bekämpfung des Ascites – beschränken. Therapeutisch-kausal besteht nur ein Angriffspunkt: die Vermeidung von Alkohol.[64] Ausgenommen hierbei ist die kleine Untergruppe der chronisch aggressiven Hepatitiden, bei denen therapeutisches Vorgehen mit Corticosteroiden und Immunsuppressiva offensichtlich auch eine Verlangsamung oder ein Sistieren des Krankheitsprozesses zur Folge haben kann.[65]

Bei den Erkrankungen des *Magen-Darm-Traktes* sind – neben den Karzinomen – an erster Stelle die Magenschleimhautentzündung und das Geschwürsleiden (Ulcera) sowie zahlreiche Funktionsstörungen des Verdauungstraktes zu nennen. Bei all diesen Erkrankungen hat die Medizin vorwiegend symptomlindernde Funktion. Ausnahmen stellen möglicherweise die selektive proximale Vagotomie (ein besonderes Operationsverfahren) und die konservative Ulcus duodeni-Behandlung mit Cimetidine dar: Im ersten Beispiel wird in einem großen Teil der Fälle die Ulcushäufigkeit deutlich gemindert bzw. entstehen keine neuen Ulcera[66]; bei der Cimetidine-Behandlung[67] scheint erstmalig eine Verkürzung des Krankheitsprozesses – allerdings um nur wenige Tage – erreichbar zu sein.[68]

Bei einer so häufigen Krankheitsgruppe wie der *Herzinsuffizienz* verschiedener Genese kann die Medizin sowohl symptomlindernd als auch sicherlich lebensverlängernd durch die Gabe von Pharmaka wirksam werden. Ähnliches trifft beim *Organersatz* zu (wie z. B. Schrittmacher-, Herzklappen-Operationen).[69]

Bezüglich der klinisch relevanten *nephrologischen Erkrankungen* bleibt der Medizin – neben diätetischer Betreuung – der Organersatz durch die Dialysemaschinen oder die Organtransplantation. Das jeweilig zugrunde liegende Krankheitsbild kann therapeutisch nicht beherrscht werden, sondern nur seine Komplikation, die schwere Niereninsuffizienz. Dadurch läßt sich dann eine deutliche Lebensverlängerung erreichen.[70] Bei den chronischen Harnwegsinfekten einschließlich der chronischen Pyelonephritis steht – im Gegensatz zur häufig unterstellten Indikation – die Symptomlinderung im Vordergrund. Therapiestudien haben gezeigt, daß bei der asymptomatischen Bakteriurie eine antibiotische Therapie ohne Nutzen ist (Ausnahme in der Schwangerschaft), weil aus diesem Krankheitsbild keine chronische Niereninsuffizienz resultiert und zumeist auch keine Keimfreiheit im Harnsystem auf Dauer zu erreichen ist.[71] Auch bei den mit Symptomen einhergehenden Harnwegsinfekten kommt es nach neueren Untersuchungen nicht zu einer chronischen Nierenschädigung, wenn nicht zugleich andere Noxen – z. B. Phenacetin – eine Rolle beim Krankheitsprozeß spielen.[72] Die Behandlungsindikation ergibt sich also auch hier aus dem Wunsch nach Symptomlinderung. Bei resistenzgeschwächten Patienten (so auch ältere Patienten) ist allerdings zur Vermeidung der selten auftretenden Urosepsis auch eine kurativ-präventive Indikation zur Antibiotika-Therapie gegeben.

Den bisher gegebenen Überblick zusammenfassend läßt sich festhalten, daß bei den von Häufigkeit und Schwere wichtigsten Erkrankungen Medizin nur eine geringe Möglichkeit der kurativen Intervention bietet. Eine Ausnahme stellten hier Verletzungen, Unfälle sowie lokalisierte chirurgische Erkrankungen dar, die keine lange Pathogenese haben und bei denen nicht der gesamte Organismus erkrankt ist. Von der Zahl der Erkrankungen geurteilt muß jedoch die Hauptaufgabe der Medizin in der Betreuung, d. h. der Symptomlinderung und der Hilfe beim Ertragen von Krankheit gesehen werden. Gerade aber durch die in unserem Versorgungssystem nachweisliche Verkennung kurativer Möglichkeiten der Medizin kommt es zu einer Unterbewertung und Vernachlässigung dieser »eigentlichen« Aufgabe der Medizin. Aufgrund der Überbewertung der Kuration wird auch die Prävention vernachlässigt, obwohl gerade hier (siehe Kap. IX.) ebenfalls größere Möglichkeiten der Zurückdrängung von Krankheit über vorwiegend die Primärprävention gegeben sind. Im folgenden Abschnitt soll der Überblick über die medizinischen Interventionen bei den wichtigsten Erkrankungen mit den »malignen Neubildungen« abgeschlossen werden. Dabei wird die Darstellung sich wesentlich auf die Möglichkeiten der Früherkennung, einer Form der Sekundärprävention, konzentrieren.

3.8. Maligne Neubildungen – Zum Nutzen der Früherkennung

Es kann an dieser Stelle nicht auf die zahlreichen malignen Neubildungen und die Bedeutung medizinischer Intervention für den Verlauf dieser Erkrankungen eingegangen werden. Es ist nicht einmal möglich, dieses für die von der Zahl wichtigsten Malignome vorzunehmen. Ziel dieses Abschnittes ist es, an einigen beispielhaften Untersuchungen die Möglichkeiten und Begrenztheiten medizinischer Intervention aufzuzeigen und in etwas ausführlicherer Darstellung die *Problematik der Früherkennung* bei Malignomen darzustellen.

Um einige der später zu treffenden Aussagen verständlich zu machen, sollen zunächst einige grundsätzliche Anmerkungen zur Pathogenese des Karzinoms gemacht werden. Zur Ätiologie vieler Karzinome ist nur wenig bekannt. Auffallend ist, daß immer dann, wenn detaillierte Kenntnisse vorliegen, Umweltfaktoren eine zentrale ätiologische Bedeutung haben. So wird in der Karzinom-Forschung davon ausgegangen, daß der überwiegende Teil der Varianz der Karzinom-Häufigkeit durch karzinogen wirkende Umwelteinflüsse, zumeist im Sinne des Schadstoffeinflusses, zu erklären ist.[73] Aus diesen Überlegungen zur Pathogenese läßt sich schon an dieser Stelle ableiten, daß die sinnvollste Intervention sicherlich in einer Primärprävention, d. h. im Sinne der Verhinderung karzinogen wirkender Einflüsse, zu sehen ist. Praktisch bereitet dies jedoch mehrere Schwierigkeiten: Einmal sind für die Mehrzahl der malignen Neubildungen nicht die karzinogenen Faktoren bekannt[74], zum anderen bereitet die Beseitigung von Schadstoffen politische und individuelle Schwierigkeiten. So ist z. B. die zentrale Bedeutung des Schadstoffes »Zigarettenrauch« für das Bronchial-Karzinom seit längerer Zeit bekannt. Die entsprechenden Industrien jedoch zu einer Produktionsminderung über gesteuerte Veränderung des Genußverhaltens zu bringen, bereitet politische Schwierigkeiten. Die individuelle Veränderung des Genußverhaltens über eine Entwöhnungs-Therapie ist extrem ineffektiv.[75] Ein entsprechender Widerstand ist auch beim

Vorgehen gegen industriell produzierte Kanzerogene zu erwarten bzw. teilweise schon bekannt.

Für die häufigsten Karzinome läßt sich feststellen, daß unterschiedliche Therapieverfahren, die in den letzten Jahrzehnten entwickelt wurde, keine wesentliche Änderung der Prognose dieser Karzinome erbracht haben. So sind die 5 Jahres-Überlebensraten für Magen- und Dickdarmkarzinome seit 40 Jahren etwa konstant geblieben.[76] Gleiches gilt für das Bronchialkarzinom; bei diesem ist für bestimmte Zelltypen möglicherweise eine Lebensverlängerung um wenige Wochen bei gleichzeitig massiver Beeinträchtigung über die Nebenwirkungen einer zytostatischen Therapie zu erreichen.[77] Auch für die Prognose des Mammakarzinoms hat sich in den letzten 30 bis 40 Jahren nichts Entscheidendes bezüglich kurativer Effekte verändert.[78] In mehreren großen randomisierten Studien ist darüber hinaus nachgewiesen worden, daß die Kombination von Operation und Bestrahlung kurativ keine entscheidende Änderung in der Prognose erbringt.[79] Allein im Stadium I bewirkt die kombinierte Behandlung eine Verminderung lokaler Rezidive ohne Veränderung der Gesamtprognose.

In einem Literaturüberblick von Love und Kaboth zum Nutzen zytostatischer Therapie bei der akuten myeloischen Leukose im Erwachsenenalter wird der Nutzen wie folgt beschrieben[80]: Nur etwa 50 % der Patienten ist durch eine zytostatische Therapie zu helfen. Diejenigen, die eine Hilfe erfahren, haben eine mittlere Lebenserwartung von 11 Monaten. Diejenigen, die eine zytostatische Therapie bekommen, ohne daß ein Erfolg eintritt, haben eine mittlere Lebenserwartung von 1 bis 2 Monaten. Ermittelt man den Wert für die Gesamtgruppe, so kommt man auf eine mittlere Lebenserwartung von 6 Monaten. Dies aber entspricht in etwa der Lebenserwartung nicht behandelter Patienten mit akuter myeloischer Leukose. Festhalten läßt sich also, daß für die Gesamtgruppe der Patienten mit Zytostase keine Verbesserung eintritt. Allerdings gibt es eine Gruppe von Patienten – immerhin etwa 50 % – bei denen die Therapie zu einer deutlichen Lebensverlängerung führt; nur allerdings auf Kosten derjenigen, die durch die Therapie schneller zu Tode kommen.

Häufig lassen sich in der medizinischen Literatur zu den hier gemachten Aussagen widersprüchliche Befunde finden. Fast immer handelt es sich dabei um nicht-randomisierte, häufig retrospektiv angelegte Studien. Entweder werden Prognosen von Patienten zu einem Zeitpunkt, als ein bestimmtes Therapieverfahren noch nicht zur Verfügung stand, mit denen nach Einführung dieses Therapieverfahrens verglichen, oder es wird eine Patientengruppe mit bestimmten Therapieverfahren einer anderen – z. B. aus einem anderen Krankenhaus – ohne dieses Therapieverfahren gegenübergestellt. Bei beiden Verfahren spielen zahlreiche unabwägbare Einflußgrößen wie

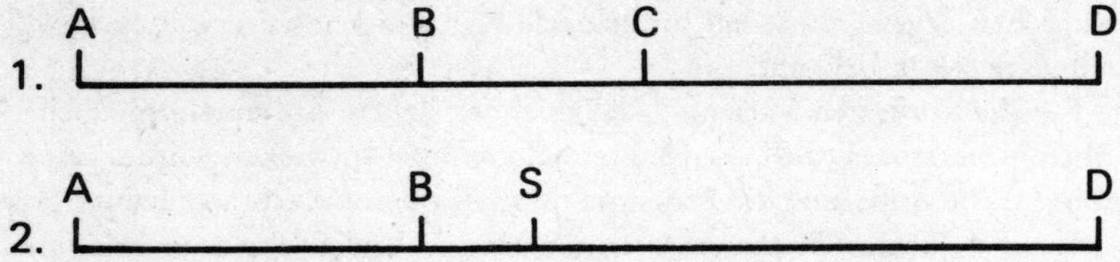

Abb. 7 Modell eines ›Scheinerfolges‹ bei der Verlängerung der Überlebenszeit.
Erklärung: Im 1. und 2. Fall führt das Karzinom zum gleichen Zeitpunkt zum Tode. Scheinbar kommt es doch im 2. Fall zu einer Verlängerung der Überlebenszeit, da durch das Screening die Diagnose und Therapie auf S vorverlegt wurde.

z. B. ein gewandeltes Krankheitsbild, gewandelte Schwere des Krankheitsbildes, unterschiedliche Zeitpunkte des Therapiebeginns sowie die Patienten-Selektion eine so große Rolle, daß gesicherte Aussagen nicht mehr aus derartigen Vergleichen abzuleiten sind. Allein durch randomisierte, möglichst im Blind- oder Doppelblindansatz durchgeführte Studien ist eine Vergleichbarkeit der untersuchten Gruppen erreicht (vgl. auch Ausführungen über Vorverlegung der Diagnose weiter unten).[81] Häufig auch sind bei entsprechenden Therapie-Vergleichen nicht die unterschiedlichen Krankheits-Stadien in Therapiegruppe und der Vergleichsgruppe berücksichtigt; oder es wird die Vorverlegung der Diagnosestellung nicht berücksichtigt. Krokowski hat entsprechende Untersuchungen hieraufhin kontrolliert und – soweit dies möglich war – korrigierte Berechnungen angestellt[82]: Für das Magen-, Bronchus- und Mammakarzinom ergaben sich dann in sämtlichen untersuchten Studien, die zuvor Erfolge zu belegen schienen, kein Unterschied zwischen Therapie- und Vergleichsgruppe. So schrumpften z. B. günstige Überlebensquoten bei früh erkanntem Bronchialkarzinom von 38 % auf 25 % zusammen und erreichten damit den identischen Wert der gewählten Vergleichsgruppe.

Aufgrund der Erfahrungen, daß die Malignomtherapie zumeist keine wesentliche Verbesserung der Lebenserwartung erbringt[82a] und die Erfolge, die aufzuweisen sind, nicht selten auch mit einer Verschlechterung der Lebensqualität aufgrund der Nebenwirkungen der angewendeten Therapie einhergeht, mußte die Früherkennung zentrale Bedeutung gewinnen.

Ausgehend von der Vorstellung, daß früh erkannte Erkrankungen besser zu therapieren sind, begann man eine entsprechende Diagnostik zu entwickeln. Erst im Verlaufe dieser Entwicklung wurde dann anhand randomisierter Studien zum Nutzen der Früherkennung die gemachte Annahme zu überprüfen gesucht.[83] Um einige der weiter unten gemachten Aussagen verständlich werden zu lassen, soll an den Anfang einiges Grundsätzliche zur Nutzenermittlung bei Malignomfrüherkennung dargestellt werden.

In Abb. 7 ist ein Modell des zeitlichen Verlaufs eines Karzinoms gegeben.[84] Zum Zeitpunkt *A* entsteht das Karzinom, mit *B* soll der früheste Zeitpunkt, zu dem ein Erkennen des Karzinoms mit den jetzt üblichen Früherkennungsuntersuchungen möglich ist, angegeben sein. Bei *C* treten die ersten klinischen Symptome auf, die den Patienten zu diesem Zeitpunkt oder später zum Arzt gehen lassen. Bei *D* schließlich verstirbt der Patient am Karzinom. Die Früherkennungsuntersuchung macht es nun möglich, den Zeitpunkt der Diagnosestellung von dem angenommenen Zeitpunkt *C* auf einen zwischen *B* und *C* vorzuverlegen. Für größere Bevölkerungsgruppen wird dieses bei *S*, dem statistischen Mittel zwischen *B* und *C*, geschehen. Deutlich wird aus dem unteren Teil der Abbildung, daß mit Vorverlegung der Diagnose durch Früherkennung notwendigerweise, selbst ohne realen Erfolg bezüglich der Überlebenszeit, der Zeitraum zwischen Diagnosestellung und Tod verlängert werden muß. Berücksichtigt man das nicht – und dies geschieht leider in der überwiegenden Mehrzahl entsprechender Untersuchungen in der BRD –, so kann man Opfer eines einfachen Trugschlusses werden. Die Bestimmung des realen Erfolges erfordert erst einmal, daß von der festgestellten Verlängerung der Überlebenszeit frühdiagnostizierter Patienten der Zeitraum der Vorverlegung der Diagnosestellung abgezogen wird. Entsprechend ist eine Korrektur auch bei der Berechnung von 3- oder 5-Jahresüberlebensraten vorzunehmen.

Ein weiterer Trugschluß bei der Beurteilung des Nutzens ist durch den in Abb. 8 dargestellten Tatbestand gegeben[85]: Aus der klinischen und aus der experimentellen Forschung wissen wir, daß es bei gleicher Organlokalisation und Histologie langsam und schnell wachsende Karzinome gibt. Dabei verhält sich das Wachstum in der präklinischen Phase, also vor Beginn einer klinischen Symptomatik, wie das Wachstum der klinischen Phase. Wie aus der Abbildung zu ersehen ist, liegt in dem Modell ein langsam und schneller wachsendes präklinisches und somit auch langsam und schneller wachsendes klinisches Karzinom vor; das Verhältnis dieser beiden ist im Beispiel 1 : 1. Bei Früherkennungsuntersuchungen, die aus der Natur der Sache ersichtlich nicht täglich stattfinden können, sondern nur in bestimmten Zeitabständen durchgeführt werden, kommt es zu einer Überrepräsentation der langsam wachsenden Karzinome. In unserem Beispiel verhalten sich im Screening entdeckte Karzinome mit langsamem Wachstum zu denen mit schnellem Wachstum wie 2 : 5. Würde man eine Aufstellung von Überlebenszeiten vornehmen und Patienten, bei denen das Karzinom während der Früherkennungsuntersuchung festgestellt wurde, denen gegenüberstellen, die nicht am Screening teilnahmen, so muß aufgrund der geschilderten

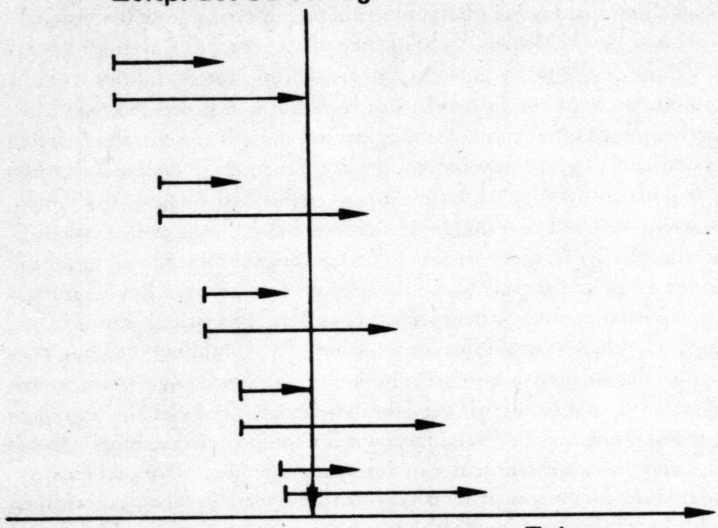

Abb. 8 Modell eines schnell (—►) und eines langsam wachsenden (———►) präklinischen Karzinoms.
Erklärung: Im Modell verhalten sich präklinisch langsam und schnell wachsendes Karzinom (Pfeilende bezeichnet Beginn der klinischen Phase) wie 1:1. Durch das Screening werden aber schnell zu langsam wachsende präklinische Karzinome im Verhältnis 2:5 erfaßt.

Selektion die Überrepräsentation besonders langsam wachsender Karzinome in der Untersuchungsgruppe zu besonders günstigen 3- oder 5-Jahresüberlebensraten führen, ohne daß von einem echten Erfolg auszugehen ist.

In den geschilderten beiden grundsätzlichen Überlegungen ist auf mögliche Fehler bei der Beurteilung des rein medizinischen Nutzens von Früherkennungsuntersuchungen hingewiesen. Geht es darüber hinaus um die Beurteilung des volksgesundheitlichen Nutzens, also um die Frage, ob Früherkennungen nicht nur für den einzelnen, an der Untersuchung Teilnehmenden, sondern für die Gesamtheit einer Population einen Nutzen hat, ist auf einen weiteren Tatbestand hinzuweisen. In entsprechenden Untersuchungen, die vorwiegend in Großbritannien, den USA und Skandinavien durchgeführt wurden, konnte immer wieder gezeigt werden, daß es bei der Durchführung von Früherkennungsuntersuchungen zu einer Selektion von Patienten kommt.[86] In aller Regel nahmen an diesen Untersuchungen gerade diejenigen Bevölkerungsgruppen teil, die das geringste Krankheitsrisiko, jedoch das höchste Gesundheitsbewußtsein hatten. So kann es beim Vergleich von Erkrankungs- bzw. Sterberaten bei Bevölkerungsgruppen, die an einer Früherkennungsuntersuchung teilnahmen, mit denen, die nicht teilnahmen, zu einem deutlichen Erfolgsnachweis kommen, der jedoch nur auf dem oben genannten Prinzip beruht und somit als Trugschluß anzusehen ist. Pedersen und andere z. B. berichten, daß bei einer Früherkennungsuntersuchung auf Cervix- und Mamma-Karzinom[87] in Norwegen in der Gruppe der an Früherkennungsuntersuchungen teilnehmenden Frauen der Anteil früher Stadien des Mamma-Karzinoms – bei gleichzeitiger Abnahme der Spätstadien – zunahm. Dieses galt für die Zeit der Screeningperiode als auch in den Jahren danach. In der Gruppe der Frauen, die nicht an den Untersuchungen teilgenommen hatte, hingegen nahm prozentual der Anteil der späten Stadien zu Ungunsten der frühen Stadien zu. Da der Anteil Teilnehmender und Nicht-Teilnehmender an der Gesamtbevölkerung etwa gleich war, hatte sich in der Stadienverteilung zum Zeitpunkt der Diagnostellung für die *gesamte* Population nichts geändert. Ein volksgesundheitlicher Nutzen war also bei dieser Art der Früherkennung nicht vorhanden. Retrospektiv muß postuliert werden, daß diejenigen Frauen, die regelmäßig zum Screening gingen, auch diejenigen waren, die wahrscheinlich vor Einführung von Früherkennungsuntersuchungen ebenso regelmäßig in ärztlicher Kontrolle waren, und bei denen daher – mit aller Wahrscheinlichkeit – schon zu Zeiten vor Einführung dieser Untersuchungen ebenso günstige Verhältnisse bezüglich der Stadien bei Diagnostellung vorlagen, wie sie durch das Screening erst zu erreichen geglaubt wurden.

Will man nicht Opfer der genannten Trugschlüsse bei der Beurteilung des Nutzens der Früherkennung werden, so gibt es nur einen verläßlichen empirischen Ansatz: Es muß eine randomisierte Studie, also mit zufälliger Zuteilung von Personen zur Untersuchungs- und Kontrollgruppe durchgeführt werden. Will man den möglichen medizinischen Nutzen beurteilen, so muß aufgrund der genannten Fehlermöglichkeiten jedes Karzinom der Untersuchungsgruppe – gleich, ob im Screening oder außerhalb des Screening entdeckt – berücksichtigt werden. Geht es darüber hinaus um den volksgesundheitlichen Nutzen, so darf allein ein Vergleich zwischen der Kontrollgruppe, die eine normale medizinische Versorgung erfahren hat, und der Gruppe, der ein Screening *angeboten* wurde, durchgeführt werden. Nur durch die Erfassung aller, denen ein Screening angeboten wurde, und nicht nur derjenigen, die teilnehmen, ist eine Patienten-Selektion mit den daraus resultierenden möglichen Trugschlüssen auszuschalten.[88] Randomisierte Studien jedoch sind bezüglich der Zahl der Personen und der Dauer der Untersuchung sehr aufwendig. So gibt es nur wenige Studien; nur zu wenigen Beispielen der Früherkennung kann damit Stellung genommen werden.

Bronchial-Karzinom:[89]

An den Anfang soll eine nicht-randomisierte Studie, die jedoch sehr gut den Aufwand und den Erfolg von Früherkennung auf Bronchial-Karzinom illustriert, dargestellt werden. In dem Philadelphia Pulmonary Neoplasm Research Project wurden von 1951 bis 1954 allen 45jährigen und älteren Männern, die eine Schirmbildstelle aufsuchten, halbjährliche Früherkennungsuntersuchungen über den Zeitraum von 10 Jahren angeboten.[90] Insgesamt konnten so 6 134 Männer für dieses Programm, das sich über 10 Jahre erstreckte, gewonnen werden. An den insgesamt 20 Untersuchungen in den 10 Jahren nahmen je nach Untersuchungshalbjahr zwischen 63 % und 80 % der Gesamtgruppe teil. Insgesamt wurden – unter Nichtberücksichtigung der bei Erstuntersuchungen entdeckten Bronchial-Karzinome – 121 Bronchial-Karzinome in den 10 Jahren neu entdeckt. Bei 25 % der Patienten wurde jedoch aufgrund des hohen Alters und bei 31 % aufgrund schwerer Zweiterkrankungen keine Operation durchgeführt.[91] Wenn man nun noch aus der verbleibenden Restgruppe die Patienten herausnimmt, bei denen die Karzinom-Erkennung aufgrund nicht regelmäßiger Teilnahme länger als 6 Monate von der letzten Reihenuntersuchung entfernt lag, und ebenfalls die herausnimmt, bei denen eine Operation erst später als 3 Monate nach Diagnosestellung erfolgte, blieb eine Gruppe von 19 Patienten mit »idealen« therapeutischen Bedingungen. Von diesen 19 Patienten wurden 10 durch die Röntgen-Reihenuntersuchungen im Rahmen der Früherkennung entdeckt, bei den restlichen 9 wurde die Diagnose aufgrund von Symptomen zwischen den Untersuchungszeitpunkten gestellt. Bei den Patienten mit »idealen« therapeutischen Bedingungen betrug die 5-Jahresüberlebensrate 16 %, in der Restgruppe 7 %.[92] Wenn man bedenkt, mit welchem Aufwand hier ein Screening durchgeführt wurde, so ist der Erfolg deprimierend.

Die einzige kontrollierte klinische Studie, die also medizinischen und volksgesundheitlichen Nutzen von Früherkennungsuntersuchungen zu bestimmen in der Lage ist, ist die von Brett.[93] Einer Gruppe von 40 Jahre und älteren Patienten wurden in halbjährlichen Abständen Schirmbilduntersuchungen über den Zeitraum von 3 Jahren angeboten. Die Untersuchungsgruppe, der dieses Angebot gemacht wurde, bestand aus etwas mehr als 29 000 Personen, die Kontrollgruppe aus etwa 25 000 Personen. Die Kontrollgruppe wurde zu Beginn und nach 3 Jahren einmalig untersucht. Nach Ausschluß der bei Erstuntersuchung festgestellten Bronchial-Karzinome fanden sich im Untersuchungszeitraum 101 Bronchial-Karzinome in der Screening-Gruppe. Von diesen waren 65 im Rahmen der Früherkennung und 36 aufgrund einer Symptomatik zwischen den einzelnen Untersuchungen diagnostiziert worden. Die 5-Jahresüberlebensraten zeigten deutliche Unterschiede: In der Kontrollgruppe betrug sie 6 %, bei der Screening-Gruppe 15 %. Entsprechend war die durchschnittliche Lebenserwartung nach Diagnosestellung in der Untersuchungsgruppe 2,5 Jahre, in der Kontrollgruppe 1,2 Jahre. Von dieser Differenz, also dem Erfolg, ist jedoch noch der Zeitraum der Vorverlegung der Diagnosestellung abzuziehen. Nach den Befunden anderer Untersuchungen dürfte die Vorverlegung der Diagnosestellung bei halbjährlichen Schirmbilduntersuchungen bei etwa 6 Monaten liegen, so daß der Erfolg in der Verlängerung der durchschnittlichen Lebenserwartung wahrscheinlich nur (nach Abzug von 0,5 Jahren = 6 Monaten) bei 0,8 Jahren liegt. Aufgrund der gemachten Erfahrungen wird heutzutage die Einführung von Früherkennungsuntersuchungen auf Bronchial-Karzinom als nicht sinnvoll angesehen.

Mamma-Karzinom:

Im Gegensatz zu den Erfahrungen beim Bronchialkarzinom kann man beim Mammakarzinom von der Möglichkeit erfolgreicher Früherkennungsuntersuchungen ausgehen. Allerdings ist auch hier – durch die Notwendigkeit der Untersuchung zahlreicher Gesunder – ein sehr hoher Untersuchungsaufwand Voraussetzung. In der einzigen randomisierten Studie wurden in den USA 31 000 Frauen jährliche Früherkennungsuntersuchungen (körperliche Untersuchung und Mammographie) über drei Jahre lang angeboten.[94] Über 7 Jahre wurde dann diese Gruppe mit der randomisierten Vergleichsgruppe von ebenfalls 31 000 Frauen verglichen. Nach dieser Zeit waren in der Untersuchungsgruppe 70 Frauen und in der Vergleichsgruppe 108 Frauen an einem Mammakarzinom verstorben. Von den an einem Mammakarzinom erkrankten Frauen betrug die 5-Jahres-Überlebensrate – nach Abzug der Zeit der Diagnose-Vorverlegung durch das Screening – 42,1 % in der Untersuchungs- und 27,9 % in der Kontrollgruppe. Die Erfolge sind nicht zu übersehen, das Ausmaß der Aufwands-Erfolgs-Relationen erinnert jedoch sehr an die Dimensionen kurativer Medizin.

Cervix-Karzinom:

Für das Cervix-Karzinom gibt es keine randomisierten Studien, sondern nur Vergleiche zwischen verschiedenen Regionen mit und ohne Früherkennung (Untersuchungen aus Canada, den USA, Finnland und England).[95] Bei allgemein zu beobachtendem Rückgang der Morbidität und Mortalität am Cervix-Karzinom nahmen in Gebieten mit hoher Beteiligung an Früherkennungsprogrammen die Raten jedoch deutlicher als in Regionen ab, die kaum Früherkennung betrieben. Diese Erfolge sind erst 10 bis 15 Jahre nach Einführung der Früherkennungsprogramme nachzuweisen[96]; dies entspricht etwa der mittleren Dauer zwischen pathologischem Abstrich und Auftreten eines klinisch relevanten Karzinoms.[97]

Andere Früherkennungsprogramme:

Für andere Karzinome gibt es keine randomisierten Untersuchungen, die den Nutzen von Früherkennung untersucht haben. Die in der – zumeist deutschsprachigen – Literatur immer wieder erscheinenden Erfolgsmeldungen sind durchweg Fehlbeurteilungen, in denen z. B. schon aus dem Prozentsatz früh erkannter Karzinom-Patienten ein Erfolg abgeleitet wird, oder in einer Verlängerung der Überlebenszeit nach früh erkanntem Karzinom schon der Erfolg gesehen wird (siehe „Vorverlegung der Diagnose" weiter oben).

Es gibt in den USA, England und Schweden noch einige wenige Studien, die den Nutzen von regelmäßigen Durchuntersuchungen in Hinblick auf die verschiedensten Erkrankungen (multiphasic screening) untersucht haben. Bei allen zeigt sich, daß kein oder kein nennenswerter Einfluß auf die Mortalität der Untersuchungsgruppe genommen werden kann.[98] Teilweise liegt das jedoch daran, daß bei früherkannten Erkrankungen – wie z. B. Hochdruck – eine gewissenhaftere Therapie dann auch nicht erfolgt.[99] Bei derartigen Untersuchungsprogrammen ist weiterhin immer zu berücksichtigen, daß Erfolge auch nur dann denkbar sind, wenn die früh entdeckten Erkrankungen überhaupt mit einem Nutzen für den Patienten behandelbar sind.

Nach der Desillusion über die geringen Möglichkeiten kurativer Medizin ist lange Zeit an ganz andere Aufwands-Erfolgs-Relationen in der Früherkennungsmedizin geglaubt worden. Wie heute festzustellen ist, handelt es sich auch hier um eine Illusion: Die Aufwands-Erfolgs-Relationen haben eine ähnliche Dimension wie in der kurativen Medizin. Der Gewinn für den einzelnen Patienten jedoch ist größer, was zu einer höheren Bewertung der Sekundärprävention, der Früherkennung führen muß.

4. Schlußfolgerungen

Ausgangspunkt der hier angestellten Überlegungen war der Befund von McKeown, nach dem für die Verbesserung in der durchschnittlichen Lebenserwartung in den letzten hundert Jahren nicht die Medizin von wesentlicher Bedeutung gewesen ist, sondern dies auf Verbesserungen im hygienischen und sozialen Bereich sowie die Ernährung zurückzuführen ist. Versucht man für die heute wichtigsten Todesursachen die Einflußgrößen auf Häufigkeit und Verlauf zu identifizieren, so finden sich – neben der Medizin – eine anfangs verwirrende Vielzahl von Faktoren: So ist es u. a. das Übergewicht für die koronaren Herzerkrankungen, der Streß für den Hochdruck, die Rauchgewohnheit für das Bronchialkarzinom und die Luftverschmutzung für die chronische Bronchitis usw. Eines aber sollte bei aller Vielfalt deutlich werden: Gemeinsamer Nenner sind die Lebensbedingungen des Menschen, die stofflichen als auch gesellschaftlichen. Daß dabei die stofflichen Bedingungen, also die Umwelteinflüsse (Luftverschmutzung, gesundheitsschädliche Substanzen usw.) ebenfalls von den gesellschaftlichen Verhältnissen, den Machtverhältnissen, abhängig sind, ist offensichtlich: die Kontrolle der Umweltschädigung ist ein gesellschaftliches Problem, das nicht zuletzt am Widerstand gesellschaftlich mächtiger Interessengruppen (so umweltfeindlich produzierender Unternehmen) scheitert. Deutlich wird die gesellschaftliche Bedingung von Krankheit auch daran, daß für fast alle relevanten Erkrankungen in Krankheitshäufigkeit und Sterblichkeit eine Abhängigkeit von der sozialen Schicht besteht.[101] In zahlreichen Studien ist immer wieder nachgewiesen worden, daß die wichtigsten Erkrankungen in den sozialen Unterschichten deutlich häufiger im Vergleich zu den oberen Sozialschichten sind. Eine Abhängigkeit, die etwa konstant über die letzten 80 Jahre besteht; eine Nivellierung sozialer Unterschiede findet also auf diesem Gebiet nicht statt.[102]

Da nun – wie oben gezeigt – die Medizin volksgesundheitlich gesehen nur einen geringen Einfluß auf die wichtigsten Erkrankungen hat und dies auch selbst für die Früherkennungsmedizin zu gelten hat, haben Ansätze zu einer relevanten Zurückdrängung von Krankheit nicht im medizinischen Bereich anzugreifen. Vielmehr ist nur von einer *Primärprävention*, der Verhinderung krankmachender Einflüsse, ein Erfolg in dieser Frage zu erwarten. Primärprävention aber ist in aller Regel Umweltschutz oder Einflußnahme auf schädigende gesellschaftliche Verhältnisse und Lebensbedingungen; Primärprävention ist somit nicht im eigentlichen Sinne medizinische Aufgabe.

Primärprävention für heute volksgesundheitlich wichtige Erkrankungen wird wenig betrieben, so daß hier nur einige Beispiele angeführt werden können: Die nach Jahren erstmals erfolgreichen Maßnahmen gegen die chronische Bronchitis, die Verminderung der Luftverschmutzung in England, ist schon genannt worden: Nachdem kurative und sekundärpräventive Maßnahmen erfolglos geblieben waren, konnten erst mit primärpräventivem Eingreifen bei geringem Aufwand Erfolge erreicht werden. Ein anderes Beispiel ist durch die Pflicht zum Tragen eines Sicherheitsgurtes gegeben: In England wird aufgrund der Unfallanalysen davon ausgegangen, daß schwere und tödliche Unfälle durch das Tragen der Sicherheitsgurte um 15 % bis 20 % zurückgegangen sind. Die rein medizinischen Kosten, die hierdurch gespart werden, belaufen sich auf etwa 8 Mill. Pfund pro Jahr (ohne Arbeitsausfall, Sachschaden etc.)[103]; dies entspricht etwa 7 % der Gesamtausgaben für die ambulante Versorgung pro Jahr (in England).[104] Ähnliche Dimensionen scheinen auch durch die Einführung des Alkohol-Puste-Tests bei Straßenkontrollen erreicht zu sein.[105]

Die Tatsache, daß es nur wenige Beispiele für eine erfolgreiche Primärprävention gibt, ist einmal darin begründet, daß für zahlreiche Erkrankungen nicht ausreichend ätiologische Faktoren bekannt sind, an denen Primärprävention angreifen könnte (z. B. bei zahlreichen Karzinomen).[106] Zum anderen werden – wenn ätiologische Faktoren bekannt sind – durch Primärprävention fast immer Interessen gesellschaftlich Mächtiger verletzt. Dies ist z. B. beim Umweltschutz seit Jahren durch zahlreiche Beispiele zu belegen: Industrieunternehmen sparen Kosten, die durch Primärprävention entstehen würden, indem sie Verbote – schlimmstenfalls bei Zahlung geringer Strafen – umgehen[107] oder Einfluß auf die Gesetzgebung nehmen.[108] Ein anderes Beispiel ist mit den Schadstoffen Zigaretten und Alkohol gegeben: Ein striktes Werbeverbot oder eine steuerlich beeinflußte Verminderung des Verkaufs stößt immer wieder auf den scharfen Widerstand der entsprechenden Unternehmen. Noch weitgehender und eingreifender wären Maßnahmen gegen den gesellschaftlich bedingten Streß als Risikofaktor für z. B. Hochdruck oder Herzinfarkt.

Welche Aufgaben bleiben der Medizin? Einmal ist der Ausbau der naturwissenschaftlichen Grundlagenforschung und der Epidemiologie zur Erfassung ätiologischer Faktoren zu fordern. Hier müßten also weitere Voraussetzungen für eine Primärprävention geschaffen werden. Betrachtet man den jetzigen Wissenschaftsbetrieb im Bereich der Medizin, wird gerade dies nicht gemacht. Die Forschung ist auf kurative Fragestellungen – teilweise in grotesker Weise dabei auf Endpunktbehandlung – orientiert. Häufig stehen nicht einmal die wichtigen Erkrankungen im Zentrum.

Im Bereich medizinischer Versorgung findet – wie man weiß – eine Konzentration auf die Kuration und – in letzter Zeit auch – Sekundärprävention im Sinne der Früherkennung statt. Zunehmend mehr Mittel und Personal werden hier gebunden und dabei von betreuenden Aufgaben abgezogen.[109] Wie gezeigt werden konnte, muß gerade aber in der Betreuung die Hauptaufgabe der Medizin gesehen werden. Kuration und Sekundärprävention sind Bereiche, die – nach den volksgesundheitlichen Möglichkeiten der Medizin – erst an zweiter Stelle folgen können und müssen[110].

Der Ausbau einer apparateintensiven, auf Diagnostik und Kuration orientierten Medizin wird u. a. über die wissenschaftliche Ausrichtung der akademischen Medizin und über die ärztliche Gebührenordnung gesteuert, die technische Leistungen gut, Betreuung aber schlecht honoriert. Die dahintersteckenden Interessen sind einerseits die der Karriere und des ärztlichen Prestiges und andererseits die der medizinischen Geräte- und Pharmaindustrie. An einer extensiv auf Kuration und Diagnostik für vermeintliche Kuration ausgerichteten Medizin kann über den Verkauf der dazu notwendigen Produkte verdient werden.[111] An Betreuung indessen läßt sich industriell nur wenig Profit machen.

Dennoch ist es völlig falsch und die hier gegebene Argumentation mißverstehend, wenn für eine Verminderung der Ausgaben für Kuration und Früherkennung plädiert wird. Aus den geschilderten Befunden zur – volksgesundheitlich – geringen Effektivität der Medizin die Überflüssigkeit der heutigen Medizin abzuleiten, bedeutet mit der Verwechslung von individualmedizinischen und volksgesundheitlichen Nutzen zu operieren. Denn für eine nicht vernachlässigbare Zahl von Krankheiten ist ja weiterhin ein – wenn auch häufig geringer – individualmedizinischer Nutzen vorhanden. In einer Gesellschaft, die über ausreichend Ressourcen verfügt, muß – solange keine effektivere Primärprävention betrieben wird – auch das Geld für eine wenig effektive kurative und sekundärpräventive Medizin vorhanden sein. Insbesondere dann, wenn die Gesundheitsausgaben neben Ausgaben für Rüstung und Industriesubventionen unverhältnismäßig gering sind.

Dennoch muß festgehalten werden, daß der Wunsch nach Verbesserungen in der gesundheitlichen Versorgung nicht *nur* über Forderungen nach mehr Investitionen zu realisieren ist. Vielmehr muß *mit* einer solchen Forderung *auch* eine inhaltliche Bestimmung der Ausgabenschwerpunkte erfolgen. Und hierbei hat die Betreuung sehr viel mehr Schwergewicht als bisher zu bekommen, da mit der einseitigen Förderung der Kuration an den eigentlich *erfüllbaren* Aufgaben der Medizin vorbeigegangen wird. Wird also eine derartige inhaltliche Bestimmung nicht mit den finanziellen Forderungen verbunden, so werden diese fortschrittlichen Forderungen wesentlich zur Förderung kapitalistischer Interessen mißbraucht und erreichen kaum eine Verbesserung gesundheitlicher Versorgung, sondern stabilisieren die Vernachlässigung.

Zweiter Teil
Staat und Gesundheit

Kapitel II

Hans-Ulrich Deppe / Klaus Priester

Grundzüge staatlicher Sozial- und Gesundheitspolitik

Die Gesundheit der Bevölkerung ist in hohem Maße von wirtschaftlichen und staatlichen Einflüssen abhängig, wie im vorangehenden Abschnitt gezeigt werden konnte. Dies betrifft sowohl die Entstehung von Krankheiten als auch deren institutionelle Versorgung. Grundsätzliche Neuerungen im Gesundheitswesen – wie etwa die konsequente Durchsetzung des präventiven Gedankens – lassen sich ohne staatliche Interventionen nicht verwirklichen. Sie sind – wie es heißt – im eigentlichen Sinn keine medizinische Aufgabe, da sie die Entwicklung der gesellschaftlichen Verhältnisse ebenso wie die Arbeits- und Lebensbedingungen einschließen.

Hinzu kommt die politische Aktualität, die seit Mitte der siebziger Jahre dem Verhältnis von Staat und Gesundheit im Rahmen allgemeiner sozialpolitischer Auseinandersetzungen beigemessen wird. Ausgelöst durch die Ende 1973 einsetzende ökonomische Krise kam es – insbesondere von Seiten der Unternehmer aber auch von allen Parteien im Bundestag – zu einer Fülle programmatischer Äußerungen und Forderungen, die für die Stagnation und den Abbau sozialer Leistungen plädierten. Derartige Vorstellungen sind in der Geschichte der Sozial- und Gesundheitspolitik keineswegs neu. Sie werden angesichts der spezifischen ökonomischen Situation lediglich aktualisiert und beinhalten die bekannte Kritik am »Sozial- und Wohlfahrtsstaat«. So taucht immer wieder die These von der »Schlagseite zum Versorgungsstaat« auf. Die Aufwendungen für die soziale Sicherung werden dabei abstrakt als überhöht bezeichnet; dem Staat wird vorgeworfen, er betreibe mit seiner Sozialpolitik eine möglichst lückenlose »Abdeckung der Risiken eines Normalbürgers«. Dies habe letztlich die »Krise des Sozialstaats« verursacht. Solche Angriffe auf die Substanz der Sozial- und Gesundheitspolitik haben dazu geführt, daß Lösungsversuche sich lediglich auf der systemimmanenten Ebene der »sozialen Frage« bewegen.[1]

Vor diesem Hintergrund gewinnt die theoretische Durchdringung der Funktionen des bürgerlichen Staates und seiner sozialpolitischen Aktivitäten – ihrer Ursachen, Zielsetzungen und Wirkungen – an Bedeutung. Es interessiert der allgemeine Rahmen, der die strukturellen Bedingungen der Sozial- und Gesundheitspolitik bestimmt. Erst durch die analytische Bestimmung der gesellschaftlichen Funktionen der Sozial- und Gesundheitspolitik für den Staat wird es möglich, an der Oberfläche sich vollziehende Aktivitäten in ihrem Wesen zu erkennen und ihre spezifische Nützlichkeit für die Aufrechterhaltung bestehender Macht- und Herrschaftsverhältnisse abzuschätzen. Dies setzt jedoch voraus, zu analysieren, welches die prägenden Elemente und Strukturen des bürgerlichen Staates sind, welche Funktionen der Staatsapparat ausübt und von welchen Interessen er dabei geleitet wird.

1. Allgemeine Staatsfunktionen

Das gesellschaftliche Bewußtsein vom bürgerlichen Staat konzentriert sich gemeinhin auf dessen übergreifenden Charakter mit seiner tendenziellen Neutralität gegenüber widerstreitenden gesellschaftlichen Interessen, die ihm gleichsam die Funktion eines »sozialen Schiedsrichters« verleiht. Der Staat gilt als neutraler Regulator und Vollstrecker des gesellschaftlichen Allgemeininteresses, das als parlamentarisch vermitteltes Resultat unterschiedlicher Einzelinteressen angesehen wird. Typische Merkmale für diese Bestimmung des Staates sind die Gesetze mit ihren allgemeinen und für alle in gleicher Weise gültigen Normierungen und die öffentliche Verwaltung, die dem einzelnen mit prinzipiell gleicher Autorität entgegentritt. Insbesondere die außerökonomischen Funktionen sind es, die das allgemeine Bewußtsein vom Staat prägen.

Im Unterschied dazu geht die historisch-materialistische Theorie davon aus, daß politische Systeme als »Überbau« über der jeweiligen ökonomischen »Basis« zu begreifen sind. Als Basis gilt in diesem Zusammenhang der Produktionsprozeß des materiellen Lebens, wie er durch die Form der Produktionsverhältnisse bestimmt wird. D. h. also, daß die spezifischen Eigentums- und Aneignungsverhältnisse in einer Gesellschaft wesentlich für die Bestimmung des Charakters eines politischen Systems und damit auch des Staates sind. Für den bürgerlichen Staat bedeutet dies, daß mit der Entstehung und gesellschaftlichen Ausweitung des Privateigentums an den Produktionsmitteln sich antagonistische soziale Klassen herausbilden, die in politischen Auseinandersetzungen versuchen, gestaltenden Einfluß auf den Staat und damit die politische Macht zu gewinnen. Insofern stellt sich der bürgerliche Staat als eine zentrale Instanz dar, die zwar nicht das kurzfristige Interesse einzelner Kapitaleigner, sondern das langfristige Gesamtinteresse der Privateigentümer an den Produktionsmitteln als Klasseninteresse vertritt. Die Analyse des Staates hat also gesellschaftliche Strukturen und Vorgänge zum Gegenstand, die von ökonomischen Triebkräften abhängig sind. Gleichwohl wird der Staat nicht als automatischer Reflex derselben verstanden, sondern seine relative Eigenständigkeit betont, die in der Art und Weise, wie er mit den ökonomischen Widersprüchen und Zusammenhängen umgeht, zum Ausdruck kommt.[1a]

In historisch-materialistischen Staatsdiskussionen[2] werden dem Staat drei wesentliche Funktionsebenen – die ökonomische, die politische und ideologische – zugeordnet, die sich in der sozialen Wirklichkeit freilich nicht präzise von einander abgrenzen lassen, da sie vielfältig miteinander verflochten sind und überdies in der geschichtlichen Entwicklung unterschiedlich starke Bedeutung hatten. Mit der Entfaltung der gesellschaftlichen Produktivkraft kam es zu einer zunehmenden Konzentration und Zentralisation des Kapitals, das infolge seiner eigenen Gesetzmäßigkeiten wie dem Zwang zur Akkumulation in Schwierigkeiten geraten ist, die sich in anhaltenden Strukturkrisen und gesamtgesellschaftlichen Reproduktionsdefiziten – insbesondere der Arbeitskraft – äußern. Es zeigt sich, daß diese Schwierigkeiten immer weniger im Prozeß der »Selbstreinigung« bewältigt werden können. Damit indessen weiterhin profitabel produziert werden kann, müssen Voraussetzungen und Elemente des Arbeitsprozesses aus der unmittelbaren Verfügbarkeit privaten Wirtschaftens ausgegliedert und einer übergreifenden Instanz, die die allgemeinen Regeln der Kapitalverwertung respektiert, überlassen werden. Unter diese *ökonomischen* Funktionen des Staates fallen insbesondere Maßnahmen wie: die Qualifizierung der Arbeitskräfte, Bereitstellung neuer wissenschaftlich-technologischer Kenntnisse, die Energieversorgung, Teile der Krankenversorgung, das Verkehrswesen, regionale Planungs- und Koordinierungserfordernisse. Sie sind Voraussetzung dafür, daß produktive Leistungen im unmittelbaren Produktionsprozeß erbracht werden können. Investitionen in diesem Bereich sind jedoch in der Regel überdurchschnittlich hoch und langfristiger Art, da der umfangreiche Anteil des langlebigen, fixen Kapitals die Umschlaggeschwindigkeit hemmt. Je länger aber die Zeitabstände sind, die von der Investition bis zur Produktionsreife vergehen, desto größer und unberechenbarer können im Fall von Versäumnissen und Fehlkalkulationen die ökonomischen Verluste werden. Diese ungünstigen Verwertungsbedingungen halten die privaten Kapitalanleger im allgemeinen von solchen gesellschaftlich notwendigen Investitionen ab. Deshalb wird hier von seiten des Kapitals – insbesondere des Großkapitals – auch die Intervention des Staates akzeptiert, wenn nicht gar verlangt, dem dann die Aufgabe zukommt, das erforderliche Kapital für solche Projekte zu mobilisieren und damit verbundene Risiken gesamtgesellschaftlich abzusichern. Diese Tendenz schlägt sich auch statistisch – insbesondere in einem zunehmenden Anteil staatlicher Infrastrukturausgaben am Staatshaushalt – nieder, wobei die finanziellen Aufwendungen für die Infrastruktur von seiten des Staates zusätzlich als Mittel der Konjunkturregulanz eingesetzt werden. D. h. der Staat versucht in Zeiten der ökonomischen Krise, die Konjunktur durch verstärkte Infrastrukturinvestitionen zu beleben.[3]

Über diese Maßnahmen hinaus erfüllt der Staat weitere ökonomische Funktionen, die sich in Formen unmittelbarer Subventionierung und ökonomischer Schutzfunktionen gegenüber der internationalen Konkurrenz äußern. So werden über Jahre von strukturellen Krisen gezeichnete Wirtschaftsbereiche wie der Kohlebergbau, die Werftindustrie und die Landwirtschaft finanziell gestützt, um die Gewinnerwartungen des hier investierten Kapitals zu befriedigen. Da solche Entwicklungen in der Regel nicht allein Resultat nationaler Produktions- und Verwertungsbedingungen sind, sondern in einer stark exportorientierten Wirtschaft zunehmend durch die Konkurrenz um Anteile am Weltmarkt geprägt werden, hängen innen- und außenwirtschaftliche Aktivitäten des Staates eng zusammen. Insgesamt nimmt der bürgerliche Staat ökonomische Aufgaben wahr, die auf der gesamtgesellschaftlichen Ebene die Reproduktion und Regulation des Kapitalverwertungsprozesses nicht nur erhalten, sondern auch gegen Anfälligkeiten, die aus der zunehmenden Konzentration und Zentralisation des Kapitals selbst resultieren, resistenter machen sollen. Um diese Aufgaben erfüllen zu können, ist der bürgerliche Staat auf den Einsatz des gesamten politischen Instrumentariums als Machtapparat angewiesen, der letztlich erst die Durchsetzung jener ökonomischen Funktionen ermöglicht.

Die Versuche des Staates, die herrschenden Produktionsverhältnisse *politisch* zu sichern, bedeuten in einer Gesellschaft, die auf Grund der spezifischen Eigentumsverhältnisse objektiv in die sozialen Klassen von Kapital und Lohnarbeit gespalten ist, daß der Staat zugleich auch dem Druck der Arbeiterbewegung ständig Rechnung tragen muß. Dieser stellt sich zunächst in Forderungen nach Verbesserung der Reproduktionsbedingungen der Arbeitskraft und der Erweiterung demokratischer Mitbestimmungs- und Kontrollrechte auf staatlicher und ökonomischer Ebene dar; in bewußt geführten Klassenauseinandersetzungen kann er sogar die Grundstrukturen der Gesellschaft in Frage stellen. In diesem Spannungsfeld zwischen der Erhaltung der Systemstabilität einerseits und den Forderungen der Arbeiterbewegung andererseits wird eine Möglichkeit politischen Handelns des Staates darin gesehen, daß er durch partielles Eingehen auf die Forderungen der Arbeiterbewegung deren Anpassung und Integration anstrebt.[4] Solche Vorstellungen werden heute selbst bis weit in die Arbeiterbewegung hinein von deren integrativ-reformistischem Flügel vertreten, der davon ausgeht, auf diese Weise die soziale Lage der Lohn- und Gehaltsabhängigen wesentlich verbessern zu können. Ohne die Aufhebung der zugrundeliegenden objektiven gesellschaftlichen Widersprüche sind dieser Strategie indessen ökonomische und politische Grenzen gesetzt. Sie werden dann transparent, wenn der Staat nicht mehr in der Lage ist, den Forderungen der Arbeiterbewegung kompensatorisch zu entsprechen. In solchen Situationen haben integrative Staatsfunktionen die Tendenz, unter dem Einsatz von Justiz, Polizei und Militär in repressive umzuschlagen.

Schließlich ist in der Auseinandersetzung zwischen den sozialen Klassen dem *Rechtssystem* besondere Bedeutung beizumessen. Auch dessen Struktur, inhaltliche Gestaltung und Auslegung ist vom Stand der jeweiligen gesellschaftlichen Entwicklung abhängig. Als ein Beispiel dafür sei auf die Diskussion um das Sozialstaatsprinzip im Grundgesetz der Bundesrepublik verwiesen. Auf Grund der spezifischen gesellschaftlichen und politischen Bedingungen nach 1945 wurde die Grundsatzformulierung vom »demokratischen und sozialen Rechtsstaat« (Art. 28 Abs. 1 GG) im Grundgesetz geprägt. Diese erlaubt eine Umgestaltung liberaler Grundsätze; konsequent interpretiert fordert sie sogar, daß die Gesellschaftsordnung zur Disposition des Gesetzgebers gestellt wird und im Zusammenhang mit den Artikeln 14 und 15 des Grundgesetzes (Eigentum, Erbrecht, Enteignung, Sozialisierung) die Entwicklung zur sozialen Demokratie ermöglicht. Das Grundgesetz ist darauf angelegt, den materiellen Rechtsstaatsgedanken der Demokratie – insbesondere den Gleichheitsgrundsatz und den mit ihm verbundenen Teilhabe- und Selbstbestimmungsgedanken – auf die Wirtschafts- und Sozialordnung auszudehnen und dadurch dem Sozialstaatsgedanken realen Inhalt zu verleihen (Abendroth). Infolge der zunehmenden Restauration der kapitalistischen Wirtschaftsordnung erlangte jedoch eine Interpretationstendenz die Oberhand, die das verfassungsrechtliche Strukturprinzip des demokratischen und sozialen Rechtsstaats entscheidend verengte. Danach wird Sozialstaatlichkeit auf die Pflicht des Staates zur sozialen Vorsorge, Hilfestellung und Leistungsgewährung reduziert. Sozialstaatlichkeit wird im Grunde als Aufgabe der Verwaltung (Forsthoff) und nicht mehr als grundsätzliches gesellschaftliches Gestaltungsmoment verstanden. Durch die Ausgrenzung dieses grundsätzlichen Moments trägt die Interpretation des Grundgesetzes zur Rechtfertigung der bestehenden privatwirtschaftlichen Produktions- und Herrschaftsverhältnisse bei.[5]

Der bürgerliche Staat kann allerdings nicht nur als zentrale Agentur der ökonomischen und politischen Herrschaftssicherung analysiert werden. Das würde nämlich nicht erklären, welche Mechanismen der Mobilisierung von ideologischen Potentialen und Massenloyalität auch in Zeiten tiefgreifender ökonomischer Krisen zugrunde liegen. Einzubeziehen sind deshalb die normen- und wertbildenden Instanzen und Institutionen, die die *ideologische* Vorherrschaft des dominierenden ökonomisch-politischen Machtblocks garantieren. Dies sind neben dem Rechtssystem staatliche Einrichtungen, die erzieherische und kulturelle Funktionen wahrnehmen wie Schulen und Universitäten, darüber hinaus auch halbstaatliche und private Einrichtungen wie die Medien und Kirchen. Solche Einrichtungen sind freilich nicht nur als bloße ideologische Anpassungsinstrumente zu begreifen, da erzieherische und kulturelle Prozesse stets auch Elemente von Kritik enthalten. Insofern beinhalten diese Bereiche in begrenztem Ausmaß Möglichkeiten, Verschleierungsstrategien transparent zu machen, die eigenen Interessen erkennen und damit Gegenpositionen entwickeln zu können.[6] Erzieherische Einrichtungen, die vom Staat finanziell getragen, unterstützt und kontrolliert werden, haben also vor allem herrschaftslegitimierende Aufgaben. Zugleich wird in ihnen die menschliche Produktivkraft qualifiziert – und zwar in Richtung, wie sie die Entwicklung des Kapitalverwertungsprozesses erfordert, so daß sie doppelt für die bürgerliche Gesellschaft von Nutzen sind.

Insgesamt ist also der bürgerliche Staat darauf ausgerichtet, systemstabilisierende Funktionen, deren Kern in der Sicherung der spezifischen gesellschaftlichen Eigentums- und Aneignungsverhältnisse zu sehen ist, wahrzunehmen. Um solche Aufgaben erfüllen zu können, ist er auf ökonomische, politisch-juristische und ideologische Interventionsmöglichkeiten angewiesen. In diesem Spektrum zwischen ökonomischer Systemsicherung, politischer Integration bzw. Repression und ideologischer Beeinflussung einerseits und den Forderungen von seiten der Arbeiterbewegung nach Erhaltung und Verbesserung der Reproduktionsbedingungen sowie verstärkter demokratischer Kontrolle andererseits ist auch die staatliche Gesundheits- und Sozialpolitik einzuordnen, auf deren Grundzüge im folgenden eingegangen werden soll.

2. Sozial- und Gesundheitspolitik als ökonomische Notwendigkeit

Sozialpolitische Aktivitäten des Staates in den verschiedenen gesellschaftlichen Bereichen liegen außerhalb der Sphäre der unmittelbaren materiellen Produktion. Sie erfüllen Lebensfunktionen, die vornehmlich reproduktiven Charakter haben. Gleichwohl können sich diese reproduktiven Funktionen, wie z. B. die Wiederherstellung und Erhaltung von Gesundheit und Arbeitsvermögen, die Abschwächung der Auswirkungen der Unsicherheit in der Lohnarbeiterexistenz, die Eindämmung von sozialen Folgen der bürgerlichen Gesellschaft (wie Armut, Obdachlosigkeit, Kriminalität), nur in dem Maße erfüllen, wie die materiellen Voraussetzungen dafür mittels gesellschaftlicher Produktion geschaffen und eingesetzt werden. Zu fragen ist deshalb, inwieweit der gesellschaftliche Grundwiderspruch, der in der kapitalistischen Produktionsweise angelegt ist, sich in der Sozial- und Gesundheitspolitik direkt oder indirekt niederschlägt.

Zunächst ist davon auszugehen, daß der ökonomische Zwang der Lohnarbeiter, ihre Arbeitskraft verkaufen zu müssen, um existieren zu können – und die Tatsache, gleichzeitig nur existieren zu können, wenn das Kapital ihre Arbeitskraft benötigt – sie in allen ihren Existenzbedingungen vom wechselhaften Verlauf des kapitalistischen Akkumulationsprozesses, von der Kapitalbewegung abhängig macht. Das Kapital indessen ist nicht nur daran interessiert immer genügend Arbeitskräfte zur Verfügung zu haben, sondern auch daran, daß die Differenz zwischen dem Wert der von ihm angewandten Arbeitskraft und dem Wert der Produkte, die von der Arbeitskraft geschaffen werden, möglichst groß ausfällt. Um dies zu erreichen, benötigt das Kapital gesunde und qualifiziert ausgebildete, das heißt hier im ökonomischen Bereich möglichst leistungsfähige und verwertbare Arbeitskräfte. Die einzelnen Kapitale versuchen daher stets, die leistungsfähigsten Arbeitskräfte, die gerade auf dem Arbeitsmarkt vorhanden sind, abzuschöpfen, in der Hoffnung, daß sich diese von selbst regenerieren, oder daß die gesunde, verwertbare Reserve groß genug ist und deren Reduzierung den Prozeß der Kapitalakkumulation nicht stört. Da nun die einzelnen Kapitale qua Konkurrenz gezwungen sind, den Arbeitsmarkt unter individuellen und privaten Verwertungsgesichtspunkten zu nutzen, kommt es – wie die industrielle Revolution des 19. Jh. am deutlichsten zeigte, zu einem maßlosen physischen und psychischen Verschleiß der Arbeitskräfte. Das Kapital tendiert dazu, den Gebrauchswert der Ware Arbeitskraft zu zerstören und folglich die Quelle seiner Verwertung – die gesunde, arbeitsfähige Arbeitskraft – selbst zu vernichten. Es gerät damit schließlich in Widerspruch zu seinen eigenen Intentionen. Dieser Widerspruch kann unter kapitalistischen Produktionsbedingungen nicht von einzelnen Unternehmen aufgelöst werden; sie werden aus Gründen der Konkurrenz daran gehindert. Aus der Sicht des einzelnen Unternehmens kann den Reproduktionsbedürfnissen der Beschäftigten nur soweit nachgegeben werden, wie es die Verhältnisse auf dem Arbeitsmarkt und die Ansprüche der Produktion verlangen. Alle weiterreichenden und übergreifenden Reproduktionsanforderungen werden dagegen an den Staat als zentrale Lenkungsinstanz delegiert. Die Übernahme dieser Aufgaben durch den Staat stellt sich historisch jedoch als widerspruchsvoller Prozeß dar.

So bewirkte die fortschreitende Vergesellschaftung des Kapitalverhältnisses eine starke Zunahme der Lohn- und Gehaltsabhängigen und förderte deren gewerkschaftliche und politische Organisierung, die Entwicklung jener gesellschaftlichen Kräfte, die als objektive Voraussetzung für die Einführung sozialstaatlicher Maßnahmen anzusehen sind. Die Arbeiterklasse begann die Verteidigung der einzigen Verkaufsware, die sie besitzt, gegen den massiven Zugriff des Kapitals zu organisieren. Sie errichtete zunächst Hilfskassen und erzwang schließlich die Einrichtung der Sozialversicherung, die als Äquivalent für den politischen Unmut in der Arbeiterschaft teils direkt, teils indirekt vom bürgerlichen Staat zugestanden wurde. Dabei handelte es sich freilich nicht nur um den Versuch, politisch-integrativ von seiten des bürgerlichen Staates zu intervenieren, sondern darüber hinaus auch um die gezielte Absicht, die Leistungsfähigkeit der Arbeitskraft zu erhalten.

In diesem Prozeß um sozialpolitische Verbesserungen kam es gegen Ende des vergangenen Jahrhunderts zur Einführung der Sozialversicherung. Ihre Hauptaufgabe bestand vor allem darin, die Versorgung der Kranken und Invaliden finanziell und institutionell zu sichern sowie Einkommensverluste zu kompensieren bzw. abzuschwächen. Die gesetzliche Krankenversicherung aber auch die Unfall- und Invalidenversicherung entspricht auch heute noch den Interessen der Arbeiterklasse auf zweierlei Weise: In dem Maße, wie es gelingt, die Krankheitsbewältigung ökonomisch abzusichern, verbessern sich auch die Lebensbedingungen der Arbeitenden. Ihr Bedarf nach Gesundheit kann zunehmend befriedigt werden. Da jedoch die Gesundheit der Arbeitenden für sie nicht nur Gebrauchswert, sondern in Form ihrer leistungsfähigen und verwertbaren Arbeitskraft auch Tauschwert besitzt, sind sie unter einem weiteren Gesichtspunkt an der Erhaltung und dem Ausbau der sozialen Krankenversicherung interessiert. Arbeitskraft läßt sich nämlich auf dem Arbeitsmarkt besser verkaufen, sie hat eine größere Chance, Anwendung im Produktions- und Verwertungsprozeß zu finden, wenn sie gesundheitlich qualifiziert ist.

An diesem zweiten Aspekt ist auch das Kapital interessiert, denn der Tauschwert der Ware Arbeitskraft für den Arbeiter bedeutet für das Kapital Gebrauchswert und dessen Erhöhung verstärkt den Nutzen, den das Kapital daraus ziehen kann. Die gesundheitliche Qualifikation der Ware Arbeitskraft ist jedoch mit vermehrtem finanziellem Aufwand verbunden, der sich in den Lohnkosten niederschlägt und damit den Intentionen des Kapitals entgegenwirkt. Die Erhöhung der Ausgaben für den variablen Teil des Kapitals vermindert nämlich die Profitrate.

Wir haben es hier also mit widersprüchlichen Kapitalinteressen zu tun, wobei letztlich jene die Oberhand gewinnen, die – bevor es zu einer Verbesserung des Sozial- und Gesundheitswesens kommt – dazu tendieren, die gesunde und verwertbare Reserve der Ware Arbeitskraft zunächst voll auszuschöpfen.

3. Politische Funktionen der Sozial- und Gesundheitspolitik

Die Sozial- und Gesundheitspolitik hat jedoch nicht nur ökonomische Bedeutung, sondern eng damit verbunden sind politische Funktionen für die Erhaltung und Veränderung des gesellschaftlichen status quo. In großen gesellschaftlichen Krisen aktualisieren sich gerade sozialpolitische Probleme. Der Prozeß der Einsicht der abhängig Arbeitenden in ihre soziale und gesellschaftliche Lage, die Entstehung und Entwicklung von sozialem Lage- und Klassenbewußtsein, kann sich unter diesen Bedingungen verstärken und politische Bewegungen, die auch Grundstrukturen der Gesellschaftsordnung in Frage stellen, begünstigen.

Das Zugestehen sozialpolitischer Forderungen kann dann zur sozialen Befriedung, zur Verhinderung offener Klassenkämpfe, beitragen. Es kann sogar von den eigentlich ökonomisch bedingten Widersprüchen ablenken und eine temporäre Integration und Anpassung ermöglichen. Ob dies allerdings der Kapitalseite und deren politischen Organisationen gelingt, ist nicht zuletzt eine Frage der Stärke des organisierten Bewußtseins der Lohn- und Gehaltsabhängigen. Die Anstrengungen und der Widerstand der Arbeiterklasse sind um so erfolgreicher, je geschlossener sie auftritt. Solidarisches Handeln ist ihr wirksamstes Mittel. Deshalb kann die Arbeiterschaft auch aus politischen Gründen nicht daran interessiert sein, daß es innerhalb ihrer Reihen eine Gruppe gibt, die infolge von Krankheit, Invalidität oder Erwerbsunfähigkeit pauperisiert wird. Es hat sich nämlich in der Geschichte der Arbeiterbewegung wiederholt gezeigt, daß diese unterste soziale Schicht, das »Lumpenproletariat«, aufgrund seiner extremen Verelendung und seines damit verbundenen unentwickelten politischen Bewußtseins sich eher aus der Solidarität herauslösen läßt. Die ökonomische Schutzfunktion durch die soziale Sicherung soll u. a. dazu beitragen, dies politisch zu verhindern.

Diese permanente Auseinandersetzung zwischen Lohnarbeit und Kapital und die Sicherung von Reproduktionsbedürfnissen einerseits und die Verwertbarkeit der Arbeitskraft andererseits ist losgelöst von sozialpolitischen Maßnahmen des Staates – spätestens seit Ende des vergangenen Jahrhunderts – nicht mehr denkbar. Der Staat hat auf Struktur und Funktion von Einrichtungen der sozialen Sicherung trotz der dort bestehenden partiellen Selbstverwaltung den entscheidenden Einfluß. Gerade die sozialpolitischen Aktivitäten des Staates erfüllen für den konstitutiv bedrohten Verwertungsprozeß des Kapitals kompensatorische und systemerhaltende Aufgaben. Insofern ist Sozialpolitik sowohl Reaktion auf Klassenauseinandersetzungen als auch Mittel zur Beeinflussung von Klassenbeziehungen.[7]

4. Funktionen des Staates im Gesundheitswesen

Der staatliche Einfluß auf das Gesundheitswesen findet weniger durch direkte finanzielle als vielmehr vermittels gesetzlicher Maßnahmen statt. So ist die staatliche Finanzierung und Garantiehaftung für Teile des Gesundheitswesens immer mehr zurückgegangen. Schaltstelle staatlicher Intervention und Gestaltung ist die gesetzliche Krankenversicherung.[8] Es liegt im staatlichen Entscheidungsbereich, den Kreis der Versicherten, die Struktur der Selbstverwaltung, die Beitragsbemessung und die Verteilung der Ausgaben zu steuern. Wirkungsvolle staatliche Eingriffe sind am ehesten dort möglich, wo der Staat über unmittelbare Eigentumsrechte, wie in öffentlichen Krankenhäusern und im öffentlichen Gesundheitsdienst, verfügt. Weit schwieriger ist dies im Bereich der kassenärztlichen und Arzneimittelversorgung, da hier starke private wirtschaftliche Interessen dominieren. Diese unterschiedlichen Eigentumsverhältnisse und Interessen im Gesundheitswesen sind auch ein Grund dafür, weshalb keine übergreifende Koordination und systematische Planung der Gesundheitssicherung und Krankenversorgung möglich ist, weshalb schon im Vorfeld die Ermittlung eines Gesundheitsbedarfs, der sich an der ursächlichen Entstehung von Krankheiten orientiert, verhindert wird. Gleichwohl ist der Staat infolge des relativen Selbstlaufs der Kosten für das Gesundheitswesen und ihrem steigenden Anteil am Bruttosozialprodukt – insbesondere in den letzten Jahren – dazu gezwungen, regulierend einzugreifen. Dies geschieht allerdings nur symptomatisch und keineswegs strukturverändernd. Aus der Sicht der Kapitalverwertung bedeuten Gesundheitskosten generell unproduktive Aufwendungen, die Gewinne, Akkumulations- und internationale Konkurrenzfähigkeit einschränken. Diese Tendenz verstärkt sich besonders in Zeiten abgeschwächten wirtschaftlichen Wachstums. In solchen Perioden tendiert der bürgerliche Staat durch Eingriffe in das Gesundheitswesen

- zu Restriktionen, d. h. insbesondere zu dem Versuch, Ausgaben der gesetzlichen Krankenversicherung zu kürzen,

- zu einer Individualisierung der Krankenhilfe, also einer Verschiebung der Krankenhilfe von der staatlich vermittelten Gemeinschaftshilfe zur individuell-privaten Selbsthilfe und
- zu globalen Steuerungsmaßnahmen wie der »konzertierten Aktion« und einer Koppelung der Kassenausgaben an gesamtwirtschaftliche Eckdaten (Grundlohnsumme).

Dies hat Auswirkungen auf die Entwicklung der gesellschaftlichen und privaten Aufwendungen für die Sozial- und Gesundheitsleistungen, die für die Existenz der abhängig Beschäftigten und für die Durchsetzung ihrer politischen Interessen von großer Bedeutung sind.

Deshalb soll im folgenden der Entwicklung der Sozialausgaben nachgegangen werden.

5. Daten zur sozial- und gesundheitspolitischen Entwicklung in der Bundesrepublik

5.1. *Entwicklung des Sozialbudgets*

Einen Überblick über die sozialpolitischen Aktivitäten, soweit sie mit finanziellen Leistungen und Aufwendungen verbunden sind, erhält man aus den Angaben des seit 1968 veröffentlichten *Sozialbudgets.*[9] Es gibt einen Überblick über die Summe der von staatlichen Einrichtungen, öffentlichen Körperschaften und Unternehmen vermittelten Sozialleistungen. Es hat die Aufgabe, die Sozialleistungen zusammenzufassen, nach Leistungsart, Institutionen und Funktionen zu gliedern und die mittelfristige zukünftige Entwicklung zu prognostizieren.[10]

Die hierzu nötigen Vorausberechnungen werden mit den *Vorstellungen der Bundesregierung* über den weiteren Verlauf der wichtigsten volkswirtschaftlichen und finanzwirtschaftlichen Daten abgestimmt.[11]

Die Sozialleistungen (vgl. Tab. 1 und Abb. 1), wie sie sich im Sozialbudget darstellen, stiegen langfristig wesentlich rascher als das Sozialprodukt.

Zwischen 1960 und 1977 (im folgenden beschränken wir uns auf die Interpretation der Daten bis einschließlich 1977, da die Zahlen für die daraufliegenden Jahre reine Schätzwerte sind) stiegen die Sozialleistungen nominal von rund 63 Mrd. DM auf fast 380 Mrd. DM an. Das entspricht etwa einer Versechsfachung. Im gleichen Zeitraum stieg das Bruttosozialprodukt nominal von rund 300 Mrd. DM auf fast 1200 Mrd. DM an, was einer Vervierfachung entspricht.

Betrachtet man die jährlichen Steigerungsraten von Bruttosozialprodukt und Sozialbudget, dann wird eine uneinheitliche Entwicklung sichtbar: Das Bruttosozialprodukt als grobe Meßziffer des Wirtschaftswachstums weist in Jahren ökonomischer Krisen (1963, 1967, 1975) deutlich geringere Steigerungsraten auf als in Zeiten wirtschaftlicher Prosperität (1969, 1971, 1973).

Ähnlich, wenn auch mit leichten zeitlichen Verzögerungen, entwickeln sich die Steigerungsraten der Sozialleistungen. Läßt man die auf verschiedene Ursachen zurückzuführende unverhältnismäßig hohe Steigerungsrate des Sozialbudgets für 1965 außer Betracht[12], dann zeigen sich für die Jahre 1963, 1967/68 und ab 1975 deutlich niedrigere, für 1961, 1966 und 1970 bis 1975 höhere Steigerungsraten des Sozialbudgets.
Die *Abhängigkeit von der gesamtwirtschaftlichen Entwicklung* ist demnach ein deutliches Merkmal der Bewegung der Sozialleistungen. Hierauf wurde bei der theoretischen Bestimmung der Staatsfunktionen bereits hingewiesen. In den sechziger und zu Beginn der siebziger Jahre wiesen Bruttosozialprudukt und Sozialbudget durchschnittlich höhere Wachstumsraten auf als ab Mitte der siebziger Jahre. Die Projektion der Bundesregierung für die Jahre bis 1982 verdeutlicht überdies, daß die Wachstumsraten der Sozialleistungen noch weiter zurückgehen werden.[13] Gleichwohl steigen sie absolut an, jedoch prozentual nur unwesentlich mehr als die Inflationsrate beträgt bzw. voraussichtlich betragen wird.

Die Gründe für die Verlangsamung des Wachstums der Sozialleistungen liegen einmal in der gedämpften Entwicklung der Kosten der *Sachleistungen* (wie z. B. ärztliche Leistungen und Aufwendungen für Krankenhauspflege, Heilmittel und Zahnersatz) des Sozialbudgets, die rund ein Fünftel der Sozialleistungen ausmachen.[14] Zum anderen wird die gebremste Entwicklung der Sozialleistungen durch die geringer gewordenen Steigerungsraten der *Einkommensleistungen* (wie z. B. Renten) des Sozialbudgets erklärt. Sie bestimmen wesentlich die Gesamtentwicklung der Sozialleistungen, da sie etwa drei Viertel des Sozialbudgets ausmachen.[15] Da ein großer Teil der Einkommensleistungen entweder direkt und kurzfristig an die Entwicklung der Löhne und Gehälter der abhängig Beschäftigten gebunden ist – so z. B. die Entgeltfortzahlung im Krankheitsfalle – oder aber mittelfristig der Lohn- und Gehaltsentwicklung folgt – wie etwa die Renten an Versicherte und Hinterbliebene – läßt sich insgesamt eine der wirtschaftlichen Gesamtentwicklung folgende, nicht aber über sie hinausgehende Bewegung der Sozialleistungen und ihrer Steigerungsraten feststellen.

5.2. *Entwicklung der Sozialleistungsquote*

Über die Bedeutung der Sozialleistungen für die Gesamtwirtschaft informiert die *Sozialleistungsquote* (Tab. 1 und Abb. 1). Sie bezeichnet das Verhältnis der Sozialleistungen zum Bruttosozialprodukt.

Tab. 1

Bruttosozialprodukt, Sozialbudget und Sozialleistungsquote 1960 bis 1978 und 1982

Jahr	Bruttosozialprodukt Mrd. DM	% [a]	Sozialbudget Mrd. DM	% [a]	Sozialleistungs-quote [b]
1960	303,0	.	62,8	.	20,7
1961	331,4	+ 9,4	69,8	+11,1	21,0
1962	360,5	+ 8,8	76,3	+ 9,4	21,2
1963	382,1	+ 6,0	81,5	+ 6,8	21,2
1964 [c]	419,6	+ 9,8	89,1	+ 9,3	21,2
1965	458,2	+ 9,2	112,7	+26,4	24,6
1966	487,4	+ 6,4	124,7	+10,6	25,6
1967	493,7	+ 1,3	133,4	+ 7,0	27,0
1968	535,2	+ 8,4	141,8	+ 6,3	26,5
1969	597,7	+11,7	153,6	+ 8,3	25,7
1970	679,0	+13,6	174,7	+13,8	25,5
1971	756,0	+11,3	198,8	+13,8	26,1
1972	827,2	+ 9,4	224,0	+12,7	26,9
1973	920,1	+11,2	252,6	+12,8	27,3
1974	986,9	+ 7,3	288,1	+14,0	28,9
1975	1030,3	+ 4,4	330,2	+14,6	32,1
1976	1123,8	+ 9,1	353,8	+ 7,1	31,5
1977	1193,3	+ 6,2	379,2	+ 7,2	31,8
1978	1278,0	+ 7,1	402,7	+ 6,2	31,5
1982	1673,0	+ 7,0 [d]	508,0	+ 6,0 [d]	30,4 [e]

a Veränderung gegenüber dem Vorjahr

b Sozialleistungen in Prozent des Bruttosozialprodukts; Abweichungen gegenüber früheren Berechnungen infolge Revision der Volkswirtschaftlichen Gesamtrechnungen (vgl. Wirtschaft und Statistik 4/1977)

c Für 1960 bis 1964 konnten bei den Vergünstigungen im Wohnungswesen einzelne (indirekte) Leistungen nachträglich nicht ermittelt werden. Deren Anteil am Sozialprodukt war 1965 rund 0,7 Prozent. In den Daten ab 1965 kommen darüber hinaus die Folgen der Einkommensteuerreform von 1965 zum Ausdruck.

d Im Durchschnitt der Jahre 1979 bis 1982

e Nach dem Entwurf des 21. Rentenanpassungsgesetzes werden ab 1982 die Rentenleistungen aus der gesetzlichen Rentenversicherung um die bisherige pauschale Zahlung für die Krankenversicherung der Rentner erhöht, dies ist in der Sozialleistungsquote mit 0,8 Prozent enthalten.

Quelle: BMAS (Hrsg.), Sozialbericht '78, a.a.O., S. 165.

Abb. 1 Jährliche Veränderungsraten des Bruttosozialprodukts und des Sozialbudgets (in %).

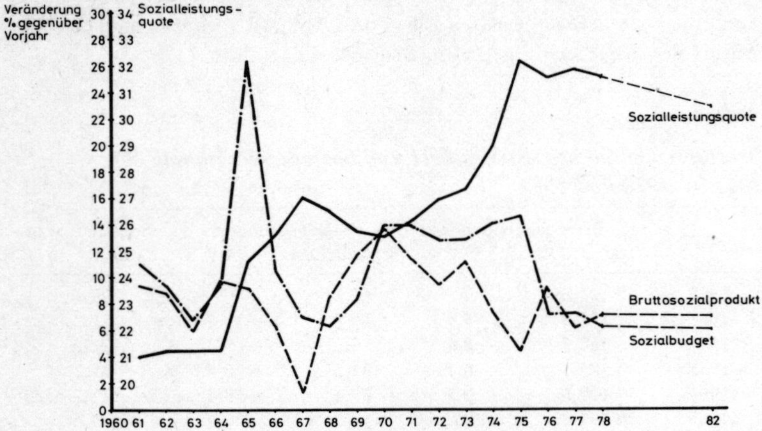

Die langfristige Betrachtung der Sozialleistungsquote zeigt ihr Ansteigen von rund 21 Prozent (1960) auf rund 32 Prozent (1977). Daran wird deutlich, daß der Umfang der Sozialleistungen angehoben, der Begünstigtenkreis ausgeweitet und die angebotenen Leistungen stärker in Anspruch genommen wurden.

Allerdings ist festzustellen, daß ein Teil des Anstiegs nur nominell ist, also Folge gestiegener Preise. Dies gilt insbesondere für das Gesundheitswesen[16].

Hinter diesem langfristigen Anstieg verbergen sich jedoch differenzierte Entwicklungen in einzelnen Perioden. *In den Krisenjahren 1967 und 1975 erreicht die Sozialleistungsquote jeweils Höchstwerte,* um danach wieder leicht abzusinken. 1976 ging sie zum ersten Mal seit acht Jahren wieder zurück, nachdem sie 1975 ihr bisheriges Maximum mit 32,1 Prozent erreicht hatte.

Diese Entwicklung der Sozialleistungsquote hängt nicht nur vom Umfang der Sozialleistungen allein ab, sondern steht in engem Zusammenhang mit der Entwicklung des Bruttosozialprodukts und wird zum Teil von dessen Volumen bestimmt. Eine Beschleunigung oder Verzögerung des wirtschaftlichen Wachstums bewirkt demnach, daß die Sozialleistungsquote *zunächst* gegenläufig reagiert. (Siehe Tab. 1 und Abb. 1) Dies ist darauf zurückzuführen, daß einerseits bestimmte Sozialleistungen *antizyklisch* einsetzen wie z. B. das Arbeitslosengeld. Andererseits ist zu beachten, daß weitere Sozialleistungen – wie z. B. Renten – einer bestimmten ökonomischen Auf- oder Abwärtsentwicklung erst mit zeitlichem Verzug folgen.

In Tab. 1 ist zu sehen, daß z. B. 1969 die Sozialleistungsquote sinkt, während das Bruttosozialprodukt bereits wieder kräftig ansteigt. Die umgekehrte Entwicklung zeigt sich für 1975: Den seit Jahren schwächsten Steigerungsraten des Bruttosozialprodukts steht der bisherige Maximalwert der Sozialleistungsquote gegenüber. Ihre Zunahme wird verstärkt, weil das Bruttosozialprodukt nur schwach zunimmt.

Seit 1976 läßt sich – soweit man dies aus den vorliegenden, z. T. geschätzten Daten ableiten kann – feststellen, daß die Sozialleistungen schwächer steigen als das Bruttosozialprodukt. Diese Entwicklung soll – zumindest mittelfristig bis 1982 – anhalten. Das Sozialbudget soll in diesem Zeitraum um jahresdurchschnittlich 6 Prozent, das nominelle Bruttosozialprodukt um jahresdurchschnittlich 7 Prozent steigen.[17] Dies wird zu einem erneuten Rückgang der Sozialleistungsquote in der Bundesrepublik führen, die sich voraussichtlich bei 30 Prozent des Bruttosozialprodukts einpendeln wird.[18]

Neben dem abgeschwächten Wirtschaftswachstum ist dies u. a. darauf zurückzuführen, daß in einigen Bereichen der sozialen Sicherung (z. B. in der Renten- und Krankenversicherung) Kosten z. T. erheblich gesenkt wurden bzw. zukünftig weiterhin gesenkt werden sollen.[19]

5.3. Verteilung der Sozialleistungen nach Funktionsbereichen

Betrachtet man, wofür die Sozialleistungen im einzelnen verwendet werden, dann lassen sich folgende Tendenzen feststellen (Tab. 2):

Die Aufwendungen für den Funktionsbereich *Alter und Hinterbliebene* machen den größten Teil der Sozialleistungen aus (1977: 39 Prozent).

Darunter fallen vor allem Einkommensleistungen wie Altersrenten, Witwen- und Witwerrenten, Invaliditätsrenten, Entschädigungsrenten, Hilfe zum Lebensunterhalt und Steuerermäßigungen, die mit der Zahl der Anspruchsberechtigten und infolge von Rentenerhöhungen stark angewachsen sind. Sie haben sich zwischen 1960 und 1977 fast versechsfacht und stiegen somit etwas geringer als das Sozialbudget insgesamt. Ihr Anteil am Sozialbudget ist seit 1960 leicht gesunken und schwankt zwischen 36 und 40 Prozent. Gemessen am Sozialprodukt werden gegenwärtig mehr als 12 Prozent für die Alters- und Hinterbliebenenversorgung aufgewendet.

Tab. 2:

Sozialbudget: Leistungen nach Funktionsbereichen, Anteile am Sozial-

Funktionsbereiche		1960	1965	1970	1971
Familie	Mio. DM	9 426	24 436	32 274	34 920
	1960 = 100	100	259	342	370
	in % d. SB	15,0	21,7	18,5	17,6
	in % d. BSP	3,1	5,3	4,8	4,6
Gesundheit	Mio. DM	19 037	31 321	52 194	60 902
	1960 = 100	100	165	274	320
	in % d. SB	30,3	27,8	29,9	30,6
	in % d. BSP	6,3	6,8	7,7	8,1
Beschäftigung	Mio. DM	1 131	1 747	4 508	6 021
	1960 = 100	100	154	399	532
	in % d. SB	1,8	1,6	2,6	3,0
	in % d. BSP	0,4	0,4	0,7	0,8
Alter und Hinterbliebene	Mio. DM	25 557	40 896	66 575	73 452
	1960 = 100	100	160	260	287
	in % d. SB	40,7	36,3	38,1	37,0
	in % d. BSP	8,4	8,9	9,8	9,7
Folgen politischer Ereignisse	Mio. DM	4 882	5 790	6 544	6 078
	1960 = 100	100	119	134	124
	in % d. SB	7,8	5,1	3,7	3,1
	in % d. BSP	1,6	1,3	1,0	0,8
Wohnen	Mio. DM	1 017	5 076	5 437	6 399
	1960 = 100	100	499	535	629
	in % d. SB	1,6	4,5	3,1	3,2
	in % d. BSP	0,3	1,1	0,8	0,8
Sparförderung	Mio. DM	688	2 743	6 063	9 738
	1960 = 100	100	399	881	1 415
	in % d. SB	1,1	2,4	3,5	4,9
	in % d. BSP	0,2	0,6	0,9	1,3
Allgemeine Lebenshilfen	Mio. DM	1 034	669	1 140	1 275
	1960 = 100	100	65	110	123
	in % d. SB	1,6	0,6	0,7	0,6
	in % d. BSP	0,3	0,1	0,2	0,2
Sozialbudget insgesamt	Mio. DM	62 772	112 678	174 735	198 785
	1960 = 100	100	180	278	317
	in % d. BSP[a]	20,7	24,6	25,7	26,3
Bruttosozialprodukt	Mio. DM	303 000	458 200	679 000	756 000

[a] Der prozentuale Anteil des Sozialbudgets am Bruttosozialprodukt ist die *Sozialleistungsquote*. Die hier berechneten Werte weichen um wenige Zehntelprozentpunkte von den in Tabelle 1 angegebenen Werten nach oben ab. Die Berechnungsunterschiede sind auf Auf- und Abrundungen zurückzuführen.

budget (SB) und am Bruttosozialprodukt (BSP)

1972	1973	1974	1975	1976	1977	1978	1982
36 971	39 203	42 834	49 594	51 984	55 289	60 494	78 232
392	416	454	526	551	587	642	830
16,5	15,5	14,9	15,0	14,6	14,6	15,0	15,4
4,5	4,3	4,3	4,8	4,6	4,6	4,7	4,7
70 121	82 293	93 932	105 230	113 012	120 139	127 071	162 835
368	432	493	553	594	631	667	855
31,3	32,6	32,6	31,9	31,8	31,7	31,5	32,1
8,5	8,9	9,5	10,2	10,1	10,1	9,9	9,7
7 499	8 702	11 800	20 573	18 843	18 919	22 066	25 683
663	769	1 043	1 819	1 666	1 673	1 951	2 271
3,3	3,4	4,1	6,2	5,3	5,0	5,5	5,1
0,9	0,9	1,2	2,0	1,7	1,6	1,7	1,5
83 257	94 160	107 988	121 660	135 388	147 889	156 347	202 088
326	368	423	476	530	579	612	791
37,2	37,3	37,5	36,8	38,1	39,0	38,8	39,8
10,1	10,2	10,9	11,8	12,1	12,4	12,2	12,1
6 227	6 502	7 013	7 585	8 315	8 485	8 746	9 103
128	133	144	155	170	174	179	186
2,8	2,6	2,4	2,3	2,3	2,2	2,2	1,8
0,8	0,7	0,7	0,7	0,7	0,7	0,7	0,5
6 955	7 203	7 876	7 701	7 699	7 810	8 988	10 655
684	708	774	757	757	768	884	1 048
3,1	2,9	2,7	2,3	2,2	2,1	2,2	2,1
0,8	0,7	0,8	0,8	0,7	0,7	0,7	0,6
11 524	13 066	15 182	16 276	16 839	18 826	17 008	16 543
1 675	1 899	2 207	2 366	2 448	2 736	2 472	2 405
5,1	5,2	5,3	4,9	4,7	5,0	4,2	3,3
1,4	1,4	1,5	1,6	1,5	1,6	1,3	1,0
1 406	1 504	1 441	1 602	1 708	1 885	2 124	2 839
136	145	139	155	165	182	205	275
0,6	0,6	0,5	0,5	0,5	0,5	0,5	0,6
0,2	0,2	0,1	0,2	0,2	0,2	0,2	0,2
223 959	252 633	288 068	330 221	353 787	379 242	402 844	507 978
357	402	459	526	564	604	642	809
27,1	27,5	29,2	32,1	31,5	31,8	31,5	30,4
827 200	920 100	986 900	1 030 300	1 123 800	1 193 300	1 278 000	1 673 000

Quelle: 1960 und 1965: Presse- und Informationsamt der Bundesregierung (Hrsg.), Gesellschaftliche Daten 1977, Bonn 1977, S. 266;
1970 bis 1982: BMAS (Hrsg.), Sozialbericht '78, a.a.O., S. 79 und 167 f., eigene Berechnungen.

Die Leistungen für den Funktionsbereich *Gesundheit,* den zweitgrößten Posten im Sozialbudget, machen fast ein Drittel der Sozialleistungen aus (1977: 31,7 Prozent). Sie umfassen alle Leistungen zur Erhaltung und Wiederherstellung der Gesundheit, also Sach- und Einkommensleistungen zur Vorbeugung, bei Krankheit, Arbeitsunfällen und Berufskrankheiten sowie bei Invalidität. Der größte Teil von ihnen wird in Form von Sachleistungen, ein geringerer Teil als Einkommensleistungen, z. B. Invaliditätsrenten, Kranken- und Übergangsgeld sowie im Rahmen der Lohnfortzahlung im Krankheitsfall gewährt.

Die Aufwendungen für die Gesundheitssicherung sind zwischen 1960 und 1977 um das mehr als Sechsfache und damit stärker als das Sozialbudget insgesamt gewachsen. Ihr Anteil am Sozialbudget sank allerdings zwischen 1960 und 1970 leicht und bewegt sich seitdem um die 32-Prozent-Marke herum. *Rund 10 Prozent des Bruttosozialprodukts werden gegenwärtig für die Gesundheitssicherung aufgewendet, 1960 dagegen waren es erst etwas mehr als 6 Prozent.*

Seit 1975 ist ein leichter Rückgang dieses Anteils zu beobachten, der auch zukünftig anhalten soll: d. h. die Leistungen für Gesundheit werden allmählich langsamer zunehmen als das Bruttosozialprodukt. Die in den Daten für die Jahre ab 1977 – teilweise antizipierten – Maßnahmen der Kostendämpfung im Gesundheitswesen und die über 1978 verzögerte Anpassung der Invaliditätsrenten spielen neben wirtschaftlichen Faktoren für die Erklärung dieser Entwicklung die wichtigste Rolle.

Betrachtet man die Struktur der Aufwendungen für den Funktionsbereich Gesundheit detaillierter, dann zeigt sich für 1977, daß die Leistungen bei Krankheit mit fast drei Vierteln (73,7 Prozent) aller Gesundheitsausgaben den größten Anteil stellen, die Aufwendungen für Invalidität etwa ein Achtel (12,3 Prozent) ausmachen, gefolgt von den Ausgaben für Arbeitsunfälle und Berufskrankheiten (8,1 Prozent) sowie Vorbeugung (5,9 Prozent).

Weiter zeigt sich, daß im Zeitraum 1975 bis 1982 der Anteil der Aufwendungen bei Invalidität an allen Gesundheitsausgaben von 11,2 Prozent auf 13,4 Prozent steigen soll, während die Anteile der übrigen Zweige (Vorbeugung, Krankheit, Arbeitsunfälle und Berufskrankheiten) sinken werden.[20] Diese Abschwächung der Zuwachsraten zeigt sich am deutlichsten in den Bereichen Vorbeugung und Krankheit, in denen Sachleistungen wie Aufwendungen für Krankenhauspflege, ärztliche Leistungen, Heil- und Hilfsmittel, Zahnersatz usw. überwiegen. Dagegen verläuft bei Arbeitsunfällen und Berufskrankheiten, wo Einkommensleistungen überwiegen, die Entwicklung eher parallel zur allgemeinen Wirtschaftsentwicklung. Die deutliche Zunahme im Bereich der Leistungen für Invalidität schließlich erklärt sich vor allem aus der Tatsache, daß in verstärktem Maße Eingliederungshilfen für Behinderte im Rahmen der Sozialhilfe gewährt werden.[21]

Mehr als ein Siebtel der Sozialleistungen (1977: 14,6 Prozent) entfällt auf den Funktionsbereich *Familie.*

Hierzu zählen das Kindergeld, Steuerermäßigungen für Kinder und Ehegatten sowie Leistungen bei Mutterschaft. Diese Leistungen haben sich seit 1960 fast versechsfacht. Ihr Anteil am Sozialbudget hat sich zwischen 1960 und 1977 kaum verändert, im Vergleich zu 1965 sind allerdings Rückgangstendenzen zu verzeichnen, die zukünftig aufgehalten und umgekehrt werden sollen, wie die Daten in Tab. 2 zeigen. Weniger als ein Zwanzigstel des Bruttosozialprodukts wird gegenwärtig für den Funktionsbereich Familie aufgebracht.[22]

Der Funktionsbereich *Beschäftigung* hat wachsende Bedeutung erlangt, die Aufwendungen hierfür sind seit 1960 fast auf das Siebzehnfache gestiegen. Er umfaßt Leistungen bei Arbeitslosigkeit, zur beruflichen Bildung und zur Förderung der Mobilität.

1977 entfielen 5 Prozent des Sozialbudgets auf diese Aufwendungen gegenüber nur 1,8 Prozent im Jahre 1960. Seit dem Beginn der siebziger Jahre und insbesondere seit der Krise 1974/76 und der seitdem anhaltenden Massenarbeitslosigkeit sind die Aufwendungen für den Funktionsbereich Beschäftigung in die Höhe geschnellt. Mehr als die Hälfte der Leistungen dieses Bereichs entfällt auf Aufwendungen bei Arbeitslosigkeit.[23]

Zusammenfassend lassen sich folgende Entwicklungen feststellen, in denen auch bestimmte staatliche Strategien der Sozialpolitik, auf die unten noch eingegangen wird, zum Ausdruck kommen:

- Zwischen 1960 und 1977 sind die Aufwendungen für Sparförderung und Beschäftigung – die beide jedoch nur Bruchteile des Sozialbudgets ausmachen – stark *überdurchschnittlich* gestiegen. Schwächer als diese, jedoch ebenfalls überdurchschnittlich, wuchsen im gleichen Zeitraum die Ausgaben für die Bereiche Gesundheit und Wohnen.
- *Unterdurchschnittlich* gestiegen sind die Aufwendungen für die Bereiche Familie sowie Alter und Hinterbliebene, stark unterdurchschnittlich die übrigen Funktionsbereiche. In der Projektion des Sozialbudgets bis 1982 sollen insbesondere die Aufwendungen für die Gesundheitssicherung, Beschäftigung und Sparförderung – gemessen an ihrem Anteil am Bruttosozialprodukt – bei insgesamt ebenfalls sinkender Sozialleistungsquote – fallen.

5.4. Finanzierung der Sozialleistungen

Betrachtet man die Finanzierung des Sozialbudgets nach Quellen[24], dann wird deutlich, daß gegenwärtig mehr als 45 Prozent des Sozialbudgets aus öffentlichen Mitteln, weniger als ein Drittel durch Unternehmen und fast ein Viertel durch die privaten Haushalte finanziert werden. (Siehe Tab. 3 und Abb. 2).

Abb. 2 Sozialleistungen nach Finanzierungsquellen. Anteile am Sozialbudget in %.

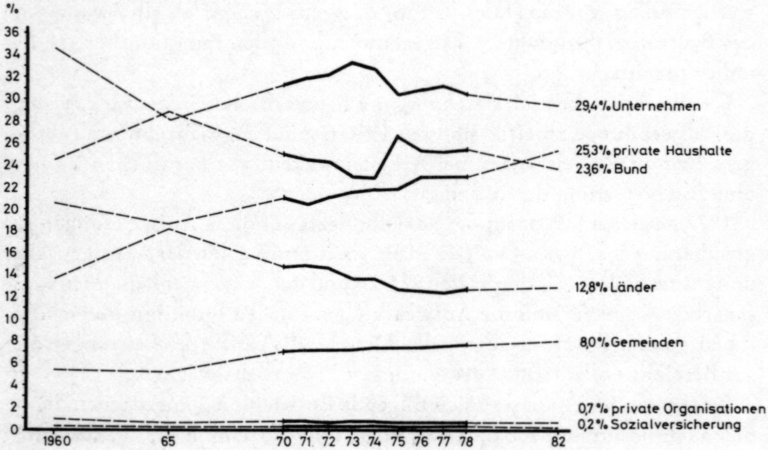

Die *öffentlichen Haushalte* (Bund, Länder und Gemeinden) sind an der Finanzierung der Sozialleistungen als Geber gesetzlicher Zuweisungen (z. B. Bundeszuschüsse an die Rentenversicherung), als Träger von Einrichtungen (z. B. Sozialhilfe), als Arbeitgeber (z. B. für Gehaltsfortzahlung im Krankheitsfall sowie für Pensionen und Beihilfen) und bei den indirekten Leistungen (z. B. steuerliche Vergünstigungen) als Träger des Einnahmeausfalls beteiligt.[25]

Der Anteil der Gesamtfinanzierung, der von der öffentlichen Hand getragen wird, sinkt bis 1974, um 1975 wieder deutlich anzusteigen. Seit 1975 sind, bis auf 1978, wiederum Rückgänge zu verzeichnen. Bis 1982 soll der öffentliche Finanzierungsanteil weiter zurückgehen. Während langfristig der Anteil des Bundes und der Länder sinkt, soll der Anteil der Gemeinden leicht ansteigen.

Die starke Steigerung der aus öffentlichen Mitteln finanzierten Anteile des Sozialbudgets im Jahre 1975 ist, wie bereits angedeutet, wegen der gestiegenen Bundeszuschüsse zu verzeichnen, während im gleichen Jahr *die*

Tab. 3:

Sozialbudget: Finanzierung nach Quellen und Struktur der Finanzierung

		1960	1965	1970	1971	1972	1973	1974	1975	1976	1977	1978	1982
Sozialbudget insgesamt	Mio. DM	66 200	116 900	181 342	206 281	232 533	266 691	294 390	329 863	355 952	377 030	398 495	519 021
	in %	100	100	100	100	100	100	100	100	100	100	100	100
davon nach Finanzierungsquellen in %													
Unternehmen		34,6	28,1	31,3	31,9	32,1	33,3	32,7	30,4	30,8	31,1	30,4	29,4
öffentliche Mittel		43,5	52,2	46,7	46,4	45,7	43,9	44,1	46,8	45,3	45,1	45,9	44,4
davon: Bund		24,5	26,9	25,0	24,5	24,3	23,0	22,9	26,7	25,4	25,2	25,5	23,6
Länder		13,6	18,1	14,7	14,8	14,3	13,8	13,8	12,7	12,5	12,4	12,7	12,8
Gemeinden		5,4	5,2	7,0	7,1	7,1	7,1	7,4	7,4	7,4	7,5	7,7	8,0
Sozialversicherung		0,4	0,3	0,3	0,3	0,3	0,3	0,4	0,3	0,3	0,3	0,3	0,2
Private Organisationen		1,0	0,7	0,8	0,8	0,7	0,8	0,8	0,7	0,7	0,7	0,7	0,7
Private Haushalte		20,6	18,6	21,0	20,5	21,1	21,7	21,9	21,8	22,9	22,8	22,8	25,3
Übrige Welt		0,0	0,0	0,0	0,1	0,0	0,0	0,1	0,0	0,0	0,0	0,0	0,0

Quelle: 1960 und 1965: Presse- und Informationsamt der Bundesregierung (Hrsg.), a.a.O., S. 269;
1970 bis 1982: BMAS (Hrsg.), Sozialbericht '78, a.a.O., S. 174; eigene Berechnungen.

von Unternehmen vermittelten Anteile an den Sozialleistungen infolge geringerer Beiträge zu den Versicherungssystemen, des Abbaus von freiwilligen Sozialleistungen usw. relativ abnehmen. Bis 1982 sollen die Unternehmensanteile am Sozialbudget weiter fallen, während im gleichen Zeitraum der *Anteil der privaten Haushalte* an der Finanzierung des Sozialbudgets zunehmen und erstmals den Bundesanteil übersteigen soll. Dies ist u. a. darauf zurückzuführen, daß ab 1982 die Rentner Beiträge zur Krankenversicherung entrichten müssen, die dann auch im Sozialbudget auftauchen. Sie betragen etwa 2,5 Prozent des Anteils der privaten Haushalte am Sozialbudget.[26]

Bei der langfristigen Betrachtung der Finanzierung der Sozialleistungen in der Bundesrepublik zeigt sich insgesamt:

- die Finanzierungsanteile der *privaten Haushalte,* also der Versicherten selbst, werden weiter ansteigen und 1982 mehr als ein Viertel des Sozialbudgets ausmachen;
- der von den *Unternehmen* finanzierte Anteil der Sozialleistungen wird weiter absinken und 1982 weniger als 30 Prozent betragen;
- der aus *öffentlichen Mitteln* finanzierte Teil des Sozialbudgets wird mittelfristig ebenfalls weiter absinken, wobei der Bundesanteil stark zurückgehen wird, während der insbesondere von den Gemeinden zu tragende Anteil wächst.

6. Zur Strategie des Staates

Die dargestellten sozialpolitischen Eckdaten demonstrieren, daß Sozialpolitik eng mit der wirtschaftlichen Entwicklung verbunden ist. Diese »beeinflußt einerseits . . . die Handlungsspielräume der Sozialpolitik, andererseits ist die Sozialpolitik aber auch eine wichtige Voraussetzung für eine erfolgreiche gesamtwirtschaftliche Entwicklung«, wie Sozialminister Ehrenberg im Vorwort zum Sozialbericht 1978 schreibt[27]. Besonders deutlich wird dieser Zusammenhang in Zeiten ökonomischer Krisen. In der Bundesrepublik zeichnen sich seit Beginn der tiefgreifenden ökonomischen Krise Ende 1973 folgende Auswirkungen ab: so führen Massenarbeitslosigkeit, Kurzarbeit und geringere Lohnerhöhungen zu finanziellen Einbußen für die Sozialversicherung; darüber hinaus bedeutet die in der Krise intensivere Nutzung der verbliebenen Arbeitskräfte einen erhöhten Gesundheitsverschleiß. Dadurch wird sowohl die Einnahmen- als auch die Ausgabenseite der Sozialversicherung belastet, die den Staat zu reaktiven Interventionen nötigt. Dabei zeichnen sich zwei grundsätzliche Strategien des Staates ab[28]:

6.1. Strategie der Ausgabenkürzung

Diese äußert sich in einer zusätzlichen finanziellen Beteiligung (»Selbstbeteiligung«) der Sozialversicherten an der Krankenversorgung und durch Einschränkung der Leistungen vornehmlich im stationären Sektor durch Betten- und Personalabbau. Letzteres betrifft auch die dort Beschäftigten, deren Situation in der Regel durch Intensivierung der Arbeit und soziale Verunsicherung infolge von Reprivatisierungsmaßnahmen verschlechtert wird. Und schließlich ist in diesem Zusammenhang auch auf eine Verschlechterung der ärztlichen Qualifikation durch Änderungen in der ärztlichen Approbationsordnung (1978)[29] zu verweisen. Generell konzentriert sich die Strategie der Kostendämpfung auf ad-hoc-Reaktionen des Staates, die auf kurzfristige Lösungsversuche abzielen. Dabei geraten langfristig schädliche Auswirkungen sowohl der Patientenversorgung als auch der Wirtschaftlichkeit aus dem Blickfeld.

6.2. Strategie der Kostenverschiebung

Bei dieser Vorgehensweise ist die dominierende Intention in einer Abwälzung von staatlichen Kostengarantien und -verpflichtungen auf die Versicherten zu sehen. D. h. es finden Prozesse der Entstaatlichung und Privatisierung statt, die sich als Kostenverschiebungen auf unterschiedlichen Ebenen vollziehen:

- *Kostenverschiebung vom Staat auf die Sozialversicherung:* Hier sind die Aufhebung der Garantiehaftung der Gemeindeverbände für die finanzielle Sicherheit der Krankenkassen durch das Bundessozialgericht (1972) und das Krankenhausfinanzierungsgesetz (1972) in Verbindung mit der Bundespflegesatzverordnung (1973) zu erwähnen, die sich beitragssteigernd auswirkten und seit 1974 nicht mehr durch die Tarifpolitik aufgefangen wurden.
- *Kostenverschiebung von der Sozialversicherung auf die Versicherten:* Hier sind das 20. und 21. Rentenanpassungsgesetz (1977/78) mit ihrem Abrücken von der bruttolohnbezogenen Rentenberechnung und der Verschiebung der Rentenanpassung um ein halbes Jahr ebenso zu nennen wie das KVKG (1977), das eine zusätzliche finanzielle Beteiligung der Versicherten an Arznei-, Verband- und Heilmitteln vorschreibt.
- *Kostenverschiebung innerhalb des Systems der Sozialversicherung:* Diese Entwicklung läßt sich an der Entstehung des KVKG nachvollziehen. Zunächst wurde der Beitrag der Rentenversicherung für die Krankenversicherung der Rentner an die Kassen reduziert, wodurch die staatlichen Zuwendungen an die Rentenversicherung vermindert werden konnten.

Dieser Schritt ist im Zusammenhang mit der Politik des Staates zu sehen, die Finanzen anderer Körperschaften (Krankenversicherung, Rentenversicherung, Länderhaushalte) für die Haushaltspolitik des Bundes zu funktionalisieren. Nicht zuletzt diese Verschiebung löste dann die Verabschiedung des KVKG aus.

Insgesamt zeigt die Strategie der Ausgabenkürzung und Kostenverschiebung in der ökonomischen Krise, daß sich der Staat offenbar darauf konzentriert, Folgeerscheinungen zu kurieren, ohne deren ursächlichen ökonomischen Zusammenhänge zu reflektieren und kontrollierbare Maßnahmen zur Wiederherstellung der Vollbeschäftigung und notwendiger Strukturverbesserungen im System der sozialen Sicherung zu ergreifen. Statt ursachenbezogener Strukturreformen im Interesse der Sozialversicherten, werden diese vielmehr selbst zum Objekt der »Konsolidierung« gemacht. So steht nicht die Ausweitung des Arbeitsplatzangebots im Mittelpunkt der Arbeitsmarktpolitik, sondern der Arbeitsuchende. Nicht die krankmachenden Arbeits- und Lebensverhältnisse sowie die kostensteigernden Strukturen des Gesundheitswesens sind Hauptgegenstand der Gesundheitspolitik, sondern seine Folgekosten und das »unvernünftige Gesundheitsverhalten« der Bevölkerung.[30] Das aber heißt nichts anderes als gesellschaftliche Sachverhalte und Prozesse auf die Ebene individuellen Verhaltens zu reduzieren und Verbesserungsbestrebungen, die daran anknüpfen, von vornherein auf eine relative Wirkungslosigkeit zu beschränken. Soziale Sicherheit indessen ist eine Angelegenheit, die alle Mitglieder der Gesellschaft vital berührt. Soll sie entsprechend den gegenwärtigen ökonomischen und medizinischen Möglichkeiten im Interesse der Sozialversicherten gestaltet werden, so kann sie nicht Einzelnen und Privaten überlassen bleiben, sondern bedarf gesellschaftlicher Lösungen, die die Betroffenen selbst nicht nur über abstrakte parlamentarische Beteiligung, sondern konkret und unmittelbar in die Entscheidungsgewalt und Kontrolle einbeziehen. Naheliegende Sparmaßnahmen wie die staatliche Kontrolle privater Leistungsanbieter im Gesundheitswesen – etwa der Pharma- und medizinischen Geräteindustrie, die Abschöpfung überhöhter Ärzteeinkommen – und durch Strukturveränderungen mit der Orientierung auf Prävention werden weit in den Hintergrund gedrängt. Dies macht den Handlungsspielraum des bürgerlichen Staates transparent, dessen sozialpolitische Funktionen vorab politisch-integrativen und ökonomisch-reproduktiven Charakter haben und damit zur Sicherung des bestehenden gesellschaftlichen Systems beitragen.

Kapitel III

Hans-Ulrich Deppe

Zum gesellschaftlichen Charakter der gesetzlichen Krankenversicherung

Die Einführung der gesetzlichen Krankenversicherung geht zurück auf die achtziger Jahre des vorigen Jahrhunderts. Sie war spezifisch für die preußisch-deutsche Entwicklung. Später wurde sie sogar Vorbild für andere Länder. Die gesetzliche Krankenversicherung ist gleichsam die ökonomische Schaltstelle unseres Gesundheitssystems. Sie verteilt jährlich hohe Geldbeträge zum Zwecke der Krankenversorgung um, die im Produktions- und Verwertungsprozeß geschaffen wurden. Die Bedingungen, unter denen die Mittel zur Finanzierung der Krankenversorgung erwirtschaftet werden, sind geprägt von den Interessen des Kapitals nach maximaler Verwertung einerseits und den Interessen der Lohn- und Gehaltsabhängigen nach ihrer Existenzsicherung andererseits. Dieser Interessengegensatz, der für die bürgerliche Gesellschaft und deren Entwicklung konstitutiv ist, läßt sich nicht allein auf die Sphäre der Produktion beschränken, sondern seine Auswirkungen finden sich vermittelt und mehr oder weniger gebrochen in der Vielfalt des gesamten gesellschaftlichen Lebens wieder. Er bestimmt die sozialen Auseinandersetzungen in der bürgerlichen Gesellschaft von Grund auf und schlägt sich demzufolge auch im System der Krankenversorgung nieder. Wie sich diese Entwicklung vollzog und wie gegenwärtig die Struktur- und Funktionszusammenhänge in der gesetzlichen Krankenversicherung davon beeinflußt werden, wird im folgenden analysiert.

1. Abriß der sozialgeschichtlichen Entwicklung

1.1. Vor der Einführung der gesetzlichen Krankenversicherung

Der Übergang von der feudalen zur bürgerlichen Gesellschaftsordnung war von tiefgreifenden sozialökonomischen Veränderungen gekennzeichnet. So wurden Hörigkeit und Zunftzwang, die strukturellen Bedingungen der herkömmlichen agrarischen Produktion und des Handwerks, aufgelöst, und die Voraussetzungen für den systematischen und industriellen

Einsatz des Kapitals geschaffen. Gleichzeitig wurden die Arbeitskräfte, in dem Maße wie sie von feudalen Abhängigkeiten befreit und damit marktfähig wurden, neuen Abhängigkeiten unterworfen. Bar jeglichen Eigentums an Produktionsmitteln waren sie nun genötigt, ihre Arbeitskraft auf dem Arbeitsmarkt anzubieten und Arbeitsverträge einzugehen, die ihnen im Tausch für die fremde Anwendung ihrer Arbeitskraft einen Lohn garantierten. Die Arbeitenden erhielten also ein Entgelt für unselbständig verrichtete Arbeit, das die einzige materielle Grundlage ihrer Existenz bildete. Es war die Geburtsstunde der freien Lohnarbeit. Ihren ersten Höhepunkt fand diese gesellschaftliche Entwicklung in der industriellen Revolution, welche in den dreißiger Jahren des 19. Jahrhunderts in Deutschland einsetzte und zur Entstehung eines breiten städtischen Proletariats führte. Infolge sinkender Löhne, Massenarbeitslosigkeit, überlanger Arbeitszeiten bei gesundheitsschädigenden Arbeitsbedingungen in den Fabriken und Bergwerken kam es zunächst zu einer extremen sozialen Verelendung.

Mit dem Übergang von der feudalen zur bürgerlichen Gesellschaft wurden die alten Verbände, wie Zünfte und Gesellenvereinigungen, ökonomisch und politisch weitgehend zerstört, während ihre selbstverwalteten sozialen Hilfseinrichtungen auch weiterhin toleriert wurden. Die wirtschaftliche Autonomie unter Einfluß von Zünften und Gesellenverbänden auf den handwerklichen Sektor wurden also beendet, Zunftprivilegien abgeschafft und Unterschiede zwischen handwerklichen und nichthandwerklichen Betrieben durch die Einführung der Gewerbefreiheit aufgehoben. Gleichwohl blieben die *Unterstützungskassen der Gesellenvereinigungen*, die eine lange Tradition hatten und Kristallisationskern erster gewerkschaftlicher Aktivitäten waren[1], auch nach der Einführung der *allgemeinen Gewerbeordnung* in Preußen am 17. Januar 1845 bestehen; sie waren nämlich vor allem eine Entlastung der Städte von der Fürsorgepflicht für ihre Bewohner. Diese Unterstützungskassen der Gesellen sind als die Vorläufer der späteren sozialen Krankenversicherung anzusehen[2].

Die allgemeine Gewerbeordnung hatte wirtschaftlich und gesundheitspolitisch weitreichende Auswirkungen. Sie fixierte in Preußen erstmals die Gewerbefreiheit und formulierte Bedingungen für den Mitgliederkreis von Hilfseinrichtungen. In § 144 heißt es:

»Den Gesellen und Gehilfen ist die Beibehaltung der zur gegenseitigen Unterstützung vorhandenen besonderen Verbindungen und Kassen gestattet; es bleibt jedoch vorbehalten, die Einrichtungen derselben nach Befinden abzuändern und zu ergänzen. Auch können dergleichen Verbindungen und Kassen mit Genehmigung der Regierung unter den von dieser festzusetzenden Bedingungen neu gebildet werden. Ein Geselle oder Gehilfe darf deshalb, weil er nicht bei einem Innungsgenossen arbeitet, von dem Beitritt zu solchen Verbindungen und Kassen nicht ausgeschlossen werden.«[3]

Damit wurde der Mitgliederkreis der Unterstützungseinrichtungen erweitert und zugleich die Möglichkeit eröffnet, neue Kassen zu gründen. Das Recht, Krankenkassen zu errichten, wurde jedoch nicht in dem Maße genutzt, wie es notwendig gewesen wäre, da die regionalen Kassen für die wandernden Gesellen nur bedingte Funktionen hatten. Noch als Nachwirkung der gescheiterten bürgerlichen Revolution von 1848, an der auch Arbeiter und Gesellen beteiligt waren, erließ die preußische Regierung mit integrativer Absicht am 9. Februar 1849 eine Verordnung, die folgendes vorsah:

»Die Bestimmungen in § 169 der Gewerbeordnung über die Verpflichtung der Gesellenschaften zum Beitritt zu den Gesellenkassen finden auch auf Fabrikarbeiter Anwendung. Außerdem kann durch Ortsstatuten für die Fabrikinhaber die Verpflichtung festgesetzt werden, sich bei den Unterstützungskassen der Fabrikarbeiter durch Beiträge aus eigenen Mitteln bis zur Hälfte des Betrages, den die bei ihnen beschäftigten Arbeiter aufbringen, zu beteiligen, auch die Beiträge der letzteren, unter Vorbehalt der Anrechnung auf die nächste Lohnzahlung, vorzuschießen.

In den von der Regierung zu genehmigenden Statuten der einzelnen Verbindungen und Kassen muß den Fabrikinhabern eine ihrer Stellung als Arbeitgeber und der Höhe ihrer Beiträge entsprechenden Teilnahme an der Kassenverwaltung eingeräumt werden. Alle Beiträge der Gesellen, Gehilfen und Fabrikarbeiter . . . sowie die . . . von den selbständigen Gewerbetreibenden und von den Fabrikinhabern zu leistenden Beiträge und Vorschüsse können von den zur Zahlung Verpflichteten durch exekutivische Beitreibung im Verwaltungswege eingezogen werden.«[4]

Damit waren folgende Organisationsprinzipien festgelegt, die für die weitere Entwicklung grundlegende Bedeutung hatten:

- Fabrikarbeiter konnten Gesellenkassen beitreten;
- Gemeinden konnten Kassen einrichten und den Beitrittszwang für Fabrikarbeiter durchsetzen;
- Gemeinden konnten Fabrikinhaber verpflichten, sich bis zur Hälfte an den Kassenbeiträgen ihrer Arbeiter zu beteiligen (Beitragspflicht der Unternehmer);
- entsprechend ihrer finanziellen Beteiligung war Fabrikinhabern dann auch Beteiligung an der Kassenverwaltung einzuräumen;
- die Beiträge konnten auf dem Verwaltungswege eingezogen werden.

Als Resultat dieser Verordnung *konnten* nun also Berufsverbände, Unternehmer und Gemeinden Kassen gründen. Demzufolge existierte um die

Mitte des 19. Jahrhunderts eine Vielfalt unterschiedlicher Kassenarten nebeneinander: Gesellenkassen, örtliche neugegründete Kassen für Gewerbebetriebe, neugegründete gemischte Kassen für Handwerker und Fabrikarbeiter, Fabrikkassen für einzelne Fabriken, für ganze Industriezweige oder sämtliche Fabriken einer Gemeinde. Die Einführung von Hilfskassen durch Gemeinden kam allenfalls dort zustande, wo die Arbeiterschaft selbst entsprechende Aktivitäten entfaltete. Die Unternehmer versuchten mit ihrem Einfluß auf die Gemeindeverwaltung die Einführung der Versicherungspflicht zu verhindern, da sie um ihre Wettbewerbsfähigkeit fürchteten. Denn mußten sie Beitragsanteile bezahlen, so stiegen ihre Lohnkosten, während sie in Gemeinden ohne Zwangskassen niedriger blieben[5]. Hinzu kamen Ministerialverfügungen, die Ausnahmen aus der Versicherungspflicht, insbesondere in staatlichen Betrieben, zuließen. Insgesamt wurden Krankenkassen also nur zögernd eingerichtet. Deshalb entwickelten sich neben Gesellen- und Gemeindekassen mit Kassenzwang *freie Hilfskassen* der Arbeitervereine, die allerdings in den fünfziger Jahren einem starken Druck der Polizeigewalt ausgesetzt waren, da sie in noch stärkerem Maße als vor der Revolution Funktionen »gewerkschaftlicher Ersatzorganisationen« erfüllten[6]. Mit der Entwicklung der Arbeiterbewegung und der Gründung der Gewerkschaften im Jahr 1868 kam es erneut zur verstärkten Errichtung von Hilfskassen, die anfangs von Seiten des Staates nur geduldet wurden und deren Status als Selbsthilfeeinrichtung später im *Hilfskassengesetz von 1876* einheitlich geregelt werden konnte. Darin wurde auch festgelegt, daß nur noch die Mitgliedschaft in »eingeschriebenen Hilfskassen« von der Beitragspflicht in Zwangskassen entband, während dies zuvor auch für die Mitgliedschaft in einer beliebigen freien Hilfskasse galt. Der Ausbau der Selbsthilfeeinrichtungen der Arbeiter wurde jedoch durch die repressive Politik gegen die Arbeiterbewegung Ende der siebziger Jahre erheblich behindert.

In der ersten Phase der Entwicklung von Kassen zur Unterstützung von Gesellen, Gehilfen und Arbeitern im Falle von Krankheit ging es also darum, Hilfseinrichtungen zu erhalten, neu zu bilden und darüber selbst bestimmen zu können. Dem Ziel, die soziale Lage der Arbeiter zu verbessern, kam man zwar ein Stück näher, erreichte indessen keineswegs den nötigen Umfang der erforderlichen Maßnahmen. 1881 war nämlich noch etwa die Hälfte der gewerblichen Arbeiter nicht gegen Krankheit versichert.[7]

1.2. *Die Einführung der gesetzlichen Krankenversicherung für Arbeiter*

Die zunehmende Organisierung und Erstarkung der Arbeiterbewegung, die seit Mitte der sechziger Jahre in der Gründung von Arbeiterparteien und Gewerkschaften zum Ausdruck kam, sowie ihre emanzipatorischen Losungen begannen die herrschenden gesellschaftlichen Kräfte tief zu beunruhigen. Der Staat reagierte darauf 1878 mit dem »Gesetz gegen die gemeingefährlichen Bestrebungen der Sozialdemokratie« (Sozialistengesetz), das alle Organisationen verbot, die »durch sozialdemokratische, sozialistische und kommunistische Bestrebungen den Umsturz der bestehenden Staats- und Gesellschaftsordnung bezwecken«[8]. Dies hatte freilich auch Auswirkungen auf bestehende Hilfskassen, die in ihren Aktivitäten immer stärker behindert wurden. Die Ausarbeitung und Einführung der Sozialversicherung, die dazu zeitlich parallel verlief, ist nur in engem Zusammenhang mit diesem Gesetz zu interpretieren. Die Einrichtung der Sozialversicherung war nämlich gleichsam die Gegenleistung des immer noch feudalen aber schon weitgehend mit bürgerlichen Elementen durchsetzten Staates für eine Repressionspolitik, die dazu beitragen sollte, den offenen Konflikt mit der Arbeiterschaft zu vermeiden. Deutlich geht diese Intention aus der kaiserlichen Botschaft vom 17. November 1881 hervor, in der es heißt,

> »daß die Heilung der sozialen Schäden nicht ausschließlich auf dem Wege der Repression sozialdemokratischer Ausschreitungen, sondern gleichmäßig auf dem der positiven Förderung des Wohls der Arbeiter zu suchen sei«.[9]

Einige Jahre später, kurz vor der Verabschiedung des Krankenversicherungsgesetzes, wird diese politisch-integrative Absicht in einer weiteren kaiserlichen Botschaft vom 14. April 1883 sinngemäß wiederholt. Hier heißt es:

> »Wir haben uns die Pflicht besonders gegenwärtig gehalten seit dem Erlasse des Sozialistengesetzes und schon damals unsere Überzeugung kund gegeben, daß die Gesetzgebung sich nicht auf polizeiliche und strafrechtliche Maßregeln zur Unterdrückung und Abwehr staatsgefährlicher Umtriebe beschränken darf, sondern suchen muß, zur Heilung oder doch zur Minderung des durch Strafgesetze erkämpften Übels Reformen einzuführen, welche dem Wohle der Arbeiter förderlich und die Lage derselben zu bessern und zu sichern geeignet sind.«[10]

Als »Zuckerbrot« zur »Peitsche« wurde also am 15. Juni 1883 das »Gesetz betreffend die Krankenversicherung der Arbeiter« vom Reichstag mit 216 gegen 99 Stimmen verabschiedet. Gegen das Gesetz stimmten Sozialdemokraten und Linksliberale. Am 6. Juli 1884 folgte das Unfallversicherungsgesetz und am 22. Juli 1889 das Invaliditäts- und Altersversicherungsgesetz.

Die Grundzüge des Krankenversicherungsgesetzes lauten:

- Der Versicherungszwang wurde einheitlich auf nationaler Ebene für bestimmte Personengruppen eingeführt. Allerdings bestand auch die Möglichkeit, sich von der Mitgliedschaft in der gesetzlichen Krankenversicherung befreien zu lassen, wenn man einer Hilfskasse angehörte. Hilfskassen konnten also die gesetzliche Krankenversicherung *ersetzen* (»Ersatzkassen«).
- Zu den Personen, die durch die gesetzliche Krankenversicherung erfaßt wurden, zählten gegen Gehalt oder Lohn Beschäftigte in: Bergwerken, Salinen, Gruben, Fabriken, Hüttenwerken, Eisenbahnbetrieben, Werften, Bauten, im Handwerk, in Gewerbebetrieben u. a. Betrieben – also die Hauptgruppen des industriellen Proletariats. 1885 waren etwa 10 Prozent der Bevölkerung des Deutschen Reichs (4,29 Mio.) in der gesetzlichen Krankenversicherung versichert.
- Es bestand nun ein Rechtsanspruch auf Mindestleistungen wie:
  freie ärztliche Behandlung, freie Arznei- und kleine Heilmittel vom Beginn der Krankheit an;
  Krankengeld vom dritten Tag nach Beginn der Krankheit (Karenztage) in Höhe der Hälfte des ortsüblichen Tageslohnes gewöhnlicher Tagesarbeiter;
  Sterbegeld in Höhe des 20fachen Lohnes;
  Wöchnerinnenunterstützung für mindestens 4 Wochen nach der Niederkunft.
  Die erwähnten Geldleistungen (Barleistungen) waren anfänglich die Hauptausgaben der Kassen.
- Zusätzlich konnten weitergehende Leistungen – wie die Krankenversicherung von Familienangehörigen – erbracht werden.
- Die Unternehmer hatten ein Drittel und die Versicherten zwei Drittel der Kassenbeiträge zu bezahlen.
- Daraus wurde – wie bereits bei den Hilfskassen – das Recht abgeleitet, die Unternehmer auch zu einem Drittel an den Entscheidungsgremien der Selbstverwaltung zu beteiligen. Man erhoffte sich auf diese Weise sowohl einen Hebel zur Disziplinierung der Arbeiter als auch eine wirksame Kontrolle des »Simulantentums« durch die Betroffenen selbst.
- Zwischen Krankenkasse und Arzt bestand ein freies Vertragsrecht (Kassenzulassung).

Die Einführung der Krankenversicherung für Arbeiter sowie der anderen Versicherungen der achtziger Jahre haben für die nationalen Verwertungsbedingungen des Kapitals eher Vorteile als Nachteile gebracht. Sie hoben nämlich die Wettbewerbsunterschiede, die durch die vereinzelte Einrichtung von Gemeindekassen entstanden waren, auf und unterwarfen die Betriebe einer Branche, die zueinander in Konkurrenz standen, den gleichen Kostenbedingungen. Schwierigkeiten wurden deshalb auch von Seiten der Industrie und des Junkertums vor allem von internationalen Einflüssen befürchtet. Dem kam Bismarck jedoch durch eine gezielte Schutzzollpolitik zuvor; überdies wurde die Arbeiterschutzgesetzgebung mit äußerster Zurückhaltung betrieben, so daß die internationale Konkurrenzfähigkeit des deutschen Kapitals real erhalten teilweise sogar gestärkt wurde[11].

Die organisierte Arbeiterschaft stand der Bismarckschen Sozialgesetzgebung zunächst ablehnend gegenüber. Sie sah darin ein taktisches Manöver der herrschenden Klasse, das dazu dienen sollte, die Arbeiterschaft von ihren revolutionären Zielen abzubringen und an das bestehende Gesellschaftssystem zu binden. Ihre Hauptforderungen auf dem sozialpolitischen Sektor konzentrieren sich deshalb in den achtziger Jahren vor allem auf die Erweiterung des Arbeiterschutzes wie: die Regelung der Arbeitszeit, Verbot der Nacht- und Sonntagsarbeit, Schutz von Frauen und Kindern vor unerträglichen Arbeitsbedingungen. Insbesondere auf dem Gebiet des Unfallschutzes wurde damals schon sehr deutlich geäußert, daß es dabei weniger um die Kompensation bereits eingetretener Gesundheitsschäden als vielmehr um deren Verhinderung geht[12]. Obwohl die Sozialgesetzgebung unter Bismarck gegen die Stimmen der Sozialdemokraten durchgesetzt wurden, waren sich deren führende Köpfe bewußt, daß letztlich die Entwicklung der Arbeiterbewegung selbst Ursache dafür war. So formulierte bereits 1881 *Bebel* im Deutschen Reichstag:

> »Meine Herren, ich komme nun zunächst zu den Motiven dieses Gesetzentwurfes (zur gesetzlichen Krankenversicherung – d. V.) ohne die derselbe vollständig klar zu beurteilen und in seiner Bedeutung zu übersehen nicht möglich wäre. Da heißt es gleich im Eingang, daß der gegenwärtig uns vorliegende Gesetzentwurf seine Existenz dem Umstand verdanke, daß man die bei Beratung des Gesetzes vom 21. Oktober 1878, betreffend die gemeingefährlichen Bestrebungen der Sozialdemokratie, abgegebene Versprechen, nämlich auch für positive Maßregeln zum Wohl der Arbeiter zu sorgen und damit die Sozialdemokratie zu bekämpfen, seinen Ursprung verdanke. Meine Herren, das freut uns ganz außerordentlich, denn damit ist ja bewiesen, daß wir eigentlich die Urheber dieses Gesetzentwurfes sind (sehr richtig! links; Heiterkeit) und das wird bei den deutschen Arbeitern einen gar nicht ungünstigen Eindruck machen; des versichere ich Sie«.[13]

Die Sozialpolitik in den achtziger Jahren des 19. Jahrhunderts war also der bewußte Versuch einer integrativen Befriedungsaktion von Seiten des Staates im Zuge seiner Unterdrückungsmaßnahmen gegen die sich organisierende Arbeiterbewegung.[13a] Ihre Funktion sollte darin bestehen, einerseits den Arbeitern im Fall von Krankheit, Invalidität und Alter eine Versorgung zu gewähren, andererseits ihnen jedoch die bedingungslose Anerkennung des bestehenden gesellschaftlichen und politischen Systems, das nicht zuletzt für den gesundheitlichen Verschleiß der Arbeitenden verantwortlich war, abzuverlangen. Über diese politische Funktion hinaus trug die Einführung der Sozialversicherung dazu bei, die Arbeitskraft als Quelle der Kapitalverwertung nicht nur zu erhalten, sondern sie auch zu verbessern. Dies wurde um so notwendiger, als nämlich infolge technologischer Neuerungen und zunehmender Industrialisierung von den Unternehmern eine intensivere Nutzung der Arbeitskraft angestrebt wurde, der die Gewerkschaften mit wachsendem Druck auf eine Verkürzung des Arbeitstages begegneten[14].

Der mit der Einführung der Sozialversicherung verbundene finanzielle Aufwand wurde von einzelnen Kapitaleignern zunächst nur widerwillig hingenommen; gleichwohl war es für das gesamte Kapital in seiner damaligen Entwicklung eher nützlich. Da die neue Versicherungsform politisch und ökonomisch weitgehend den feudal-bürgerlichen Interessen entsprach, wurde sie von den Organisationen der Arbeiterbewegung zunächst abgelehnt und bekämpft. Auf die noch verbleibenden Hilfskassen setzte deshalb nach dem Inkrafttreten des Krankenversicherungsgesetzes ein großer Ansturm ein, ihre Mitgliederzahl verdoppelte, ja verdreifachte sich sogar[15]. Hier hatten die Versicherten noch die volle Selbstverwaltung, wenn der finanzielle Beitragsanteil der Unternehmer entfiel.

1.3. Von der Ablehnung zur Identifikation der Arbeiterbewegung mit der gesetzlichen Krankenversicherung

Die Periode der relativen Bedeutungslosigkeit der gesetzlichen Krankenversicherung dauerte knapp 10 Jahre. Ab 1890 setzte eine neue Entwicklung ein, die insbesondere durch die Aufhebung des sogenannten Sozialistengesetzes ausgelöst wurde. Die damals noch revolutionäre Sozialdemokratie ist aus der Illegalität als politische Massenpartei der Arbeiter gestärkt hervorgegangen. Der Versuch des Obrigkeitsstaates, die Arbeiterschaft durch Repressionsmaßnahmen von ihren Klassenorganisationen zu lösen und durch sozialpolitische Zugeständnisse in das bestehende System zu integrieren, war gescheitert. Zudem hatten die Arbeiter in dieser Zeit erfahren, daß der Staat durch ihren politischen Druck und das Kapital durch den gewerkschaftlichen Druck zum Nachgeben gezwungen werden konnte. Sie waren sich allerdings auch bewußt, daß das Ziel des Kampfes, die Umgestaltung der feudal-bürgerlichen Gesellschaft in eine sozialistische, klassenlose Gesellschaft noch keineswegs erreicht war. Deshalb standen sich Arbeiterklasse und Staatsapparat nach wie vor feindlich gegenüber[16].

In dieser Zeit hatten die Verwaltungsbehörden, Gerichte und Gesetzgeber zunehmend die Anerkennung von Hilfskassen und deren Selbstverwaltung eingeschränkt. Hinzu kam, daß immer mehr Mitglieder der Hilfskassen nun Zwangskassen zugeordnet wurden. Dies geschah in der Absicht, die Hilfskassen zu ruinieren und so die Arbeiterbewegung empfindlich zu treffen. Daraufhin begannen sich Sozialdemokratie und Gewerkschaften von den Hilfskassen abzuwenden und versuchten, verstärkt auf die Selbstverwaltung der Zwangskassen, also der Ortskrankenkassen, Einfluß zu gewinnen. Aus dieser Politisierung der Zwangskassen resultierte ein deutliches Wachstum ihrer Mitglieder und eine zunehmende Beteiligung an den Wahlen für deren Selbstverwaltungsgremien. Die Hilfskassen hingegen gingen stark zurück; sie wurden später, ab 1903 mit der Einbeziehung der Handlungsgehilfen in die Sozialversicherung, von den Angestellten wieder aktiviert und damit zum Ausgang der Entwicklung der Ersatzkassen[17].

1.4. *Reaktionen der Ärzteschaft auf die Entwicklung der gesetzlichen Krankenversicherung und die Reichsversicherungsordnung*

Die Ärzte hatten zunächst von der Einrichtung der gesetzlichen Arbeiterversicherung kaum Notiz genommen. Selbst *Rudolf Virchow,* einer der bekanntesten linksliberalen Ärzte in der politischen Bewegung von 1848, Mitbegründer der Deutschen Fortschrittspartei und jahrzehntelanges Mitglied des preußischen Abgeordnetenhauses, hatte sich dazu mit keinem schriftlichen Wort geäußert[18]. Erst nach der Novelle des Krankenversicherungsgesetzes vom 10. April 1892 begannen sich auf ärztlicher Seite Aktivitäten zu entfalten. Die Novelle ermächtigte nämlich die Krankenkassen, festlegen zu können, daß die ärztliche Behandlung ihrer Mitglieder nur durch bestimmte Ärzte zu gewähren sei. Es war danach in das Belieben der Kassen gestellt, wieviele Ärzte sie entweder als Angestellte beschäftigten oder mit wievielen sie als freiberuflich Tätigen Verträge eingingen. Das Recht der *Kassenzulassung* von einzelnen Ärzten verschaffte also den Kassen ein Monopol, das sich durch die zunehmende Ausweitung des Versichertenkreises verstärkte und damit für viele niedergelassene Ärzte zu einer Existenzfrage wurde. Die Macht der Kassen gegenüber den Ärzten wurde zusätzlich durch die Gründung des Zentralverbands der Ortskrankenkassen im Jahr 1894 vergrößert, während die Ärzte sich zur Vertretung ihrer ökonomischen Interessen noch nicht zusammengeschlossen hatten[19].

Als Reaktion darauf bildeten sich allerdings vielerorts lokale wirtschaftliche Vereinigungen der Ärzteschaft. Deren Hauptziel galt der Verbesserung der ökonomischen Situation der niedergelassenen Ärzte und der Verteidigung ihrer Freiberuflichkeit. Am 13. September 1900 wurde schließlich der »Verband der Ärzte Deutschlands zur Wahrung ihrer wirtschaftlichen Interessen« in Leipzig gegründet, der deshalb später auch Leipziger-Verband und dann nach dem Tode seines Gründers Hartmann-Bund genannt wurde. Die Mitgliederzahl des Verbandes nahm einen steilen Aufschwung: während er 1901 nur 668 Mitglieder hatte, waren es 1913 bereits 25 452. Dies war das Resultat heftiger Auseinandersetzungen mit den Kassen, die meist zugunsten der Ärzte ausgingen. Während die Kämpfe zunächst vor allem auf regionaler Ebene geführt wurden, besonders hervorzuheben ist hier der Leipziger Ärztestreik von 1905[20], fand eine zunehmende Nationalisierung statt. So wurden z. B. Tarifverträge mit dem Verband der Kaufmännischen Berufskrankenkassen und der Eisenbahnerbetriebskrankenkassen abgeschlossen. Für die gesetzlichen Krankenkassen blieb diese Tendenz allerdings aus.

Insgesamt eröffneten die Auseinandersetzungen der Kassen mit der Ärzteschaft eine weitere Front im Kampf der Arbeiterbewegung für die Krankenversicherung der Arbeiter. Sie komplizierte die Auseinandersetzungen, die die Arbeiterbewegung in und um die gesetzliche Krankenversicherung mit den Unternehmern und dem Staat führte.

Dies zeigte sich auch bei der langen Diskussion um die Einführung der *Reichsversicherungsordnung* (RVO). 1909 wurde der erste diesbezügliche Gesetzentwurf vorgelegt, am 31. Mai 1911 wurde sie vom Parlament verabschiedet und am 1. Januar 1914 trat erst der Teil über die Krankenversicherung in Kraft.

Die RVO war für die Arbeiterbewegung und die Ärzteschaft aus unterschiedlichen Gründen eine herbe Enttäuschung; im Parlament wurde sie gegen die Stimmen der Sozialdemokraten und der linksliberalen Freisinnigen Volkspartei durchgesetzt. Infolge eines fehlenden sozialpolitischen Konzepts brachte sie lediglich:
- eine partielle Vereinheitlichung des Verwaltungsapparats und des Verfahrens;
- eine Erweiterung des Mitgliederkreises um alle Familienangehörigen, land- und forstwirtschaftliche Arbeiter, Dienstboten u. a. kleine Gruppen;
- die Einführung der Hinterbliebenenversicherung und
- die Umgestaltung der Selbstverwaltung zugunsten der Unternehmensvertreter und des Staates.

Zwar wurde die vorgeschlagene Halbparität in der Selbstverwaltung abgelehnt, gleichwohl gelang es den Unternehmern jedoch durchzusetzen, daß für wichtige Entscheidungen, z. B. der Wahl des Vorsitzenden, gleichlautende Mehrheitsbeschlüsse beider Gruppen vorgeschrieben wurden, obwohl hier nach wie vor ein Verhältnis von zwei Drittel Versicherten- und einem Drittel Unternehmervertretern bestand. Hinzu kam eine erweiterte Befugnis der Aufsichtsbehörde, also des Staates, für den Fall, daß sich Unternehmer- und Arbeitnehmervertreter in Ausschuß und Vorstand der Kassen nicht einigen konnten. Diese Regelung wurde 1919 aufgehoben.

Die Erweiterung des Versichertenkreises durch die RVO sowie das *Versicherungsgesetz für Angestellte,* das am 1. Januar 1913 in Kraft trat, machten die Regelung der Kassenzulassung, die wie bisher allein bei den Kassen lag, für die niedergelassene Ärzteschaft noch wichtiger. In dieser Situation mobilisierte der Leipziger Verband erneut für einen Ärztestreik mit dem Ziel, Einfluß auf die Kassenzulassung von Ärzten zu gewinnen. Er bildete Streikkassen, die niedergelassenen Ärzte kündigten ihre Kassenzulassung zum 1. Januar 1914 und die Krankenhausärzte solidarisierten sich mehrheitlich. Aufgrund dieser Maßnahmen kam es am 23. Dezember 1913, also nur einige Tage vor dem Inkrafttreten des Krankenversicherungsteils der RVO, unter der Schirmherrschaft der Regierung zum Abschluß eines Zusatzvertrages zur RVO zwischen Kassen und Ärzten, dem sogenannten *Berliner Abkommen.* Danach durften die Kassen zukünftig nicht mehr allein festlegen, welche Ärzte sie zur Versorgung ihrer Mitglieder heranziehen wollten. Die Kassen verloren also ihre Anstellungsautonomie; die Auswahl der Ärzte erfolgte nun unter Mitwirkung der Kassenärzte. Damit war den ärztlichen Standesorganisationen mit Unterstützung des Staates ein erster entscheidender Erfolg im Kampf gegen die Kassen gelungen.[21]

1.5. Erster Weltkrieg und Weimarer Republik

Im 1. Weltkrieg wurden die gesundheitspolitischen Erwägungen vor allem durch das Kriegsgeschehen bestimmt und orientierten sich an der ausgegebenen Losung des »Burgfriedens«. Schon während des Krieges kam es – nicht zuletzt durch die gewaltigen Rüstungskosten – zu wachsenden inflationistischen Tendenzen und wirtschaftlichen Schwierigkeiten, die sich nachhaltig auf die Ausgaben der gesetzlichen Krankenversicherung auswirkten. Krankenversorgung und ärztliche Einkommen verschlechterten sich erheblich. Als dann in den Revolutionsjahren 1918/19 der Ruf nach einer Verstaatlichung des Gesundheitswesens laut wurde, und in der Revolutionsgesetzgebung von 1919 die Befugnisse der Aufsichtsbehörde, wie sie im Berliner Abkommen festgelegt waren, teilweise wieder rückgängig gemacht wurden, kam es geradezu zu einer Streikwelle der Ärzte insbesondere in den Städten Halle, Wilhelmshaven, Greifswald, Stuttgart, Bremen, Erfurt und Leipzig. Diese Streikaktionen richteten sich gegen die revolutionäre sozialistische Bewegung und trugen mit zu deren Niedergang bei.

In der Folgezeit hielten die Auseinandersetzungen zwischen Kassen und Ärzteschaft an. Von Seiten der Ärzte ging es dabei stets um höhere Honorare, Ausweitung der Mitbestimmung bei der Kassenzulassung und um die Begrenzung der Zahl der Versicherungspflichtigen.

Ihren vorläufigen Höhepunkt erreichten die Kämpfe 1923, als das Berliner Abkommen auslief, die Kassen infolge der Inflation zusammenzubrechen drohten und den Ärzten auf dem Verordnungswege auferlegt wurde, die wirtschaftlichen Verhältnisse der Krankenkassen zu berücksichtigen. Es kam zu einem Generalstreik der Ärzte, der von November 1923 bis Januar 1924 dauerte und die Kassen schließlich veranlaßte, zur Aufrechterhaltung der Krankenversorgung *Ambulatorien*[22] einzurichten. Diese hatten in den weiteren Auseinandersetzungen einen hohen Stellenwert, da die Ärzte darin ein »Kampfmittel der Krankenkassen gegen die ärztliche Berufsfreiheit« sahen.

Aufgrund der schwierigen allgemeinen Wirtschaftssituation, insbesondere ab 1928 mit Beginn der Weltwirtschaftskrise und der damit einhergehenden Massenarbeitslosigkeit, aber auch wegen der steigenden Arzneimittelpreise und der überzogenen Honorarforderungen der Ärzte wurden die Kassen stark belastet. Die scharfe Konfrontation zwischen Kassen und Ärzten hielt an, in die der Staat durch mehrere Notverordnungen in den Jahren 1930 und 1931 eingriff. Dabei konzentrierte sich der Staat jedoch – wie zuvor von Unternehmerverbänden gefordert – vor allem auf die Einschränkung und den Abbau sozialer Einrichtungen und Leistungen, um für das Kapital die indirekten Lohnkosten zu verringern. So wurde zu Lasten der Versicherten das Krankengeld herabgesetzt, eine Krankenscheingebühr eingeführt, die Versicherten an den Arzneikosten zusätzlich beteiligt und die Mehrleistungen der Krankenkassen beseitigt. Letzteres hatte insbesondere für präventive Maßnahmen in der Schwangerenbetreuung nachteilige Folgen. Vor allem sollte durch diese Maßnahmen die Inanspruchnahme der Kassen von sogenannten »Bagatellfällen« eingeschränkt werden. In der Selbstverwaltung hatten überregionale Organisationsformen wie der Reichsausschuß für Ärzte und Kassen an Gewicht gewonnen, wodurch der Mitgliedereinfluß stärker zurückgedrängt wurde[23]. Es setzte also ein Prozeß der Zentralisierung ein. Der Konflikt zwischen Ärzten und Kassen wurde vor allem durch die letzte *Notverordnung vom 8. Dezember 1931* geregelt. Diese sah folgende gravierende Veränderungen des Kassenarztrechts vor:

– Einführung der Kassenärztlichen Vereinigungen als öffentlich-rechtliche

Körperschaft; der Vorstand des örtlichen Hartmannbundes wurde Vorstand der jeweiligen Kassenärztlichen Vereinigung;
- die Kassen zahlten die Honorare pauschal an die Kassenärztlichen Vereinigungen;
- diese übernahmen dafür gegenüber den Kassen die Gewähr für eine wirtschaftliche kassenärztliche Behandlung;
- das Zulassungsverhältnis von Kassenarzt pro Versicherter wurde auf 1 : 600 festgelegt;
- das Recht auf Kassenzulassung ging weitgehend auf die Kassenärztlichen Vereinigungen über, die damit erstmals das Monopol der ambulanten kassenärztlichen Versorgung erhielten[24].

Insgesamt konnte also die organisierte Ärzteschaft mit Hilfe des bürgerlichen Staates weitere berufsständische Vorteile im Kampf gegen die gesetzliche Krankenversicherung erzielen. Die Gegnerschaft zwischen Kassen und Ärzten wurde dadurch freilich nicht aufgehoben. Deshalb fiel die zunehmende faschistische Propaganda gegen die Kassen am Ende der Weimarer Republik bei vielen Ärzten auf fruchtbaren Boden[25].

1.6. Die Zeit des Faschismus

Mit der nationalsozialistischen Machtübernahme kam es zu umfangreichen Änderungen in der gesetzlichen Krankenversicherung, die insbesondere die Selbstverwaltung betrafen. Nach dem Gesetz zur Wiederherstellung des Berufsbeamtentums vom 7. April 1933 wurden bei den Ortskrankenkassen etwa 30 Prozent der Angestellten (etwa 6 000), meist sozialistische und kommunistische Gewerkschaftsmitglieder, wegen ihrer politischen Einstellung entlassen und durch »alte Kämpfer« ersetzt. Teilweise kam es zur Einsetzung von Kommissaren, die die Aufgaben von Vorstand und Ausschuß der Kassen übernahmen. Knapp ein Jahr später wurde dann durch das Aufbaugesetz vom 5. Mai 1934 der Gedanke der Selbstverwaltung vollends liquidiert. An die Stelle der Selbstverwaltungsorgane in den Kassen trat ein allein verantwortlicher, staatlich bestellter Leiter, dem lediglich ein paritätisch besetzter Beirat Unterstützung und Beratung zur Seite gestellt wurde. Damit war das faschistische Führerprinzip auch in der gesetzlichen Krankenversicherung eingeführt. Im Rahmen weiterer Amtshandlungen wurden schließlich die Einrichtungen der Kassen aufgelöst, wovon vor allem die kasseneigenen Ambulatorien und Selbstabgabestellen von Arzneimitteln betroffen waren. Dies kam den jahrelangen Forderungen der Ärzteschaft und dem Interesse der pharmazeutischen Industrie entgegen.

Dieser Schlag gegen die gesetzliche Krankenversicherung wurde durch die überregionale organisatorische Festigung der ärztlichen Standesorganisationen verstärkt. Bereits am 2. August 1933 wurde die *Kassenärztliche Vereinigung Deutschlands* gegründet und dazu ermächtigt, nun alleine die Beziehungen zwischen Kassenärzten und Krankenkassen, insbesondere die Kassenzulassung und Wirtschaftlichkeit der ärztlichen Behandlungsweise zu regeln. Hinzu kam die Gründung der *Reichsärztekammer* am 1. April 1936. Trotz der Auflösung des Deutschen Ärztevereinsbundes und des Hartmannbundes[26] wurde durch die Bildung der Kassenärztlichen Vereinigung Deutschlands und der Reichsärztekammer, beides Körperschaften des öffentlichen Rechts mit Zwangsmitgliedschaft, die Position der Ärzteschaft mit Hilfe des faschistischen Staates erheblich verbessert. Nicht zuletzt daraus ist schließlich auch die Sympathie vieler deutscher Ärzte mit dem Faschismus zu verstehen. So zählte der NS-deutsche Ärztebund schon 1935 14 500 Mitglieder, fast ein Drittel aller nichtjüdischen deutschen Ärzte.[26a]

Hinsichtlich des Personenkreises der gesetzlichen Krankenversicherung hat es später zwei erwähnenswerte Erweiterungen gegeben. So wurde am 13. Januar 1938 ein Gesetz erlassen, das vor allem kleine Selbständige, wie Artisten, Hausgewerbetreibende, selbständige Lehrer und Erzieher in die Krankenversicherung einbezog. Bedeutsamer war allerdings die Einführung der Krankenversicherung der Rentner am 24. Juli 1941, die von den Ortskrankenkassen übernommen wurde, wofür diese von den Trägern der Rentenversicherung Pauschalbeiträge erhielten.[27]

Die nationalsozialistische Gesundheitspolitik war von Anfang an gegen die Selbstverwaltung der Kassen ausgerichtet. Sie versuchte sich die Gunst der Ärzte durch tiefgreifende Veränderungen zu erhalten bzw. zu gewinnen, da diese im Zuge der Kriegsvorbereitung immer wichtiger wurden. Dies führte schließlich zur Verblendung eines großen Teils der Ärzte, die den Weg in eine »Medizin ohne Menschlichkeit«[28] nicht rechtzeitig erkannten.

1.7. Nachkriegsperiode und Bundesrepublik Deutschland

Nach der Niederschlagung des Faschismus waren Kassen und Ärzteschaft zunächst mit dem Wiederaufbau ihrer eigenen Organisationsstruktur und der Beseitigung der Kriegsfolgen beschäftigt. Die Sozialversicherung wurde in ihren finanziellen Grundlagen stark erschüttert, da etwa 90 Prozent (14,5 Mrd. RM) ihres Vermögens, das in Reichs- und Staatsanleihen angelegt war, mit der Auflösung des Reichs wertlos wurde. Hinzu kam eine verstärkte Inanspruchnahme, zeitweise drohte sogar Seuchengefahr. Alte Gesetze der Krankenversicherung, wie die Reichsversicherungsordnung und das Angestelltenversicherungsgesetz, blieben erhalten oder wurden nur geringfügig geändert. Entsprechend den Dezentralisierungsvorstellungen der Siegermächte wurde die Reichsverwaltung aufgelöst und die Geschäfte auf regionaler Ebene fortgeführt. Da der Entwurf zur Organisation der Sozialversicherung vom 30. August 1946, der an gewerkschaftlichen Vorstellungen der Weimarer Republik anknüpfte und die regional organisierte Einheitsversicherung für alle Zonen vorschlug, in der Alliierten Kontrollbehörde nicht angenommen wurde, kam es zu unterschiedlichen Entwicklungen[29]. Während man in der amerikanisch und britisch besetzten Zone am bisherigen, nach Versicherungszweigen getrennten Versicherungssystem festhielt, wurden unterschiedliche Formen der Einheitsversicherung in der sowjetisch und französisch besetzten Zone, in Bremen und in ganz Berlin eingeführt.

Die Selbstverwaltung der gesetzlichen Krankenversicherung regelte erst viel später das *Selbstverwaltungsgesetz,* das am 22. Februar 1951 in Kraft trat. Als tiefgreifendste Veränderung durch dieses Gesetz ist die Einführung der halbparitätischen Besetzung der Organe der RVO-Kassen anzusehen. Sie wurde mit den Stimmen der CDU, FDP und DP gegen den Widerstand von SPD, KPD und Gewerkschaften durchgesetzt und gestaltete das traditionelle Vertretungsverhältnis von zwei Dritteln Versicherten- zu einem Drittel Unternehmervertretern um. Damit wurde der Gedanke der Demokratie – wie *Abendroth* schreibt[30] – in der sozialen Krankenversicherung noch stärker zurückgedrängt, und die Selbstverwaltung, die sich seitdem bei allen wesentlichen Fragen auf dem kleinsten gemeinsamen Nenner zu einigen hat, unterlag einer zunehmenden Paralysierung. Insgesamt ist darin ein Sieg der Unternehmer gegen die Arbeiterbewegung zu sehen, der schließlich zu einer weiteren Entpolitisierung der Selbstverwaltung führte.

Auf Seiten der *Ärzteschaft* kam es nach Kriegsende ebenfalls zu weitreichenden Veränderungen. So wurden die Reichsärztekammer und die Kassenärztliche Vereinigung Deutschlands, beides Einrichtungen, die von den Nationalsozialisten zur Stärkung der Ärzteschaft eingerichtet worden waren, von der Alliierten Kontrollbehörde aufgelöst. Trotz dieser Schwächung konnten sich auf regionaler Ebene wieder schnell neue und alte Organisationsformen etablieren. Die Ärztekammern arbeiteten nach 1945 zunächst bei freiwilliger Mitgliedschaft auf Länderebene weiter. Schon 1946 kam es in Bayern zur Gründung der ersten Landesärztekammer als einer Körperschaft des öffentlichen Rechts. Damit wurde eine Entwicklung eingeleitet, die mit der gesetzlichen Gründung der Ärztekammer Berlin 1962 abgeschlossen werden konnte.[31] Bereits 1947 begannen die Landesärztekammern überregional als »Arbeitsgemeinschaft der westdeutschen Ärztekammern« (Bundesärztekammer) zu kooperieren. Nach und nach bildeten sich auch bald die kassenärztlichen Vereinigungen, vorerst als schlichte Abrechnungsstellen meist in Verbindung mit den regionalen Ärztekammern. 1948 wurden dann die kassenärztlichen Vereinigungen als öffentlich-rechtliche Körperschaften von den westdeutschen Ärztekammern getrennt und schließlich 1953 die Kassenärztliche Bundesvereinigung gegründet. Ende der vierziger Jahre haben sich schließlich auch die Standesorganisationen der angestellten Ärzte, der Marburger Bund (1948), und die Vereinigung vornehmlich der niedergelassenen Ärzte, der Hartmannbund (1949), konstituiert. Damit hatten sich die Ärzte ein schlagkräftiges Instrumentarium geschaffen, mit dem sie in den fünfziger Jahren ihre Interessen erfolgreich vertreten konnten.[32]

Dem kam entgegen, daß die in einigen Westzonen und Westberlin eingeführten Einheitsversicherungen nach der Gründung der BRD sukzessive bis Anfang der fünfziger Jahre – im Gegensatz zur DDR – wieder abgebaut wurden. Im Zuge dieser Entwicklung mußten schließlich auch auf Intervention der Ärzteschaft in Westberlin 38 kasseneigene Ambulatorien geschlossen werden. Die Aktivitäten der Ärzteschaft nach 1945 galten also zunächst der Restauration ihrer Organisationen, mit denen sie seit Beginn der fünfziger Jahre verstärkt Honorarpolitik betrieben und das Monopol der ambulanten Versorgung durch niedergelassene Kassenärzte ansteuerten. Letzteres erreichten sie mit dem Kassenarztrecht.

Das Gesetz über das *Kassenarztrecht* trat am 17. August 1955 in Kraft. Es formulierte vor allem § 368 der RVO, der sich mit der kassenärztlichen Versorgung befaßt, neu. In den beiden wichtigsten Punkten heißt es:

»Die Kassenärztlichen Vereinigungen und die Kassenärztlichen Bundesvereinigungen haben die nach § 182 und nach § 13 des Gesetzes über die Krankenversicherung der Landwirte den Krankenkassen obliegende ärztliche *Versorgung sicherzustellen* und den Krankenkassen und ihren Verbänden gegenüber die Gewähr dafür zu übernehmen, daß die kassenärztliche Versorgung den gesetzlichen und vertraglichen Erfordernissen entspricht.« (RVO, § 368n, Abs. 1)

»Zur Überwachung der *Wirtschaftlichkeit* der kassenärztlichen Versorgung im einzelnen errichten die Kassenärztlichen Vereinigungen nach näherer Bestimmung der Satzung Prüfungs- und Beschwerdeausschüsse, sofern die Gesamtvergütung nicht nach Einzelleistungen berechnet wird. Die Krankenkassen können zu den Prüfungsausschüssen und zu den Beschwerdeausschüssen einen von ihnen beauftragten Arzt entsenden, der beratend mitwirkt.« (RVO, § 368n, Abs. 4)

Danach hatten die Versicherten nun nicht mehr nur gegenüber den Kassen (§ 182), sondern ebenso gegenüber den Kassenärzten einen Rechtsanspruch. Die Kassenärztlichen Vereinigungen, die ökonomischen Interessenorganisationen der Kassenärzte, hingegen wurden wieder selbstverwaltete Körperschaften des öffentlichen Rechts: Sie erhielten den Sicherstellungsauftrag für die kassenärztliche Versorgung und die damit verbundene Kassenzulassung sowie die Kontrolle über die Wirtschaftlichkeit des kassenärztlichen Handelns. Damit hatte die Ärzteschaft seit 1955 praktisch das Angebotsmonopol für die ambulante ärztliche Versorgung sowie dessen wirtschaftliche Kontrolle wieder fest in eigener Hand. Sie konnte also ihre ökonomischen Interessen und ihr politisches Hauptziel nach Freiberuflichkeit unter Aufsicht des Staates durchsetzen und festigen.

In der zweiten Hälfte der fünfziger Jahre kam es zu heftigen Auseinandersetzungen zwischen Unternehmern und ihren politischen Organisationen einerseits und den Gewerkschaften sowie der SPD andererseits um die *Lohnfortzahlung* im Krankheitsfall von Arbeitern. Dies wurde erstmals in einer Entschließung des Bundeskongresses des DGB im Oktober 1954 gefordert und 1955 von der SPD als Gesetzesvorlage im Bundestag eingebracht. Nach anhaltenden parlamentarischen Kontroversen, die von dem Metallarbeiterstreik in Schleswig-Holstein vom 24. Oktober 1956 bis zum 14. Februar 1957 mit der Hauptforderung nach Lohnfortzahlung für gewerbliche Arbeiter im Krankheitsfall außerhalb des Parlaments begleitet wurden[33], wurde das »Gesetz zur Verbesserung der wirtschaftlichen Sicherung der Arbeiter im Krankheitsfall« am 28. Juni 1957 verabschiedet. Es sah vor, daß dem Arbeiter im Krankheitsfall neben den Leistungen der gesetzlichen Krankenversicherung, wie Kranken- und Hausgeld, ein Zuschuß des Arbeitgebers bis zur Höhe von 90 Prozent des Nettolohns je nach Familiengröße für die ersten 6 Wochen der Arbeitsunfähigkeit gewährt wurde. Der Arbeitgeberzuschuß wurde allerdings erst vom 3. Tag der Arbeitsunfähigkeit (Karenztage) bezahlt und auch nur dann, wenn ein ununterbrochenes Arbeitsverhältnis von mindestens 4 Wochen bei demselben Unternehmen vorausgegangen war. Da von diesen Krankenbezügen – Krankengeld plus Arbeitgeberzuschuß – keine Beiträge zu Sozialversicherung zu entrichten waren, folgten daraus rentenmindernde Auswirkungen für die betroffenen Arbeiter. Aufgrund der Unterschiede, die noch immer zwischen Angestellten und Arbeitern bestanden, lehnten die Gewerkschaften das Gesetz ab.

Diese verstärkte Inpflichtnahme der Unternehmen für die Krankenversicherung der Arbeiter aber auch das durch das Kassenarztrecht bedingte und sich zunehmend abzeichnende Übergewicht der Ärzte gegenüber den Kassen – insbesondere bei Honorarverhandlungen – führte von Seiten der CDU-geführten Bundesregierung bereits seit 1958 zu Vorbereitungen für eine Neuregelung des Rechts der gesetzlichen Krankenversicherung. Folgende Kernpunkte enthielt der erste Referentenentwurf:

Für die Versicherten:
- Einführung der Selbstbeteiligung der Versicherten an den Kosten;
- Herabsetzung der Pflichtversichertengrenze;
- Erhöhung der Karenztage von 3 auf 4.

Für die Kassenärzte:
- Allgemeine freie Zulassung der Ärzte;
- Honorierung nach Einzelleistungen direkt durch die Kassen;
- Neufestsetzung der Gebührenordnung;
- Honorarverhandlungen auf Bundesebene.[34]

Dieser Entwurf zur *Krankenversicherungsreform* stieß auf so heftigen Widerstand der organisierten Ärzteschaft, der Gewerkschaften und der Kassen der GKV, die allerdings unterschiedliche Interessen damit verbanden, daß er 1961 zurückgezogen werden mußte und die geplante Reform als gescheitert galt. Einzig die Bundesvereinigung der Deutschen Arbeitgeberverbände und der Verband der Privaten Krankenkassen sprachen sich für die vorgelegten Reformvorstellungen aus. Beide hatten sich nämlich durch die offensichtlichen Privatisierungsbestrebungen erhebliche Vorteile erhofft.[35]

Ein Punkt dieser Reform wurde bereits 1960/61 durch ein Urteil des Bundesverfassungsgerichts verwirklicht. Es erklärte nämlich am 23. März 1960 (für Ärzte) und am 8. Februar 1961 (für Zahnärzte) die sogenannte »Verhältniszahl«[36] für verfassungswidrig und führte damit die *Zulassungsfreiheit* zu den Kassen für alle Ärzte gegen die herrschende Standespolitik ein. Die Zulassungsfreiheit ermöglichte nun generell und ohne Einschränkung den Krankenhausärzten die Niederlassung. Sie erschwerte jedoch zugleich deren regionale Verteilung und damit die gleichmäßige Sicherstellung der kassenärztlichen Versorgung für die Versicherten. Da eine verstärkt einsetzende Niederlassung und demzufolge erhöhte Konkurrenz unter den Kassenärzten befürchtet wurde, aber auch wegen eines verstärkten Andrangs zum Medizinstudium, warnte die Bundesärztekammer bereits am 30. November 1960 vor einer Überfüllung des Arztberufs in Deutschland[37].

Mit der Einführung der Zulassungsfreiheit durch das Bundesverfassungsgericht kam der Kampf um die Entscheidungsbefugnis über die kassenärztliche Zulassung zu einem vorläufigen Ende: Nach dem Krankenversicherungsgesetz von 1883 bestand zunächst ein freies Vertragsverhältnis zwischen Kassenärzten und Kassen; durch die Novelle von 1892 erhielten die Kassen das Recht, nur besondere Ärzte zuzulassen; im Zuge der Notverordnung von 1923 wurde ein Zulassungsschlüssel von 1 Arzt auf 1 350 Versicherte festgelegt; 1931 wurde der Schlüssel auf 1 : 600 geändert und die Kassenärzte erhielten ein verstärktes Entscheidungsrecht; während der Zeit des Faschismus übernahm die Ärzteschaft allein die Zulassung[37a]; bis zur Einführung der Zulassungsfreiheit 1960/61 existierte eine Verhältniszahl (1 : 500), über die Zulassung entschied ein paritätisch besetzter Zulassungsausschuß; seit Mitte der siebziger Jahre wurde die Zulassungsfreiheit wiederholt in Frage gestellt, da sich auf Grund der ungleichen regionalen Verteilung der Kassenärzte eine ungleiche Versorgung der Versicherten abzeichnete.

Am Beginn der sechziger Jahre verlief die Entwicklung der gesetzlichen Krankenversicherung relativ ruhig, nicht zuletzt auch deshalb, weil sich die Prosperität der allgemeinen ökonomischen Entwicklung fortsetzte und das Beitragsvolumen deutlich anstieg. Am 12. Juli 1961 kam es zu einer Novellierung des *Lohnfortzahlungsgesetzes,* die den Arbeitgeberzuschuß auf 100 Prozent des Nettolohnes anhob und den 2. Karenztag beseitigte. Erst mit der Änderung des Lohnfortzahlungsgesetzes vom 30. Juli 1969, die am 1. Januar 1970 in Kraft trat, wurde die Lohnfortzahlung für Arbeiter im Krankheitsfall vorläufig abschließend geregelt. Danach hat der erkrankte und arbeitsunfähige Arbeiter einen Rechtsanspruch auf Fortzahlung seines Bruttolohnes gegenüber dem Unternehmen. Darüber hinaus entfielen die vierwöchige Wartezeit, die Karenztage und die Auswirkungen auf die Rentenversicherung[38]. Insgesamt führte die Entwicklung des Lohnfortzahlungsgesetzes zu: 1. der Angleichung der rechtlichen Stellung des Arbeiters an die des Angestellten, 2. einer finanziellen Entlastung der Kassen (siehe Tab. 5 und Abb. 3) und ermöglichte 3. eine deutliche Verschiebung vom Barleistungs- zum Sachleistungsprinzip in der gesetzlichen Krankenversicherung. Letzteres läßt sich anhand der Entwicklung des Verhältnisses der Ausgaben für Krankenpflege und Krankengeld belegen[39]:

1885 = 0,6:1	1955 = 4:1	1965 = 3,3:1	1977 = 10,8:1
1925 = 1:1	1961 = 3:1	1968 = 4,5:1	

Ebenfalls zu Beginn der sechziger Jahre wurde die Reichsärzteordnung von 1935, die noch immer gültig war, am 2. Oktober 1961 durch die *Bundesärzteordnung* ersetzt.[39a] Darin heißt es: »Der ärztliche Beruf ist kein Gewerbe«. Hinzugefügt wird: »Er ist seiner Natur nach ein freier Beruf« (§ 1 Abs. 2). Darüber hinaus wird in der Bundesärzteordnung grundsätzlich festgelegt, daß der Arzt einer Bestallung bedarf (§ 2 Abs. 1) und daß die Bundesregierung ermächtigt wird, die Entgelte für ärztliche Tätigkeit in einer Gebührenordnung zu regeln (§ 11). Die Gebührenordnung für Ärzte trat am 18. März 1965 in Kraft.[39b]

Gegen Ende der sechziger Jahre und vor allem mit Beginn der siebziger Jahre kam es zu umfangreichen Bewegungen im Gesundheitswesen, die mit der einsetzenden ökonomischen Krise ab 1973 immer deutlicher im Zeichen einer Sparpolitik standen. Zunächst fanden Ausweitungen durch die

Vergrößerung des Personenkreises der gesetzlichen Krankenversicherung und einer Erweiterung des Leistungskatalogs, insbesondere die Einführung von Vorsorgemaßnahmen, statt. Durch das Krankenhausfinanzierungsgesetz (1972) und das Krankenversicherungs-Kostendämpfungsgesetz (1977) wurden restriktive Eingriffe zu Lasten der Versicherten vorgenommen. Verhaltene Fortschritte wurden auf dem Gebiet des Arbeitsschutzes erzielt: durch das Maschinenschutzgesetz (1968), das Arbeitssicherheitsgesetz (1973), das erstmals Unternehmen verpflichtet, Betriebsärzte und Fachkräfte für Arbeitssicherheit einzustellen, sowie die Arbeitsstättenverordnung (1975). Hinzu kommt die Novellierung des Kassenarztrechts (1976), die eine Bedarfsplanung für die kassenärztliche Versorgung vorsieht und im psychiatrischen Versorgungsbereich sogar die ambulante Behandlung im Krankenhaus gestattet.

Insgesamt wird die Entwicklung der gesetzlichen Krankenversicherung in der BRD von gesellschaftlichen Interessen und deren realer politischer Einflußkraft geprägt. So bedeutete der Wiederaufbau der Selbstverwaltung mit der paritätischen Besetzung der Organe eine Niederlage für die Sozialversicherten und damit für die Arbeiterbewegung, da ihr Entscheidungseinfluß zurückgedrängt wurde und folglich den Prozeß der Entpolitisierung in der gesetzlichen Krankenversicherung verstärkte. Diese Niederlage fällt in eine Zeit, in der konservative und kapitalorientierte Gruppen auch in anderen gesellschaftlichen Bereichen wieder die Oberhand gewannen, wie das Mitbestimmungsgesetz (1951) und das Betriebsverfassungsgesetz (1953) demonstrieren. Als Schwächung der Kassen ist ferner die Monopolisierung der ambulanten kassenärztlichen Versorgung bei den kassenärztlichen Vereinigungen zu interpretieren, da diese zugleich nach wie vor als Tarifgegner der Kassen auftreten und ärztliche Interessenpolitik betreiben. Einen begrenzten Erfolg konnte die Arbeiterbewegung mit der Einführung der Lohnfortzahlung im Krankheitsfalle von Arbeitern erzielen, der vor allem auf die außerparlamentarischen, betrieblichen Klassenauseinandersetzungen 1956/57 zurückzuführen ist. Dadurch konnte überdies kassenintern das Barleistungsprinzip, also die Auszahlung von barem Geld im Krankheitsfall, zugunsten des Sachleistungsprinzips, die Finanzierung von Krankenhausaufenthalt, ärztlicher Behandlung, Arzneimitteln u. a. durch die Kassen, umgestaltet werden. Resultat dieser Entwicklung war eine Ausweitung des Leistungsspektrums der gesetzlichen Krankenversicherung bis hin zu Vorsorgemaßnahmen, deren Einführung schließlich den Charakter der Kassen als Krankenversicherung punktuell in Richtung auf eine Gesundheitsversicherung durchbrochen hat. Hinzu kommt die Ausweitung des Versichertenkreises, der heute nahezu alle Lohn- und Gehaltsabhängigen, ja sogar kleine Selbständige erfaßt.

Wie sich nun die Struktur- und Funktionszusammenhänge der gesetzlichen Krankenversicherung gegenwärtig im Spektrum zwischen Lohnarbeit, Kapital, Ärzteschaft und Staat gestalten, soll in den folgenden Abschnitten ausgeführt werden.

2. Gesellschaftliche Zusammenhänge in der gesetzlichen Krankenversicherung

Die soziale Sicherung hat also in Deutschland eine lange Tradition. Sie baute auf den praktischen Erfahrungen von Selbsthilfeeinrichtungen auf, die die Lohnabhängigen unter frühkapitalistischen Arbeits- und Lebensbedingungen geschaffen hatten. In dem Maße wie das Kapital den Industrialisierungsprozeß revolutionsartig vorantrieb und die damit einhergehenden sozialen Folgen zu einem Massenphänomen mit politischer Bedeutung wurden, begann eine Periode intensiver Sozialgesetzgebung – und zwar unter einem feudal-bürgerlichen Herrschaftssystem. Dazu drängten sowohl die Notwendigkeiten der Kapitalverwertung, die immer stärker auf leistungsfähige Arbeitskräfte angewiesen waren, als auch die gewachsene Stärke der Arbeiterbewegung, die das bestehende Gesellschaftssystem zu sozialpolitischen Zugeständnissen zwang. Folglich kam es im Zuge der Industrialisierung Deutschlands zu einer Ausweitung jenes gesellschaftlichen Bereichs, der zwar nicht unmittelbar produktiv und wertbildend ist, aber gleichwohl mittelbar für die Weiterentwicklung von Produktion und Verwertung erforderlich wurde, weil er dafür durch die Erhaltung und Verbesserung des Arbeitskräftepotentials notwendige Voraussetzungen schaffte. Die Krankenversorgung ist Teil dieses Bereichs. In ihr findet produktive und wertbildende Arbeit nicht statt, da sie außerhalb des Bereichs der materiellen Produktion in Form von Diensten und Leistungen gegenüber Kranken, Genesenden und auch gesunden Individuen erbracht wird und weil sie anderen Orts geschaffene Werte lediglich realisiert.

Auch findet der Tausch, also Angebot und Nachfrage, unter spezifischen modifizierten Bedingungen statt. So treten die Nachfrager mit ihren Bedürfnissen nach optimaler Krankenversorgung zwar direkt und individuell an die Institutionen der Krankenversorgung heran, die Finanzierung findet jedoch über Gemeinschaftseinrichtungen wie die Krankenkassen statt, die als gesetzliche zudem der staatlichen Kontrolle unterliegen. Auf der Seite des Angebots von Leistungen für die Krankenversorgung ist eine qualitativ unterschiedliche Struktur festzustellen, die wesentlich mit den dort bestehenden Eigentumsverhältnissen zusammenhängt. So besteht in der Arzneimittel- und Geräteindustrie hoch zentralisiertes Privateigentum, im Bereich der selbständig niedergelassenen Ärzte berufsständisch-privates Eigentum, im Krankenhaussektor ist das öffentlich kontrollierte Eigentum dominant, während lediglich im öffentlichen Gesundheitsdienst staatliches Eigentum existiert. Wir haben es hier also sowohl mit profitorientierten als auch gemeinschaftsorientierten Anbietern zu tun, wobei letztere den zweifellos kleineren Teil ausmachen. Daraus ergeben sich unterschiedliche Interessen, die – wie die Geschichte der gesetzlichen Krankenversicherung zeigt – zu vielfältigen offenen und verdeckten Widersprüchen führen und nicht unerheblich zur Strukturbestimmung der Krankenversorgung beitragen.[40]

Der Anteil der gesamtökonomischen Wertbildung, der für die Krankenversorgung aufgebracht und zur Verfügung gestellt werden kann, ist wesentlich vom Entwicklungsstand der Produktivkräfte und Wirtschaftswachstum abhängig. Daraus läßt sich indessen lediglich ein potentielles Volumen des gesellschaftlichen Fonds für die Krankenversorgung ableiten. Das tatsächliche Volumen dieses Fonds ist nicht allein ökonomisch zu bestimmen; ebenso wirken hier die je spezifischen Produktionsverhältnisse sowie verteilungspolitische Strukturbedingungen gestaltend mit. Diese haben bestimmenden Einfluß darauf, wie vorhandene ökonomische Ressourcen umverteilt werden und was als gesellschaftlich und historisch notwendig gilt.

Die vom kapitalistischen Produktionsprozeß[41] und den damit verbundenen Lebensformen gestellten Anforderungen an die Verfassung der Arbeitskräfte sowie die wachsende Mobilisierung der Arbeiterbewegung führten in Deutschland dazu, daß der Staat massiv intervenierte. Bezogen auf die Arbeitskräfte griffen staatliche Regelungen allerdings vornehmlich außerhalb des Produktionssektors, also im Bereich der Reproduktion ein, während die Bedingungen der Produktion, wie die Entwicklung des Arbeitsschutzes zeigt, lange hintan gestellt wurden. Solche sozialpolitischen Eingriffe konzentrierten sich vor allem auf

- die dauerhafte Sicherung des Arbeitskräftebedarfs,
- die Bereitstellung der den Produktionserfordernissen entsprechend qualifizierten Arbeitskräfte der folgenden Generation,
- die Absicherung bzw. Stützung der gesellschaftlichen Einrichtungen, die die Reproduktion der Arbeitskraft tragen, und
- Maßnahmen zur Versorgung von Arbeitslosen, unbeschäftigten Jugendlichen, Invaliden und Kranken.[42]

Angesichts dieses Sachverhalts ist staatliche Sozialpolitik vorwiegend Politik der Umverteilung im Reproduktionsbereich. In der Auseinandersetzung zwischen Lohnarbeit und Kapital um die Reproduktion der Arbeitskraft fungiert der Staat nicht als autonome Instanz, die sozusagen neutral zwischen den sozialen Klassen steht und über deren objektive Differenzen hinweg gesamtgesellschaftliche Interessen und gemeinschaftliche Zwecke durchsetzt. Er ist vielmehr eine bestimmte Form der Organisation von Herrschaft, der in der bürgerlichen Gesellschaft durch seine sozialpolitischen Reaktionen kompensatorisch auf den Kapitalverwertungsprozeß einwirkt, indem er langfristig zur materiellen Sicherung der Reproduktion der Arbeitskräfte beiträgt, und durch seine politischen Integrationsversuche, die auch repressiven Charakter annehmen können, systemstabilisierende Aufgaben erfüllt. In diesem Sinne ist Sozial- und Gesundheitspolitik sowohl Reaktion auf soziale Klassenauseinandersetzungen, als auch Mittel zur Beeinflussung von Klassenbeziehungen. Deshalb heißt es auch in einer Studie des Deutschen Gewerkschaftsbundes zur »Sozialpolitik und Selbstverwaltung«, daß Sozialpolitik und die Struktur sozialpolitischer Einrichtungen »stets allgemein-politischen Machtgesichtspunkten untergeordnet waren und ihre Gestalt und Handlungsmöglichkeiten Ausdruck der jeweiligen gesellschaftspolitischen Vorstellungen waren«[43]. In ökonomischen Krisenperioden treten diese Funktionen besonders deutlich zutage. Sowohl in der Weltwirtschaftskrise Ende der Weimarer Republik als auch in der Bundesrepublik seit 1973 läßt sich dies anhand von Notverordnungen und Gesetzen, die den Handlungsspielraum der gesetzlichen Krankenversicherung restringierten, nachweisen.

Als allgemeine juristische Grundlage für die Verteilung von Sozialleistungen, die allerdings in der gesetzlichen Krankenversicherung modifiziert ist, gilt das *Versicherungsprinzip*, das auf dem privatwirtschaftlichen Äquivalententausch von Leistung und Gegenleistung beruht. D. h.: Leistungen im Versicherungsfall sind um so höher, je höher der Beitragssatz und/oder je länger die Dauer der Prämienzahlung ist. Die Gesetzmäßigkeiten des Marktes haben also hier die Feder geführt. In der Sozialenquête der Bundesregierung von 1966 heißt es: »Versicherung bedeutet immer Risikoausgleich . . . Der Risikoausgleich im Wege der Versicherung erfolgt durch Zusammenschlüsse der von gleichartigen Gefahren bedrohten, in dem diese Gefahrengemeinschaft (z. B. Versicherungsvereine) unter ihren Mitgliedern einen Schadensausgleich herbeiführen . . . Auch bei dieser Form der Versicherung unterbleibt also jede Umverteilung von Vermögen oder Einkommen der Versicherten untereinander; jeder Versicherte erhält den gleichen Schutz gegen die gleiche, d. h. allein seinem Risiko entsprechende Prämie sowie das von ihm selbst angesparte Kapital.«[44] In reiner Form tritt das Versicherungsprinzip lediglich in den gewerblichen Privatversicherungen auf, deren Mitgliedschaft überdies freiwillig ist.

Die gesetzliche Krankenversicherung ist zwar auch eine »Gefahrengemeinschaft mit Risikoausgleich«, allerdings besteht hier für bestimmte soziale Gruppen bis zur Höhe einer festgelegten Einkommensgrenze Versicherungspflicht; Leistungen und Gegenleistungen werden nicht nach dem Prinzip des privatwirtschaftlichen Tauschs, sondern nach dem der Solidarität geregelt. Letzteres äußert sich vor allem darin, daß für unterschiedlich hohe Beiträge gleiche Sachleistungen geboten werden. Obwohl die Krankenversicherungsbeiträge als gleicher Prozentsatz von verschieden hohen Einkommen erhoben werden, hat jeder Versicherte entsprechend seinem Krankheitszustand in gleicher Weise Anspruch auf medizinische Sachleistungen. Dies gilt nicht für Barleistungen, wie das Krankengeld. Hinzu kommt, daß Familienangehörige in den Kassen der GKV ohne Erhöhung des Beitrags mitversichert sind, solange sie über kein oder nur geringes Einkommen verfügen. Dadurch findet also eine Umverteilung zwischen Mitgliedern mit größerem und geringerem Krankheitsrisiko, mit höherem und niederem Einkommen und zwischen Verheirateten und Ledigen statt.

Ist also ein Versicherter der GKV verheiratet und hat für mehrere Kinder zu sorgen, so erhält er für sich und seine Familie im Krankheitsfall Leistungen seiner Kasse. Ist sein Einkommen relativ niedrig, so ist der von ihm zu entrichtende Kassenbeitrag ebenfalls entsprechend gering. Sein Beitrag wird dann nur einen Bruchteil der Kosten des Versicherungsschutzes ausmachen. Ein anderer Versicherter mit hohem Einkommen, der für keine Angehörigen aufzukommen braucht, erhält lediglich Versicherungsschutz für sich selbst. Der von ihm gezahlte Beitrag ist dabei unter Umständen erheblich höher als der Wert des Versicherungsschutzes.

Das *Solidaritätsprinzip* ist jedoch nicht durchgängig wirksam, sondern wird an verschiedenen Stellen verletzt:

- So hat die Beitragsbemessungsgrenze[45] zur Folge, daß höhere Einkommensgruppen einen geringeren prozentualen Anteil ihres Einkommens als Kassenbeitrag abführen als niedere Einkommensgruppen. Da jene Einkommensgruppen, die über der Beitragsbemessungsgrenze liegen, in der Regel auch freiwillig versichert sind, wird die Bemessungsgrenze von den Kassen als Instrumentarium verstanden, mit dem möglichst verhindert werden soll, daß höher Verdienende die Kassen der GKV verlassen und sich Privatversicherungen zuwenden. Diese können dann nämlich infolge ihres spezifischen Mitgliederkreises mit hohen Einkommen und geringerem Krankheitsrisiko auch niedere Beiträge anbieten, ohne ihr Prinzip der profitorientierten Krankenversicherung aufzugeben.
- Ebenso ist hier die zusätzliche finanzielle Beteiligung der Versicherten (»Selbstbeteiligung«) für Leistungen der Krankenversorgung zu nennen (z. B. bei Arznei- und Heilmitteln, bestimmte zahnärztliche Behandlungen, Kuren). Diese ist zwar absolut für alle Versicherten gleich, aber rela-

tiv zur Höhe des Einkommens werden schlechter Verdienende stärker belastet.

- Ein weiterer Aspekt, der dem Solidaritätsprinzip in der GKV widerspricht, ist die zunehmende Tendenz, sich für besondere Krankheitssituationen – insbesondere Krankenhausaufenthalte – zusätzlich und zwar privat zu versichern. Dadurch werden nicht zuletzt Strukturen des Krankenhauses, die Aspekte der kommerziellen Krankenversorgung gegenüber solchen der Versorgung nach medizinischer Indikation begünstigen, gestärkt.
- Hinzu kommt ein differentes, informelles Krankenverhalten spezifischer Alters-, Geschlechts- und Berufsgruppen. So ist z. B. die unterschiedliche Inanspruchnahme von Vorsorgemaßnahmen, kassenärztlichen und Krankenhausleistungen bekannt. Es läßt sich zudem empirisch nachweisen, daß die allgemeine ökonomische Entwicklung die Inanspruchnahme medizinischer Einrichtungen beeinflußt.
- In diesem Zusammenhang sind auch das Gliederungsprinzip der Kassen nach regionalen Kriterien und die Mitgliederzusammensetzung der Kassen zu erwähnen. So haben bei gleichen Beitragsbedingungen der Versicherten Kassen in Gebieten mit hohen Rentneranteilen geringere Gesamteinnahmen als Kassen in Regionen mit einem hohen Anteil an freiwillig Versicherten. Das wiederum hat zur Folge, daß für die Finanzierung der erforderlichen Leistungen unterschiedliche Voraussetzungen bestehen.
- Und schließlich widerspricht dem Prinzip der gleichen Sachleistungen für alle Versicherten auch die ungleiche regionale ärztliche Versorgung. Obwohl die auf dem Land wohnende Bevölkerung dieselben Beitragsbedingungen wie die Städter hat, ist dort das Angebot an Kassenärzten – Allgemein- insbesondere aber Fachärzten – wesentlich geringer. Die Sicherstellung der kassenärztlichen Versorgung ist allerdings primär eine Aufgabe der Kassenärztlichen Vereinigungen und nicht der Kassen.

Diese Einschübe belegen, daß das Prinzip der Solidarität keineswegs konsequent und vollständig durchgehalten wird. Gleichwohl ist es jedoch der Grundsatz, der den Äquivalententausch, also die Ware-Geld-Beziehung, für Sachleistungen in der GKV aufhebt und damit die Krankenversorgung tendenziell an individuellen Erfordernissen orientiert. Eine weitere wesentliche Strukturbedingung der GKV – ebenfalls im Unterschied zu den gewerblichen Krankenversicherungen – ist darin zu sehen, daß die Kassen nicht als private Unternehmen firmieren, die ihr Geldvolumen nach Gesichtspunkten der Kapitalverwertung einsetzen und anlegen, sondern daß sie von einer kostendeckenden Umverteilung ihrer Einnahmen auszugehen haben. Sie machen also keinen privaten Gewinn und eignen sich damit auch nicht anderen Orts geschaffenen Mehrwert an, sondern verteilen lediglich um – allerdings in einer Weise, die es privatwirtschaftlich produzierenden und arbeitenden Leistungsanbietern – wie Arzneimittel- und Geräteindustrie, aber auch selbständig niedergelassenen Ärzten – ermöglicht, hohe Gewinne zu realisieren. Parallel zu dem Solidaritätsprinzip und der kostendeckenden Umverteilung verläuft auch die Organisationsstruktur der Kassen. Sie werden als öffentlich-rechtliche Einrichtungen mit Selbstverwaltung geführt. D. h., daß sie einerseits staatlicher Kontrolle unterliegen und zwar insofern, als der Staat die allgemeinen Bedingungen des Handelns vorschreibt, andererseits jedoch innerhalb dieses Rahmens begrenzte Möglichkeiten eigener Entscheidungsgewalt haben. Hinzu kommt, daß die Mitglieder der Selbstverwaltungsorgane gewählt und nicht von Privaten eingesetzt werden. Freilich können die bestehenden Formen der staatlichen Kontrolle und der gewählten Selbstverwaltung noch nicht als Demokratisierung in dem Sinne verstanden werden, daß die Versicherten auch tatsächlich und allein über die von ihnen aufgebrachten finanziellen Mittel entscheiden. Dennoch können Teilaspekte der Organisation der GKV als der Beginn einer gesellschaftlichen Einrichtung angesehen werden, in deren praktischem Wirken zwar konkrete Widersprüche und Spannungen auftreten, die allerdings auf dem Wege ihrer offensiven Bewältigung im Interesse der Versicherungsmitglieder zu einer Demokratisierung der Krankenversorgung führen können.

Insgesamt lassen sich also folgende Hauptmerkmale der gesetzlichen Krankenversorgung zusammenfassen: Die Kassen der GKV sind Gefahrengemeinschaften mit Risikoausgleich, die sich zum Zweck der Bewältigung und teils auch zur Verhinderung von Krankheit zusammengeschlossen haben. Ihre juristische Struktur ist die der öffentlich-rechtlichen Körperschaft mit Selbstverwaltung. Der größte Teil der Mitglieder ist pflichtversichert, alle haben einen Rechtsanspruch im Krankheitsfall. Die Kassen finanzieren sich über Beiträge, die nach kostendeckenden Gesichtspunkten verwaltet und umverteilt werden. Sachleistungen, die den größten Teil der Ausgaben ausmachen, werden nach dem Prinzip der Solidarität für alle Mitglieder in gleicher Weise gewährt.

3. Struktur und Funktion der gesetzlichen Krankenversicherung

3.1. Beschreibung des Kreislaufs

Die gesetzliche Krankenversicherung ist ein Element des Kreislaufs von Kapitalverwertung und gesundheitlicher Reproduktion der Ware Arbeitskraft. Welchen Stellenwert sie darin einnimmt, soll an folgendem Schema (Abb. 1) skizziert werden.

Als Distributionseinrichtung von in der Produktionssphäre geschaffenen Werten ist die GKV dem Bereich der gesellschaftlichen Reproduktion zuzuordnen. Ihre Träger sind die Krankenkassen. Die Haupteinnahmen der Kassen stammen unmittelbar aus dem Arbeits- und Verwertungsprozeß und werden monatlich je zur Hälfte von Versicherten und Unternehmen als Beiträge bezahlt. Sie sind also Resultat der in abhängiger Arbeit verrichteten Wertschöpfung. Zusätzlich transferieren andere Teile der Sozialversicherung, wie die Renten- und die Arbeitslosenversicherung, Pauschalsummen für die Krankenversicherung ihrer Mitglieder an die Kassen.

Abb. 1 Medizinische Versorgung von Sozialversicherten und Kapitalkreislauf.

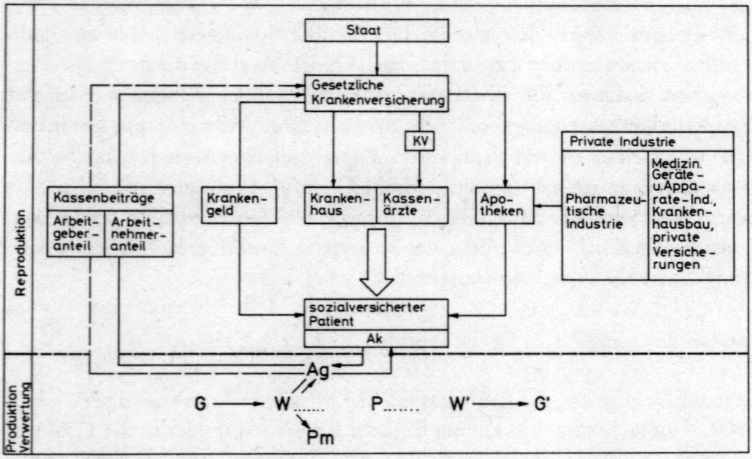

Zeichenerklärung:

Ag:	Gesunde, arbeitsfähige Arbeitskraft	KV:	Kassenärztliche Vereinigung
Ak:	Kranke Arbeitskraft, der sozialversicherte Patient	P:	Produktion
		Pm:	Produktionsmittel
G:	Geldkapital	W:	Warenkapital

Die Kassen bestimmen in begrenztem Ausmaß über die Beitragssätze die Höhe ihrer Einnahmen selbst. Sie organisieren dann die Umverteilung der Einnahmen. Die Organe, die über die Art und Weise der Umverteilung im Rahmen gesetzlicher Richtlinien entscheiden, sind mit gewählten Vertretern der Lohn- und Gehaltsabhängigen sowie der Unternehmer besetzt.

Mehr als vier Fünftel des Kassenfonds werden an Krankenhäuser, Kassenärzte, Apotheken und für Krankengeld ausgegeben (siehe Tab. 5). Sie dienen dazu, den sozialversicherten Patienten eine Heilbehandlung zu ermöglichen und ihre Arbeitskraft für den Produktionsprozeß wieder verwertbar zu machen.

In diesem Verteilungsprozeß nehmen die Kassenärzte eine besondere Stellung ein, da wichtige medizinische und organisatorische Funktionen der Krankenversorgung in ihre Kompetenz fallen: Die ambulante Behandlung durch Allgemein- und Fachärzte, die Bestätigung der Arbeitsunfähigkeit, die Überweisung in Krankenhäuser, die Verschreibung von Arznei- und Heilmitteln sowie die Sicherstellung und Kontrolle der Wirtschaftlichkeit kassenärztlicher Versorgung.

Die Kassenärzte erhalten das Honorar für ihre Leistungen weder direkt von den Kassen noch von den sozialversicherten Patienten. Die Interessenorganisation der Kassenärzte, die Kassenärztlichen Vereinigungen (KV), verhandeln als Tarifgegner mit den Kassen über die Gesamtvergütung für alle Kassenärzte. Dadurch erfolgt der ökonomische Verkehr zwischen Arzt und Patient nahezu bargeldlos: Der kranke Sozialversicherte sucht die Hilfe medizinischer Institutionen, in der Regel als erstes die des Kassenarztes; die Kosten für die erbrachten medizinischen Leistungen werden von den Krankenkassen übernommen, deren Einnahmen wiederum Versicherten- und Unternehmerbeiträge sind. Der sozialversicherte Kranke bezahlt also nicht unmittelbar für medizinische Leistungen, sondern mittelbar über seine Krankenkasse. Es handelt sich dabei folglich um ein *mittelbares Tauschverhältnis.* Dies bildet das *materielle Grundverhältnis der Beziehung zwischen Arzt und Patient.*

3.2. Personenkreis und Mitgliederentwicklung

Seit der Einführung der GKV hat sich ihr Mitgliederkreis ständig erweitert. War es zunächst nur ein kleiner Teil der Bevölkerung, der in der GKV gegen Krankheit versichert war, so sind es heute über 90 Prozent der Bevölkerung der BRD. Nach dem Mikrozensus von 1978 hatten 99,7 Prozent der Wohnbevölkerung einen Versicherungsschutz gegen Krankheit. Davon hatten 7,5 Prozent eine private Krankenversicherung abgeschlossen; 92,5 Prozent waren in den Orts-, Innungs-, Ersatz- und Betriebskrankenkassen versichert. Dies dürfte sich bis heute nicht wesentlich geändert haben.[46]

Die Zunahme der Versicherten resultiert sowohl aus den spezifischen Bedingungen der kapitalistischen Produktionsweise und dem damit einhergehenden Anwachsen der Anzahl der Lohn- und Gehaltsabhängigen als auch aus den gesetzlichen Ausweitungen des Personenkreises. Waren es bei der Einführung der GKV (1883) nur die Industriearbeiter, die versicherungspflichtig waren, so wurden in den folgenden Jahren die Handlungsgehilfen und Teile der Angestellten (1892), die land- und forstwirtschaftlichen Arbeiter (1911), Angestellte bis zu einer bestimmten Einkommenshöhe (1913) in die GKV einbezogen. 1941 wurde die Krankenversicherung für alle Rentner eingeführt und als vorläufig letzte größere Erweiterung wurden mit dem Gesetz über die Krankenversicherung der Landwirte (1972) die Landwirte – also Selbständige – pflichtversichert.

Heute gehören also folgende Personengruppen zum Kreis der Pflichtversicherten:

- Arbeiter, Angestellte auf Seefahrzeugen und Angestellte, die der Pflichtversicherung in der knappschaftlichen Rentenversicherung unterliegen, sind ohne Rücksicht auf die Höhe ihres Einkommens stets versicherungspflichtig.
- Die übrigen Angestellten sind teils versicherungspflichtig und teils versicherungsfrei. Dies richtet sich nach der Höhe ihres Jahreseinkommens: Wer mehr als 75 Prozent der Beitragsbemessungsgrenze der Rentenversicherung der Arbeiter verdient, ist versicherungsfrei.
- Versicherungspflichtig sind ferner auch Gruppen von Selbständigen. Die größte Gruppe bilden die land- und forstwirtschaftlichen Unternehmer, deren Unternehmen eine Existenzgrundlage bietet oder die ihren Lebensunterhalt aus landwirtschaftlicher Tätigkeit bestreiten. Zu den versicherungspflichtigen Selbständigen zählen auch Hausgewerbetreibende, selbständige Lehrer (auch Fachlehrer), Musiker, Artisten, selbständige Krankenpflegeberufe, soweit ihr Jahreseinkommen unter der Versicherungspflichtgrenze für Angestellte liegt.
- Mit Ausnahme der Bezieher von Bergmannsrenten sind alle Rentner krankenversicherungspflichtig. Rentner zahlen zu ihrer Krankenversicherung selbst keine Beiträge. Der 1967 eingeführte Beitrag in Höhe von 2 Prozent des Rentenzahlbetrages wurde mit Wirkung vom Januar 1970 rückgängig gemacht.
- Arbeitslose sind versichert, wenn sie Arbeitslosengeld oder Arbeitslosenhilfe erhalten.

Eine Reihe von Personen in der GKV sind *freiwillig versichert.* Hierzu gehören vor allem Berufswechsler und Angestellte, die zunächst versicherungspflichtig waren, im Lauf der Zeit jedoch die Versicherungspflichtgrenze mit ihrem Einkommen überschritten haben. Für alle freiwillig Versicherten können die Krankenkassen ihre Leistungsansprüche bei ermäßigtem Beitrag mehr oder weniger einschränken (§ 215 RVO), z. B. den Anspruch auf Krankengeld ausschließen.[47]

Tab. 1:

Mitgliederstand in der gesetzlichen Krankenversicherung nach Versichertengruppen in den Jahren 1938 bis 1977
(in Tausend im Jahresdurchschnitt)

Jahr	Insgesamt	davon		
		Pflichtmitglieder ohne Rentner	Versicherungspflichtige Rentner	Freiwillige Mitglieder
1938	23 222	19 769	–	3 453
1950	20 200	13 245	4 734	2 464
1955	24 900	16 292	6 663	2 982
1960	27 060	17 655	5 504	3 901
1965	28 740	17 201	5 885	5 654
1970	30 646	17 839	8 009	4 798
1975	33 493	19 137	9 632	4 724
1976	33 575	19 297	9 848	4 431
1977	33 835	19 447	9 938	4 350

Zusammengestellt nach: Bundesminister für Arbeit und Sozialordnung (Hrsg.): Übersicht über die soziale Sicherung, 9. Aufl., Bonn 1975, S. 158; Statistisches Bundesamt (Hrsg.); Wirtschaft und Statistik 1977, H. 5, S. 323; Bundesarbeitsblatt 1979, H. 3., S. 116.

Die GKV hat keine einheitlichen Versicherungsträger. Sie ist vielmehr im Gegenteil organisatorisch stark zersplittert. Zur Zeit gibt es rund 1 300 selbständige Krankenkassen, wobei eine abnehmende Tendenz zu verzeichnen ist: 1911 gab es 22 000 Kassen – meist in Form von Gemeindekrankenversicherungen –, 1970 waren es noch 1 827, 1976 1 436 und 1978 waren es 1 340 Krankenkassen. Deutlich zeichnet sich hier ein zwar langsamer aber kontinuierlicher Konzentrationsprozeß ab.

Insgesamt gibt es drei Gruppen von Krankenkassen der GKV:

- Krankenkassen, die nach § 225 der RVO unmittelbar unterliegen: die Orts-, Betriebs- und Innungskrankenkassen. In ihnen sind etwa zwei Drittel der GKV-Mitglieder versichert.
- Krankenkassen, die zwar zu den Trägern der GKV gehören, aber über besondere Möglichkeiten verfügen. Hierzu zählen die knappschaftliche

Tab. 2:

Zahl der Mitglieder (in Tsd.) der GKV nach Kassenart 1977
(im Jahresdurchschnitt)

Kassenart	Mitglieder insgesamt	davon Pflicht-mitglieder	Freiwillige Mitglieder	Rentner
Ortskrankenkassen	16 183	9 448	956	5 780
Betriebskrankenkassen	4 202	2 549	372	1 281
Innungskrankenkassen	1 656	1 217	157	282
Landwirtsch. Krankenkassen	906	525	9	372
Seekrankenkassen	67	40	13	14
Bundesknappschaft	1 051	300	38	713
Ersatzkassen für Arbeiter	384	252	62	71
Ersatzkassen für Angestellte	9 383	5 114	2 743	1 526
GKV[a] insgesamt	33 835	19 447	4 350	10 038

[a] Die Gesamtzahlen der GKV stimmen wegen Auf- und Abrundungen nicht immer mit der Zahl für die einzelnen Kassenarten überein.
Errechnet nach: Bundesarbeitsblatt, 1979, H. 3, S. 116.

Kasse in der Bundesknappschaft, die Seekrankenkasse und die Ersatzkassen. Letztere nehmen insofern eine Sonderstellung ein, als sie ihre Leistungen mit den Ärzteverbänden relativ eigenständig aushandeln können. Überdies hatten sie bis zum 1. Juli 1978 eine eigene Gebührenordnung und konnten unabhängig von den RVO-Vorschriften Mehrlei-

Tab. 3:

Anteil der Versicherten in Prozent
(Jahresdurchschnitt 1977)

Kassenart	Pflicht-versicherte	Freiwillig Versicherte	Rentner
Ortskrankenkassen	58,4	5,9	35,7
Betriebskrankenkassen	60,7	8,9	30,5
Innungskrankenkassen	73,5	9,5	17,0
Landwirtsch. Krankenkassen	57,9	1,0	41,0
Seekrankenkassen	59,7	19,4	20,9
Bundesknappschaft	28,5	3,6	67,8
Ersatzkassen für Arbeiter	66,0	16,1	18,5
Ersatzkassen für Angestellte	54,5	29,2	16,2
GKV insgesamt	57,5	12,6	29,7

Errechnet aus Tab. 2

stungen festlegen. Die relative Eigenständigkeit dieser Kassen wurde allerdings durch das Krankenversicherungs-Kostendämpfungsgesetz (1977) mit der Einführung der Konzertierten Aktion eingeschränkt.

– Landwirtschaftliche Krankenkassen, die als einzige Kassen der GKV auch die Versicherungspflicht für Selbständige vorsehen.

Die *Zusammensetzung der Mitglieder* ist in den einzelnen Kassentypen der GKV unterschiedlich, wobei vor allem die RVO-Kassen und die Ersatzkassen interessieren. Diese unterscheiden sich insbesondere bezüglich ihres Anteils an Pflichtversicherten, freiwillig Versicherten und Rentnern (vgl. hierzu Tab. 2 und 3).

Aus diesen Daten geht hervor, daß die RVO-Kassen einen deutlich höheren Anteil an Pflichtversicherten und Rentnern, hingegen einen niedrigeren Anteil an freiwillig Versicherten als die Ersatzkassen haben. Infolge des größeren Anteils an freiwillig Versicherten sowie das durchschnittlich höheren Lohnniveaus von Angestellten haben die Ersatzkassen höhere *Einnahmen* als die RVO-Kassen.

Die niedrigere Quote von Arbeitern und Rentnern in den Ersatzkassen machen sich aber auch auf der *Ausgabenseite* bemerkbar, denn Arbeiter und Rentner haben ein höheres *Krankheitsrisiko* als Angestellte. Es ist heute bekannt, daß Arbeiter infolge ihrer spezifischen Arbeitsbedingungen häufiger und schwerer krank sind als Angestellte[48] und daß insbesondere Rentner aufgrund ihres fortgeschrittenen Alters und des damit verbundenen Gesundheitsverschleißes eine intensivere Krankenversorgung benötigen. Die Krankenversorgung von Rentnern ist vor allem im Bereich der Krankenhausbehandlungen und Arzneimittelversorgung deutlich höher als die der übrigen Versicherten. Dieser Mehrbedarf kompensiert bei weitem die niedrigeren Kosten für deren zahnärztliche Behandlung.[49]

Insgesamt zeigt sich also, daß die Ersatzkassen doppelt, nämlich durch relativ höhere Einnahmen und ein geringeres Krankheitsrisiko ihrer Mitglieder, begünstigt sind. Gleichwohl kann davon ausgegangen werden, daß heute kaum noch Leistungsunterschiede zwischen den Ersatzkassen und RVO-Kassen bestehen, was allerdings zu einer stärkeren Belastung der RVO-Kassen führt.

3.3. *Finanzierung*

Die Finanzierung der GKV erfolgt über Beiträge und nicht aus Steuergeldern. Staatliche Zuschüsse – mit Ausnahme der Krankenversicherung der Landwirte – sind eine seltene Ausnahme. Der Bund bezahlt z. Z. lediglich einen Teil des laufenden Mutterschaftsgeldes.

– Die *Pflichtbeiträge für Arbeitnehmer* werden je zur Hälfte vom Versicherten und von dem Unternehmen, in dem er beschäftigt ist, getragen. Die Höhe des Beitrags entspricht einem Prozentsatz des Lohnes bzw. Gehalts, der regional unterschiedlich ist. Der Beitragssatz wird unter kostendeckenden Gesichtspunkten nach dem Finanzbedarf der einzelnen Kassen autonom beschlossen. Z. Zt. gibt es faktisch keine obere Grenze. Dieser prozentuale Beitragsanteil wird jedoch nur bis zu einer bestimmten Einkommensgrenze, der *Beitragsbemessungsgrenze*, die seit 1971 dynamisiert ist, erhoben. Sie lag 1979 bei 3 000 DM monatlichem Einkommen, die darüber liegenden bleiben mit ihren Beiträgen an dieser Grenze stehen, d. h. sie bezahlen einen relativ geringeren Prozentsatz ihres Einkommens für die Krankenversicherung. Verdient z. B. ein Angestellter 3 000 DM monatlich, so hat er bei einem Krankenversicherungsanteil von 10 Prozent 300 DM zu bezahlen. Ein anderer Versicherter, der ein monatliches Einkommen von 6 000 DM hat, muß ebenfalls nur 300 DM als Beitrag entrichten. Die Beitragsbemessungsgrenze ist mit der *Pflichtversicherungsgrenze*, also jener Einkommenshöhe, bis zu der ein Beschäftigter pflichtversichert ist, identisch. Die Pflichtbeiträge der abhängig Beschäftigten zur Krankenversicherung werden zusammen mit den Beiträgen zur Renten- und Arbeitslosenversicherung vom Unternehmen als »Gesamtsozialversicherungsbeitrag« in einer Summe an die zuständige Krankenkasse entrichtet.

- Ebenso wie für die Versicherungspflichtigen bezahlt der Arbeitgeber für die *freiwillig Versicherten* in der GKV die Hälfte des gesetzlichen Beitrags.
- Die Beitragszahlung für die *Krankenversicherung der Rentner* wird von den Rentenversicherungsträgern vorgenommen. Diese bezahlen für die Krankenversicherung ihrer Mitglieder einen durchschnittlichen Beitrag, dessen Höhe sich nach der Rentensumme der Rentenversicherung bemißt. Insgesamt waren dies 1975 etwa 21,5 Prozent der Gesamteinnahmen der GKV; der Durchschnittsbeitrag je Rentner betrug Anfang 1977 145 DM monatlich.
- Weitere Einnahmen erhält die GKV aus der Bundesanstalt für Arbeit, für die *Krankenversicherung der Arbeitslosen*. Diese sind mit zunehmender Arbeitslosigkeit als Resultat der anhaltenden ökonomischen Krise angestiegen und betrugen 1975 etwa 4 Prozent der Gesamteinnahmen.
- Die Beiträge für die *Krankenversicherung von Wehrpflichtigen* werden vom Bund getragen.

Obwohl die Arbeitnehmer- und Arbeitgeberanteile an den Kassenbeiträgen als zwei getrennte Dinge erscheinen, sind sie gemeinsamer Herkunft und dienen auch einer gemeinsamen Verwendung. Der materielle Wert beider Anteile wird im Produktionsprozeß erarbeitet und über die Krankenkassen zum Zwecke der Erhaltung und Reproduktion der Ware Arbeitskraft umverteilt. Der Gesamtbeitrag zur Krankenversicherung ist als Wertbestandteil des Arbeitslohnes zu begreifen. Insofern ist der Arbeitgeberanteil lediglich eine spezifische Form des Arbeitsentgelts[50], nämlich zurückgehaltener Lohn, der nicht direkt, sondern erst vermittels gesellschaftlicher Umverteilung individuell konsumiert werden kann. Wie bei allen Lohnfragen richtet sich das Hauptinteresse der Unternehmer darauf, den Arbeitslohn – und damit auch die Versicherungsbeiträge – so gering wie möglich zu halten.

Der *Arbeitnehmeranteil* am Krankenversicherungsbeitrag ist unmittelbar Lohnbestandteil. Veränderungen dieses Beitragsanteils wirken sich direkt auf die verfügbaren Primäreinkommen der Versicherten aus; im Falle der Erhöhung haben sie – wenn sie nicht durch aktive Lohnpolitik aufgefangen werden können – eine Verminderung des individuell konsumierbaren Teils des Lohnes zur Folge.

Der *Arbeitgeberanteil* am Krankenversicherungsbeitrag wird von den Unternehmen als Lohnnebenkosten behandelt, die in die Kalkulation der Preise eingehen. Da alle Unternehmungen in nahezu gleichem Ausmaß mit den Krankenversicherungskosten belastet sind, ergibt sich im nationalen Rahmen daraus kein wesentlicher Konkurrenzvorsprung, so daß sie weitgehend in die Preise eingehen können und somit die Bedeutung einer indirekten Steuer erhalten. Dadurch verteilen sich die Unternehmensanteile über die Preise auf die gesamten Waren, die letztlich von den Verbrauchern, zu über 90 Prozent Sozialversicherte, im Rahmen ihrer Konsumausgaben bezahlt werden. Die Unternehmer werden also durch den Arbeitgeberanteil an den Beiträgen zur GKV nur dem Scheine nach finanziell belastet, während die eigentliche Last auf die Versicherten abgewälzt wird; d. h. aber nichts anderes, als daß die Arbeiterklasse selbst die Erhaltung und Verwertbarkeit ihrer Arbeitskraft ökonomisch sichert.

Die Überwälzung der unternehmerischen Beitragsanteile auf die Warenpreise ist indessen nicht zu allen Zeiten gleich günstig und darüber hinaus für eine stark exportorientierte Wirtschaft von den Bedingungen der internationalen Konkurrenz abhängig. So zeigt sich, daß in Perioden der ökonomischen Prosperität Krankenversicherungsbeiträge eher in die Preisgestaltung eingehen können als in Zeiten der Kapitalentwertung, der ökonomischen Krise. In solchen Situationen reagiert das Kapital in aller Regel mit einer Intensivierung der Arbeit, um die dann nicht mehr abwälzbaren Kosten durch zusätzliche Mehrarbeit der Beschäftigten, also durch die Erhöhung des relativen Mehrwerts, herauszuholen und tendiert schließlich auch dazu, Sozialleistungen abzubauen. Dies ist ein Grund dafür, weshalb es in den vergangenen Jahren immer wieder zu Einbrüchen im gesamten Sozialwesen kam, die von Gerd Muhr wie folgt beschrieben werden: »Die sozialpolitische Bühne wandelt sich. Stand die Sozialpolitik in den Jahren der Rezession von 1966–1968 unter dem Primat der Wirtschafts- und Finanzpolitik und mußte erhebliche Federn lassen, so erlebte sie von 1969–1974 eine Expansionsphase, in der wesentliche Leistungsverbesserungen durchgesetzt werden konnten. Im letzten Jahr begann sich das Blatt wieder zu wenden. Der Wirtschaftseinbruch leitete wiederum eine restriktive Phase ein, die nun von vielen Seiten zum Anlaß genommen wird, das sozialpolitische Leistungsniveau zu überdenken und – soweit möglich – abzubauen.«[51] Dabei handelt es sich freilich nicht um einen zufälligen und naturwüchsigen Wandel des sozialpolitischen Geschehens, sondern in den Veränderungen spiegeln sich die spezifischen Gesetzmäßigkeiten des Kapitals und seiner Bewegung wider, die infolge konkurrierender ökonomischer Privatinteressen und der damit einhergehenden Undurchsichtigkeit der Produktion in regelmäßigen Zeitabständen zur krisenhaften Überproduktion führen.

Die Einnahmen der Krankenkassen (siehe Tab. 5) stehen in enger Beziehung zur *gesamtwirtschaftlichen Entwicklung.* Da die Beiträge ein prozentualer Anteil des Bruttoeinkommens der Versicherten sind, ist die Summe der Beiträge von der Anzahl der Beschäftigten und der Höhe der Löhne und Gehälter abhängig. Der Umfang der Einnahmen reagiert damit also auch auf die Zu- und Abnahme des Lohn- und Gehaltsvolumens in Zeiten ökonomischer Prosperität und Krise. Einnahmen verringernd wirken vor allem Massenarbeitslosigkeit, Kurzarbeit und niedrige Tarifabschlüsse. (Zu diesem Wirkungszusammenhang siehe Abb. 2.)

Abb. 2: Wirtschaftliche Entwicklung und Einnahmen der GKV

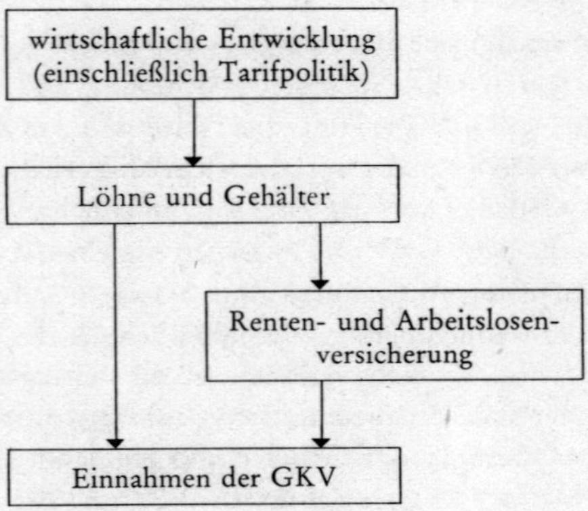

Die Gesamthöhe der Beitragseinnahmen der GKV wird allerdings nicht allein von der Wirtschaftssituation bestimmt, sondern überdies auch von dem jeweiligen Gesamtprozentsatz der Versicherteneinkommen, der an die Kassen abgeführt wird. Dieser ist durch die Erweiterung des Mitgliederkreises, aber vor allem durch die Erhöhung der Beitragssätze seit 1960 stark angestiegen (siehe Tab. 4). Im Zusammenhang mit dem Anstieg der Rentenversicherungsbeiträge und der Steuerabgaben, die insbesondere für die unteren Einkommensgruppen tarifpolitisch nicht aufgefangen werden konnten, führte dies zu einer spürbaren Verringerung des realen Werts des frei verfügbaren und konsumierbaren Anteils der Versicherteneinkommen.

Tab. 4:

Anteil der Beitragseinnahmen der GKV an der Bruttolohn- und -gehaltssumme von 1960 bis 1977

Jahr	1960	1965	1970	1975	1976	1977
Bruttolohn- und -gehaltssumme[a] (in Mio DM)	117 000	203 130	306 400	479 600	510 600	546 100
Einnahmen der GKV aus Beiträgen[b] (in Mio DM)	9 178	15 088	24 976	58 123	67 516	70 242
Anteil der Beiträge an der Bruttolohn- und -gehaltssumme in v. H.	7,8	7,4	8,2	12,1	13,2	12,8

Quelle: a) Bundesminister für Arbeit und Sozialordnung (Hrsg.): Sozialbericht '78, Bonn 1978, S. 315.
b) siehe Tab. 5

Insgesamt zeigt sich also, daß über 90 Prozent der Bevölkerung Mitglieder in der gesetzlichen Krankenversicherung sind, daß diese weitgehend über Löhne und Gehälter finanziert wird und daß die GKV hohe Beträge aus anderen Bereichen der Sozialversicherung erhält. Von daher drängt sich schon der Gedanke auf, daß eine Vereinheitlichung des Versicherungssystems innerhalb der GKV und zwischen einzelnen Zweigen der Sozialversicherung zu einer effizienteren und besseren Aufgabenerfüllung führen könnte.[52] Mit zunehmender Vereinheitlichung des Versicherungssystems stellt sich allerdings auch die Frage, ob die Beitragsfinanzierung nicht zugunsten einer Steuerfinanzierung abgelöst werden sollte. Beispiele für letzteres gibt es in England, Schweden und Finnland. Die Steuerfinanzierung unterscheidet sich von der Beitragsfinanzierung vor allem dadurch, daß die

Einkommensteuer progressiv gestaffelt ist, während die Beitragsfinanzierung bis zur Beitragsbemessungsgrenze linear prozentual erhoben wird, darüber hinaus stagniert. Hinzu kommt, daß im Falle einer Steuerfinanzierung nicht nur die Versicherten, sondern alle an der Finanzierung der Krankenversorgung der Bevölkerung beteiligt würden. Die größten Widerstände gegen eine solche Entwicklung kommen vor allem von den privaten Krankenversicherungen und den ärztlichen Standesorganisationen, die sich gerade in letzter Zeit wieder, in Zusammenhang mit der Verabschiedung des Krankenversicherungs-Kostendämpfungsgesetzes, entsch ieden dagegen ausgesprochen haben.[53]

3.4. Organisation der Umverteilung in der gesetzlichen Krankenversicherung

Krankenkassen der GKV sind keine privatwirtschaftlichen Unternehmen, die nach dem Prinzip der Kapitalverwertung ihr Geld investieren, sondern haben nach dem Kostendeckungsprinzip zu wirtschaften. Die Kassen sind berechtigt, die Beiträge festzusetzen und zu erheben. Diese müssen so bemessen sein, daß sie für die zulässigen Ausgaben der Kassen ausreichen (§ 385 RVO). Die Verwendung der finanziellen Mittel ist beschränkt auf: die satzungsmäßigen Leistungen, zur Erfüllung der Rücklage, für Verwaltungskosten und die besondere und allgemeine Krankheitsverhütung (§ 363 RVO). Übersteigen die Einnahmen der Kasse die Ausgaben, so sind, falls die vorgeschriebene Rücklage das Doppelte ihres gesetzlichen Betrags erreicht hat, durch Änderung der Satzung entweder die Beiträge zu ermäßigen oder die Leistungen zu erhöhen (§ 392 RVO). Für Zeiten mit höheren Ausgaben als Einnahmen sieht die RVO für jede Kasse eine Rücklage vor. Diese soll die Höhe von mindestens einer Zweimonatsausgabe nach dem Durchschnitt der letzten drei Jahre haben. Die Rücklage besteht in einem Guthaben bei dem für die Krankenkasse zuständigen Träger der Krankenversicherung für Gemeinschaftsaufgaben (§ 364 RVO). Aus diesen normierten Regeln des wirtschaftlichen Handelns von Krankenkassen geht deutlich hervor, daß diese ihre Geldmittel weder unter Gesichtspunkten der Gewinnerzielung noch der Akkumulation einsetzen dürfen, andererseits auch nicht wie private Unternehmen Konkurs gehen können. *Insofern ist das Vermögen der Kassen auch nicht als Kapital zu bezeichnen.*

Die Organisationsform der Krankenkassen in der GKV ist die Körperschaft des öffentlichen Rechts mit *Selbstverwaltung.* Ihre Entscheidungsorgane, Vorstand und Vertreterversammlung, sind aus gewählten Vertretern der Versicherten und Unternehmern zusammengesetzt:

- Bei den *RVO-Kassen* sind es je zur Hälfte Vertreter der Versicherten und Unternehmen.[54]

Für Betriebskrankenkassen gilt die Besonderheit, daß den Organen außer den Vertretern der Versicherten der Arbeitgeber oder sein Vertreter angehört. Er hat die gleiche Zahl der Stimmen, die den Vertretern der Versicherten zusteht. Durch diese Stimmenkumulation wird die Stellung der Unternehmervertreter erheblich verstärkt und verschiebt das Gleichgewicht zwischen den beiden Gruppen zugunsten der Unternehmer.

- Bei der Knappschaftsversicherung sind es zu zwei Drittel Vertreter der Versicherten und zu einem Drittel Unternehmervertreter und
- bei den Ersatzkassen werden nur Versicherte als Mitglieder der Organe gewählt.

Rechtliche Grundlage für die halbparitätische Besetzung der Organe der RVO-Kassen ist das Selbstverwaltungsgesetz (1951)[55]. Die halbparitätische Vertretung der Unternehmer wird in der Regel damit gerechtfertigt, daß die Unternehmer die Hälfte der Beiträge bezahlen. Wie oben gezeigt werden konnte, handelt es sich jedoch bei dem sogenannten Arbeitgeberbeitrag um eine indirekte oder zurückgehaltene Lohnform, so daß diese Argumentation lediglich ideologische Funktionen hat. Würden nämlich die Organe tatsächlich mit jenen besetzt, die die dafür notwendigen Werte schaffen, so müßten sie – wie in den Ersatzkassen – allein von den Lohn- und Gehaltsabhängigen, also den Versicherten, besetzt werden. Dies ist eine Forderung, die schon vor der Jahrhundertwende von der Arbeiterbewegung erhoben wurde.

Versicherte und Unternehmer wählen ihre Vertreter in die Vertreterversammlung der Kassen. Diesbezügliche Wahlen der Unternehmer sind bisher nicht bekannt geworden. Sie braucht auch nach dem Gesetz nicht stattzufinden, wenn lediglich ein einziger Wahlvorschlag eingereicht wird. Hier werden die Vertreter von den Verbänden benannt. Sie werden in die Selbstverwaltungsorgane mit Aufträgen entsandt, die aus der Politik der Unternehmerverbände hervorgehen.[56]

Die *Sozialwahlen* der Versicherten wurden bisher stets durchgeführt, da es neben den gewerkschaftlichen Listen auch andere Listenvereinigungen gab. Die Wahlbeteiligung an den Sozialwahlen war immer relativ schwach. So betrug die durchschnittliche Wahlbeteiligung bei Trägern mit Wahlhandlungen 1953: 42,4 Prozent, 1958: 27,5 Prozent, 1962: 26,2 Prozent, 1968: 20,5 Prozent und 1974: 43,7 Prozent.[57]

Entsprechend der gruppenspezifischen Vertretung in den Entscheidungsorganen der GKV ist zunächst davon auszugehen, daß sich hier die Interessen von Unternehmern und Versicherten – wenn auch nicht ungebrochen, aber immerhin als Reflex – niederschlagen. So ist von den Vertretern der Unternehmungen zu erwarten, daß ihren Entscheidungen über die Festsetzung und Verteilung der Kassenbeiträge Bedingungen der Kapitalverwertung zugrunde liegen, während von den Versichertenvertretern erwartet werden kann, daß sie eine bedarfsorientierte Krankenversorgung anstreben. Die Unternehmensvertreter sind prinzipiell aus Gründen der Erhaltung und Ausweitung ihrer Gewinne an einer Senkung der Lohnkosten und damit niedrigen Sozialversicherungsbeiträgen interessiert. Sie nehmen deshalb auch Leistungsminderungen der Krankenkassen in Kauf. In den Entscheidungsorganen der GKV vertreten sie übergreifende Kapitalinteressen, die über die Individualinteressen der Einzelkapitale hinausgehen, aber nicht als deren mechanischer Durchschnitt betrachtet werden können. Denn mit zunehmender ökonomischer Konzentration und Zentralisation prägen die großen Kapitalgesellschaften die allgemeine Richtung des wirtschaftlichen Handelns. Die Position des Kapitals kommt unmißverständlich in Stellungnahmen der Bundesvereinigung der Deutschen Arbeitgeberverbände zum Ausdruck, in denen immer wieder die zusätzliche finanzielle Beteiligung der Versicherten an den Krankheitskosten gefordert wird[58]. Damit sollen Kostensteigerungen in der Krankenversicherung den Versicherten unmittelbar aufgebürdet werden. Vermittels der Halbparität in den Organen der RVO-Kassen hat das Kapital einen institutionell garantierten Einfluß auf einen wesentlichen Bereich außerhalb der Sphäre seiner unmittelbaren Verwertung. Solange diese Macht nicht zugunsten der Selbstverwaltung der Versicherten zurückgedrängt werden kann, ist besonders auf die Folgen zu achten, die Forderungen nach Eigeneinrichtungen der Kassen zur Krankenversorgung – wie Polikliniken und Ambulatorien – haben können.

Die Versichertenvertreter in den Entscheidungsorganen der GKV werden zwar gewählt, um die Interessen der Versicherten konsequent zu vertreten. Gleichwohl sind sie jedoch aufgrund der paritätischen Zusammensetzung der Selbstverwaltung objektiv nicht in der Lage, die Interessen der Versicherten entschieden durchsetzen zu können. Das führt nicht selten dazu, daß es zu einer politischen Neutralisierung der Versichertenvertreter kommt, die dann die anstehenden Probleme auch subjektiv nicht mehr als Ausdruck gesellschaftlicher Widersprüche, sondern eher als persönliche Konflikte begreifen.

Dieser Prozeß wird durch die fehlende Rückkoppelung der Versichertenvertreter zu den konkreten Bedürfnissen und Interessen der Versicherten und durch die fehlenden direkten Kontrollmöglichkeiten für die Versicherten, die sich allein auf die alle 6 Jahre stattfindenden Sozialwahlen beschränken, begünstigt.[59] Hinzu kommt, daß die Versichertenvertreter in der Regel über verschiedene Listen gewählt werden und von daher schon ein uneinheitliches Vorgehen in den Organen angelegt ist. Dies hat nicht selten eine Schwächung der Versichertenposition zur Folge. So zeigte sich in den letzten Jahren in den Diskussionen über Kostendämpfungsmaßnahmen, daß selbst über Gewerkschaftslisten in die Selbstverwaltung gelangte Versichertenvertreter unterschiedliche Positionen insbesondere zu Einsparungen in den Krankenhäusern und der Arzneimittelversorgung vertraten, da der DGB, die Gewerkschaften ÖTV und IG Chemie hierzu in der Praxis keine einheitliche Linie fanden.[60] Insgesamt kann die Selbstverwaltung mit ihrer gegenwärtigen Struktur aus der Sicht der Versicherten nur bedingt als Organ der Interessenvertretung der Versicherten angesehen werden; allenfalls ist sie eine abgehobene Anlaufstelle für Kritik, ohne indessen über das Entscheidungspotential zu verfügen, das für eine Lösung dieser Probleme notwendig wäre. Insofern erfüllt sie auf der politischen Ebene integrativ-pazifizierende Funktionen, die zur Stabilisierung bestehender Herrschaftsformen unerläßlich geworden sind.[61]

Als Körperschaften des öffentlichen Rechts mit Selbstverwaltung haben die Krankenkassen enge Beziehungen zum *Staat,* genießen jedoch eine relative Eigenständigkeit. Sie wurden vom Staat geschaffen, mit spezifischen Aufgaben betraut und erfüllen demzufolge öffentliche Funktionen. Sie haben deshalb auch Anspruch auf Schutz und Förderung durch den Staat. Gleichwohl sind sie selbständige Rechtsträger mit begrenzten Machtbefugnissen. So können sie innerhalb eines festgelegten Spielraums Verwaltungszwang ausüben, Geldbußen auferlegen, Leistungen bestimmen und haben das bereits erwähnte Recht auf Festsetzung und Erhebung von Beiträgen. Die Krankenkassen sind also nicht in die unmittelbare staatliche Verwaltung eingegliedert; sie verwalten sich selbst. Der Staat hat deshalb auch kein unmittelbares Weisungsrecht, sondern lediglich die Rechtsaufsicht darüber, ob Gesetz und Satzung eingehalten werden.

Dennoch ist der Einfluß des *Staates* auf die GKV nicht zu unterschätzen, den er vor allem über die Gestaltung der Reichsversicherungsordnung hat, deren Erneuerung und Ausweitung von Bundestag und Bundesrat beschlossen werden. Der Staat bestimmt damit die Grundsäulen der Selbstverwaltung in der GKV wie z. B. die paritätische Besetzung der Organe mittels des Selbstverwaltungsgesetzes (1951). Er nimmt Einfluß auf den Personenkreis der Versicherten mittels der Versicherungspflichtgrenze oder durch die Einbeziehung ganzer Gruppen wie die Landwirte (1972), Studenten (1975) und Behinderte (1975). Die Art und Weise, wie die Beitragsbemessungsgrenze gestaltet ist, ob sie höher als die Pflichtversicherungsgrenze liegt oder mit dieser gleich ist, ob sie dynamisiert ist (1971), fällt ebenfalls in den Kompetenzbereich des Staates. Und schließlich legt dieser auch fest, was zulässige Leistungen sind, ob dazu lediglich Maßnahmen der Krankenversorgung oder auch präventivmedizinische Leistungen (1971) zählen. Insgesamt zeigt sich also, daß die wahrgenommenen Einflußmöglichkeiten des Staates von Anfang an über dem Prinzip der Selbstverwaltung standen und demzufolge auch die allgemeine gesellschaftliche, ökonomische und politische Entwicklung den Aktionsradius der GKV bestimmt.

3.5. Ausgaben

Die Ausgaben der GKV für die Krankenhilfe orientieren sich an einem Krankheitsverständnis, das vom preußischen Verwaltungsgericht am 10. Mai 1889 beschlossen und vom Bundessozialgericht am 16. Mai 1972 bestätigt wurde: »Krankheit im Sinne der Gesetzlichen Krankenversicherung ist ein regelwidriger Körper- und Geisteszustand, dessen Eintritt entweder die Notwendigkeit einer Heilbehandlung – allein oder in Verbindung mit Arbeitsunfähigkeit – oder Arbeitsunfähigkeit zur Folge hat.«[62] Aufgabe der GKV ist es also, dann tätig zu werden, wenn eine Krankheit nach diesem Verständnis vorliegt und von einem Kassenarzt bestätigt wird. Leistungen sind demnach vornehmlich für vorhandene Krankheiten zu gewähren. Dies hatte zur Folge, daß die kurative Seite der Medizin sich extensiv entwickeln konnte, während der präventive Gedanke weit in den Hintergrund gedrängt wurde.

Gleichwohl heißt es jedoch: »Gegenstand der Versicherung sind . . . vorgeschriebene Leistungen der Krankenkassen . . . an Maßnahmen zur Früherkennung von Krankheiten, Krankenhilfe, Wochenhilfe, Sterbegeld und an Familienhilfe« (§ 179 RVO). Hinzu kommen Leistungen während der Schwangerschaft und Geburt sowie Beratungen in Fragen der Empfängnisregelung, des Schwangerschaftsabbruchs und der Sterilisation. Mit der begrenzten Aufnahme von Früherkennungs- und Vorsorgemaßnahmen (1971) erfährt die GKV eine qualitative Veränderung. Es wird nämlich nicht mehr erst nach der Manifestation einer Krankheit, sondern bereits im Vor- und Frühstadium einer Krankheit finanzielle Hilfe gewährt. Damit beginnt ein Prozeß, in dem sich erste Ansätze der qualitativen Umgestaltung der gesetzlichen Krankenversicherung in eine gesetzliche Gesundheitsversicherung andeuten.

In der GKV kann bei der Gewährung von kurativen Leistungen von einer starken Tendenz zum *Finalprinzip* ausgegangen werden, d. h. daß Hilfeleistungen hier an Kriterien des zu erzielenden Erfolgs gemessen werden und nicht an der Verursachung (*Kausalprinzip*) wie in anderen Teilen der Sozialversicherung. Im präventiven Bereich steht die finale Orientierung der GKV noch ganz am Anfang. Sie kommt dem Finalprinzip insgesamt allerdings um so näher, je stärker sie reaktive Heilmaßnahmen durch vorbeugende und vorsorgende überflüssig macht.

Das Prinzip der Solidarität ist ein weiterer – bereits erwähnter – Aspekt, der für die Leistungsvergabe der sozialen Krankenversicherung von Bedeutung ist und diese insbesondere von den privaten Krankenversicherungen abgrenzt.

Die Ausgaben der GKV sind seit 1960 insgesamt um etwa das 7-fache angestiegen (siehe Tab. 5 und Abb. 3). Dabei haben sich einzelne Ausgabenbereiche unterschiedlich stark erhöht: Der Zahnersatz um das 20-fache, die Krankenbehandlung in Anstalten um das 12-fache, zahnärztliche Behandlung um das 9-fache, Arznei- und Heilmittel aus Apotheken um das 6-fache, die kassenärztliche Behandlung um das 6-fache, die Verwaltungskosten um das 6-fache und das Krankengeld um das 2-fache. Diese Entwicklung hat die inneren prozentualen Ausgabenproportionen zugunsten der Krankenbehandlung in Anstalten, des Zahnersatzes, der zahnärztlichen Honorare und Arzneimittel verschoben, während der prozentuale Ausgabenanteil für kassenärztliche Honorare und die Verwaltung gleichblieb, für das Krankengeld infolge der Auswirkungen des Lohnfortzahlungsgesetzes sogar deutlich zurückging.

Generell ist die Entwicklung der Ausgaben auf zwei Hauptkomponenten zurückzuführen, nämlich die Mengen und Preise der Leistungen. Die *Leistungsmengen* hängen von vielfältigen Faktoren ab:

- Morbidität: ihrer quantitativen und qualitativen Entwicklung. Einfluß darauf haben die demographische und Sozialstruktur, Arbeits- und Lebensbedingungen sowie die wissenschaftlich-technologische Entwicklung der Medizin. Überdies ist bekannt, daß sich das Krankheitsspektrum immer mehr zur Seite der chronisch-degenerativen und psychosozialen Erkrankungen verschiebt.
- Inanspruchnahme: sie ist keineswegs identisch mit der Morbidität, denn es konnte empirisch nachgewiesen werden, daß nicht alle Kranken auch medizinische Institutionen in Anspruch nehmen[63]. Dies hängt mit objektiven Bedingungen des Krankseins, des formellen und informellen Krankenverhaltens, aber auch mit der subjektiven Entfaltung des Krankheitsbewußtseins zusammen[64]. Arbeitsmarktsituation, Sozial- und Altersstruktur spielen hierbei eine nicht zu vernachlässigende Rolle. Die Inanspruchnahme ist jedoch nicht nur Ausdruck des ersten Aufsuchens einer medizinischen Einrichtung, sondern ebenfalls die Weitervermittlung innerhalb des Gesundheitssystems. Hierbei haben die Kassenärzte eine wichtige Aufgabe – insbesondere für Überweisungen, Verordnungen und wiederholte Einbestellungen.
- Leistungsangebot: der Umfang der Leistungen, die von den Kassen bezahlt werden, wird teils gesetzlich, teils aber auch von den Kassen selbst festgelegt. Gerade in den RVO-Kassen wurde seit Ende der sechziger

Abb. 3 Reinausgaben in der gesetzlichen Krankenversicherung von 1960–1977 (1960 = 100).

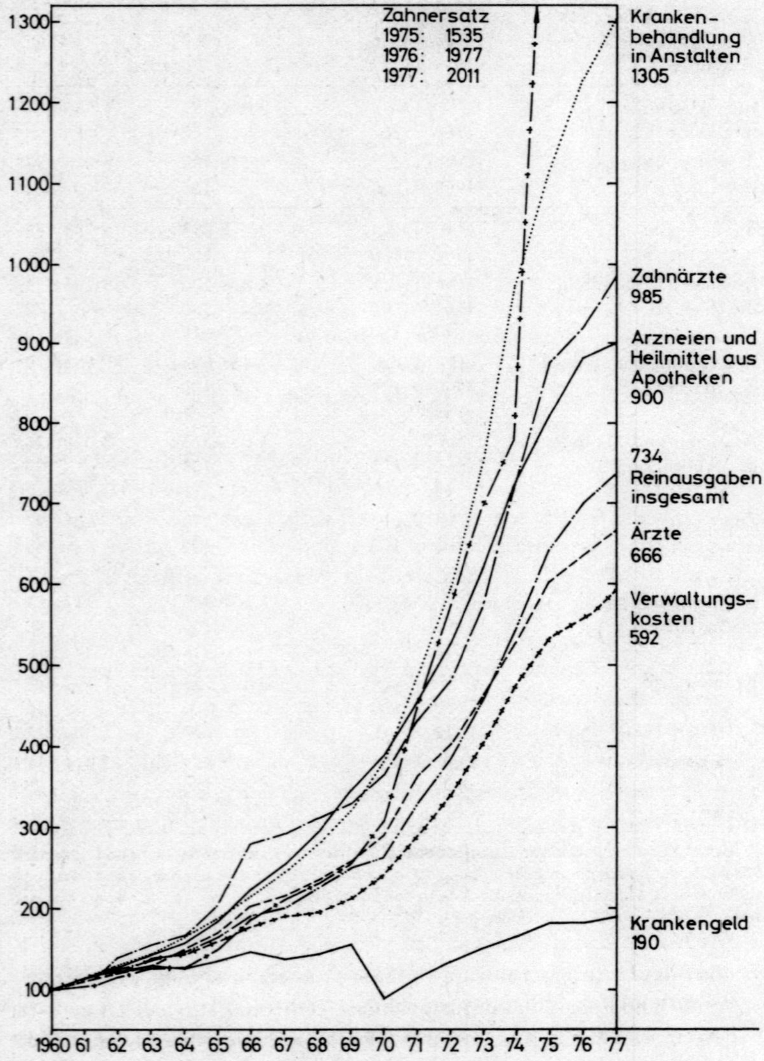

Zahlenangaben hierzu siehe: Tab. 5

Tab. 5: Reineinnahmen und Reinausgaben in der gesetzlichen Krankenversicherung von 1960–1978

Bezeichnung der Reineinnahmen und -ausgaben	Maßeinheit	1960	1965
Reineinnahmen	DM (Tsd.)	9 524 291	15 960 832
insgesamt	1960 = 100	100	168
darunter: Beiträge	DM (Tsd.)	9 178 485	15 088 187
	1960 = 100	100	164
Reinausgaben	DM (Tsd.)	9 512 613	15 785 488
insgesamt	1960 = 100	100	166
darunter: Behandlung	DM (Tsd.)	1 874 120	3 194 651
durch Ärzte	1960 = 100	100	170
	v. H.	19,7	20,2
Behandlung durch	DM (Tsd.)	467 603	953 279
Zahnärzte	1960 = 100	100	204
	v. H.	4,9	6,0
Arzneien und Heilmittel	DM (Tsd.)	1 093 376	2 020 626
aus Apotheken	1960 = 100	100	185
	v. H.	11,5	12,8
Zahnersatz	DM (Tsd.)	268 590	401 197
	1960 = 100	100	149
	v. H.	2,8	2,5
Krankenbehandlung	DM (Tsd.)	1 567 966	2 947 177
in Anstalten	1960 = 100	100	188
	v. H.	16,5	18,7
Krankengeld[a)]	DM (Tsd.)	2 572 153	3 500 884
	1960 = 100	100	136
	v. H.	27,0	22,2
Verwaltungskosten	DM (Tsd.)	509 459	814 531
	1960 = 100	100	160
	v. H.	5,4	5,2

[a)] Bis 1970 Krankengeld bei ambulanter Behandlung; von 1971 an bei ambulanter und stationärer Behandlung. Errechnet und zusammengestellt nach: Bundesminister für Arbeit und Sozialordnung (Hrsg.): Hauptergebnisse der Arbeits- und Sozialstatistik, Bonn 1967 ff.; Bundesarbeitsblatt, 1979, H. 3, S. 124; ebenda, 1980, H. 1, S. 95.

Jahre das Leistungsspektrum – für Psychotherapie (1967)[65], Früherkennungs- und Rehabilitationsmaßnahmen – erheblich ausgeweitet und verbessert. Die Menge des Leistungsangebots wird überdies auch durch die Organisationsstruktur und die technologische Entwicklung medizinischer Einrichtungen bestimmt. In diesem Zusammenhang sind Rationalisierungen in der ärztlichen Praxis und im Krankenhaus zu erwähnen. Die strikte Trennung zwischen ambulanter und stationärer medizini-

1970	1975	1976	1977	1978
26 116 014	60 742 040	70 203 360	73 498 602	76 433 893
274	638	737	770	802
24 975 872	58 123 141	67 515 517	70 242 036	73 193 200
272	633	735	765	797
25 179 097	60 989 596	66 563 456	69 823 286	74 788 570
265	641	699	734	786
5 457 907	11 276 602	11 923 082	12 488 910	13 194 415
291	602	636	666	704
21,7	18,5	17,9	17,9	17,6
1 708 111	4 096 091	4 297 129	4 607 583	4 967 494
365	876	918	985	1 064
6,8	6,7	6,5	6,6	6,6
4 223 997	8 872 414	9 642 203	9 849 419	10 651 260
386	811	881	900	974
16,8	14,5	14,5	14,1	14,2
828 225	4 122 100	5 312 429	5 403 170	5 754 689
308	1 535	1 977	2 011	2 142
3,3	6,8	8,0	7,7	7,6
6 009 426	17 502 763	19 255 750	20 463 785	21 865 002
383	1 116	1 228	1 305	1 344
23,9	28,7	28,9	29,3	29,2
2 304 010	4 724 690	4 732 930	4 909 350	5 308 605
90	184	184	190	206
9,2	7,7	7,1	7,0	7,0
1 232 497	2 720 252	2 868 012	3 020 298	3 192 458
242	534	562	592	627
4,9	4,5	4,3	4,3	4,3

scher Versorgung hat allerdings nach wie vor negative Auswirkungen auf die Angebotsstruktur.

Die *Preise* für die von den Kassen bezahlten Leistungen, der andere Hauptfaktor der Ausgabenentwicklung, stehen in engem Zusammenhang mit der gesamtökonomischen Entwicklung und der daraus sich ableitenden inflationären Tendenz. Hinzu kommt die spezifische Marktmacht der jeweiligen Leistungsanbieter, die teils öffentlich, frei gemeinnützig, privatberufsständisch und privatwirtschaftlich-monopolistisch organisiert sind. Arzneimittel-, medizinische Geräte- und Krankenhausbaupreise, Ärztehonorare und Pflegesätze haben sich deshalb auch in unterschiedlicher Weise entwickelt. Ein weiterer Aspekt, der für die Preisbildung nicht unerheblich ist, muß in den uneinheitlichen Möglichkeiten und Voraussetzungen für Rationalisierungen und Produktivitätserhöhungen gesehen werden. Diese lassen sich in der hoch technisierten Arzneimittelproduktion eher durchführen als in personalintensiven Dienstleistungsbereichen wie dem Krankenhaus. Und schließlich ist bekannt, daß öffentlich garantierte Absatzmärkte generell vom Kapital sehr begehrt sind, da sie das Absatzrisiko auf ein Minimum reduzieren und langfristig kalkulierbare, hohe Profitchancen versprechen. Lange Zeit wurden die überdurchschnittlich steigenden Preise für die Leistungen der Krankenversorgung unkontrolliert von den Kassen der GKV bezahlt, da die vermehrten Ausgaben durch Beitragserhöhungen infolge der gesamtwirtschaftlichen Entwicklung und des spezifischen politischen Kräfteverhältnisses an die Versicherten weitergegeben werden konnten. Diese Situation hat sich jedoch mit der Ende 1973 einsetzenden ökonomischen Krise geändert. In der »Konzertierten Aktion«, die im Rahmen des Krankenversicherungs-Kostendämpfungsgesetzes (1977) eingeführt wurde, soll die Ausgabensumme der GKV zu Beginn eines jeden Wirtschaftsjahres nach medizinischen und wirtschaftlichen Orientierungsdaten festgelegt werden. Ohne Veränderung der Leistungsstruktur wird sich daraus freilich eine verschärfte Konkurrenz unter den am Gesundheitswesen beteiligten Gruppen um hohe Anteile an den Gesamtausgaben ergeben. Davon sind bis heute am stärksten die Krankenhäuser betroffen, da deren Interessenvertretungen mit der Industrie und den Standesorganisationen der Ärzte schwer mithalten können und darüber hinaus die Kassen infolge der paritätischen Besetzung der Selbstverwaltungsorgane keine konsequenten Positionen im Interesse der Sozialversicherten beziehen können.

In den einzelnen Leistungsbereichen sind unterschiedliche Einflüsse für deren Ausgabenentwicklung verantwortlich zu machen:

– So sind die ansteigenden *Krankenhauskosten* darauf zurückzuführen, daß heute mehr Versicherte in Krankenhäuser eingewiesen werden können, da die Zunahme des medizinischen Wissens und technologischer Neuerungen – wie im Labor, Intensivmedizin, Operations- und Funktionsbereichen – eine differenziertere Diagnostik und Therapie ermöglichen. Hinzu kommt, daß Entbindungen und die Pflege von Schwerkranken in zunehmendem Maße nicht mehr zu Hause, sondern im Krankenhaus stattfinden. Zusätzlich haben sich die durchschnittlichen Liegezeiten bei einer steigenden Anzahl von Patienten verringert. Zur Bewäl-

tigung dieser angestiegenen Versorgungsarbeit in den Krankenhäusern sowie durch die Einführung der 40-Stunden-Woche mußte zusätzliches Personal eingestellt werden, das zwar höhere Kosten hervorruft, aber noch keineswegs ausreicht.
Die Krankenhäuser hatten schließlich einen hohen Nachholbedarf an Erneuerungsinvestitionen. 1971 waren nämlich ein Drittel der Krankenhäuser älter als 50 Jahre, also überaltert, wie es im Gesundheitsbericht der Bundesregierung heißt.[66] Das Krankenhausfinanzierungsgesetz (1972) und die Bundespflegesatzverordnung (1973) hatten einen weiteren Effekt, der nicht als Kostensteigerung, sondern eher als Kostenverschiebung interpretiert werden muß. So wurden Betriebszuschüsse von Gemeinden und Landkreisen in Milliardenhöhe gestrichen und über die Pflegesätze auf die Sozialversicherten übertragen.

- Die hohen Ausgaben für *Arzneimittel* sind vor allem auf die eindrucksvollen Profitraten der pharmazeutischen Industrie zurückzuführen, die sowohl infolge ihres hohen Mechanisierungs- und Automationsgrades kostengünstig produziert als auch infolge ihres hohen Konzentrationsgrades weit von den traditionellen Marktgesetzen abgehobene Machtpreise bilden kann.[67]
- Bei der *kassenärztlichen Behandlung* haben wir einen etwa gleichbleibenden relativen Anteil an den Gesamtausgaben, während der absolute Betrag um das Mehrfache anstieg. Da jedoch die Anzahl der Kassenärzte bis 1971 nahezu konstant um 50 000 blieb und danach nur langsam größer wurde, kam es zu einem überdurchschnittlichen Wachstum der individuellen kassenärztlichen Umsätze und Einkommen. Diese Steigerung wurde sowohl durch die Erhöhung der Preise für die ärztlichen Leistungen – insbesondere technische Leistungen –, aber noch mehr durch die Steigerung der ärztlichen Leistungen pro Fall, die infolge zunehmender Technisierung – insbesondere des Labors – möglich wurde, erreicht. Preis- und Mengensteigerungen kassenärztlicher Leistungen standen 1976 in einem Verhältnis von 4 : 10.[68]
- Die Entwicklung des *Krankengeldes* ist deutlich durch das Gesetz über die Lohnfortzahlung im Krankheitsfall von Arbeitern (1970)[69] gekennzeichnet. Infolge des daraus resultierenden Rechtsanspruchs der Arbeiter auf Fortzahlung des Bruttolohnes im Krankheitsfall kam es zu einer temporären Entlastung der Krankenkassen (siehe Tab. 5 und Abb. 3). Auch hierbei handelt es sich um eine Kostenverschiebung.
- Die *Verwaltungskosten* der GKV haben sich trotz steigender Mitgliederzahlen am geringsten erhöht. Dies ist vor allem auf die zunehmende Zentralisierung und Rationalisierungen – also den Rückgang der Anzahl der Kassen und die Einführung der elektronischen Datenverarbeitung – zurückzuführen.

Insgesamt zeigt sich also, daß die Ausgaben der GKV aufgrund vielfältiger Einflüsse – teils innerer, teils äußerer Art – in den letzten Jahren stark angestiegen sind. Dies führte schließlich zum Krankenversicherungskostendämpfungsgesetz im Jahre 1977.

4. Staatliche Versuche zur Ausgabendämpfung und Strukturveränderung[70]

Der in der GKV übliche Mechanismus, steigende Ausgaben durch Erhöhung der Beiträge zu decken, wurde 1977 jäh gebremst, als nämlich die Rentenversicherung erklärte, daß sie sich nicht mehr in der Lage sähe, mehr als die gesetzlich vorgeschriebene Beitragssumme in Höhe von 11 Prozent der Rentenausgaben für die Krankenversicherung der Rentner bezahlen zu können[71]. Auch die Rentenversicherung hatte seit Jahren durch die Zunahme der vorzeitigen Erwerbsunfähigen und der über 65jährigen in der Bevölkerung steigende Ausgaben, die seit dem Rentenreformgesetz von 1972 zusätzlich durch die Einführung der flexiblen Altersgrenze und die Öffnung der Rentenversicherung für selbständige und nicht erwerbstätige Hausfrauen erhöht wurden. Hinzu kamen ebenso wie bei der GKV die Auswirkungen der anhaltenden ökonomischen Krise mit Arbeitslosenzahlen von mehr als 1 Million, Kurzarbeit, niedrigen Tarifabschlüssen und demzufolge sinkenden Realeinkommen. Dieses Signal der Rentenversicherung führte zum »Gesetz zur Dämpfung der Ausgabenentwicklung und zur Strukturverbesserung in der gesetzlichen Krankenversicherung (Krankenversicherungs-Kostendämpfungsgesetz – KVKG)«, das am 27. Juni 1977 vom Bundestag verabschiedet wurde und bereits am 1. Juli 1977 in Kraft trat[72]. Das Gesetz beinhaltet, die Kosten der Krankenkassen mit und ohne Strukturveränderungen herabzusetzen.

Kurzfristig und unmittelbar wirkende Sparmaßnahmen zielten auf eine zusätzliche finanzielle Beteiligung der Versicherten und Leistungskürzungen der Krankenkassen. So wurden die Versicherten – insbesondere die Rentner – an Arznei-, Verband- und Heilmittelkosten beteiligt. »Bagatellarzneimittel« – wie Kopfschmerztabletten, Beruhigungs- und Abführmittel – sollen aus dem Leistungskatalog völlig gestrichen werden. Allein durch diese beiden Maßnahmen erwarten die Kassen Einsparungen in Höhe von 1 Milliarde DM.[73] Hinzu kam die Neuregelung der Gewährung von Kuren und Haushaltshilfen sowie die zusätzliche Beteiligung der Versicherten an Zahnersatz und kieferorthopädischer Behandlung.

Längerfristige und mittelbar wirkende Sparmaßnahmen erhofft man sich aus übergreifenden Veränderungen, die die Ausgabenentwicklung der GKV – insbesondere die Gesamtvergütung der Kassenärzte und die Ausgaben für Arzneimittel – an volkswirtschaftliche Eckdaten binden soll. Mit Hilfe des Kostendämpfungsgesetzes wird erstmals der Versuch unternommen, vom Gesamtsystem her die Kostenentwicklung zu bestimmen. Das hierfür vorgesehene Steuerungsinstrument ist die *Konzertierte Aktion*. Unter dem Vorsitz des Bundesarbeitsministers werden die Krankenkassen, die private Krankenversicherung, Ärzte, Zahnärzte, Krankenhäuser, Apotheker, Arzneimittelindustrie, Gewerkschaften, Unternehmer, Länder und Kommunen sowie der Gesundheits- und Wirtschaftsminister an einer Gesprächsrunde beteiligt, die jährlich – bis spätestens zum 31. März – Empfehlungen für die Veränderung der Gesamtvergütung und Arzneimittelhöchstbeträge zu geben hat. Darüber hinaus gibt es bereits Bestrebungen, die konzertierte Aktion auch auf andere Bereiche des Gesundheitswesens – wie die Probleme des Ärztebedarfs und der stationären medizinischen Versorgung – auszuweiten, da hiervon die Gesamtvergütung und die Arzneimittelausgaben nicht unberührt bleiben.[74] Die konzertierte Aktion bedeutet also für die Leistungsanbieter wie Kassenärzte und Arzneimittelindustrie »eine stärkere Kontrolle ihres Handelns und Forderns durch die Öffentlichkeit sowie eine stärkere Verpflichtung auf die Interessen des Staatsganzen«.[75] Kommt es jedoch in der konzertierten Aktion zu keiner Einigung, so sind die Spitzenverbände der Krankenkassen und die kassenärztliche Bundesvereinigung verpflichtet, bundeseinheitliche Orientierungsempfehlungen zu geben, an die sich die Landesverbände zu halten haben. Am 22. März 1979 hat die konzertierte Aktion zum drittenmal getagt.[76] Insgesamt lassen sich durch die konzertierte Aktion bisher noch keine nennenswerten kostendämpfenden Erfolge bei den Gesamtausgaben für kassenärztliche Honorare und Arzneimittel vorweisen, und es bleibt abzuwarten, ob dies überhaupt gelingt und zu wessen Lasten es letztendlich gehen wird.

Ebenfalls als kostendämpfend langfristig wirkende Maßnahme werden den Ärzten *»Transparenzlisten«* zur Verfügung gestellt, aus denen Preise und Wirksamkeit von Medikamenten hervorgehen. Die erste verbindliche Transparenzliste wurde Mitte Februar 1979 vorgelegt. Wegen der Schwierigkeiten, die mit der Aufnahme von Kombinationspräparaten verbunden sind, enthält die erste Ausgabe zunächst nur Monosubstanzen. Der Marktanteil der erfaßten Präparate beträgt etwa 15 Prozent[77]. Das Konzept der Transparenzlisten geht davon aus, daß durch Preis- und Wirksamkeitsvergleiche Kassenärzte zu kostensparenden Verordnungen von Arzneimitteln angehalten werden können. Bereits vor dem KVKG waren die Kassenärzte zur »Wirtschaftlichkeit der kassenärztlichen Versorgung« (§ 368 n

Abs. 4 RVO) verpflichtet. Unter Berücksichtigung von Wirksamkeit und Wirtschaftlichkeit hätten erhebliche Kosten eingespart werden können, wie eine empirische Studie belegt: »Wären in Niedersachsen im ersten Halbjahr 1976 in der Herztherapie nur wirksame Monopräparate verordnet worden, hätten die möglichen Einsparungen 29,1 % der Kosten dieser Indikationsklasse betragen. Bei Verordnung des preisgünstigeren generics hätten 50,4 % der Kosten des Indikationsgebiets bzw. 2,9 % der Kosten aller Arzneiverordnungen eingespart werden können.«[78] Die Transparenzlisten sind der Versuch, den Absatz der Arzneimittel und die damit einhergehende Verwertung des Pharmakapitals auf dem Umweg über die Kassenärzte zu kontrollieren, was angesichts des hohen Konzentrationsgrads in dieser Branche und der damit verbundenen Wirtschaftsmacht nicht sehr erfolgversprechend ist (vgl. Kap. VII).

Über die kostendämpfenden Sparmaßnahmen hinaus wird durch das KVKG ein *Finanzausgleich* unter den Kassen vorgeschrieben. Dies wurde erforderlich, da die Kassen durch höchst unterschiedliches Krankheitsrisiko und Einnahmevolumen in Folge ihrer unterschiedlichen Mitgliederzusammensetzung belastet waren. Besonders nachhaltig wirkte sich in diesem Zusammenhang der jeweilige Anteil der Rentner aus. Da die Rentenversicherung nur einen Teil der Krankenversicherung der Rentner bezahlt (1978 etwa die Hälfte), hat das KVKG festgelegt, daß die Allgemeinversicherten bei allen Krankenkassen mit einem gleichen Prozentsatz ihres Grundlohns zur Mitfinanzierung der Rentner-Krankenversicherung herangezogen werden. Diese Umverteilung zwischen den Kassen wird über einen zentralen Fonds vorgenommen. Die Vereinheitlichung der Belastung führt bei großstädtischen Ortskrankenkassen im Durchschnitt voraussichtlich zu einer geringfügigen Verbesserung, während Krankenkassen in ländlichen Bezirken, die zuvor etwas begünstigt waren, stärker belastet werden.[79]

Seit dem 1. Juli 1978 besteht zwischen den *Gebührenordnungen* und Leistungsverzeichnissen der RVO- und Ersatzkassen kein Unterschied mehr. Grundlage für diese Vereinheitlichung war die Gebührenordnung der Ersatzkassen. Als besonderes Merkmal ist zu erwähnen, daß die persönlichen Leistungen des Arztes stärker angehoben wurden als die medizinisch-technischen. Mit der Vereinheitlichung von RVO- und Ersatzkassen entfällt für die Ärzte ein Motiv, Patienten unterschiedlicher Kassen auch unterschiedlich zu versorgen.

Zur Verbesserung der Struktur zwischen *ambulanten* und *stationären* medizinischen Versorgungseinrichtungen sieht das KVKG die Erweiterung und Neueinführung folgender Kooperationsformen vor: Beteiligung von Krankenhausfachärzten an der ambulanten Versorgung, wenn dies für die ambulante kassenärztliche Versorgung notwendig ist und die Krankenhausversorgung dadurch nicht beeinträchtigt wird[80], die Förderung der belegärztlichen Tätigkeit und die Einführung der vorstationären Diagnostik und nachstationären Behandlung durch Krankenhäuser, wenn der einweisende Kassenarzt zustimmt. Da die kassenärztliche Beteiligung und die Krankenhauseinweisungen von den kassenärztlichen Vereinigungen ausgesprochen bzw. kontrolliert werden, ist hier in absehbarer Zeit mit keiner nennenswerten Veränderung zu rechnen. Die ärztlichen Standesorganisationen achten nämlich sorgfältig darauf, daß das im Kassenarztrecht von 1955 festgelegte Monopol der ambulanten Versorgung durch niedergelassene Kassenärzte schon aus einkommenspolitischen Gründen eingehalten wird.

Aus dem KVKG wurde der gesamte *Krankenhaus*bereich weitgehend ausgeklammert, der in einer Novelle des Krankenhausfinanzierungsgesetzes bearbeitet werden soll[81].

Überdies ist für die Beurteilung des KVKG von Bedeutung, daß es keine Maßnahmen zur präventiven medizinischen Versorgung enthält. Dies ist um so bedenklicher, als nämlich gerade die *Prävention* sowohl zur Verbesserung der Gesundheitssicherung als auch langfristig zur Kostendämpfung beitragen könnte (siehe auch Kap. I und IX).

Das KVKG ist Teil jener Gesamtstrategie, die bereits 1975 im *Haushaltsstrukturgesetz* als Reaktion auf die ökonomische Krise festgelegt wurde. Sie zielt auf die ökonomische Privatisierung bei verstärkter politischer Globalsteuerung ab. Von der Privatisierung bzw. Entstaatlichung sind insbesondere sozialstaatliche Einrichtungen betroffen, die zugunsten der privaten Unternehmen sukzessive ausgetrocknet werden. Dabei stehen folgende Maßnahmen im Vordergrund:
- Senkung der öffentlichen Personalausgaben durch restriktive Lohnpolitik, Rationalisierungen und damit einhergehende Verschlechterung der Arbeitsbedingungen,
- Privatisierung öffentlicher Dienstleistungen,
- Abbau von Leistungen in der sozialen Sicherung
- bei der gleichzeitigen Subventionierung privater Investitionen.[82]

Dies bedeutet eine Umverteilung zugunsten des Kapitals und zu Lasten der abhängig Beschäftigten, ohne daß von Seiten der Regierung der Anspruch erhoben wird, auch steuernden Einfluß auf ökonomische Produktionsentscheidungen vornehmen zu wollen. Die restriktiven Auswirkungen des Haushaltsstrukturgesetzes schlagen sich im Gesundheitswesen mittels des KVKG in Form von Leistungsminderungen, zusätzlicher finanzieller Beteiligung der Versicherten und schlechteren Arbeitsbedingungen der Beschäftigten im Gesundheitswesen nieder. Aus der Sicht neoliberaler Wirtschaftspolitik und der pharmazeutischen Industrie greifen die Maßnahmen des KVKG sogar noch zu kurz. Danach hat »der Gesetzgeber ... beim Krankenversicherungs-Kostendämpfungsgesetz weitgehend an Symptomen zu kurieren versucht und aus falscher politisch motivierter Rücksicht darauf verzichtet, die Patienten zu einem kostenbewußten Verhalten zu veranlassen. Hier bei der Stärkung der Eigenverantwortung, muß künftig vor allem der Hebel angesetzt werden, wenn die Leistungsausgaben der gesetzlichen Krankenversicherung ohne nachteilige gesamtwirtschaftliche Folgen in Grenzen gehalten werden sollen«.[83] Diese Position verdeutlicht die ideologische Richtung einer bestimmten Wirtschaftspolitik und deren Auswirkungen auf die Gesundheitspolitik. Subjektiv-individuellen Steuerungsfaktoren soll der Vorrang vor objektiv-gesellschaftlichen gegeben werden – ein idealistisches Konzept, das von der bürgerlichen Wirtschaftswissenschaft seit ihren Anfängen propagiert wird. Es zeichnet sich nicht nur dadurch aus, daß es die wesentlichen Zusammenhänge und Widersprüche der bürgerlichen Produktionsweise nicht erfaßt, sondern überdies grundlegende Sachverhalte einer sozialen und demokratischen Gesundheitssicherung ignoriert.

5. Perspektiven zur Verbesserung der Versorgungsstruktur

- Mit der Verabschiedung und Durchsetzung des KVKG deutet sich also in der Krankenversorgung die Tendenz an, die anstehenden Probleme zunehmend auf der *gesamtgesellschaftlichen Ebene* zu regeln. Dabei ist es sicherlich verfehlt, in einer Gesellschaft, die in ihren existentiellen Bereichen durch ein komplexes arbeitsteiliges System gesellschaftlich verzahnt ist, den Bestrebungen einer zunehmenden Privatisierung und Individualisierung sozialer Leistungen nachzugeben. Vielmehr müßten zusätzliche Mittel für die Gesundheitsversorgung vom Staat durch eine grundlegende Umverteilung des Staatshaushalts zugunsten des Gesundheits- und Sozialetats bereitgestellt werden. Darüber hinaus kann die Finanzsituation der gesetzlichen Krankenversicherung strukturell verbessert werden, wenn diese nicht nur über Löhne und Gehälter, sondern auch aus realen Anteilen der Gewinne finanziert wird und wenn die Ausgaben an privatwirtschaftende Leistungsanbieter einer verschärften direkten öffentlichen Kontrolle unterzogen werden.
- Parallel hierzu ist an eine Umstrukturierung der *Selbstverwaltung* zu denken, die jene durch das Selbstverwaltungsgesetz von 1951 entstandene Paralysierung und Entdemokratisierung der GKV aufhebt. Die

alleinige Selbstverwaltung der Finanzmittel durch die Versicherten ist eine Voraussetzung dafür, daß ihre Interessen eindeutig formuliert werden können und deren politischer Charakter transparent wird[84]. Dann ist es nämlich auch viel schwieriger, die GKV als politisches Integrationsinstrument in einer Gesellschaft zu mißbrauchen, die in sich objektiv gespalten ist. Gleichwohl reicht hierfür die Forderung nach einer realen Selbstverwaltung durch die Versicherten unter den gegenwärtigen Bedingungen allein nicht aus. Vielmehr müßte auch auf die bestehenden, demokratiehemmenden Elemente der Vertretungsstruktur – wie die lediglich alle 6 Jahre stattfindenden Sozialwahlen und die von ihrer Basis abgehobenen Versicherungsvertreter – eingewirkt werden. Es müßten neue Formen der Rückkoppelung zwischen Versichertenvertreter und Versicherten gefunden werden, die es den Versicherten ermöglichen, unmittelbare Kontrollfunktionen wahrnehmen zu können.[85] Dabei ist auch an eine verstärkte institutionelle Einbeziehung der Gewerkschaften zu denken. Solche Strukturveränderungen könnten Möglichkeiten eröffnen, die die GKV in einen Prozeß zunehmender Demokratisierung führt.

- In dem gleichen Zusammenhang ist auch die *Vereinheitlichung* der GKV zu diskutieren. Aufgrund der Zersplitterung ihrer Träger mit unterschiedlicher Mitgliederzusammensetzung, die ungleiche Krankheitsrisiken, Einnahmen und Leistungen zur Folge hat, ist die Vereinheitlichung erforderlich, wenn der Gleichheitsgrundsatz auch in der Krankenversorgung verwirklicht werden soll. Insofern ist der im KVKG vorgesehene Finanzausgleich zwischen den Kassen gleicher und verschiedener Art zu begrüßen. Hinzu kommt eine Zentralisierung der Kompetenz einzelner Kassen, die ihre Verhandlungsposition gegenüber den Leistungsanbietern – insbesondere den Kassenärzten – stärkt und damit zu einer Vereinheitlichung der Ausgaben führt. Da bereits enge finanzielle Beziehungen zu anderen Teilen der Sozialversicherung bestehen, stellt sich auch hier die Frage nach einer stärkeren Vereinheitlichung der allgemeinen Organisationsstruktur. Insgesamt ist der Prozeß der Vereinheitlichung der Sozialversicherung eine gesellschaftlich notwendige Entwicklung, die allerdings zu erheblichen Mängeln führen kann, wenn die Nähe zu den Versicherten im Rahmen einer örtlichen und regionalen Gliederung nicht ausreichend berücksichtigt wird.
- Ein weiterer Beitrag zur Verbesserung der Versorgungsstruktur durch die GKV ist in der Ausweitung des *Solidaritätsprinzips* zu sehen. Dieses beschränkt sich gegenwärtig lediglich auf einen Teil des Verhältnisses von Beiträgen und Sachleistungen. Wie bereits ausgeführt, gibt es noch etliche Aspekte, die davon unberührt bleiben.[86]

- Entschieden ist einer weiteren ökonomischen *Privatisierung* des Gesundheitssystems entgegenzutreten, da diese stets mit einer zunehmenden Kommerzialisierung einhergeht. Kommerzialisierung indessen heißt zwangsläufig, daß den Regeln und Gesetzmäßigkeiten der Kapitalverwertung der Vorrang vor einer humanen Gesundheitssicherung und Krankenversorgung gegeben wird. Sie führt zu einer stärkeren Verdinglichung menschlicher Beziehungen, die im Gesundheitswesen von Seiten der Patienten und Beschäftigten schon jetzt weithin beklagt wird.
- Abschließend sei an dieser Stelle hervorgehoben, daß nicht nur in der GKV, sondern im gesamten Gesundheitswesen eine grundlegende Umorientierung im Sinne der primären *Prävention* stattfinden müßte. Immer deutlicher schält sich nämlich heraus und ist inzwischen auch empirisch belegbar[87], daß die Arbeits- und Lebensbedingungen in verstärktem Maße zu gesundheitlichen Risiken führen, die allein durch vorbeugende und früherkennende Maßnahmen vermindert bzw. gemildert werden können. Damit würde ein Prozeß begünstigt, der sich gezielt der Erkenntnis und Beseitigung von Krankheitsursachen annimmt, der also nicht erst im fortgeschrittenen Stadium von Krankheit einsetzt und demzufolge häufig auch nur symptomatische Funktionen erfüllt. Das medizinische Sprichwort »Vorbeugen ist besser als heilen« könnte so seiner Einlösung ein Stück näher gebracht werden. Für die GKV bedeutet jedoch die Hinwendung von der Kuration zur Prävention ihre Umwandlung von einer Kranken- zu einer Gesundheitsversicherung.

Die Verbesserung der Versorgungsstruktur im Gesundheitswesen kann freilich nicht allein von den unmittelbar Betroffenen erreicht werden, da es sich hierbei um eine gesellschaftliche Aufgabe handelt. Ausgehen kann sie indessen von einer Mobilisierung der Sozialversicherten und Beschäftigten. Inwieweit es allerdings gelingt, eine soziale Gesundheitssicherung unter demokratischen Arbeitsbedingungen durchzusetzen, hängt wesentlich von dem Einsatz der politischen Parteien und Gewerkschaften ab, die darin nicht nur ein Kostenproblem, sondern eine Kampfaufgabe für die Humanisierung unserer Gesellschaft sehen.

Dritter Teil
Medizinische Versorgung

Kapitel IV

Jeanette Breddemann

Das Krankenhaus zwischen humanitärem Anspruch und ökonomischer Realität

Im Krankenhaus werden Patienten stationär aufgenommen, die ambulant nicht mehr versorgt werden können, weil sie entweder bettlägrig sind, weil die Behandlung ihrer Krankheit eine ständige ärztliche Kontrolle und Überwachung erfordert oder weil die diagnostischen Maßnahmen die Möglichkeiten der niedergelassenen Arztpraxis überschreiten. Das Ziel der Krankenhausbehandlung liegt in der Heilung (Kuration) und Linderung der Krankheitssymptome. Eine Heilung ist jedoch nur bei einer Untergruppe von Patienten möglich, da die Erfolge der kurativen Medizin bei den meisten Krankheiten begrenzt sind[1]. Selbst in den Akutkrankenhäusern überwiegt der Anteil von Patienten mit chronischen Erkrankungen, bei denen keine Heilung möglich ist, so daß auch hier die Hauptaufgabe der Medizin in der symptomlindernden Betreuung zu liegen hat (siehe Tab. 1).

Wie wird nun die Krankenhausversorgung dieser Aufgabe gerecht? Was steht an Institutionen und Personal zur Verfügung? Wie wirkt sich die stationäre Aufnahme auf den Patienten aus? Wird das Personal so ausgebildet und eingesetzt, daß es auch den psychosozialen Aufgaben der Patientenbetreuung gerecht werden kann? Welchen Einfluß hat die Gesundheits- und Krankenhauspolitik auf die Qualität der stationären Versorgung, und welches sind die Forderungen, die für ihre Verbesserung gestellt werden müssen? Diesen Fragen soll im vorliegenden Kapitel nachgegangen werden.

1. Zur quantitativen Bedeutung der Krankenhausversorgung

Folgende statistische Daten sollen zunächst einen Überblick über die *quantitative Bedeutung* der stationären Versorgung der Bundesrepublik Deutschland geben. 1976 wurden 10,7 Mio. Patienten in den Krankenhäusern behandelt, das sind 17 % der Wohnbevölkerung. Die durchschnittliche Verweildauer, d. h. die Anzahl der Tage, die ein Krankenhausaufenthalt durchschnittlich dauerte, betrug 21,5 Tage (s. Tab. 2). 98,8 % aller

Tab. 1:

Stationär behandelte Patienten in Akutkrankenhäusern 1975, in Tausend und Prozent, darunter nach folgenden ausgewählten Diagnosen

stationär behandelte Patienten		9 032,1	100 %
infektiöse Krankheiten		152,5	1,69
bösartige Neubildungen		555,6	6,15
Krankheiten des Kreislaufsystems		2 672,7	29,59
darunter:	chronische, rheumatische Herzkrankheiten	41,5	0,46
	ischämische Herzkrankheiten	422,6	4,68
	Bluthochdruck	380,8	4,22
	generalisierte ischämische Hirngefäßkrankheiten	183,9	2,04
Krankheiten der Atmungsorgane		1 143,8	12,66
davon:	Pneumonie	197,9	2,19
Krankheiten der Verdauungsorgane		1 816,2	20,11
davon:	Magen- u. Zwölffingerdarmgeschwür	151,4	1,68
	Blinddarmentzündung	345,5	3,83
	Leberzirrhose	121,8	1,35
Krankheiten der Harnorgane		499,2	5,53
davon:	Nierenentzündung	30,4	0,34
Krankheiten der Geschlechtsorgane		804,4	8,91
Krankenabgang durch Tod		387,0	4,28

Quelle: Statistisches Bundesamt, Fachserie 12, Reihe 1, 1975; Bundesminister für Familie, Jugend und Gesundheit (Hrsg.): Daten des Gesundheitswesens, Ausgabe 1977. Bonn 1977; eigene Berechnungen.

Neugeborenen kamen im Krankenhaus zur Welt und 54,9 % aller Sterbefälle ereigneten sich im Krankenhaus. Der Anteil der Sterbefälle an der Gesamtpatientenzahl betrug 4 %, in den Krankenhäusern für chronisch Kranke sogar 17 %[2].

Die Krankenhäuser sind nach ihrer Aufgabenbestimmung untergliedert, die sich nach Art und Ausmaß der Erkrankung sowie nach Dauer der stationären Behandlung richtet. In den *Akutkrankenhäusern* werden Patienten behandelt, deren Krankheit eine Heilung oder eine relativ kurze Behandlungsdauer verspricht. Dies waren 1976 9,3 Mio. Patienten oder 87 %. Die durchschnittliche Verweildauer in den Akutkrankenhäusern betrug 16,3 Tage[3]. Sind für Heilung und Linderung von Krankheiten sowie für die Rehabilitation längere Behandlungszeiten notwendig, so werden die Patienten in *Sonderkrankenhäuser* überwiesen, z. B.: in Krankenhäuser für Psychiatrie und Neurologie, für Suchtkranke, in Rehabilitationskliniken und geriatrische Kliniken sowie Kurkrankenhäuser. In den Sonderkran-

Tab. 2:

Entwicklung der Krankenhäuser (Akut- und Sonderkrankenhäuser), der Betten, der Patienten, des Personals und der Verweildauer, 1960 – 1976 und Index 1960 = 100

	Krankenhäuser		planmäßige Betten in Tausend		Pflegepersonen incl. Auszubildende		Pflegepersonen ohne Auszubildende		med.-techn. Personen insgesamt		Ärzte		stationär behandelte Patienten		Verweildauer Tage	
1960	3 604	100	583 513	100	135 562	100	110 570	100	12 202	100	30 767	100	7 350,2	100	28,7	100
1965	3 619	100	631 447	108	164 526	121	133 211	120	17 183	141	34 785	113	8 121,2	110	27,4	95
1970	3 587	100	683 254	117	227 230	168	175 183	158	23 627	194	46 550	151	9 337,7	127	24,9	87
1971	3 545	98	690 236	118	246 826	182	190 750	172	25 693	211	50 121	163	9 649,6	131	24,3	85
1972	3 519	98	701 263	120	261 739	193	204 450	185	27 948	229	52 827	172	9 829,5	134	23,9	83
1973	3 494	97	707 460	121	279 389	206	218 066	197	30 097	247	55 749	181	10 007,1	136	23,4	82
1974	3 483	97	716 530	123	307 304	227	238 312	216	32 716	268	58 430	190	10 300,8	140	22,7	79
1975	3 481	97	729 791	125	318 716	235	245 278	222	35 002	287	60 635	197	10 426,8	142	22,2	77
1976	3 436	95	726 846	125	320 113	236	247 642	224	35 674	292	62 301	202	10 657,9	145	21,5	75

Quelle: Statistisches Bundesamt, Fachserie 12, Gesundheitswesen, Reihe 1, ausgewählte Zahlen 1976, Index-Zahlen eigene Berechnungen.

kenhäusern wurden 1,3 Mio. Patienten durchschnittlich 61,2 Tage aufgenommen.

Im Zeitraum von 1960 bis 1976 nahm die Anzahl der Krankenhäuser um 5 % ab, während die Zahl der planmäßigen Betten um 25 % anstieg. Im gleichen Zeitraum hat sich sowohl die Anzahl der in den Krankenhäusern beschäftigten Ärzte als auch des Pflegepersonals verdoppelt. Berechnet man statistisch das Verhältnis aller planmäßigen Betten zu den angestellten Ärzten, so ergibt sich rein rechnerisch, daß 1960 jeder Arzt 19,0 Betten zu versorgen hatte, 1976 dagegen nur noch 11,6. Für die Pflegekräfte verringerte sich dieses Verhältnis von 5,2 auf 3,0; bezieht man die sich in der Ausbildung befindenden Pflegepersonen in die Rechnung mit ein, so verringert sich das Verhältnis von 4,3 auf 2,3 Betten. Aus der Entwicklung dieses rein statistischen Verhältnisses, dessen inhaltliche Aussage ohnehin sehr beschränkt ist, wird in der gesundheitspolitischen Diskussion von verantwortlicher Seite die Aussage abgeleitet, daß sich der Arbeitsaufwand der Beschäftigten der Krankenhäuser seit 1960 entscheidend verbessert habe. Betrachtet man allerdings die Entwicklung der Anzahl der stationär aufgenommenen Patienten, so zeigt sich, daß ihre Zunahme wesentlich größer war als die der planmäßigen Betten. Dies war nur dadurch möglich, daß die Verweildauer von 28,7 Tagen auf 21,5 Tage sank. Hierdurch verließen die Patienten 1976 im Durchschnitt nach jeder Einweisung über eine Woche früher das Krankenhaus als 1960. Für das beschäftigte Personal bedeutet die Verringerung der Verweildauer eine Intensivierung der Arbeit, da der Patientendurchlauf erhöht wird, die arbeitsintensiven Tage der Aufnahme und Einleitung von Diagnose und Therapie sowie der abschließenden Nachuntersuchungen pro Patient erhalten bleiben, während die nicht so arbeitsintensive Zeit dazwischen, in der der Patient weniger medizinische Leistungen in Anspruch nimmt und geringerer Pflege bedarf, um über eine Woche abnimmt. Betrachtet man daher das Verhältnis der *stationär behandelten* Patienten pro Arzt bzw. pro Pflegeperson, so zeigt sich, daß die Abnahme der auf einen Angestellten kommenden Patienten bei weitem nicht so groß ist wie die Abnahme der auf einen Beschäftigten kommenden Betten (s. Tab. 3). Die Aussage, die Arbeitsbelastung habe sich verringert, muß also schon allein dann relativiert werden, wenn man dem statistischen Verhältnis die Entwicklung der Patienten an Stelle die der Betten zugrunde legt. In diesem Verhältnis ist noch nicht berücksichtigt, daß im Pflegebereich die Arbeitszeit von 48 auf 40 Stunden reduziert und in größeren Krankenhäusern Schichtdienst eingeführt wurde. Eine wirkliche Aussage über die Entwicklung der Arbeitsbelastung wäre nur möglich, wenn der personellen Entwicklung die Zunahme der diagnostischen, therapeutischen und pflegerischen Leistungen gegenübergestellt würde. Eine derartige Un-

Tab. 3:

Planmäßige Betten und behandelte Patienten pro Beschäftigte, 1960 bis 1976

Jahr	A Planmäßige Betten pro Angestellten und Abnahme gegenüber 1960 in %				B Stationär behandelte Patienten pro Angestellten und Abnahme gegenüber 1960 in %			
	Betten/ Arzt	Abnahme in %	Betten/ Pflegekraft[a]	Abnahme in %	Patient/ Arzt	Abnahme in %	Patient/ Pflegekraft[a]	Abnahme in %
1960	19,0		5,2		238,9		66,5	
1965	18,2	4	4,7	10	233,4	2	61,0	8
1970	14,7	23	3,9	25	200,6	16	53,0	20
1975	12,0	37	3,0	42	172,0	28	42,5	36
1976	11,67	39	3,0	42	171,1	28	43,0	35

[a] ohne Auszubildende
Quelle: Siehe Tab. 2.

tersuchung wurde bisher von keiner offiziellen Stelle in Angriff genommen, obwohl die dazu notwendigen Unterlagen in den Jahresberichten der meisten Kliniken vorliegen. Einzeluntersuchungen der ärztlichen Tätigkeit in fünf Kliniken des Frankfurter Raumes ergaben, daß die medizinischen Funktionsleistungen in den letzten zehn Jahren zwischen 20 und 200 % zugenommen haben, bei einzelnen Verfahren sogar, wie z. B. beim Belastungs-EKG, um über 1 000 % (s. Tab. 4)! Trotz Erhöhung des ärztlichen Personals wurden in diesen Krankenhäusern 1977 von einem Arzt pro Jahr 18,7 % mehr Patienten versorgt als 1970, obwohl die offiziellen Statistiken für den Frankfurter Raum eine Abnahme der Patienten pro Arzt ausweisen[3a].

Tab 4:

Leistungsentwicklung ausgewählter Kliniken Raum Frankfurt/Offenbach

Art der Klinik bzw. Art der Leistung	Jahr	Jahr	Veränderung in %
städt. Med. Klinik A	*1970*	*1976*	
Ärzte	17	26[a)]	+ 52,9 %
Patienten	3261	5682[a)]	+ 74,2 %
Pflegetage	90727	99963	+ 10,1 %
Verweildauer	30,0 Tage	23,4 Tage	– 22,0 %
Patient/Arzt/Jahr	191,8	218,5	+ 13,9 %
EKG	20357	54708	+ 168,7 %
Oszillogramme	361	2190	+ 506,6 %
Lungenfunktion	141	498	+ 253,2 %
Belastung EKG	36	439	+1119,4 %
Herzkatheter	14 (1974)	146 (1978)	+ 942,0 %
Endoskopie	547	799	+ 46,1 %
Röntgen (int.)	27684	77166	+ 178,7 %
Städt. Med. Klinik B	*1973*	*1977*	
Ärzte	14	17	+ 21,4 %
Patienten	2963	3310	+ 11,7 %
Pflegetage	53822	60617	+ 12,6 %
Verweildauer	29,7 Tage	22,1 Tage	– 25,6 %
Patient/Arzt/Jahr	211,6	204,8 (1970)	– 3,2 %
EKG	11457	14020	+ 22,4 %
Belastungs EKG	66	1193	+1707,0 %
Herzkatheter	210	339	+ 61,4 %
Endoskopie	378	975	+ 157,9 %

a) Erweiterung des Krankenhauses
Quelle: Eigene Berechnungen

Art der Klinik bzw. Art der Leistung	Jahr	Jahr	Veränderung in %
Universitätsklinik, Chirurgie	*1973*	*1977*	
Ärzte	42	42	± 0 %
Pflegepersonal	217	214	– 1,4 %
beh. Patienten	4689	5817	+ 24,0 %
Pflegetage	73141	80463	+ 10,0 %
Verweildauer	15,9 Tage	14,0 Tage	– 12,0 %
Patient/Arzt/Jahr	111,6	138,5	+ 24,1 %
Patient/Pflegekraft/Jahr	21,6	27,2	+ 25,9 %
Gipse (stationär)	199	284	+ 61,3 %
Herzschrittmacher	284	825	+190,5 %
Operationen	8903	7911	– 11,2 %[a)]
Universitätsklinik, Innere Medizin	*1973*	*1977*	
Ärzte	57	57	± 0 %
Pflegepersonal	198	194	– 2,0 %
beh. Patienten	4098	5462	+ 33,3 %
Pflegetage	87670	93481	+ 6,6 %
Verweildauer	22,3 Tage	17,7 Tage	– 20,6 %
Patient/Arzt/Jahr	71,9	95,8	+ 33,2 %
Patient/Pflegekraft/Jahr	20,7	28,2	+ 36,2 %
EKG	16392	19170	+ 16,9 %
Herzkatheter	1092	1499	+ 37,3 %
Endoskopien	2073	4120	+ 98,7 %
Bronchoskopien	36	257	+614,0 %
Labor	708327	1224220	+ 72,8 %

a) die geringfügige Abnahme erklärte sich aus der Zunahme langdauernder und personalintensiver Operationen

In der Zunahme der planmäßigen Betten um 143 300 bei gleichzeitiger Abnahme der Krankenhäuser um 168 spiegelt sich der Trend zur *Konzentration* der Betten in größeren Krankenhäusern wider. Insbesondere die Krankenhäuser mit weniger als 100 Betten haben abgenommen, 40 Krankenhäuser wurden im Laufe des Jahres 1976 geschlossen. Trotzdem gehörten Ende 1976 noch fast 40 % der Krankenhäuser der Größenklasse bis zu 100 Betten an, obwohl sie nur 9 % der Betten stellten. Die durchschnittliche Größe der Krankenhäuser betrug 211,5 Betten, bei den Akutkrankenhäusern waren es 220,9 und in den Sonderkrankenhäusern 194,5 Betten. Über 35 % der Planbetten stehen in Krankenhäusern mit über 500 Betten (s. Tab. 5).

Tab. 5:
Größenklassen der Krankenhäuser 1976

Betten	% der Krankenhäuser	% aller planm. Betten
– 100	39,30	9,0
100 – 200	25,7	17,4
200 – 500	26,9	38,0
über 500	8,1	35,6

Quelle: Wirtschaft und Statistik 1978, H. 3.

2. Ökonomische und juristische Bedingungen

Die *Finanzierung der Krankenhäuser* ist im Krankenhausfinanzierungsgesetz (KHG, 1972)[4] und der Bundespflegesatzverordnung (1973) geregelt. Für alle versicherten Patienten besteht ein gleicher Anspruch auf alle medizinisch notwendigen ärztlichen und pflegerischen Dienste sowie die notwendigen Medikamente. Finanziert werden diese Dienste über die Pflegesätze, die von den Krankenkassen gezahlt werden, so daß der Kontakt zwischen Patient und Krankenhaus im wesentlichen von direkten finanziellen Beziehungen entlastet ist. Etwaige Sonderleistungen, wie Telefon und Einzelzimmer, werden gesondert berechnet und von den Patienten selbst oder durch Zusatzversicherungen gezahlt. Die Investitionskosten werden aus öffentlichen Mitteln finanziert, wovon der Bund ein Drittel trägt.

Lediglich die nicht gesetzlich versicherten Patienten, die im Gesundheitswesen insgesamt weniger als 10 % ausmachen, müssen die ärztlichen Leistungen gesondert bezahlen. Da an diesen Status des Privatpatienten immer noch besondere Privilegien gebunden sind, eröffnen Zusatzversicherungen auch den sozialversicherten Patienten die Möglichkeit, sich als Privatpatient behandeln zu lassen. Über das Ausmaß der Privatbehandlung in den Krankenhäusern werden keine offiziellen Statistiken geführt.

Je nach *Krankenhausträger* wird zwischen öffentlichen, freien gemeinnützigen und privaten Krankenhäusern unterschieden. Öffentliche Krankenhäuser sind Anstalten, die vom Staat oder von Trägern der Sozialversicherung betrieben werden; freie gemeinnützige Krankenhäuser werden von Stiftungen bzw. kirchlichen und karitativen Einrichtungen getragen. Während öffentliche und freie gemeinnützige Krankenhäuser keine Überschüsse machen dürfen, werden private Kliniken gerade mit dem Ziel betrieben, Gewinne zu machen und privat anzueignen. Deshalb werden von den privaten Krankenhäusern nur diejenigen über die von den Krankenkassen zu zahlenden Pflegesätze finanziert, die in die Krankenhausbedarfspläne der Länder aufgenommen werden und zur Sicherung der Krankenhausversorgung der Bevölkerung notwendig sind sowie bestimmte Wirtschaftlichkeitskriterien erfüllen[5].

Tab. 6:

Krankenhäuser und planmäßige Betten

Jahresende	Insgesamt	Öffentliche	Freie gemeinnützige	Private
		Krankenhäuser Anzahl		
1960 a)	3 604	1 385	1 307	912
1965 a)	3 619	1 354	1 288	977
1970 a)	3 587	1 337	1 270	980
1971 a)	3 545	1 340	1 248	957
1972 a)	3 519	1 322	1 239	958
1973 a)	3 494	1 330	1 217	947
1974 a)	3 483	1 309	1 200	974
1975 a)	3 481	1 297	1 187	997
1976 a)	3 436	1 271	1 159	1 006
		Planmäßige Betten Anzahl		
1960	583 513	326 413	215 120	41 980
1965	631 447	348 364	230 787	52 296
1970	683 254	373 137	249 357	60 760
1971	690 236	377 477	251 780	60 979
1972	701 263	381 315	255 002	64 946
1973	707 460	386 489	253 252	67 719
1974	716 530	387 590	253 949	74 991
1975	729 791	389 429	257 365	82 997
1976	726 846	383 674	256 371	86 801
		%		
1960		55,9	36,9	7,2
1965	100	55,2	36,5	8,3
1970	100	54,6	36,5	8,9
1971	100	54,7	36,5	8,8
1972	100	54,4	36,4	9,3
1973	100	54,6	35,8	9,6
1974	100	54,1	35,4	10,5
1975	100	53,4	35,3	11,4
1976	100	52,8	35,3	11,9

a) In Bayern außerdem 1965 = 20, 1970 = 12, 1971 = 11, 1972 = 10, 1973 = 11, 1974 = 10, 1975 = 9, 1976 = 11 Krankenhäuser ohne planmäßige Betten.

Quelle: Wirtschaft und Statistik 1978, H. 3; Daten des Gesundheitswesens, Ausgabe 1977, a.a.O., S. 239.

Obwohl die privaten Krankenhäuser kleiner sind als die öffentlichen und die freien gemeinnützigen (die durchschnittliche Bettengröße beträgt 86 Betten bei den privaten Krankenhäusern gegenüber 302 bei den öffentlichen und 221 bei den freien gemeinnützigen), hat parallel zu dem oben aufgezeigten Konzentrationsprozeß ein Privatisierungsprozeß stattgefunden: die Privatbetten nahmen absolut um 66 % zu (öffentliche Betten: 10 %), und relativ erhöhte sich ihr Anteil von 7,2 auf 11,9 % (s. Tab. 6).

Während das Schwergewicht der öffentlichen und freien gemeinnützigen Krankenhäuser in der Akutversorgung liegt, werden die privaten Träger meist im Bereich der Sonderkrankenhäuser, insbesondere der Kurkliniken,

Tab. 7:

Krankenhäuser, planmäßige Betten und Personal am 31. 12. 1976 nach Trägern

	öffentliche		freie gemeinnützige		private Krankenhäuser	
	KH[a]	Betten[b]	KH	Betten	KH	Betten
Krankenhäuser insgesamt	1 271	383 674	1 159	256 371	1 006	86 801
in v. H.	37 %	53 %	34 %	35 %	29 %	12 %
KH f. Akutkranke	912	264 890	898	205 235	406	19 392
in v. H.	41 %	54 %	41 %	42 %	18 %	4 %
Sonderkrankenhäuser	395	118 784	261	51 136	600	67 409
in v. H.	32 %	50 %	21 %	22 %	49 %	28 %
darunter:						
Psychiatrie u. Neurologie	40	31 118	34	11 955	23	5 646
in v. H.	41 %	64 %	35 %	25 %	24 %	12 %
chron. Kranke u. Geriatrie	8	1 959	30	3 325	17	1 809
in v. H.	15 %	28 %	55 %	47 %	31 %	26 %
Kur- KH	125	19 772	67	8 971	468	49 568
in v. H.	19 %	25 %	10 %	11 %	71 %	63 %
Personal						
Ärzte	38 294		19 703		4 304	
Betten pro Arzt	10		13		20	
Pflegekräfte	149 543		87 231		10 868	
Betten pro Pflegekraft	2,6		2,9		8,0	

[a] Krankenhäuser
[b] planmäßige Betten
Quelle: Errechnet und zusammengestellt nach: Statistisches Bundesamt, Fachserie 12, Gesundheitswesen, Reihe 1, Ausgewählte Zahlen 1976.

tätig: der Anteil der in den Akutkrankenhäusern stehenden Betten beträgt für die öffentlichen Krankenhäuser 54 %, für die privaten dagegen nur 4 % (s. Tab. 7). Demgegenüber stellen die privaten Krankenhäuser 63 % der Betten in Kurkliniken, die öffentlichen Krankenhäuser nur 25 %. In der Psychiatrie und Neurologie sind 64 % der Betten öffentlich, 12 % privat. Bei den freien gemeinnützigen Einrichtungen fällt der hohe Anteil an den Betten für chronisch Kranke und Geriatrie mit 47 % der Gesamtbetten auf. Durch diese unterschiedliche Schwerpunktsetzung in den Versorgungsaufgaben können die privaten Krankenhäuser wesentlich billiger arbeiten als die öffentlichen: Kurkliniken beispielsweise sind nicht so personalintensiv wie Akutkrankenhäuser, der medizin-technische Aufwand für Diagnose und Therapie hat hier viel geringere Ausmaße. Zudem sind die tariflichen und sozialen Leistungen für das Personal in den öffentlichen Krankenhäusern in der Regel höher als bei anderen Trägern. Wie aus Tabelle 7 hervorgeht, kommen in den privaten Krankenhäusern doppelt so viele Betten auf einen Arzt und dreimal so viele auf eine Pflegekraft wie in den öffentlichen. In den freien gemeinnützigen liegt das Verhältnis Betten/Personal dazwischen. Bei einem durchschnittlichen Personalkostenanteil von 70 % in der Krankenhausversorgung wirkt sich dieser Unterschied in einer billigeren Betriebsführung aus, wie auch aus Tabelle 8 hervorgeht.
Die *Pflegesatzkosten* lagen 1974 in den öffentlichen Krankenhäusern zwischen 94,2 DM und 150,0 DM pro Berechnungstag und waren somit höher als in den freien gemeinnützigen (zwischen 62 und 150 DM) sowie in den privaten Einrichtungen (zwischen 90 DM und 140 DM). Die Pflegesätze der Universitätskliniken waren mit 148 bis 185 DM am höchsten, was im wesentlichen auf das höhere medizin-technische Niveau zurückzuführen ist. Dies zeigt sich auch darin, daß hier der Personal-Kostenanteil bei 68,9 % liegt, gegenüber 69,2 bis 78,2 % in anderen Krankenhäusern[6]. Noch deutlicher wirken sich die Kostenunterschiede in den jährlichen Steigerungsraten der Pflegesätze aus, die sich in den öffentlichen Krankenhäusern in den Jahren 1972–1974 zwischen 29 und 44 % bewegten. In den Universitätskliniken liegen sie sogar zwischen 25 und 75 %! Vor 1972 spiegelten sich die höheren Kosten der öffentlichen Krankenhäuser in der Höhe der Defizite wider, die 1966 bei den öffentlichen Betten 13 DM pro Tag betrugen, bei den privaten nur 2 DM und bei den freien gemeinnützigen 4 DM[7]. Diese Defizite mußten nach Inkrafttreten des KHG voll über die Pflegesätze gezahlt werden.

Um Ursache und Tendenz der Kostenentwicklung genauer analysieren zu können, wäre es notwendig, Angaben über das quantitative Ausmaß der medizinisch-technischen Ausstattung der Krankenhäuser zu erheben; derartige Angaben liegen nach Aussage der Bundesregierung nicht vor[8]. Wie

Tab. 8:

Entwicklung der Pflegesätze nach Krankenhausträgern, Universitätskliniken und Belegkrankenhäusern in DM pro Berechnungstag, durchschnittliche jährliche Steigerungsrate in %[a)]

	1974 (DM)	Wachstumsrate (%) 1966/69	1969/72	1972/73	1973/74	1974/75
öffentlich-rechtliche –						
min.:	94,2	7,8	13,8	28,5	31,5	8,7
max.:	150,0	14,3	18,2	37,0	44,2	13,1
freie gemeinnützige –						
min.:	62,0	8,5	15,1	18,5	25,1	8,7
max.:	150,0	9,8	18,2	39,5	34,4	11,1
private Krankenhäuser						
min.:	90,0	8,5	14,7	15,4	9,3	1,0
max.:	140,5	9,8	18,2	17,4	52,2	22,0
Universitätskliniken						
min.:	148,1	6,9	15,3	25,2	27,2	7,0
max.:	185,0	14,3	21,9	69,9	74,7	8,7
Belegkrankenhäuser						
min.:	62,6	8,2	14,2	11,2	12,6	8,8
max.:	114,0	10,2	19,2	28,0	32,8	k. a.

a) Die Aussagekraft dieser Tabelle ist dadurch eingeschränkt, daß die Angaben unvollständig sind und nicht alle Bundesländer erfassen. Deshalb konnten keine Durchschnittswerte errechnet werden, sondern es wurde jeweils der niedrigste und der höchste Pflegesatz angegeben.

Quelle: Zusammengestellt nach: KHG-Bericht, a.a.O., S. 86–89.

aus Tabelle 2 hervorgeht, hat sich das medizinisch-technische Personal der Krankenhäuser seit 1960 fast verdreifacht (bis 1976 Steigerung um 192 %), während sich Pflegepersonal und Ärzte im gleichen Zeitraum lediglich verdoppelt haben (102 %). Dies läßt darauf schließen, daß der Anteil der in die medizinische Technik investierten Mittel ständig auf Kosten des mit der Betreuung der Patienten beauftragten Personals gestiegen ist. Innerhalb der Berufsgruppe des medizinisch-technischen Personals hat sich der Anteil des ungelernten und angelernten Hilfspersonals zu ungunsten der examinierten Medizinisch-technischen Assistenten von 25 % (1960) auf 45 % (1979) erhöht.

Da der § 368 n der Reichsversicherungsordnung den Kassenärztlichen Vereinigungen das Monopol an der ambulanten Versorgung zuspricht, ist den Krankenhäusern die ambulante Behandlung von Patienten untersagt. (Ausgenommen hiervon sind – im Rahmen ihrer Lehr- und Forschungsaufgaben – lediglich die Universitätskliniken). Diese Desintegration zwischen ambulanter und stationärer Versorgung führt dazu, daß dieselben diagnostischen Untersuchungen oft mehrmals durchgeführt werden, was nicht nur einen überflüssigen Kostenfaktor für die Ausgaben der gesetzlichen Krankenversicherung darstellt, sondern zudem die betroffenen Patienten unnötig belastet.

Im Gegensatz zur ambulanten Versorgung sind alle in den Krankenhäusern beschäftigten, also auch die dort behandelnden Ärzte[9], angestellt oder beamtet. Lediglich dem Chefarzt steht das Recht zu, parallel zu seiner aus dem Beamtenverhältnis oder Angestelltenvertrag bezahlten Tätigkeit freiberuflich zu praktizieren und so ein zusätzliches Einkommen zu erzielen: einmal über seine Beteiligung an der kassenärztlichen Versorgung, die ihm das Recht einräumt, wie jeder niedergelassene Arzt ambulant zu behandeln und die Gebühren über die Kassenärztliche Vereinigung mit den Krankenhäusern abzurechnen, zum anderen über die Möglichkeit, sich die Behandlung seiner Privatpatienten zusätzlich von ihnen bezahlen zu lassen. Da die Abgabe zur Nutzung der Privatbetten an das Krankenhaus in keinem Verhältnis zu ihren Kosten stehen, werden diese Privatbetten zum Teil über Steuern und Beiträge finanziert[10]. Auch die Einführung des Poolsystems, in dem die Chefarzteinnahmen in einen gemeinsamen Topf fließen, an dem auch andere Ärzte in beschränktem Ausmaß finanziell beteiligt werden, ändert nichts an der grundsätzlichen Tatsache, daß hier private Einnahmen öffentlich finanziert werden.

Gleiches trifft für das Belegarztsystem zu, das niedergelassenen Ärzten die Möglichkeit eröffnet, Krankenhausbetten für die stationäre Behandlung von Patienten zu nutzen; deren stationäre ärztliche Leistungen werden von den Krankenkassen vergütet.

3. Zur psychosozialen Situation des Krankenhauspatienten

3.1. Die psychosozialen Dimensionen des Krankseins

Der psychosozialen Betreuung kommt in der Krankenhausversorgung besondere Bedeutung zu, weil Krankheit für die meisten Patienten nicht nur eine körperliche Bedrohung darstellt, sondern mit der Einschränkung des Leistungsvermögens bilden körperliche Beeinträchtigung, Schmerz und Behinderung die Ursache für eine tendenzielle Verunsicherung der gesamten individuellen Existenz. Längere Abwesenheit vom Arbeitsplatz bringt das Risiko des Arbeitsplatzverlustes oder der Einkommensverschlechterung durch Versetzung mit sich. Die finanziellen Belastungen, die durch Arbeitsunfähigkeit und Behandlungskosten entstehen, werden zwar in der BRD durch die Lohnfortzahlung und die gesetzliche Krankenversicherung zunächst ausgeschaltet. Anhaltende Krankheit und hierdurch bedingte Arbeitslosigkeit sowie Verschlechterung der Chancen auf dem Arbeitsmarkt kann jedoch auch in der BRD zur Existenzbedrohung führen: im ungünstigsten Fall stehen am Ende einer »Krankenkarriere« die Verarmung durch das Absinken zum Fürsorgefall.

Unsicherheit und Angst vor der Zukunft addieren sich also zu den Belastungen, die durch Schmerz und bevorstehende körperliche Eingriffe entstehen. Kann der Kranke die an ihn gestellten Anforderungen nicht mehr erfüllen, so verändert dies auch seine familiäre Situation und soziale Anerkennung. Der Familie kommt bei der Erkrankung eines ihrer Mitglieder nicht nur die passive Funktion zu, Konflikte und Spannungen, die aus der Belastung durch die Krankheit erwachsen, auszuhalten und psychische Begleiterscheinungen zu mildern oder zu kompensieren; bei notwendigen Veränderungen der Lebens- und Ernährungsweise kann sie eine wichtige Unterstützung bieten. Je nach Konfliktsituation innerhalb der Familie kann sie aber auch durch die zusätzlichen Aufgaben überfordert sein und durch Unverständnis oder Schuldvorwürfe für den Kranken zusätzliche Probleme aufwerfen. Die Funktion der Familie bei der Krankheitsbewältigung ist für den weiteren Verlauf der Krankheit und für die erfolgreiche Heilung oder Rehabilitation von Bedeutung. U. Gerhardt unterscheidet daher drei Dimensionen, die außerhalb des medizinischen Verlaufs die Situation des Kranken kennzeichnen. »1. Finanzielle Belastungen (Lebenshaltungskosten, Behandlungskosten, Einkommensverlust) 2. negative berufliche Auswirkungen (gefährdete Sicherheit des Arbeitsplatzes, Berufswechsel) 3. familiäre Probleme und Veränderungen im privaten Beziehungsnetz; ferner Probleme der Identität und Selbstorientierung«[11].

Die Tatsache, daß diese drei Dimensionen des Krankseins in der Krankenhausversorgung unberücksichtigt bleiben oder zumindest sehr vernachlässigt werden, entspricht dem naturwissenschaftlich verkürzten Krankheitsbegriff, der – abgesehen von wenigen psychosomatisch orientierten Ärzten – medizinische Praxis und Ausbildung auch heute noch weitgehend bestimmen. Krankheit wird reduziert auf erkrankte Organe oder Regelstörungen im Organismus, die es nach naturwissenschaftlichen Gesetzen wiederherzustellen gilt. Die Definition von Krankheit und Gesundheit ist vorwiegend an Leistungs- und Arbeitsfähigkeit gebunden und weniger am physischen und psychischen Wohlbefinden des Patienten.

3.2. *Stellung des Patienten in der Krankenhausversorgung*

Für die Zeit des Krankenhausaufenthaltes wird der Patient von seiner gewohnten sozialen Umgebung isoliert. Kontakte mit Angehörigen und Verwandten reduzieren sich auf Besuchszeiten und Telefonate, die je nach Krankenhaus und der Möglichkeit des Patienten, Sonderleistungen in Anspruch zu nehmen, unterschiedlich gehandhabt werden.

Die *Eigenaktivität* des Krankenhauspatienten wird auf ein Minimum reduziert: Er hat sich den Regeln des Organisationsablaufs anzupassen und auch solchen Anweisungen unterzuordnen, die von den Anforderungen des Heilungsprozesses her gesehen nicht notwendig sind oder ihnen sogar widersprechen. Zwar bedarf der Arbeitsablauf im Krankenhaus immer einer gewissen Routine und Regelmäßigkeit, der sich der einzelne anzupassen hat, um sowohl die Bedürfnisse einer größeren Anzahl von Patienten als auch die Tätigkeit der Beschäftigten aufeinander abzustimmen. Die hieraus sich ergebenden Einschränkungen individueller Aktivitäten sollten auf das medizinisch Notwendige beschränkt bleiben. In der Praxis der Krankenhausversorgung besteht jedoch eine Verselbständigung routinemäßiger Arbeitsorganisation, die sich an der korrekten und pünktlichen Ausführung von Einzelverrichtungen orientiert. Das Ziel ist, Zeit und Personal zu sparen; die individuellen Ansprüche und Bedürfnisse des Patienten erscheinen als Störfaktor.

In der Hierarchie des *sozialen Beziehungsgefüges* im Krankenhaus nimmt der Patient die unterste Stufe ein. Er hat sich den Anordnungen der Ärzte und des Pflegepersonals zu fügen, während gleichzeitig Einrichtungen fehlen, durch die die Bedürfnisse und Forderungen der Patienten in die Organisation des Krankenhauses eingebracht werden können. Insbesondere die Arzt-Patient-Beziehung hat für den Status des Patienten besondere Bedeutung, da der Patient vom medizinischen Können des Arztes Heilung und Linderung der Symptome erwartet. Diese Beziehung stellt ein Verhältnis extremer Ungleichheit dar: Der Arzt kann über Unsicherheit und Unwissenheit des Patienten verfügen, da nur er Ursache, Charakter und Verlauf der Krankheit kennt. Es liegt in seiner Macht, inwieweit er den Patienten an diesem Wissen teilhaben läßt, das für jenen existentielle Bedeutung hat. Während der Patient seine Erkrankung als einzigartig erlebt und besondere Zuwendung erwartet, handelt der Arzt in beruflicher Routine, für den jedes Individuum zunächst nur ein bestimmtes Krankheitsbild repräsentiert.

Die Rolle des Patienten im Krankenhaus wird in medizin-soziologischen Arbeiten vorwiegend mit dem Begriff der *Regression* charakterisiert[12]. Dieser beinhaltet in Anlehnung an S. Freud einen Rückfall in Verhaltensweisen kindlicher Phasen der Persönlichkeitsentwicklung. Für den Krankenhauspatienten meint dies vorwiegend die Flucht aus der Verantwortung in die Passivität des sich versorgen und pflegen lassens; es wird dabei vorausgesetzt, daß Unmündigkeit und Abhängigkeit dem Patienten als Befreiung von Leistungsanforderungen willkommen sind. Der amerikanische Soziologe T. Parsons schreibt der Krankenrolle einen ›sekundären Gewinn‹[13] zu, der in Privilegien und Ausnahmebedingungen bestehe, die der Kranke zu sichern und erhalten versuche. Angesichts der psychischen und existentiellen Belastung, die Krankheit bedeutet, kann dieses Konzept der Krankenrolle nur als zynisch bezeichnet werden[14]. In seiner Interpretation sind zwar richtige Gesichtspunkte enthalten, da Krankheit als einzig legitimer Grund für die zeitweise Entlastung von beruflichen und familiären Aufgaben gesellschaftlich akzeptiert wird. Erst bei längerer Dauer wird Krankheit zur existentiellen Bedrohung. Gerade die Bedeutung chronischer Erkrankung aber wird in diesem Konzept vernachlässigt. Daß das Konzept der Regression trotz fehlender wissenschaftlicher Überprüfung bis heute in der Medizinsoziologie vorherrschend ist, wird dadurch verständlich[15], daß es innerhalb der beruflichen Sozialisation von Medizinern eine wichtige legitimierende Funktion erfüllt: es rechtfertigt die Distanzierungstechniken, die der Arzt im Laufe seiner Krankenhaustätigkeit erlernt, um Unsicherheit im Umgang mit den Patienten zu kompensieren. Eine solche Zuflucht wird genommen, da eine qualifizierte Anleitung zur Herstellung gleichberechtigter Kommunikationsbeziehungen zwischen Arzt und Patienten sowohl in der Ausbildung, besonders aber in der Weiter- und Fortbildung fehlen. Mit Einschränkungen gilt dies auch für das Pflegepersonal. Unmündigkeit und Passivität des Patienten werden daher im Gegensatz zur vorherrschenden Interpretation der Krankenrolle sowohl durch den Organisationsablauf als auch durch das Verhalten von Ärzten und Pflegepersonen geradezu produziert.

3.3. Zur Bedeutung von Information und Aufklärung für den Heilungserfolg

Für die psychosoziale Situation des Patienten im Krankenhaus und den Erfolg der Therapie spielen ärztliche Information und Aufklärung eine wesentliche Rolle. Dies gilt für die Information über Ursache und Verlauf der Krankheit, vor allem aber auch für die Aufklärung vor operativen Eingriffen. Als Voraussetzung für die Angstbewältigung vor chirurgischen Operationen wirken sich Aufklärung und Information auch auf den somatischen Heilungserfolg positiv aus, was durch eine Reihe interdisziplinärer Untersuchungen belegt ist:

Studien über die Komplikationen nach Operationen und den nachoperativen Verbrauch an Schmerzmitteln haben gezeigt, daß bei gründlich informierten Patienten weit weniger Komplikationen auftreten[16]. Eine Untersuchung über Patienten, die am Herzen operiert wurden, erbrachte, daß die Patienten nach der Operation in besserer körperlicher Verfassung waren und früher wieder entlassen werden konnten, die ihre Angst vor dem Eingriff nicht verdrängten, sondern verarbeiteten[17]. In einer anderen Untersuchung wurde ein Zusammenhang zwischen dem Aufklärungsstand von Patientinnen mit gutartigem Gebärmuttergeschwulst und dem Auftreten von Blutungen, Schmerzen und anderen Komplikationen nach der operativen Entfernung des Uterus herausgearbeitet[18].

Die Information über den therapeutischen Sinn von medikamentöser Behandlung fördert die Mitarbeit des Patienten bei der regelmäßigen Einnahme der Medikamente nach dem Klinikaufenthalt. Vor allen Dingen für chronisch erkrankte Patienten muß sich die Aufklärung auch auf den Zeitraum nach der stationären Behandlung beziehen; das Wissen um den Zusammenhang der Erkrankung mit der Ernährungs- und Lebensweise ist Voraussetzung für das Gelingen der Rehabilitation. Wird im Krankenhaus erwartet, daß der Patient alle Anordnungen befolgt, ohne nach ihrem medizinischen Sinn zu fragen, so widerspricht diese erzwungene Passivität der Notwendigkeit, daß eine prophylaktische Veränderung der Lebensweise nach dem Krankenhausaufenthalt höchste Ansprüche an Eigeninitiative, Willens- und Ich-Stärke des Patienten stellen. Hier wäre nicht nur ausführliche Information des Patienten, sondern auch seiner Angehörigen notwendig.

Obwohl die Bedeutung von Information und Aufklärung für den medizinischen Erfolg bekannt ist, ist die Situation des Krankenhauspatienten durch Unwissenheit und Informationsmangel charakterisiert. Die Untersuchung von K. Engelhardt und anderen ergab, daß 69 Prozent der befragten Patienten zum Zeitpunkt der Kliniksentlassung entweder nur teilweise richtige oder sogar falsche Vorstellungen von ihrer Behandlung hatten. 27 Prozent der Frauen und 43 Prozent der Männer befanden sich in völliger Unkenntnis über die Behandlung oder hatten falsche Vorstellungen[19]. Andere Untersuchungen ergaben, daß der Aufklärungsstand der Patienten um so geringer war, je schwerer sie erkrankt waren. Gleichzeitig wurde festgestellt, daß gerade auch schwerkranke Patienten der Meinung sind, daß die Information über ihren Zustand eine wesentliche Voraussetzung für die psychische Verarbeitung ihrer Situation darstellt[20].

Für die Information und Aufklärung des Patienten hat die *ärztliche Visite* zentrale Bedeutung. In der Regel stellt sie jedoch eher ein Gespräch unter den beteiligten Ärzten und Pflegepersonen als ein Gespräch mit dem Patienten dar. Die spärlich weitergegebenen Informationen sind durch den Gebrauch medizinischer Termini für den Patienten oft unverständlich und verwirrend. Besonders belastend wirken Streitgespräche über die richtige medizinische Einschätzung und Vorgehensweise in Anwesenheit des Patienten. Diese Probleme können vermieden werden, wenn die notwendigen diagnostischen und therapeutischen Informationen vor der Visite außerhalb des Krankenzimmers diskutiert werden, so daß das Gespräch am Krankenbett ausschließlich dem Informationsfluß zwischen Arzt und Patient vorbehalten bleibt. Auch wäre die Einrichtung zusätzlicher individueller Sprechstunden, beispielsweise im Arztzimmer, notwendig, um die für den Patienten eventuell notwendige Intimität zu gewährleisten, was in Mehrbettzimmern nicht der Fall ist. Obwohl einige Krankenhäuser versuchen, die verschiedenen Funktionen der Visite zu entflechten, scheitert dies doch in der Regel an den hierfür notwendigen personellen und räumlichen Voraussetzungen.

Empirische Untersuchungen[21] über die Interaktionsmuster der Arzt-Patient-Kommunikation während der Visite ergaben, daß Ärzte häufig dem Informationswunsch der Patienten ausweichen, insbesondere dann, wenn es sich um schwerkranke Patienten handelt. Die verschiedenen Reaktionsformen lassen sich folgenden Interaktionsmustern zuordnen:

a) Nichtbeachten und Nichtbeantworten der Frage
b) Adressaten und Themenwechsel: der das Gespräch führende Arzt weicht einer Frage aus, indem er andere an der Visite beteiligte Personen anspricht und Informationen über diagnostische und therapeutische Maßnahmen austauscht
c) der Arzt geht nur scheinbar auf die Frage ein, thematisiert hier aber nicht den Inhalt der Frage, sondern einen Aspekt der Arzt-Patient-Beziehung[22]
d) der Arzt gibt vor, selber noch nicht über die notwendigen Informationen zur Beurteilung der Krankheit und ihrer Prognose zu verfügen, obwohl ihm alle hierfür notwendigen Erkenntnisse vorliegen.

4. Arbeitsbedingungen im Krankenhaus

Mangelnde psychosoziale Betreuung in den Krankenhäusern der BRD wird in den öffentlichen Medien und auch auf Fachkongressen[23] zunehmend kritisiert. Doch entgegen der verbreiteten Auffassung, daß das Personal in den Krankenhäusern[24] für das Zurückbleiben der Qualität der Betreuung verantwortlich zu machen sei, sind die wirklichen Ursachen für inhumane Züge in der Krankenhausversorgung in ökonomischen und politischen Voraussetzungen sowie in der Organisationsstruktur der Krankenhäuser zu suchen. Wird der Personalbedarf der Krankenhäuser an Kriterien gemessen, die aus privatwirtschaftlichen Betrieben mit Fließband- und Akkordarbeit gewonnen wurden[25], so bleibt der gesamte Bereich des personenbezogenen Kontaktes und der individuellen Kommunikation mit den Patienten in der Personalplanung notwendigerweise unberücksichtigt. Dieser Mangel kann dann nur durch Mehrarbeit des Personals kompensiert werden, was in der gegenwärtigen Praxis der Krankenhausversorgung gang und gäbe ist. Es kann aber nicht darum gehen, vom Krankenhauspersonal »selbstlose Opferbereitschaft« zu verlangen; gerade das am Ideal des »immer Helfenden« orientierte subjektive Berufsbild vieler Krankenpflegepersonen ist ein wesentlicher Hinderungsgrund für sie, ihre beruflichen und gewerkschaftlichen Interessen offensiv zu vertreten. Denn erst mit der Durchsetzung von Arbeitsbedingungen, die die psychosoziale Betreuung der Patienten einplanen und das Krankenhauspersonal durch Aus-, Weiter- und Fortbildung für die Aufgaben individueller Betreuung, vor allem auch schwerkranker Patienten, qualifizieren, kann eine Integration von naturwissenschaftlich physischer und psychosozialer Versorgung – im Sinne einer *individuellen, ganzheitlichen Betreuung*[26] – garantiert werden.

Der Begriff der *psychosozialen Betreuung* bezieht sich nicht primär auf psychotherapeutische Maßnahmen, die bei besonderen psychischen Konflikten einzelner Patienten notwendig werden[27]. Vielmehr sollen hierunter Handlungen verstanden werden, die zur Steigerung des individuellen Wohlbefindens des Patienten und zur Stärkung seiner psychischen und sozialen Aktivität notwendig sind. Aspekte psychosozialer Betreuung müssen in allen Handlungen integriert sein, die im Kontakt mit dem Patienten vollzogen werden; sie sind daher auch für alle Berufsgruppen relevant, die unmittelbaren Kontakt mit dem Patienten haben.

Die vorherrschende Kritik an der in den Krankenhäusern praktizierten *krankheitsorientierten* Medizin und Pflege fordert die Realisierung einer *patientenorientierten* Versorgung. In dieser Konzeption werden jedoch oft die Mängel in der Patientenbetreuung auf ein Versagen der Individuen zurückgeführt, während die organisatorischen und strukturellen Bedingungen des Arbeitsprozesses unberücksichtigt bleiben. Unreflektiert bleibt auch der objekthafte und zur Passivität verurteilte Status des Patienten, der lediglich durch mehr Rücksichtnahme und Einfühlsamkeit erträglicher gemacht werden soll. Demgegenüber beinhaltet der Begriff einer *individuellen, ganzheitlichen Betreuung* des Patienten eher Hilfe zur Selbsthilfe: er zielt auf die aktive Einbeziehung der besonderen Persönlichkeit des Patienten in den therapeutischen und pflegerischen Prozeß sowie die Reaktivierung seiner physischen und psychischen Ressourcen und macht eine enge

Zusammenarbeit zwischen Patient und Personal notwendig. Auf der Seite des Personals setzt er teamartige, kooperative Arbeitsprozesse voraus, die für jedes Mitglied den Zusammenhang von Planung, Ablauf und Kontrolle der Arbeitshandlungen gewährleisten.

Zu diesen Vorstellungen tritt die in der Praxis vorherrschende Arbeitsteilung in Widerspruch.

Im Bereich der *Krankenpflege* herrscht an bundesdeutschen Krankenhäusern die *Funktionspflege* vor. Sie ist durch eine streng hierarchische Organisation geprägt, die Weisungsbefugnis liegt bei der Stationsschwester, die über die die Patientenversorgung betreffenden Informationen verfügt und die einzelnen Tätigkeiten und Arbeitsvorgänge auf die Pflegepersonen verteilt: z. B. Fieberthermometer austeilen und einsammeln, Puls messen, Daten in die Kurve eintragen, Betten machen, Essen und Medikamente austeilen, spritzen – jedes Mitglied des Personals ist innerhalb eines Arbeitsganges nur für jeweils eine dieser Tätigkeiten zuständig. Der einzelne Mitarbeiter verliert den Überblick über Sinn und Bedeutung seiner Tätigkeit: Planung, Durchführung und Kontrolle der Pflege sind in verschiedenen Händen. Die Zuständigkeit für die Informationsbedürfnisse des Patienten bleibt ungeklärt – verantwortlich ist allein die Stationsschwester, die jedoch das Krankenzimmer am seltensten betritt. Zudem existiert innerhalb dieser Tätigkeiten eine deutliche Rangfolge, die die Hierarchie innerhalb des Pflegepersonals verstärkt. Die unangenehmsten Tätigkeiten (z. B. Hilfeleistungen beim Gebrauch des Steckbeckens und Bettenmachen) werden den Krankenpflegehelfern oder -schülern zugewiesen. Die Funktionspflege bedeutet für jeden Mitarbeiter weitgehende Monotonie, nur ein Teil der in der Ausbildung erlernten Qualifikationen kommt zur Anwendung. Schwere körperliche Arbeiten, wie z. B. Heben und Betten von Patienten oder langes Stehen im Operationssaal, konzentrieren sich auf wenige Personen und führen bei den Betroffenen zu einer verstärkten gesundheitlichen Belastung. Schreibarbeiten wiederum werden von anderen Mitgliedern des Pflegepersonals ausgeführt, die oft darüber klagen, daß nur noch ein geringer Teil ihrer Arbeit ihrem eigentlichen Beruf entspricht. Hierdurch entsteht Arbeitsunzufriedenheit, die dann zu einer hohen Fluktuation im Krankenpflegepersonal führt.

In einigen Krankenhäusern der BRD wird im System der *Gruppenpflege* gearbeitet: jeweils ein Team gleichgestellter Krankenpflegepersonen ist für eine Gruppe von Patienten zuständig. An der Entscheidung über die Verteilung spezieller Arbeitsverrichtungen ist jedes Mitglied der Gruppe gleichberechtigt beteiligt. Allerdings kann die Organisationsform der Gruppenpflege nur dann dem Ziel individueller, ganzheitlicher Betreuung gerecht werden, wenn ausreichend Personal zur Verfügung steht. Wird auf der Grundlage gleich niedrigen Personalbestands, wie er in der Funktionspflege üblich ist, im System der Gruppenpflege gearbeitet, so besteht das Ergebnis vorwiegend darin, anstelle des Vorgesetzten die unangenehme Aufgabe der Arbeitsverteilung auf die Gruppe selbst zu übertragen, ohne die reale Kooperation im Arbeitsprozeß selbst zu erhöhen.

Auch im ärztlichen Bereich hat der medizinische und technologische Fortschritt die Arbeit umfangreicher, komplizierter und differenzierter gemacht. Da repräsentative Untersuchungen über die Entwicklung der Arbeitsintensität in den Krankenhäusern nicht existieren, sei auf die erwähnte Untersuchung ausgewählter Kliniken im Frankfurter Raum verwiesen, deren Aussagen und Schlußfolgerungen allgemeinen Entwicklungstendenzen in der Medizin entsprechen dürfte: die diagnostischen und therapeutischen Maßnahmen haben in den letzten zehn Jahren drastisch zugenommen, während die personelle Besetzung auf das Niveau von 1969 eingefroren wurde. Die meisten neuen Verfahren lösen nicht alte ab, sondern ergänzen sie eher, wodurch Diagnostik und Therapie ausgeweitet wurden. Der enorme Zuwachs der technischen Medizin kann daher nur auf Kosten des direkten Arzt-Patienten-Kontaktes und durch schematischen und ungezielten Einsatz der diagnostischen Apparate bewältigt werden. Effektiver und dem individuellen Krankheitsfall entsprechender Einsatz der Technik ist nur möglich, wenn die ärztliche Untersuchung am Krankenbett sorgfältig durchgeführt und die Krankengeschichte ausführlich erhoben wurde. Gerade für diese ärztlichen Tätigkeiten bleibt immer weniger Zeit, so daß der Einsatz der Technik für den Patienten teilweise ohne Nutzen ist. »Die Verschiebung der ärztlichen Arbeitszeit vom direkten Kontakt mit dem Patienten weg zur Durchführung, Befundung und Bewertung technischer Untersuchungen hin bei zusätzlicher Intensivierung der Arbeit verschärft alle Probleme, die mit der Humanität im Krankenhaus zusammenhängen. Technische Eingriffe erfordern gerade wegen ihrer zunehmenden Kompliziertheit (abgesehen von der juristisch medizinischen Pflicht) eine ausgiebige Aufklärung. Hierfür, sowie für Aufklärung über Krankheitsursachen im Sinne einer sekundären Krankheitsvorsorge steht aber nicht entsprechend mehr, sondern sogar weniger Zeit als früher zur Verfügung. Erst recht um die seelischen Belange und sozialen Folgen von Krankheit (Arbeitslosigkeit, Arbeitsplatzprobleme, Heimunterbringung, Rentenprobleme, Familienprobleme) kann sich der Arzt kaum mehr kümmern«[28].

Ein weiterer Grund für übermäßige Arbeitsbelastung und Arbeitsunzufriedenheit ist in den *Arbeitszeitregelungen* für das Krankenhauspersonal zu suchen. In vielen Krankenhäusern, vor allem in Alten- und Pflegeheimen sowie kleineren Krankenhäusern und solchen freier gemeinnütziger Trägerschaft, wird noch im geteilten Dienst gearbeitet: d. h., der Tagdienst verteilt sich über 12 Stunden, die eine Unterteilung durch eine dreistündige Freizeit beinhalten. Dort, wo im Schichtdienst gearbeitet wird, ist die Arbeit so verteilt, daß der Mitarbeiter nur jedes zweite Wochenende frei hat. Personalknappheit muß durch häufigere Wochenend-, Nacht- und Bereitschaftsdienste kompensiert werden, in extremen Fällen werden zwei Schichten hintereinander gearbeitet, oder die Mitarbeiter werden an freien Tagen kurzfristig telefonisch zum Dienst gerufen. Als Folge dieser Arbeitsüberlastung tragen ein erhöhter Krankenstand und hohe Fluktuationsraten wiederum zur Verschärfung der Personalknappheit bei. Obwohl in den meisten Krankenhäusern die 40-Stunden-Woche tariflich vereinbart ist, kann es zu Arbeitswochen von über 60 Stunden kommen.

Derartige Ausnahmeregelungen werden durch die gesetzlichen Grundlagen der Arbeitszeitgestaltung im Gesundheitswesen begünstigt. Denn hier gilt die Verordnung über die Arbeitszeit in Krankenpflegeanstalten von 1924 (KrPflVO), die gegenüber der Arbeitszeitordnung von 1938 (AZO), die für alle anderen Betriebe und Verwaltungen gilt, ungünstigere Regelungen enthält. So sieht die AZO eine wöchentliche Höchstarbeitszeit von 50 Stunden vor, während für das Gesundheitswesen 60 Stunden maximale wöchentliche Arbeitszeit zulässig ist. Die Arbeitszeitverordnung von 1924 enthält auch keine klar definierten Regelungen über Anzahl, Dauer und Gestaltung der Pausen. Während in der AZO festgelegt ist, daß die tägliche Arbeitszeit 10 Stunden nicht überschreiten darf und Ausnahmen durch das Gewerbeaufsichtsamt zugelassen werden müssen (§ 4, Abs. 3), heißt es in der Verordnung für Krankenpflegeanstalten: »Die tägliche Arbeitszeit *soll in der Regel* 10 Stunden nicht überschreiten« (§ 1). Auch die Arbeitszeitregelungen des Bundesangestelltentarifs (BAT), die für die Beschäftigten in den öffentlichen Krankenhäusern gelten, sind durch Sonderregelungen eingeschränkt. In den Krankenhäusern religiöser und karitativer Trägerschaft sind die Mitbestimmungsrechte des Betriebsverfassungsgesetzes durch den Tendenzschutzparagraphen eingeschränkt[29].

Empirische Untersuchungen über gesundheitsschädigende Auswirkungen der Arbeitsbedingungen im Krankenhaus fehlen ebenso wie Informationen über die Einhaltung bzw. Nichteinhaltung der Arbeitnehmerschutzgesetze sowie über das Ausmaß der arbeitsmedizinischen Überwachung jener Pflegepersonen, die einem erhöhten Gesundheitsrisiko ausgesetzt sind. Abgesehen von speziellen Vorschriften der Strahlenschutzverordnung und Röntgenverordnung ist für das Krankenpflegepersonal noch nicht einmal eine ärztliche Untersuchung nach Beendigung des Arbeitsverhältnisses vorgeschrieben[30]. Von den Unfallverhütungsvorschriften werden insbesondere solche Regelungen vernachlässigt, die sich auf den Umgang mit infektiösem Material und die Einhaltung jener Bestimmungen beziehen, die die Hygiene betreffen. Eine Untersuchung der Röntgengeräte durch den TÜV in Nordrhein-Westfalen ergab, daß nur 30 % der in den Krankenhäusern aufgestellten Röntgengeräte ohne Mängel waren[31]. In nur 1,4 % der Unternehmen, die der Berufsgenossenschaft für Gesundheitsdienst und Wohlfahrtspflege unterstehen, sind Sicherheitsbeauftragte beschäftigt[32].

Aus den wenigen Veröffentlichungen über die Arbeitsbedingungen des Pflegepersonals sind vorwiegend Verstöße gegen die Arbeitszeitregelung, die Unfallverhütungsvorschriften und das Mutterschutzgesetz – das bei 86 Prozent weiblicher Beschäftigten im Krankenhausbereich besondere Bedeutung hat – bekannt.[33]

So ist z. B. die Regelung, daß von 11 Stunden Nachtdienst eine Stunde als unbezahlte Pause gilt, gesetzeswidrig, da der Arbeitnehmer während dieser Pause seinen Arbeitsplatz nicht verlassen kann[34]. § 4 Abs. 1 des Mutterschutzgesetzes enthält ein Beschäftigungsverbot bei »schweren körperlichen Arbeiten« und Arbeiten, »bei denen die schädlichen Einwirkungen von gesundheitsgefährdenden Stoffen oder Strahlen, von Staub, Gasen oder Dämpfen . . . ausgesetzt sind«. Würde dieses Beschäftigungsverbot im Krankenpflegebereich konsequent angewendet, so dürften schwangere Frauen ab Beginn der Schwangerschaft weder in der Röntgenologie und Radiologie, noch im OP-Bereich und auf der Intensivstation (Verwendung von halogenkohlenwasserstoffhaltigen Narkosemitteln) und auch nicht in Infektionsabteilungen und Kinderstationen beschäftigt werden[35]. Auch das Betten und Heben von Patienten in der Grundpflege dürfte nicht von schwangeren Frauen übernommen werden.

Obwohl Arbeitsunfälle und Berufskrankheiten im Gesundheitswesen weit seltener auftreten als in der Industrie, sind doch 1977 26 768 Unfälle und 4 495 Fälle von Berufskrankheiten[36] zu verzeichnen.

Der wissenschaftlich-technische Fortschritt in der Medizin hat die Arbeit in der Krankenpflege keineswegs leichter gemacht. Überwachung, Bedienung und Kontrolle medizinisch-technischer Geräte, wie z. B. in der Intensivmedizin, stellen hohe Anforderungen an die Konzentrationsfähigkeit des Personals. Anders als in warenproduzierenden Bereichen ersetzen medizinisch-technische Apparaturen nicht immer menschliche Arbeitskraft, sondern dienen der Unterstützung und Objektivierung medizinischer Diagnosen und Therapien, machen aber zusätzliche Aufgaben der Bedienung, Wartung und Sterilerhaltung notwendig.

Der Anspruch einer »bedarfsgerechten« Patientenversorgung im Sinne medizinischer und psychosozialer Betreuung läßt sich nur durch eine Verbesserung der Arbeitsbedingungen im Krankenhaus verwirklichen. »Wenn im Mittelpunkt des Krankenhausgeschehens der Patient stehen soll, dann setzt dies voraus, daß unter dem ärztlichen und Pflegepersonal das denkbar günstigste Arbeitsklima herrscht. Da von allen Kennern der Krankenhaussoziologie die Hierarchie als eine wesentliche Ursache für Spannungen, Konflikte, Arbeitsunlust und allgemeine Unzufriedenheit angesehen wird, bietet sich die Durchsetzung des Prinzips der demokratischen Selbstverwaltung an«, so kommentiert H. See das Reformmodell eines »klassenlosen Krankenhauses« 1973. Und weiter heißt es: »Insgesamt beruht also das hier entworfene Modell der demokratischen Krankenhausselbstverwaltung auf der Selbstbestimmung und Eigenverantwortlichkeit der Fachärzte und des examinierten Pflegepersonals im Rahmen der durch Teamarbeit notwendigen Rücksichten und der durch die gewählte Krankenhauskonferenz gestellten Aufgaben, für deren Durchsetzung die gewählten Abteilungsleitungen zuständig sind.«[37]

Die Demokratisierung der Arbeit im Krankenhaus, seine Leitung durch demokratisch gewählte Organe und Mitbestimmung am Arbeitsplatz müßte daher vorrangiges Ziel der Krankenhauspolitik sein, wenn hinter dem Schlagwort der Humanisierung des Krankenhauses ernste Absichten der Verantwortlichen stehen. Untersucht man aber die Krankenhauspolitik der Bundesregierung in den letzten 10 Jahren, so ist gerade das Gegenteil festzustellen: daß Mitbestimmungsmöglichkeiten der Beschäftigten durch restriktive Personalplanung auf überbetrieblicher Ebene abgebaut und begründete Warnungen der Betroffenen vor einer Verschlechterung der Patientenversorgung ignoriert wurden.

5. Die Krankenhauspolitik in der BRD: Verdrängung der Reformdiskussion durch Sparmaßnahmen

Die Diskussion um Mängel und Reformnotwendigkeiten setzte erst Ende der sechziger Jahre in verstärktem Maße ein. Ein großer Teil der bundesdeutschen Krankenhäuser war älter als 50 Jahre, die meisten Betten standen in großen Krankensälen und das Defizit der Krankenanstalten betrug 1964 784 Mio. DM[38]. Die 1969 ins Amt gekommene Regierungskoalition von SPD und FDP legte 1971 den »ersten Gesundheitsbericht seit Bestehen der Bundesregierung« vor[39]. Dieser Bericht räumt dem Krankenhauswesen eine hohe Priorität ein und sieht eine großzügige Sanierung der Krankenhäuser vor. Im Gesundheitsbericht werden nicht nur die quantitativen Mängel in der Krankenhausversorgung kritisiert, die sich im wesentlichen auf die Überalterung der Krankenhausbauten und den Mangel an qualifiziertem Pflegepersonal beziehen, sondern auch Strukturreformen des Krankenhauswesens für notwendig gehalten. Kritisiert werden vor allem die fehlende Koordination unterschiedlicher Versorgungssysteme, das Fehlen halbstationärer Einrichtungen, das Chefarztsystem und die ungleiche Behandlung der Krankenhauspatienten verschiedener Pflegeklassen. Allerdings ist diese Kritik sehr allgemein gehalten und wird nicht mit konkreten Reformvorstellungen verbunden: es werden weder Schritte für die Demokratisierung der Krankenhausstruktur angegeben, noch – abgesehen vom psychiatrischen Bereich – die Einrichtung von Ambulanzen und Polikliniken gefordert. Gerade eine bessere Integration von ambulanter und stationärer Versorgung hätte aber sowohl eine Verbesserung der Leistungen in der Patientenversorgung bedeutet, als auch unnötige Kosten durch Doppel- und Mehrfachuntersuchungen abgebaut. Auf die Diskussion über das »Klassenlose Krankenhaus«, die nicht nur in der außerparlamentarischen Linken, sondern auch in weiten Teilen der SPD engagiert geführt wurde, wird im Gesundheitsbericht mit keinem Wort eingegangen. Dieses Modell sah die Gleichstellung aller Patienten, die Abschaffung des privaten Liquidationsrechts des Chefarztes sowie seiner Weisungsbefugnis gegenüber den Fachärzten und eine kollegiale demokratische Leitung des Krankenhauses sowie teamartige Zusammenarbeit der Ärzte und des Pflegepersonals vor[40].

Mit dem Fehlen präziser Forderungen zur Reform des Gesundheits- und des Krankenhauswesens im »Gesundheitsbericht« wurde der Entwicklungsgang des *Krankenhausfinanzierungsgesetzes,* des ersten gesundheitspolitischen Gesetzeswerkes der sozialliberalen Regierungskoalition, vorprogrammiert: im Verlauf der Diskussionen und Beratungen wurden die wenigen strukturellen Veränderungen aus dem Gesetzentwurf gestrichen, so daß 1972 ein Gesetz in Kraft trat, das zu Recht lediglich als »Finanzreform« bezeichnet werden kann[41]. Um diesen Preis vermied die SPD größere politische Auseinandersetzungen mit der CDU und den ärztlichen Standesorganisationen und verschob ihren Anspruch demokratischer Strukturreform auf die Ebene der Landesregierungen. Allerdings kann selbst die »Krankenhausreform« in Hessen, in der die SPD mit der FDP die Regierung stellt, kaum als echte Reform bezeichnet werden. Das Modell der »Hessenklinik«, das nach dem Scheitern des »Klassenlosen Krankenhauses« als Kompromiß in das Hessische Krankenhausgesetz einging, unterscheidet sich kaum von den Krankenhausgesetzen anderer Länder:

- Die Aufhebung des Chefarztsystems wurde durch die Einrichtung eines Poolsystems ersetzt, das den Fachärzten eine geringfügige Beteiligung an den Chefarzteinnahmen garantiert, die Abhängigkeit aber nicht beseitigt;

– an Stelle der Gleichbehandlung der Patienten werden die Privilegien privat versicherter oder privat zahlender Patienten lediglich umdefiniert[42];
– auf eine demokratische Selbstverwaltung wird ganz verzichtet.

So beschränken sich die wesentlichen Änderungen, die das Krankenhausfinanzierungsgesetz bewirkte, auf
1. die Vergrößerung des Planungsspielraums staatlicher Organe und
2. auf eine finanzielle Entlastung öffentlicher Gelder zuungunsten der Krankenkassen und somit der Versicherten.

Eingeleitet wurde das Krankenhausfinanzierungsgesetz durch eine Grundgesetzänderung, die die Kompetenzen des Bundes auf die Krankenhausfinanzierung ausweitete. Als Voraussetzung für die Finanzierung der Krankenhäuser legt das KHG ihre Aufnahme in den jeweiligen Krankenhausbedarfsplan fest, der von den Landesregierungen aufgestellt wird. Die Pflegesätze werden ebenfalls durch die Landesregierungen festgesetzt, wobei eine vorherige Einigung der Krankenhaus- und Sozialversicherungsträger zu berücksichtigen ist. Die Pflegesätze müssen »auf der Grundlage der Selbstkosten eines sparsam wirtschaftenden, leistungsfähigen Krankenhauses« beruhen, wobei die Zielvorgaben der »Leistungsfähigkeit« und der »sparsamen Wirtschaftsführung« nicht näher definiert sind[43]. Für die Wirtschaftlichkeitskontrolle der Pflegesätze sind ebenfalls die Landesregierungen zuständig; auf Bundesebene wurde ein »Ausschuß für Fragen der wirtschaftlichen Sicherung der Krankenhäuser« sowie ein Beirat, dem Krankenhausträger, Sozialversicherungsträger, Vertreter der Ärzteschaft, der Gewerkschaften und Arbeitgeberverbände angehören, eingerichtet, die allgemeine Grundsätze für die Krankenhausplanung und -finanzierung aufzustellen haben.

Das zweite wesentliche Ergebnis, die finanzielle Entlastung der öffentlichen Haushalte, wurde durch die Übertragung der vollen Benutzerkosten auf die Pflegesätze – d. h. auf die *Beitragsaufkommen der Versicherten* – erreicht. Lediglich die Investitionskosten werden durch Steuergelder finanziert, wovon der Bund ein Drittel zu tragen hat. Die Forderung des DGB und der ÖTV, die Investitionskosten extensiver auszulegen, da für die Ortskrankenkassen ein jährlicher Mehraufwand für die stationäre Versorgung von 800 bis 940 Mio. DM errechnet wurde, konnte nicht durchgesetzt werden. Die Beitragsfinanzierung von Gesundheitsleistungen wurde somit zugunsten der Steuerfinanzierung ausgedehnt und jahrelang aufgestaute Defizite auf die von den Krankenkassen zu zahlenden Pflegesätze übertragen[44]. Lagen die jährlichen Wachstumsraten der Krankenhauspflegesätze in den Bundesländern bis 1969 unter 10 % und bis 1972 zwischen 14 und 18 %, so stiegen sie 1973 auf 25 bis 38 % an, um 1974 Steigerungsraten von 29 bis 53 % zu erreichen (s. Tab. 9).

Tab. 9:

Entwicklung der Durchschnittspflegesätze in den Bundesländern 1966 bis 1975 (in DM/Berechnungstag)[a)]

	jährliche Wachstumsrate in %				
	1966/69	1969/72	1972/73	1973/74	1974/75
Schleswig-Holstein	–	–	–	+38,3	–
Niedersachsen	–	–	+28,6	+38,8	–
Hessen	–	–	+38,3	+36,2	–
Rheinland-Pfalz	+ 4,3	+18,3	+28,2	+52,9	+12,3
Saarland	+ 9,3	+14,2	+27,4	+28,9	–
Berlin (West)	+10,6	+18,4	+25,2	+34,7	–

a) Für Hamburg, Bremen, Nordrhein-Westfalen, Baden-Württemberg und Bayern liegen zu dieser Frage keine Angaben vor.
Quelle: Bericht der Bundesregierung über die Auswirkungen des Gesetzes zur wirtschaftlichen Sicherung der Krankenhäuser und zur Regelung der Krankenhauspflegesätze (KHG), Bonn 30. 12. 75, S. 25

Der insbesondere durch das Krankenhausfinanzierungsgesetz verursachte sprunghafte Anstieg der Krankenkassenausgaben fiel in die Zeit der Wirtschaftskrise 1973/74. Der Produktionsrückgang durch die Wirtschaftskrise bei gleichzeitig hohen Inflationsraten entzog der »sozialpartnerschaftlichen Reformfinanzierung«[45] der sozialliberalen Regierung ihre Grundlage: diese basierte auf steigenden Wachstumsraten der Gesamtwirtschaft, um öffentliche Leistungen zu erweitern, ohne einzelwirtschaftliche Profitraten beschneiden zu müssen. Der Produktionsrückgang durch die Wirtschaftskrise bei gleichzeitig hohen Inflationsraten setzte somit dem staatlichen Ausgabenspielraum enge Grenzen. Die sich ausweitende Arbeitslosigkeit und Senkung der Lohnquote brachte Einnahmeausfälle für Staat und Sozialversicherungen und wachsende Ausgabenbelastung (Arbeitslosenhilfe, Sozialhilfe usw.) mit sich. Der Kampf der gesellschaftlichen Interessengruppen um die knapp gewordenen öffentlichen Mittel wurde zugunsten des Einzelkapitals entschieden. Da die Gewinnsubventionen, Steuererleichterungen und Rüstungsausgaben stiegen, mußten die Ausgaben für öffentliche Leistungen gesenkt werden[46].

So empfahl das 1975 vom Finanzministerium vorgelegte Gutachten »Zur Lage und Entwicklung der Staatsfinanzen in der Bundesrepublik Deutschland«[47] den relativen und absoluten Abbau öffentlicher Leistungen, insbesondere im Bildungs- und Gesundheitswesen, sowie die Privatisierung öffentlicher Dienstleistungen. Als wichtigstes Instrumentarium des Abbaus wurde die *Personalreduzierung im öffentlichen Dienst* durch die Nichtwiederbesetzung freiwerdender Stellen sowie durch Rationalisierungsmaßnahmen und Wirtschaftlichkeitsprüfungen angesehen.

Sparmaßnahmen durch den Abbau und die Privatisierung öffentlicher Leistungen bestimmen seit 1974 auch die *Gesundheitspolitik.* Die gesundheitspolitische, sich auf strukturelle Reformen beziehende Diskussion wurde durch die Kostendiskussion nahezu völlig verdrängt. Durch ständiges Wiederholen der Warnungen vor steigenden Krankenkassenausgaben wurde die Atmosphäre dafür geschaffen, Rationalisierungen im Krankenhausbereich durch soziale Verschlechterung und verstärkte Arbeitsbelastung der dort Beschäftigten durchzusetzen. Obwohl überhöhte Kosten aufgrund der Finanzierung privatwirtschaftlicher Gewinne eher im Bereich der ambulanten – und Arzneimittelversorgung abzubauen gewesen wären, ohne die Leistungen für die Patienten zu verschlechtern, blieben diese Bereiche von Einsparungen nahezu völlig verschont. Von den Interessenvertretern der im Krankenhaus Beschäftigten wurde ein geringerer Widerstand erwartet als von der gesellschaftlich mächtigen Symbiose privatwirtschaftlicher Interessen der Ärzteschaft und der Pharma- und Geräteindustrie. Neben dem ohnehin geringen Organisationsgrad im Krankenhausbereich wurde diese Situation dadurch begünstigt, daß es den herrschenden gesellschaftlichen Gruppen mit Hilfe der von ihr beeinflußten öffentlichen Meinung gelang, die Beschäftigten im öffentlichen Dienst gegen die Arbeiter und Angestellten der übrigen Wirtschaftsbereiche auszuspielen[48], indem sie ihnen die Verschwendung öffentlicher Mittel vorwarfen. Darüber hinaus bot das Krankenhausfinanzierungsgesetz den Landesregierungen die größten Einflußmöglichkeiten innerhalb des Gesundheitswesens.

In der Tat stiegen die Ausgaben der Krankenkassen für die Krankenhausbehandlung von 1960 bis 1975 doppelt so hoch an wie die Krankenkassenausgaben insgesamt[49]. Zudem sind über 70 Prozent der Krankenhauskosten Personalkosten. Darüber, daß diese Entwicklung zum Teil durch das Überwälzen staatlicher Finanzierung auf die Pflegesätze, zum Teil durch die Erfolge der medizinischen und medizinisch-technischen Entwicklung begründet war sowie durch die ökonomische und arbeitsrechtliche Gleichstellung des Krankenhauspersonals gegenüber anderen Facharbeiterberufen, wurde von verantwortlicher Seite geschwiegen.

Auf den Konferenzen der Gesundheits- und Sozilaminister der Länder im Winter 1975/76 wurden die Rationalisierungsmaßnahmen festgelegt, mit deren Hilfe der Personalabbau in den Krankenhäusern durchgesetzt werden sollte. Als wichtigstes Mittel ist hier der Rückgriff auf längst überholte *Anhaltszahlen* aus dem Jahre 1969 zu nennen. Diese Personalschlüssel sind zwar auf die 40-Stunden-Woche fortgeschrieben worden, sie berücksichtigen aber weder die Verkürzung der Verweildauer von 25 Tagen 1969 auf 22 Tage für 1975, noch den Übergang vom geteilten Dienst auf den Schichtdienst im Pflegebereich vieler Krankenhäuser. Ebensowenig entsprechen sie der durch den medizinisch-technischen Fortschritt in Diagnose und Therapie hervorgerufenen Arbeitsintensivierung. Deshalb wurden von der Deutschen Krankenhausgesellschaft 1974 neue Anhaltszahlen aufgestellt, die diese Entwicklungen berücksichtigen. Diese von der DKG aufgestellten Richtwerte sind allerdings nur für Allgemeinkrankenhäuser entwickelt worden und können daher nicht auf die Krankenhäuser übertragen werden, die besondere Versorgungsaufgaben zu erfüllen haben.

Als weiteres Instrument für den Personalabbau wurde die *Anrechnung der Schüler* auf den Stellenplan für examiniertes Pflegepersonal im Verhältnis 3 : 1 emfpohlen. Diese Anrechnung hat zur Folge, daß Schüler voll im Stationsbetrieb eingesetzt werden müssen, sich ihr Einsatz also nicht allein nach den Ausbildungsanforderungen richten kann, sondern daran orientiert wird, trotz Personalknappheit die Patientenversorgung aufrechtzuerhalten. Dies kann insofern zu einer Gefährdung der Ausbildungsziele führen, als die vorgeschriebene Mindestzahl an theoretischen Unterrichtsstunden sowie der Wechsel von praktischem und theoretischem Unterricht nicht eingehalten werden kann, wenn Schüler die Planstellen voll examinierter Kräfte ausfüllen.

Eine weitere Form des Arbeitsplatzabbaus im Krankenhausbereich besteht in der Privatisierung von Reinigungsdiensten, Wäschereien, Küchen und Werkstätten. Mit der *Privatisierung* geht in der Regel eine Qualitätsverschlechterung der Serviceleistungen einher, da sie ausschließlich nach finanziellen Gesichtspunkten und nicht nach den spezifischen Anforderungen der Krankenversorgung eingesetzt werden. Für das betroffene Personal bringt sie materielle Einbußen und den Verlust sozialer Sicherheit mit sich.

Durchgesetzt wurden diese Kriterien der Personalausstattung durch *Wirtschaftlichkeitsprüfungen,* denen das Ziel vorgegeben war, die Kosten für die Pflegesätze auf ein Minimum zu reduzieren. Hierfür wurden Firmen beauftragt, die Erfahrungen in der Rationalisierung von Industriebetrieben und anderen Wirtschaftsunternehmen haben und sich lediglich an finanzökonomischen Vorstellungen orientieren, hingegen nicht an medizinischen und pflegerischen Versorgungsnotwendigkeiten. Die Personalvertretungen wurden unter Mißachtung ihrer Mitspracherechte lediglich im nachhinein informiert. Die Mitbestimmungs- und Mitwirkungsrechte des Personalrats bei der Festsetzung von Stellenplänen werden ohnehin zur Farce, wenn die Kriterien für die Personalbesetzung bundesweit mittels vorgegebener Richtwerte für alle Krankenhäuser bis ins Detail festgesetzt werden.

Das Ausmaß des Betten- und Personalabbaus wird aus Tabelle 10 deutlich: die Wachstumsraten für das ärztliche- und Pflegepersonal gehen ab 1975 zurück und fallen für die Pflegekräfte 1977 sogar auf 0; die planmäßigen Betten stagnieren schon 1976 und nehmen 1977 um 2 % ab. Eine Untersuchung des wissenschaftlichen Instituts der Ortskrankenkassen ergab, daß der Aufwandsanstieg für die stationäre Versorgung je Krankenkassenmitglied in den Jahren 1970 bis 1975 im Jahresdurchschnitt 21,7 % betrug und in den Jahren 1976 und 1977 auf 9,5 % abfiel. Die Verknappung der Weiterbildungsstellen für die Facharztanerkennung wird als direkte Folge dieser Kostendämpfungsmaßnahmen gewertet und ein jährliches Defizit von 2 500 bis 3 000 Weiterbildungsstellen errechnet[50].

Tab. 10:

Durchschnittliche jährliche Wachstumsraten der Anzahl der Betten, stationär behandelten Patienten, Ärzte, Pflegepersonen inclusive Auszubildende (a) und Pflegepersonen ohne Auszubildende (b); Steigerung in %

	Betten	Patienten	Ärzte	Pflege-personen[a)]	Pflege-personen[b)]
1960–65	2	2	3	4	4
1965–70	2	4	6	9	8
1971	1	4	12	15	14
1972	2	3	9	11	13
1973	1	2	9	13	12
1974	2	4	9	21	19
1975	2	2	7	8	6
1976	0	3	5	1	2
1977	– 2	k. a.	7	0	0

Quelle: Errechnet nach: Statistisches Bundesamt, Fachserie 12, Gesundheitswesen, Reihe 1, ausgewählte Zahlen 1976 sowie Reihe 6, Krankenhäuser, 1977.

Im Krankenhausbereich konnten die verantwortlichen Gesundheitspolitiker mit dem Krankenhausfinanzierungsgesetz auf ein Instrumentarium zurückgreifen, das ihnen die Durchsetzung von Personal- und Leistungsabbau ermöglichte, als für andere Bereiche des Gesundheitswesens die gesetzlichen Instrumentarien mit dem Krankenversicherungs-Kostendämpfungsgesetz (KVKG) erst geschaffen werden mußten[51]. Durch die Verantwortlichkeit der Landesregierungen für die Festsetzung der Pflegesätze entsprechend den Kriterien der »sparsamen Wirtschaftsführung« eröffnete das KHG die Möglichkeit, mittels der Überprüfung der Wirtschaftlichkeit in den Krankenhäusern Rationalisierungsmaßnahmen einzuleiten. Da der Begriff des »sparsam wirtschaftenden Krankenhauses« im Gesetz nicht präzisiert ist, wird seine inhaltliche Ausfüllung durch politische Anforderungen an Stelle medizinischer Notwendigkeiten möglich.

Trotz der deutlichen Ergebnisse, die die Einsparungen im Leistungsbereich der Krankenversorgung schon 1976 zeigte[52], gibt es politische Bestrebungen, zunächst durch das KVKG, dann durch die »Konzertierte Aktion« sowie die Novellierung des Krankenhausfinanzierungsgesetzes das gesetzliche Instrumentarium für ein reibungsloseres Funktionieren der Rationalisierungsmaßnahmen zu erweitern, was allerdings bisher nicht durchgesetzt werden konnte[53].

6. Gewerkschaftlicher Widerstand

Nach zunächst nur vereinzeltem Protest der Belegschaften und Personalräte einzelner Kliniken[53a] erfolgten verstärkte gesundheitspolitische Aktivitäten der Gewerkschaft Öffentliche Dienste, Transport und Verkehr (ÖTV), denn es zeigte sich, daß die Vertretung unmittelbarer, an den Arbeitsplatz gebundener Interessen nur in Verbindung mit der Entwicklung gesundheitspolitischer Alternativen erfolgreich sein kann. So wurde die ÖTV innerhalb des DGB zum Vorreiter gesundheitspolitischer Konzeptionen. Dies kommt sowohl in der Ablehnung der restriktiven Ziele des KVKG zum Ausdruck als auch in der Entwicklung der »Perspektiven zur Gesundheitspolitik«[54], die eine Umorientierung der Gesundheits- und Sozialpolitik zur primären Prävention im Sinne einer Verbesserung der Arbeits- und Lebensweise fordern. Die ÖTV blieb nicht bei der Verteidigung der Arbeitsplätze stehen, sondern entwickelte darüber hinaus Forderungen zur Gewährleistung psychosozialer Betreuung und zur Demokratisierung der Arbeitsverhältnisse am Krankenhaus, die eine Ausweitung der personellen Ausstattung notwendig machen. Ihre »Forderungen zur Humanisierung des Krankenhauses« zielen darauf ab, die Interessen der im Krankenhauswesen Beschäftigten in die Interessenpolitik der Gesamtheit der abhängig Arbeitenden zu integrieren[55]. Wurden in den Stellungnahmen zum KVKG[56] noch unterschiedliche Positionen von DGB und ÖTV vertreten, so wurde zur Novellierung des Krankenhausfinanzierungsgesetzes eine gemeinsame Stellungnahme erarbeitet, in der der DGB die weitergehenden Forderungen der ÖTV nach personeller Ausweitung entsprechend psychosozialer Versorgungsaufgaben mitgetragen hat.

Auf Bundesebene konnte die ÖTV erreichen, daß die Gesundheitsministerkonferenz sich gegen die ausschließliche Orientierung an den Anhaltszahlen von 1969 aussprach, die Konzertierte Aktion von einer Ausgabenbegrenzung in der stationären Versorgung Abstand nahm[57] und die öffentlichen Arbeitgeber ihre Bereitschaft erklärten, die Auszubildenden nicht mehr auf die Stellenpläne anzurechnen. Die verbale Übernahme gewerkschaftlicher Forderungen durch verantwortliche Stellen allein bedingt noch keine Verbesserung der realen Verhältnisse. Real sich umsetzende Ergebnisse hängen von der Aktivität und Stärke der regionalen und betrieblichen gewerkschaftlichen Organisation ab, deren Argumentation und Durchsetzung allerdings durch solche allgemeinen gesundheitspolitischen Erfolge unterstützt wird.

7. Schlußfolgerungen

Für Struktur- und Ausgabenplanungen im Krankenhausbereich sind Kriterien der Wirtschaftlichkeit, der Versorgungsqualität und der Qualität der Arbeitsverhältnisse von Bedeutung. Dabei ist zu betonen, daß das Kriterium der Wirtschaftlichkeit nicht nur den Aspekt kurzfristiger Kosteneinsparungen beinhaltet, sondern ebenso die erst langfristig wirksam werdende Entwicklung der gesellschaftlichen Morbidität zu berücksichtigen hat. In der Gesundheitspolitik der BRD stand bisher die einseitige Orientierung an Wirtschaftlichkeitskriterien im Sinne kurzfristiger finanzieller Einsparungen im Vordergrund. Personalabbau als deren wichtigste Folge hat nicht nur die Arbeitsbedingungen der im Krankenhaus Beschäftigten verschlechtert, vielmehr widerspricht darüber hinaus die damit verbundene Vernachlässigung der psychosozialen Betreuung der Patienten dem humanen Auftrag der gesundheitlichen Versorgung. Die wirklichen Krankheitskosten, die die Gesellschaft insgesamt zu tragen hat[58], und die im wesentlichen durch den hohen Anteil chronischer Krankheiten zustande kommen, werden durch eine derart einseitig ausgerichtete Gesundheitspolitik keineswegs reduziert. Tritt bei einzelnen Entscheidungen das Ziel der Wirtschaftlichkeit in Widerspruch zum Anspruch der Versorgungsqualität, so ist im Gesundheitswesen zu fordern, daß der Anspruch der Bevölkerung an notwendigen medizinischen und psychosozialen Dienstleistungen Vorrang vor finanziellen Erwägungen hat und die Krankenhauspolitik bestimmt.

Wenn der von verantwortlicher Seite immer wieder betonte Anspruch einer humanen Verpflichtung der Krankenhausversorgung eingelöst werden soll, sind daher folgende Grundvoraussetzungen zu verwirklichen:

- Unabhängigkeit der Krankenhausleistungen von privaten Interessen industrieller Bereiche und privilegierter Berufsgruppen;
- Erfüllung psychosozialer Aufgaben sowohl durch entsprechende Personalplanung und Arbeitsorganisation als auch durch ihre Berücksichtigung in der Aus-, Weiter- und Fortbildung;
- Demokratisierung der Krankenhäuser durch Mitbestimmung der Beschäftigten bzw. der Gewerkschaft am Arbeitsplatz, bei der Arbeitsorganisation, in der Krankenhausleitung und bei der gesundheitspolitischen Bedarfsplanung;

- staatliche Garantie der finanziellen Voraussetzungen zur Abdeckung des Personal- und Sachbedarfs durch Ausweitung der Steuerfinanzierung;
- Verbesserung der Integration der Krankenhausversorgung in die Gesundheitsversorgung insgesamt durch Ausweitung vor- und nachstationärer Aufgaben sowie die Einrichtung fachärztlicher Ambulatorien und Polikliniken, die öffentlichen Einrichtungen angeschlossen sind.

Kapitel V

Petra Botschafter-Leitner

Die berufliche Situation des Krankenpflegepersonals

In den sechziger Jahren wurde der »Schwesternmangel« beklagt, heute spricht man von arbeitslosen Krankenschwestern und -pflegern, gleichzeitig können ausgeschriebene Stellen nicht besetzt werden.

Beklagt wird einerseits die mangelnde Zeit für eine umfassende pflegerische Betreuung des Patienten, auf der anderen Seite werden Pausen ausgedehnt, der Dienst früher beendet.

Die Diskussion um eine patientenorientierte Pflege wird verstärkt geführt, gleichzeitig übernehmen Krankenschwestern und -pfleger immer mehr Tätigkeiten aus dem ärztlichen Bereich.

Im folgenden sollen die Ursachen für diese widersprüchlichen Entwicklungen untersucht werden. Das geschieht einmal durch die Analyse des Krankenpflegepersonals anhand von Daten der amtlichen Statistik. In einem zweiten Schritt wird gefragt, welche Auswirkungen das Krankenhausfinanzierungsgesetz (KHG) und seine Folgegesetze auf Arbeitsbedingungen und Selbstverständnis des Krankenpflegepersonals haben.

1. Analyse des Krankenpflegeberufs anhand von Daten der amtlichen Statistik

1.1. Differenzierungsprozesse innerhalb des Pflegeberufes

Mit Entwicklung der medizinischen Wissenschaft, der Forschung und Technik verändert sich der Arbeitsprozeß im Krankenhaus; eine immer komplexere und differenziertere Arbeitsteilung setzt sich durch. Die daraus resultierende Spezialisierung zeigt sich nicht nur in der Differenzierung zwischen den Berufen (immer mehr Berufe entstehen), sondern auch innerhalb des Krankenpflegeberufs.

Tab. 1:

Entwicklung der nichtärztlichen Gesundheitsdienstberufe 1955 bis 1977 einschl. Berlin (West)

Beruf	Jahr						
	1955	1960	1965	1970	1975	1976	1977
I. Pflegeberufe							
Krankenschwester/-pfleger	100 419	105 187	110 059	123 340	159 208	161 886	167 535
Kinderkrankenschw./-pfleger	11 496	11 948	15 282	16 604	21 732	22 604	23 661
Krankenpflegehelfer/innen			5 474	21 173	42 800	43 779	44 402
sonstige o. staatl. Prüfung		19 964	31 653	38 340	51 530	45 261	
Hebammen	10 743	9 442	8 230	6 857	5 850	5 751	5 637
Wochenpflegerinnen	3 106*	4 731*	710	832	734	749	677
II. Therapeutische Berufe							
Krankengymnasten	3 442	4 342	5 093	5 978	8 294	8 834	9 295
Masseure, Masseure und medizinische Bademeister	10 440	11 408	12 549	13 862	16 658	16 998	17 803
Beschäftigungstherapeuten			245	775	1 466	1 572	1 948
Diätassistenten	950	1 386	2 005	2 259	3 045	3 133	3 027
Logopäden						297	445
Orthoptisten						107	197
Audiometristen						64	143
III. Technische Berufe							
Med.-technische Assistenten	13 929	12 750	14 914	18 047	23 410	22 620	21 372
Radiologieassistenten						1 179	2 218
Laboratoriumsassistenten						2 415	3 537
Pharmazeut.-techn. Assistenten				2 267	7 268	8 222	9 250
Cytologieassistenten						67	181
Gesundheitsaufseher	497	546	679	797	859	895	
Desinfektoren	3 166	2 619	2 170	2 126	2 018	2 066	2 009
IV. Soziale Berufe							
Sozialarbeiter	7 043	7 653	8 894	8 406	7 209		
V. Sonstige Berufe mit staatl. Anerkennung	3 145	10 051	13 099	21 861	24 929		

* einschl. der Kinder- und Säuglingspflegerinnen
Quelle: Statistisches Bundesamt Wiesbaden, Fachserie A Bevölkerung und Kultur, Reihe 7 Gesundheitswesen 1968, 1970. – Statistisches Bundesamt Wiesbaden, Fachserie 12 Gesundheitswesen, Reihe 1 Ausgewählte Zahlen für das Gesundheitswesen 1975, 1976. – Statistisches Bundesamt Wiesbaden, Fachserie 12 Gesundheitswesen, Reihe 5 Berufe des Gesundheitswesens 1977.

Nicht nur die Zahl der Nichtpflegeberufe hat sich erhöht, sondern Berufsgruppen wie Krankengymnasten, Masseure und medizinische Bademeister oder das medizinisch-technische Personal haben ihre Zuwachsraten bis heute erheblich steigern können. Insgesamt läßt sich sagen, daß die Bedeutung der Nichtpflegeberufe gegenüber den Pflegeberufen im Krankenhaus zunimmt, obwohl diese auch bis heute noch die zahlenmäßig größte Berufsgruppe im Krankenhaus ausmachen.

Innerhalb der Krankenpflegeberufe haben auf der einen Seite die Krankenpflegehelfer und Pflegehilfskräfte ohne Examen kontinuierlich zugenommen. Einer Steigerung der Krankenschwestern und -pfleger[1] um 55,1 % im Zeitraum von 1965 bis 1977 steht ein Zuwachs der Krankenpflegehelfer von 711, % und der Hilfskräfte ohne Examen von immerhin 62,8 % gegenüber[2].

Von der formellen Qualifikationsstruktur her gesehen haben wir so eine eindeutige Verschiebung des Anteils der Krankenschwestern und -pfleger am Pflegepersonal insgesamt zugunsten der Hilfskräfte, besonders der Krankenpflegehelfer. 1965 beträgt der Anteil der Krankenschwestern und -pfleger an allen im Pflegebereich Tätigen noch 76,9 %, er sinkt auf 66,6 % im Jahre 1977. Die Krankenpflegehelfer verbessern ihren Anteil im gleichen Zeitraum von 3,4 % auf 15,5 %, während die sonstigen Hilfskräfte relativ konstant bei einem Anteil von ungefähr 20 % bleiben[3].

Auf der anderen Seite gewinnt die Differenzierung unter den dreijährig ausgebildeten Krankenschwestern und -pflegern immer mehr an Bedeutung. Neben der Unterscheidung zwischen Kranken- und Kinderkrankenpflege wird die inzwischen institutionalisierte Weiterbildung immer mehr Voraussetzung für die Besetzung von Stellen in den Bereichen OP/Anästhesie, Intensivpflege, Stations-, Abteilungs- und Pflegedienstleitung, sowie in Krankenpflegeschulen und in Ansätzen auch in der Psychiatrie. Dies läßt sich als Trend aus den Stellenausschreibungen der letzten Jahre ablesen[4].

Es gibt also faktisch eine qualifikatorische Dreiteilung des Pflegeberufs, wobei die Tätigkeitsbereiche der Krankenpflegehelfer und der Krankenschwestern bzw. -pfleger mit Weiterbildung relativ einfach zu umreißen sind. Problematisch bleibt nach wie vor der Bereich, der den täglichen Stationsablauf umfaßt, also die allgemeine Grund- und Behandlungspflege[5].

Für den Bereich des stationären Alltags treten zwei Probleme auf. Einmal ist – wie bereits ausgeführt – der Arbeitsbereich vielfältig und von daher schwer abgrenzbar. Es treten Schwierigkeiten in der Arbeitsteilung und Kooperation auf, die ihre Auswirkungen auf das Verhältnis zwischen examinierten Krankenpflegekräften und Krankenpflegehilfskräften haben. Das zweite Problem besteht darin, daß Krankenschwestern bzw. -pfleger zunehmend eine Tätigkeit in Funktionsbereichen anstreben, während sie an allgemeinen grund- und behandlungspflegerischen Tätigkeiten immer weniger interessiert sind. Dies hängt eng zusammen mit der besseren Bezahlung, aber auch mit dem mangelnden bzw. nicht vorhandenen Selbstverständnis der Krankenschwestern und -pfleger von ihrem Beruf. Auf dieses Problem wird noch einzugehen sein.

1.2 Zusammensetzung des Krankenpflegepersonals nach Alter, Geschlecht und Einkommen

Die schon Anfang der zwanziger Jahre registrierte Abnahme der Ordens- und Diakonieschwestern unter dem Krankenpflegepersonal[6] hat sich beständig fortgesetzt. 1936 betrug ihr Anteil noch 43,2 %, 1956 32,4 % und 1965 waren es noch 24,8 %[7]. Die Gruppe der Ordens- und Diakonieschwestern ist gekennzeichnet durch eine sehr lange berufliche Tätigkeit, da sie mit dem Beruf eine lebenslange Aufgabe verbindet. Man kann davon ausgehen, daß von ihnen nur sehr wenige vorzeitig aus dem Beruf ausscheiden. Sie ist also – ebenso wie die Gruppe der alleinstehenden unverheirateten Krankenschwestern – von grundlegender Bedeutung für die Kontinuität des Pflegedienstes. 1958 waren bereits 72,8 % aller, den karitativen Schwesterngemeinschaften angehörenden Krankenschwestern über 50 Jahre alt, 28,6 % waren sogar über 60 Jahre alt[8]. Bei den Diakonissen des Kaiserswerther Verbandes waren 1971 ca. 50 % über 50 Jahre alt und der Zugang an jungen Leuten lag unter einem Prozent[9]. Nach diesen Angaben kann man davon ausgehen, daß die Gruppe der Ordens- und Diakonieschwestern gegenwärtig aus dem Beruf ausscheidet und nicht ersetzt wird.

1970 liegt das Durchschnittsalter der Krankenpflegekräfte[10] einschließlich Hebammen bei 37,8 Jahren. Es hat sich seit 1950 (39,9 Jahre) nach unten verschoben; zum einen bedingt durch die steigende Zahl junger Auszubildenden, zum anderen durch die Abnahme des Anteils der über 45jährigen[11]. Dies deutet auf eine relativ kurze Beschäftigungsdauer hin.

Tab. 2:

Die Altersstruktur der Krankenpflegekräfte einschließlich Hebammen 1970[12]

Altersklassen	Anteil der Altersklassen insgesamt	Frauen	Männer
unter 25	27 %	28 %	16 %
25 bis 35	21 %	20 %	30 %
35 bis 45	17 %	16 %	21 %
45 bis 55	17 %	18 %	21 %
über 55	18 %	18 %	18 %

Quelle: abc-Handbuch a.a.O., S. 307.

Von 1953 bis 1977 haben die Krankenpfleger beständig zugenommen. Über den gesamten Zeitraum hinweg gesehen, haben die Krankenschwestern zwar absolut stärker zugenommen als ihre männlichen Kollegen – nämlich um 64 341 gegenüber nur 17 118. Relativ gesehen bedeutet das jedoch eine Steigerung von nur 63,0 % für die Krankenschwestern und einen Zuwachs von 217,8 % für die Krankenpfleger. Die Männer sind also auf dem Vormarsch: kamen 1953 auf einen Pfleger noch 14 Krankenschwestern, so waren es 1977 nur noch 6,7 Schwestern pro Krankenpfleger[13].

Nun scheidet der Mann in unserer Gesellschaft weniger häufig aus dem einmal erlernten Beruf aus als die Frau. Hier wächst also nach den Ordens- und Diakonieschwestern sowie den alleinstehenden unverheirateten Krankenschwestern eine neue Gruppe innerhalb des Krankenpflegepersonals heran, die eine lange berufliche Tätigkeit garantiert.

Bis 1980 wird in der Krankenpflege mit einem natürlichen Abgang – also durch Alter, Frühinvalidität, Tod – von 35 % gerechnet[14]. Da es sich hier zum großen Teil um die bereits angesprochenen Gruppen der Ordens- und Diakonieschwestern und der alleinstehenden ledigen Krankenschwestern handelt, kann davon ausgegangen werden, daß die freiwerdenden Stellen vielfach Vorgesetztenpositionen sind, die – nach den Spielregeln unserer Gesellschaft – falls Männer vorhanden sind, auch von Männern besetzt werden.

Aber wir brauchen an dieser Stelle gar nicht in die Zukunft zu schweifen. Ein Vergleich der Nettoeinkommen von Krankenschwestern und -pflegern für 1970 zeigt, daß eine Krankenschwester durchschnittlich DM 722,50 im Monat verdient hat, ein Krankenpfleger dagegen rund DM 200,– mehr, nämlich DM 905,50[15]. Nun werden Frauen und Männer in der Krankenpflege seit 1956 nach gleichen Tarifen bezahlt, d. h. die Differenz im Durchschnittseinkommen muß darauf zurückzuführen sein, daß bereits 1970 Krankenpfleger relativ häufiger höher eingestufte Positionen eingenommen haben als ihre Kolleginnen, bzw. eher Bereitschaftsdienste übernehmen. Hiermit wird die These unterstrichen, daß die Krankenhausleitung zukünftig an dieser Gruppe verstärktes Interesse haben wird.

Der Krankenpflegeberuf ist nicht der einzige »Frauenberuf«, dem die »Vermännlichung« droht. »Wenn Männer als Frauen arbeiten«, so ist ein Bericht der Illustrierten STERN überschrieben[16]. Hier wird geschildert, daß Männer nicht nur als Putzfrauen, Kindergärtnerinnen, Phonotypistinnen und Krankenschwestern arbeiten, sondern daß sie auch schnell die vorgesetzten und leitenden Positionen einnehmen. Hinzuzufügen ist an dieser Stelle, daß es für unsere Gesellschaft untypisch ist, Frauen in leitenden Positionen zu beschäftigen. In den angesprochenen Berufen werden also nur »normale« Verhältnisse hergestellt.

Tab. 3:

Entwicklung des Krankenpflegepersonals nach Geschlecht 1953 bis 1977 einschl. Berlin (West)

Beruf	Jahr							
	1953	1955	1960	1965	1970	1975	1976	1977
Krankenschwestern/ -pfleger insgesamt	99 515	100 419	105 187	110 059	123 340	159 208	161 886	167 535
davon weiblich	91 645	92 371	94 392	97 527	108 419	137 926	139 374	142 577
Kinderkrankenschwestern/ -pfleger insgesamt	10 222	11 496	11 921	13 282	16 604	21 732	22 604	23 661
davon weiblich	10 222	11 496	11 921	13 282	16 604	21 721	22 590	23 631
Krankenpflegehelfer/ -innen insgesamt				5 474	21 173	42 800	43 779	44 402
davon weiblich				4 533	17 408	35 369	35 650	36 126

Quelle: Statistisches Bundesamt Wiesbaden, Statistik der Bundesrepublik Deutschland Band 127, Gesundheitswesen Statistische Ergebnisse 1953, 1955. – Statistisches Bundesamt Wiesbaden, Fachserie A Bevölkerung und Kultur, Reihe 7 Gesundheitswesen 1960, 1965, 1970. – Statistisches Bundesamt Wiesbaden, Fachserie 12 Gesundheitswesen, Reihe 1 Ausgewählte Zahlen für das Gesundheitswesen 1975, 1976. – Statistisches Bundesamt Wiesbaden, Fachserie 12 Gesundheitswesen, Reihe 5 Berufe des Gesundheitswesens 1977.

1.3. Auszubildende in der Krankenpflege

Sind die berufstätigen Krankenschwestern und -pfleger von 1953 bis 1976 um 81 459 – das sind 74,2 % – angestiegen, so wuchs die Zahl der Auszubildenden in der Krankenpflege im gleichen Zeitraum um 49 493 – das sind 299,4 %. Anders ausgedrückt, 1953 kamen auf einen Auszubildenden noch 6,7 Krankenschwestern, 1976 nur noch 2,9[17].

Es ist inzwischen allgemein bekannt, daß längst nicht mehr das Problem besteht, Jugendliche zu motivieren, den Krankenpflegeberuf zu ergreifen: vergleichsweise gute Bezahlung, inzwischen an den allgemeinen öffentlichen Dienst angepaßte Arbeitszeit und ein relativ krisensicherer Beruf ließen die Zahl der Auszubildenden überproportional ansteigen. Durch die ökonomische Krise verstärkt, sind die Ausbildungsstätten 1975 erstmals gezwungen, einen »numerus clausus« einzuführen.

Das Problem ist vielmehr die immer noch vergleichsweise extrem kurze durchschnittliche berufliche Tätigkeit des Krankenpflegepersonals.

Zu Beginn der siebziger Jahre wird die durchschnittliche Tätigkeitsdauer für Krankenschwester und -pfleger mit 4 bis 5 Berufsjahren angegeben[18]. Allein zur Erhaltung des damaligen Bestandes an Krankenpflegepersonal hätten jährlich über 20 000 Auszubildende ihre Ausbildung abschließen müssen[19].

Legt man zugrunde, daß sich trotz erheblicher Steigerungsraten der Auszubildenden das Verhältnis zwischen Krankenschwestern bzw. -pflegern und Auszubildenden kontinuierlich verschlechtert hat, so ist anzunehmen, daß der mit 35 % angegebene Ersatzbedarf (bis 1980) nicht gedeckt werden kann. Das Krankenhaus wird auch weiterhin auf Hilfskräfte und ausländische Arbeitskräfte angewiesen sein.

1.4. Zur Arbeitsmarktlage der Krankenpflegeberufe[20]

Zum Schluß der Ausführungen über Situation und Entwicklungstendenzen des Krankenpflegepersonals anhand statistischer Daten soll die aktuelle Arbeitsmarktlage dargestellt werden.

Für September 1977 werden von der Bundesanstalt für Arbeit die Arbeitslosenzahlen für nichtärztliche Gesundheitsdienstberufe mit 29 275 Personen angegeben. Dabei konzentriert sich die Arbeitslosigkeit auffällig mit 71 % (20 811) auf die Altersgruppen bis unter 30 Jahre:

unter 20 Jahre	4 803	Personen	(= 16 %)
20 bis 25 Jahre	9 669	Personen	(= 33 %)
25 bis 30 Jahre	6 339	Personen	(= 22 %)

Tab. 4:

Entwicklung der Auszubildenden in der Krankenpflege nach Geschlecht 1953 bis 1976

Beruf	Jahr 1953	1955	1960	1965	1970	1975	1976
Krankenschwestern/ -pfleger insgesamt	12 602	13 206	19 282	22 668	34 189	46 339	55 063
davon weiblich	10 813*	11 305*	16 276*	20 018	30 025	37 872	44 872
Kinderkrankenschwestern/ -pfleger insgesamt	3 907	4 072	5 661	7 234	8 797	10 481	10 939
davon weiblich	3 907	4 072	5 661	7 234	8 797	10 467	10 901
Krankenpflegehelfer/ -innen insgesamt				677	5 276	8 183	5 815
davon weiblich				602	4 374	6 527	4 575

* ohne Berlin

Quelle: Statistisches Bundesamt, Statistik der Bundesrepublik Deutschland, a.a.O. – Statistisches Bundesamt Wiesbaden, Fachserie A, a.a.O. – Statistisches Bundesamt Wiesbaden, Fachserie 12, a.a.O. – Statistisches Bundesamt Wiesbaden, Fachserie 11 Bildung und Kultur, Reihe 2 Berufliches Schulwesen 1976.

Den 29 275 Arbeitslosen stehen zum gleichen Zeitpunkt 7 052 offene Stellen gegenüber, es besteht somit ein Überangebot von 22 223 Arbeitskräften in den nichtärztlichen Gesundheitsdienstberufen. Für die einzelnen Berufsgruppen ergeben sich folgende Arbeitslosenzahlen:

Krankenschwestern, -pfleger, Kinderkrankenschwestern und Hebammen	5 504
Helfer in der Krankenpflege	5 774
Medizinalassistenten, Medizinisch-technische Assistenten	1 838
Diätassistenten, pharmazeutisch-technische Assistenten	674
Masseure, Krankengymnasten und verwandte Berufe	1 177
Sprechstundenhelfer	14 308

Bei einer Differenzierung der Krankenpflegekräfte (einschließlich Hebammen) und einer Gegenüberstellung von Arbeitslosenzahlen und offenen Stellen ergibt sich folgendes Bild:

Tab. 5:

Anzahl der Arbeitslosen und offenen Stellen in den Krankenpflegeberufen einschließlich Hebammen 1977

Krankenpflegekräfte/Hebammen	Arbeitslose	offene Stellen
Krankenschwestern/-pfleger	3 733	2 593
Kinderkrankenschwestern	1 132	111
Krankenschw./-pfleger in der Psychiatrie	20	4
Operationsschwestern	118	130
Anästhesieschwestern	28	27
andere Funktionsschwestern	279	180
Hebammen	191	55
Krankenpflegehelfer	3 230	402
Hilfspfleger	2 464	131
Sanitäter	80	31

Bei insgesamt 396 700 beschäftigten Krankenpflegekräften (einschließlich Hebammen) wird die Arbeitslosenquote für das Jahr 1977 mit 2,3 % angegeben[21].

Bei den Angaben über die offenen Stellen muß mit einer nicht unerheblichen Dunkelziffer gerechnet werden: es ist davon auszugehen, daß in der gegenwärtigen Situation Krankenhäuser nicht alle offenen Stellen – gerade im Bereich der dreijährig ausgebildeten Pflegekräfte – an das Arbeitsamt weitergeben.

Die Schlußfolgerung, die sich zunächst aus den Zahlen ergibt, nämlich daß vorrangig Krankenschwestern und -pfleger eingestellt werden, und erst in zweiter Linie Hilfskräfte, muß deshalb relativiert werden. Das bestätigt auch die Praxis[22]. Damit ergibt sich auch, daß der tatsächliche Bedarf an Krankenschwestern und -pflegern mit den aktuell vorhandenen Ausbildungsplätzen nicht gedeckt werden kann.

1.5. Schlußfolgerungen aus den beschriebenen Tendenzen

Aus den aufgezeigten Entwicklungstendenzen lassen sich in Umrissen einige Prozesse ableiten, die in den nächsten Jahren für die berufliche Situation des Krankenpflegepersonals von großer Bedeutung sein werden. Der gegenwärtige Kostendruck wird die Rationalisierungsanstrengungen und Sparmaßnahmen im Gesundheitswesen verstärken. Wir können daher davon ausgehen, daß sich die Zuwachsraten der Stellen im Pflegebereich stark verringern, Stellen abgebaut werden. In dieser Situation werden sich Umgruppierungstendenzen um so stärker auswirken.

Dabei ist zunächst zu berücksichtigen, daß in den nächsten Jahren ein starker altersbedingter Abgang an Krankenpflegekräften ansteht. Die Abgangsrate ist im Vergleich zu anderen Berufen überdurchschnittlich hoch. Daraus ergeben sich für das Krankenhaus schwerwiegende Probleme. Die gegenwärtig tätigen älteren Pflegekräfte sind in hohem Maße mutterhausgebundene Schwestern oder aber zumindest unverheiratet. Beides ist mit einer langjährigen Berufstätigkeit verbunden. Die jüngeren Krankenschwestern sind häufig verheiratet und scheiden nach einer Anzahl von Arbeitsjahren aus dem Beruf aus. Ein Kernproblem der nächsten Jahre wird sein, genügend Krankenpflegepersonal zu finden, von dem anzunehmen ist, daß es längerfristig im Beruf bleiben wird.

In Verbindung mit diesem Problem ist auch die innerberufliche Differenzierung zu sehen. Weiterbildungsmaßnahmen haben sich in einem solchen Umfang durchgesetzt, daß sie immer stärker als zusätzliche Eingangsvoraussetzungen für die Besetzung von Funktionsstellen eingesetzt werden. Durch den altersbedingten Abgang und durch die weitere Differenzierung des Berufs werden viele Aufstiegspositionen frei bzw. neugeschaffen: diese werden zunehmend mit höher qualifiziertem Personal besetzt werden.

Von daher läßt sich zwar einmal die Prognose günstigerer Aufstiegsbedingungen stellen. Zugleich muß jedoch mitbedacht werden, daß in dem Maße, wie die Besetzung von Funktionsstellen an eine Weiterbildung gekoppelt wird, diese Stellen von Personen eingenommen werden, die längere Zeit im Beruf bleiben. Für diesen Fall muß damit gerechnet werden, daß für jüngere Krankenpflegekräfte in absehbarer Zeit Aufstiegsblockaden entstehen bzw. bestehen bleiben.

In diesem Zusammenhang ist noch einmal auf das veränderte Verhältnis zwischen Männern und Frauen in der Krankenpflege hinzuweisen. Wird sinnvollerweise davon ausgegangen, daß Männer im Durchschnitt länger berufstätig sind als verheiratete Frauen, so wird sich unweigerlich ergeben, daß die vorgesetzten Positionen mehr und mehr von Männern besetzt werden. Der Krankenpflegeberuf wird nicht nur aufhören, ausschließlich ein Frauenberuf zu sein, er wird wahrscheinlich sogar noch in einem überdurchschnittlichen Maße ihm bislang zugehörige Aufstiegspositionen verlieren. Je schneller aber Aufstiegspositionen von Männern besetzt werden, um so größer ist die Aufstiegsblockade gerade für jüngere Schwestern.

Mit diesen Prozessen verbunden ist eine weitere Verschärfung des Problems der Grundpflege und allgemeinen Behandlungspflege. Entgegen allen Beteuerungen ist diese offensichtlich nicht populär. Bislang hat man sich damit geholfen, hier Hilfskräfte und Auszubildende einzusetzen. Für Krankenschwestern und -pfleger war dies nur insofern eine akzeptable Tätigkeit, da sie als zeitlich begrenzt, als Durchgangsstadium angesehen wurde. Wenn dies nicht mehr gilt, aufgrund der zuvor beschriebenen Prozesse, so ist mit einer Problemverschärfung in diesem Bereich zu rechnen. Gilt die Grundpflege nicht als vollwertige Tätigkeit einer Krankenschwester bzw. eines Krankenpflegers, so ist damit zu rechnen, daß Pflegekräfte nach wie vor vorzeitig aus dem Beruf ausscheiden, die Berufsdauer sich weiter verkürzt. Die aufgeführten Entwicklungstendenzen weisen außerdem auf eine zunehmende qualifikatorische Differenzierung des Pflegeberufs hin. Die Konzeption eines einheitlichen Krankenpflegeberufs ist bereits aufgegeben worden durch den massiven Einsatz von Krankenpflegehilfskräften. Die Entwicklung von Weiterbildungsmaßnahmen zu Eingangsvoraussetzungen von bestimmten Stellen verweist auf eine weitere Differenzierung innerhalb der Krankenschwestern und -pfleger.

Zukünftig wird zunehmend sowohl institutionell als auch statusmäßig unterschieden werden zwischen Krankenschwestern bzw. -pflegern mit Zusatzausbildung und solchen ohne Zusatzausbildung.

Zusammenfassend können wir sagen, daß die Zeit der Stellenausweitung vorüber ist und gegenwärtig Umgruppierungsprozesse innerhalb des Krankenpflegeberufs die Szene beherrschen.

Die hier abgeleiteten Prozesse verschärfen sich, wenn die Rationalisierung des Krankenhauses in die Entwicklung miteinbezogen wird.

2. Die Auswirkungen des Krankenhausfinanzierungsgesetzes und seiner Folgegesetze auf das Selbstverständnis der Krankenpflege[23]

Mit der Aufgabe des Anspruchs einer ganzheitlichen Pflege des Patienten im Sinne einer körperlichen, psychischen und auf die soziale Umwelt des kranken Menschen bezogenen Betreuung durch Differenzierung und Spezialisierung, hat die Krankenpflege auch ihre Eigenständigkeit aufgegeben.

Diese Entwicklung ist von mehreren Faktoren bestimmt, die eng zusammenhängen.

Bis zu Beginn der siebziger Jahre besteht akuter Mangel an Krankenschwestern und -pflegern, die vorhandenen Stellen können nicht besetzt werden[24]. Die Auswirkungen auf die Krankenpflege liegen auf der Hand: es fehlt an allen Ecken und Enden die Zeit, den Bedürfnissen des Patienten zu entsprechen, die über die angeordneten therapeutischen – meist technischen – Maßnahmen und die Routineversorgung hinausgehen. Verstärkt wird dies durch die bestehenden arbeitsorganisatorischen und hierarchischen Strukturen im Krankenhaus, die eine Kommunikation und Kooperation zwischen den Berufsgruppen wie auch innerhalb der Krankenpflegekräfte erschweren, wenn nicht gar verhindern.

Dieser objektiven Situation entspricht die beschriebene immer stärkere Arbeitsteilung und Spezialisierung. Neben der »normalen« Krankenschwester gibt es die Kinderkrankenschwester, gibt es Krankenschwestern bzw. -pfleger mit Zusatzausbildung, Krankenpflegehelfer, Pflegekräfte mit einer vierwöchigen und Pflegekräfte ohne jede Ausbildung. Nicht zu vergessen sind die Auszubildenden, die auf den Stellenplan angerechnet werden und voll in den Arbeitsprozeß eingegliedert sind. Das vorrangig praktizierte Pflegesystem ist die funktionale Pflege[25].

Verstärkt durch die ökonomische Krise gibt es inzwischen mehr als genug Bewerber für die Ausbildung zur Krankenschwester/-pfleger. Aus dem gleichen Grund ist eine – wenn auch nur geringe – Verlängerung der Verweildauer im Beruf zu vermuten.

Welche Bedeutung hat in diesem Zusammenhang das Krankenhausfinanzierungsgesetz auf Arbeitsbedingungen und Selbstverständnis des Krankenpflegepersonals[26]?

Vorrangiges Ziel dieser gesetzlichen Regelungen ist es, die Kosten der stationären Versorgung zu senken, mit dem Erfolg, daß sich der Rationalisierungsdruck verstärkt. Für die Beschreibung der Logik einer Rationalisierung im Krankenhaus ist es zweckmäßig, zwischen einer krankenhausinternen und einer krankenhausübergreifenden Rationalisierung zu unterscheiden.

Die krankenhausinternen Rationalisierungsmaßnahmen sind betriebswirtschaftlich orientiert und lassen die Krankenhausstruktur und die Beziehung des Krankenhauses zur ambulanten Gesundheitsversorgung unberührt.

Unter krankenhausübergreifender Rationalisierung werden hier Vorhaben verstanden, die krankenhausinterne Rationalisierung verbinden mit der Entwicklung von integrierten Krankenhaussystemen und einer Neuregelung der Beziehung zwischen ambulanter und stationärer Versorgung. Hierzu gehört insbesondere die Einführung semistationärer Behandlungseinrichtungen.

Zunächst soll die krankenhausinterne Rationalisierung betrachtet werden. Sie ist überwiegend kostensenkend orientiert. Durch Einführung neuer Techniken, Ausgliederung und/oder Zentralisierung von Tätigkeiten und Einstellung von weniger qualifiziertem Personal werden Kosten gesenkt, indem heute getätigte Ausgaben eingespart und/oder erhöhte Leistung bei gleichbleibenden Ausgaben erbracht werden[27].

Solange also weiterhin bloß krankenhausintern rationalisiert wird, und dies noch dazu, ohne die funktionale Abhängigkeit der übrigen Bereiche vom ärztlichen Bereich zu berücksichtigen, solange wird das Krankenhaus als Einsparungsmöglichkeit den Anteil der Krankenpflege*hilfs*kräfte weiter zu erhöhen suchen.

Die rein krankenhausinterne Rationalisierung führt dazu, daß keine zusätzlichen Stellen geschaffen, freiwerdende gestrichen werden.

Beschleunigt durch das Krankenhausfinanzierungsgesetz und die Kritik daran, entwickeln sich Krankenhausverbundsysteme. Sie bedeuten nicht nur den Zusammenschluß verschiedener Krankenhäuser in bezug auf z. B. gemeinsame Ausbildungsstätte, gemeinsamen Einkauf, gemeinsame Wäscherei oder gemeinsame Datenverarbeitungsanlage: Krankenhausverbundsystem kann auch Streichung von Betten und Auflösung ganzer kleinerer Krankenhäuser zur Folge haben. Streichung von Betten bedeutet aber in jedem Fall zumindest örtliche Vernichtung von Arbeitsplätzen. Analog zum industriellen Bereich werden auch im Krankenhaus hiervon zuerst betroffen sein: weniger qualifizierte Arbeitskräfte, Ausländer, Frauen.

Als letztes soll die mögliche Integration von stationärer und ambulanter Versorgung durch die Einführung von semistationären Einrichtungen für die Beurteilung der beruflichen Situation des Krankenpflegepersonals berücksichtigt werden. Eine Modellrechnung von Eichhorn hat ergeben, daß bei einer Einführung eines abgestuften Versorgungssystems mit Maximal-, Normal- und Minimalpflegebereichen bis 1985 eine Verminderung der Krankenschwestern bzw. -pfleger um bis zu 39,6 % – das sind 57 455 – bedeuten kann[28]. Es würde außerdem den organisatorischen Rahmen für die bereits heute vorhandene Dreiteilung des Krankenpflegeberufes schaffen und die Anteile zwischen examiniertem Pflegepersonal und Krankenpflegehelfern würde sich weiterhin zugunsten der Hilfskräfte verschieben.

Damit sinken auch die Chancen, eine patientenorientierte Pflege gegenüber der überwiegend am technischen Ablauf des Krankenhauses orientierten Pflege durchzusetzen.

Indem alle Betriebskosten (also Löhne und Gehälter, Medikamente, Sachleistungen, Arbeitsmaterialien, Licht, Wasser usw.) durch die Pflegesätze abgedeckt werden müssen, besteht für die Krankenhäuser das Dilemma, daß durch jede Preissteigerung, jede Tariferhöhung, jede zusätzliche Stelle usw. die Betriebskosten anwachsen. Wenn diese steigenden Kosten aufgefangen werden sollen, gibt es für die Verwaltung der Krankenhäuser nur zwei Strategien:

a) Die Erhöhung der Pflegesätze, also die Weitergabe der Kostensteigerungen an die Sozialversicherungsträger. Dies heißt, daß die Sozialversicherungsbeiträge steigen.
b) Verstärkte Bemühungen, Einsparungen im Krankenhaus durchzusetzen, also den Rationalisierungsdruck zu verstärken.

Beide Strategien werden angewandt. Das Bemühen der Arbeitgeber im Krankenhausbereich mit vermehrter Durchführung von Rationalisierungsmaßnahmen entstehende Kosten möglichst gering zu halten, äußert sich auf breiter Ebene.

Es kommt zu erhöhter Technisierung und Automatisierung, zu Zentralisierung (z. B. Zentrallabor, Bettenzentrale, zentraler Geschirreinigungsdienst, Zentralküche, -wäscherei, zentraler Reinigungsdienst), zu Auslagerungen und Privatisierung (z. B. Reinigungsdienste, Handwerkerbereich, Küchen, Wäschereien).

Der Pflegebereich ist von vielfältigen Rationalisierungsmaßnahmen betroffen.

a) Einsparung »qualitativer Leerkosten« (Abbau von Überqualifikation) durch Einschränkung des Aufgabenbereichs: Pflegetätigkeiten werden aufgegliedert nach verschiedenen Qualifikationsstufen (grundpflegerische und behandlungspflegerische Tätigkeiten, Tätigkeiten auf Intensiv- und Wachstationen, im OP).
b) Einsparung von »ungenutzter« Arbeitszeit durch rationelleren Einsatz der Pflegekräfte im Schichtdienst. Hierbei treten sowohl 3- und 4-Schichtensysteme wie Mischsysteme bei zusätzlichem Einbau des geteilten Dienstes auf. Außerdem wird vermehrt Teilzeitarbeit eingeführt, diese Arbeitskräfte können gezielt in Stoßzeiten eingesetzt werden.
c) Einführung von technischen Hilfsmitteln und Apparaturen (z. B. Geschirrspüler, Waschmaschinen, Flaschenwärmer, Apparaturen zur Überwachung von Patienten).

Ein Teil der Maßnahmen könnte zu mehr Zeit für die Betreuung des Patienten führen. Das dem nicht so ist, soll hier schlaglichtartig beleuchtet werden.

Die genannten Auswirkungen des Krankenhausfinanzierungsgesetzes führen allgemein zu einer Verkürzung der Verweildauer des Patienten im Krankenhaus und damit zu einer Intensivierung der Arbeit durch mehr Diagnostik und Therapie in immer kürzerer Zeit. Das heißt aber auch, daß immer weniger Zeit für den einzelnen Patienten zur Verfügung steht.

Für den Pflegebereich wird angegeben, daß täglich mindestens eine Stunde für die Schreibarbeiten in Verbindung mit dem kaufmännischen Rechnungswesen zur Belegung der Kostenstellenrechnungen aufgewendet werden muß. Die dafür notwendige Zeit geht zu Lasten der Patientenbetreuung (vgl. auch Kap. IV).

Durch zu wenig ärztliches Personal auf der einen, aber auch durch den Wunsch nach Identifikation mit dem Arzt auf der anderen Seite, werden von Krankenschwestern und -pflegern bereitwillig ärztliche Tätigkeiten übernommen wie z. B. spritzen, Blutdruckmessen, Wundverbände anlegen, Platzwunden nähen, sondieren. Diese Tätigkeiten werden übernommen, obwohl sie weder bei der Personalbedarfsberechnung zugrunde gelegt werden, noch eine haftpflichtmäßige Absicherung besteht.

Andererseits übernehmen Krankenpflegekräfte inzwischen vielerorts Tätigkeiten, die bislang von Stationshilfen ausgeführt wurden. Nach der Zentralisierung der Geschirrspülen in Zentralküchen, wurden die Spätdienste für Stationshilfen abgeschafft, das Geschirr wird von Pflegekräften abgeräumt, ohne daß etwa die Planstellen im Pflegebereich vermehrt worden wären.

An dieser Stelle muß noch einmal auf den fortwährend verstärkten Einsatz von Krankenpflegehelfern und Pflegehelfern hingewiesen werden. Auf diese Weise wird die Funktionspflege immer weiter perfektioniert, die Gruppenpflege als ein Modell zur Realisierung der patientenorientierten Pflege immer mehr zur Theorie[29].

Wo früher, aus Vertretungsmitteln bezahlte, Extrawachen und Vertretungskräfte eingesetzt wurden, müssen heute Überstunden und Doppelschichten geleistet, bzw. Abstriche bei der Pflege gemacht werden: in diesem Fall immer zuerst bei der Grundpflege.

Auf den normalen Stationen wie Chirurgie und Innere Medizin kommt es heute zu Schichtbesetzungen, die früher nicht denkbar gewesen wären: z. B. in der Frühschicht auf einer 36-Bettenstation 2 Pflegekräfte. Ähnlichen Schichtunterbesetzungen begegnet man in den Bereichen für chronisch Kranke. Hier ist der Personalschlüssel seit Jahren zu niedrig angesetzt.

Durch das dualistische Finanzierungssystem nach dem Krankenhausfinanzierungsgesetz werden die Personalkosten allein über den Pflegesatz abgerechnet. Dadurch kommt es zu einer Konkurrenz zwischen den Pflegesätzen der einzelnen Krankenhäuser. Um den Pflegesatz konkurrenzfähig zu halten – insbesondere den konfessionellen Häusern gegenüber – wird in letzter Konsequenz Personal eingespart.

Durch Zunahme von technischen Geräten bei der Patientenüberwachung hat das Krankenpersonal das eigenverantwortliche Beobachten und das Gespräch mit dem Patienten verlernt. Die Grundpflege, bei der ja gerade das Gespräch mit dem Patienten eine zentrale Rolle spielt, wird aus Zeitdruck, aus mangelndem Selbstverständnis, ja aus Angst vor dem Patienten zugunsten der Behandlungspflege, ärztlicher Tätigkeiten und Verwaltungsarbeit zu einer nachgeordneten Sache, die man gerne anderen überläßt.

Der Druck der objektiven Arbeitsbedingungen, gesetzt durch den Mangel an Krankenpflegepersonal und verstärkt durch das Krankenhausfinanzierungsgesetz und seine Folgegesetze führen dazu, daß die Krankenpflege mehr und mehr rein mechanisch ausgeübt wird: Patienten werden nur noch abgefertigt. Das Pflegepersonal erkennt, daß seine Arbeit unter den gegebenen Bedingungen nur unzureichend gemacht werden kann. Beim Pflegepersonal setzt ein Prozeß ein, die Unzulänglichkeiten der Pflege letztendlich zu verdrängen und sie schließlich nicht mehr als unzureichend, wohl aber als unbefriedigend zu empfinden. So werden die Angebote der Ärzte auf Übernahme von Tätigkeiten angenommen bzw. der Beruf frühzeitig aufgegeben.

Durch die ständige physische und psychische Überforderung wird das Verhältnis zu dem Patienten immer sachlicher, kühler, von Angst und Abwehr geprägt. Mehr oder weniger bewußte Gegenwehr führt folgerichtig zu weiteren Unterlassungen von Pflegemaßnahmen: die Pausen werden ausgedehnt, der Dienst früher beendet. Die tagtägliche Konfrontation – und das über Jahrzehnte hinaus – mit Bedingungen, die eine patientenorientierte Pflege nicht zulassen, ist ein Grund für das heute fehlende Selbstverständnis der Krankenpflege.

Als ein weiterer, nicht unwesentlicher Punkt kommt die berechtigte Suche des Pflegepersonals nach Anerkennung seiner Tätigkeiten und damit seines Berufs sowohl durch den Patienten und die Arbeitskollegen als auch gesamtgesellschaftlich hinzu. Der Arzt genießt eine solche Anerkennung, also wird versucht, mit der Übernahme eines Teils seiner Tätigkeiten an der Anerkennung teilzuhaben. Daß dies der falsche Weg ist, und die Beschäftigten in der Krankenpflege immer mehr zum bloßen Erfüllungsgehilfen angeordneter therapeutischer Maßnahmen werden, wird bislang wenig realisiert.

In gleichem Maße, wie sich die Arbeitsbedingungen in der Krankenpflege verschlechtern, nimmt die Diskussion um eine eigenständige, patientenorientierte Pflege in den Fachzeitschriften und auf dem Büchermarkt zu. Diese Diskussion ist notwendig, sie erschöpft sich jedoch oft in hilfloser Kritik an der praktizierten Krankenpflege und ebenso hilflosen Modellen. Hilfslos deshalb, weil sie sich nur selten mit den objektiven Bedingungen auseinandersetzt, unter denen Krankenpflege ausgeübt wird.

Das ist auch der Grund dafür, warum nur wenig konkrete Vorschläge für die Realisierung von Modellvorstellungen gemacht werden können. Nur ein Beispiel: Die Durchsetzung des Gruppenpflegesystems würde mehr Stellen bedeuten; mehr Stellen erhöhen den Pflegesatz; eine Erhöhung des Pflegesatzes führt zu einer Steigerung der Sozialversicherungsbeiträge. Wie diesen Konflikt lösen?

Die angebotenen Modelle für eine patientenorientierte Pflege werden deshalb vom Krankenpflegepersonal, das täglich diesen Konflikten ausgesetzt ist, als abgehoben von der Praxis, teilweise als zynisch und auf alle Fälle als belastend erlebt: sie verstärken das Spannungsverhältnis, in dem das Krankenpflegepersonal zur Zeit steht.

3. Aktionen von Beschäftigten in Berliner Krankenhäusern – Anzeichen einer Veränderung?

Am 30. Januar 1979 informieren die Beschäftigten des städtischen Krankenhauses ›Am Urban‹ mit einer Anzeige in der Berliner Presse die Öffentlichkeit über ihre Arbeitsbedingungen und die Versorgungslage der Patienten im Krankenhaus. »Ein Krankenhaus ist keine Fabrik, in der Maschinen schadlos wie Werkstücke in zunehmender Geschwindigkeit bearbeitet werden können. Wir Beschäftigte sind nicht länger bereit, diese Bedingungen der Arbeit und Patientenversorgung zu verantworten«[30].

Am 16. Februar 1979 erklären sich die Personalräte von 7 städtischen Krankenhäusern in einer Presseerklärung mit den Beschäftigten im Urbankrankenhaus solidarisch.

Einige Tage später, am 20. Februar, erscheint in der Presse ein »Offener Brief der Beschäftigten in Berliner Kinderkrankenhäusern«, in dem erklärt wird: »Wir sind nicht mehr bereit, die katastrophalen Auswirkungen der Sparpolitik durch persönliche Aufopferung zu verschleiern«[31].

Aufgrund dieser Aktionen kommt es innerhalb weniger Tage zu Verhandlungen zwischen der Gewerkschaft ÖTV und dem Senator für Gesundheit und Umweltschutz. Das Ergebnis der Verhandlungen brachte für die Kinderkrankenhäuser eine zusätzliche Stelle pro Station, für den Chronikerbereich eine Stellenerhöhung bis zu 36 %. Außerdem sollen in Zukunft die Stellenschlüssel in den städtischen Krankenhäusern nicht länger als Höchstwerte, sondern nur noch als Richtwerte für den Personalbedarf im Pflegebereich gelten.

Die Hauptforderung der ÖTV, die zusätzlichen Stellen über den Landeshaushalt zu finanzieren, wurde jedoch nicht erfüllt. Das Problem, durch zusätzliche Stellen den Pflegesatz zu erhöhen, bleibt also bestehen. Damit ist auch fraglich, ob alle Krankenhäuser diese Stellen überhaupt in ihren Stellennachweis aufnehmen werden.

Die Krankenhäuser, die das bereits getan haben, stehen vor einem neuen alten Problem: die Stellen sind mit examinierten Pflegekräften nicht zu besetzen, weil es keine gibt.

Die naheliegende Forderung wäre die nach Erhöhung der Ausbildungsplätze in der Krankenpflege. Solange die Auszubildenden aber auf den Stellenplan angerechnet werden, läuft die Finanzierung über den Pflegesatz – die Katze beißt sich in den Schwanz.

Die Beschäftigten in Berliner Krankenhäusern haben sich nicht nur gegen die unzumutbaren Arbeitsbedingungen und damit die schlechte Patientenversorgung zur Wehr gesetzt. Das Krankenpflegepersonal auf der Chirurgie des Neuköllner Krankenhauses ist im Juni 1979 in einen sogenannten Spritzentreik getreten. Mit solidarischer Unterstützung der Ärzte haben Krankenschwestern, Krankenpfleger, Hilfskräfte und Auszubildende verweigert, jede Art von Spritzen zu geben. Auch wenn dies in erster Linie unter dem Aspekt der ungeklärten Rechtslage und einer nicht vorhandenen Haftpflichtversicherung geschehen ist, ist damit eine Diskussion in Gang gesetzt worden, die den Tätigkeitsbereich der Krankenpflege zum zentralen Thema hat. Die Haftpflichtversicherung, die die Krankenhausleitung auf die Aktion hin für das Krankenpflegepersonal abgeschlossen hat, ist zwar eine aktuelle Verbesserung der Situation des Pflegepersonals, ändert aber nichts daran, daß es sich beim Spritzen um ärztliche Tätigkeiten handelt, und von der eigentlichen Tätigkeit des Pflegepersonals wegführt.

Auch wenn es zunächst so scheint, als hätten die Beschäftigten der Berliner Krankenhäuser nicht viel erreicht, ist eines deutlich geworden: Mit gemeinsamen, solidarischen Aktionen, die über das spezifische Berufsinteresse hinausgehen, kann dem Arbeitgeber eine angemessene Verhandlungsmacht entgegengesetzt und Forderungen durchgesetzt werden. Diese Verhandlungsmacht gilt es in Zukunft zu stärken.

Kapitel VI

Udo Schagen

Ambulante medizinische Versorgung

1. Das Behandlungsspektrum der Allgemeinpraxis

Zwei Drittel aller Befindlichkeitsstörungen erreichen den niedergelassenen Arzt als Hauptträger der ambulanten medizinischen Versorgung gar nicht. Sie werden außerhalb des sogenannten professionellen »gesundheitlichen Betreuungssystems« zu etwa einem Drittel durch medizinische Laien – »erfahrene« Familienangehörige, Nachbarn, Bekannte – und zu einem weiteren Drittel nach Ratschlägen von Drogisten, Apothekern oder Heilpraktikern »behandelt«. Erst das letzte Drittel sucht einen Arzt auf. Mit diesem Bereich beschäftigen wir uns im Folgenden. Im Jahre 1973 waren dies innerhalb von drei Monaten immerhin 66 % der Bevölkerung über 14 Jahre. Frauen (zu 73 %) und ältere Menschen (70jährige zu 78 %) waren häufiger beim Arzt. Dies läßt sich leicht einerseits durch die Schwangerschaft und der damit zusammenhängenden Inanspruchnahme medizinischer Leistungen und andrerseits durch den allgemein schlechteren Gesundheitszustand alter Menschen erklären. Die Häufigkeit der Arztbesuche in verschiedenen sozialen Schichten ist ebenfalls außerordentlich unterschiedlich, ihre Ursache aber nicht ebenso offensichtlich: leitende Angestellte und Beamte rangieren mit 70 % an der Spitze, Arbeiter mit 63 % und Landwirte mit 53 % am unteren Ende der Skala[1].

Zwei Drittel der Personen, die einen Arzt aufgesucht hatten, begaben sich in die Behandlung von praktischen oder Allgemeinärzten, ein Drittel in die Behandlung von Fachärzten. Die mit Abstand häufigsten Ursachen für den Arztbesuch – zu 50 % bis 68 % – waren leichtere Erkrankungen der oberen Luftwege, gastro-intestinale Störungen, Hauterkrankungen, aber auch zu einem sehr großen Anteil leichtere psychische Befindlichkeitsstörungen, die keine organische Grunderkrankung zur Ursache hatten u. a. Die zweite große Gruppe nehmen mit ca. 20 bis 33 % die chronisch verlaufenden Erkrankungen, wie diejenigen des Stütz- und Bewegungsapparates, psychiatrische Leiden, chronische Bronchitis, Hypertonie oder Anämie ein. Schwere Erkrankungen wie die Lungenentzündung oder akute Bronchitis, der Herzinfarkt oder die akute Appendicitis bestimmen nur zu 3 bis

17 % die Tätigkeit in der Allgemeinpraxis. Den besten Überblick geben Untersuchungen aus englichen Allgemeinpraxen, weil der dortige staatliche Gesundheitsdienst (National Health Service – NHS) den Zugang zum Facharzt nur über den Allgemeinmediziner ermöglicht. Brandlmeier[2] hat Erhebungen in einer Reihe englischer Allgemeinpraxen nach den Kriterien »leicht«, »chronisch« und »schwer« zusammengestellt (Tab. 1). Eine diffe-

Tab. 1:

Zusammensetzung des Krankenspektrums in mehreren englischen Allgemeinpraxen nach den Gruppierungen »leicht«, »chronisch« und »schwer«. (Erhebungen durch das College of General Practitioners zwischen 1954 und 1970)

Beobachter	Backett et al.	Brotherson et al.	Forsyth u. Logan	Fry	Wright	Williams
Jahr	1954	1959	1962	1966	1968	1970
Leicht	54	51	53	68	56	54
chronisch	30	33	33	26	21	19
schwer	16	16	14	6	13	17

Quelle: Brandlmeier, P., a.a.O.

renzierte Übersicht gibt Fry[3] (Tab. 2) mit einer Aufschlüsselung von 2 500 Patienten, die im Durchschnitt pro Jahr über einen Beobachtungszeitraum von 17 Jahren in einer englischen Allgemeinpraxis behandelt wurden. Gegenüber dem an den Universitätskliniken und in Krankenhäusern der Maximalversorgung vorhandenen Spektrum von Krankheiten fällt besonders die relative Seltenheit der Karzinomerkrankungen mit etwa 0,1 % aller Patienten auf.

Im folgenden soll zunächst ein Überblick über das an diese Fallverteilung angepaßte Leistungsspektrum und über die Struktur der Einrichtungen der ambulanten Dienste gegeben werden. Anschließen wird sich eine Zusammenstellung von Daten über die Entwicklung der Ärztedichte sowie des Systems der ambulanten Versorgung.

2. Leistungsangebot

Da der weit überwiegende Anteil ärztlicher Leistungen im Rahmen der Gesetzlichen Krankenversicherung (GKV; siehe Kap. III) erbracht wird, werden im folgenden auch die für die Behandlung von Kassenpatienten geltenden Regelungen zugrunde gelegt. Nach den Bestimmungen der Reichs-

Tab. 2:

Verteilung der Behandlungsfälle in einer englischen Allgemeinpraxis (Jahresdurchschnitt, bezogen auf 2 500 Personen und einen Beobachtungszeitraum von 17 Jahren)

Leichte Erkrankungen (kurze Dauer, geringe Behinderung)	64,2 % = 1 605	Fälle
Chronisch verlaufende Erkrankungen	15,5 % = 387	Fälle
Schwere Erkrankungen	2,8 % = 70	Fälle
Alle neuen Karzinome	0,1 % = 2,5	Fälle

1.	Erkrankungen der oberen Luftwege	500
2.	Gastro-intestinale Störungen	300
3.	Hauterkrankungen	300
4.	Leichtere psychische Befindlichkeitsstörungen	250
5.	Chronische rheumatische Erkrankungen	100
6.	Chronische psychiatrische Erkrankungen	60
7.	Chronische Bronchitis	50
8.	Otitis media acuta	50
9.	Ceruminalpfropf	50
10.	LWS-Syndrom	50
11.	Harnweginfekte	50
12.	Pneumonie und akute Bronchitis	50
13.	Anämie	40
14.	Migräne	30
15.	Heuschnupfen	25
16.	Hypertonie	25
17.	Asthma	25
18.	Magen- und Darmulcera	25
19.	Apoplexie	15
20.	Herzinfarkte (neue Fälle 7)	15
21.	Rheumatoide Arthritis	10
22.	Epilepsie	10
23.	Diabetes mellitus	10
24.	Akute Appendicitis	5
25.	Lungentuberkulose (alte und neue Fälle)	5
26.	Perniciöse Anämie	5
27.	Parkinson	3
28.	Multiple Sclerose	2
29.	Schwere geistige Behinderung	2
30.	Lungencarcinom	1
31.	Magencarcinom	0,5
32.	Brustcarcinom	0,67
33.	Zervixcarcinom	0,33
		82,6 % = 2 064,5

Quelle: Fry, J., a.a.O.

Tabelle 3:

A. Gebühren für ärztliche Grundleistungen und allgemeine ärztliche Leistungen; Entschädigungen (Auszug)

I. Gebühren für ärztliche Grundleistungen

	1. Leistungen	DM
1	Beratung eines Kranken, auch fernmündlich, bei Tage	3,—
2	Beratung außerhalb der Sprechstunde, auch fernmündlich bei Tage	4,50
3	Beratung, auch fernmündlich, bei Nacht	7,50
4	Beratung, auch fernmündlich, an Sonn- und Feiertagen	6,—
5	Visite im Krankenhaus	3,—
6	Besuch	6,—
7	Besuch, dringender (werktags dringend angefordert und sofort ausgeführt oder wegen der Beschaffenheit der Krankheit gesondert notwendig)	9,—
8	Besuch aus der Sprechstunde heraus sofort ausgeführt	12,—
9	Besuch bei Nacht, bestellt und ausgeführt zwischen 20 und 22 Uhr oder zwischen 6 und 8 Uhr	12,—
10	Besuch bei Nacht, bestellt und ausgeführt zwischen 22 und 6 Uhr	20,—
11	Besuch an Sonn- und Feiertagen	12,—

II. Gebühren für allgemeine ärztliche Leistungen

		DM
12	Mündliche Beratung zweier oder mehrerer Ärzte oder Zahnärzte, für jeden Arzt oder Zahnarzt	
	a) bei Tage	7,—
	b) bei Nacht	15,—
13	Beistand bei der ärztlichen oder zahnärztlichen Leistung eines anderen	
	a) bei Tage	15,—
	b) bei Nacht	20,—
	Neben dieser Leistung können Gebühren für Leistungen nach Nrn. 6 bis 11 berechnet werden.	
14	Befundbericht mit kritischer Stellungnahme	2,—
	Der einfache Befundbericht ist mit der Gebühr für die zugrunde liegende Leistung abgegolten.	
15	Brief ärztlichen Inhalts	3,—
16	Kurze Bescheinigung oder kurzes Zeugnis	3,—
17	Krankheitsbericht od. Gutachten ohne nähere Begründung	6,—
18	Ausführlicher schriftlicher Kurplan oder begründetes schriftliches Gutachten	15,—

		DM
19	Ausführliches, wissenschaftlich begründetes Gutachten	30,—
20	Individuell abgefaßter Heil- und Diätplan bei schweren Ernährungsstörungen von Säuglingen	4,—

III. Entschädigungen

1. Arten

21	Wegepauschale	
	a) bei Tage	1,—
	b) bei Nacht	2,—
	Diese Sätze sind Festsätze.	
22	Wegegeld, je Doppelkilometer	
	a) bei Tage	1,50
	b) bei Nacht	2,50
23	Reiseentschädigung, je Tag	80,—
24	Verweilgebühr, je angefangene halbe Stunde	
	a) bei Tage	5,—
	b) bei Nacht	10,—
	Bei Entschädigungen nach den Nrn. 22 bis 24 beträgt die Höchstgebühr das Dreifache der Mindestgebühr.	

B. Gebühren für ärztliche Sonderleistungen

I. Allgemeine Sonderleistungen

25	Eingehende, das gewöhnliche Maß übersteigende Untersuchung	5,—
	Neben dieser Leistung sind die Leistungen nach den Nrn. 78, 90, 91, 531, 613, 618, 679, 742, 785, 809 an demselben Tage nicht berechnungsfähig.	
26	Blutkörperchen-Senkungsgeschwindigkeit einschl. Blutentnahme	5,—
27	Blutentnahme mittels Spritze oder Kanüle aus der Vene oder Arterie	3,—
28	Aderlaß aus der Vene oder Arterie, auch einschl. Verband	6,—
29	Injektion, subkutan, submukös, intrakutan oder intramuskulär	3,—
30	Injektion, intravenös oder intraarteriell	4,—
31	Injektion, intraneural oder intraartikulär	6,—
32	Injektion in die Hirn- oder Rückenmarkshaut (peridural oder epidural)	12,—
33	Injektion, intraaortal oder intrakardial	12,—

.

.

		DM
II. Innere Medizin, Kinder, Haut		
90	Herzfunktionsprüfung nach Schellong	5,—
91	Hyperventilationsprüfung	3,—
92	Ruhespirographie	15,—
93	Spiroergometrie	25,—
94	Residualvolumenbestimmung	15,—
.		
.		
103	Elektrokardiographische Untersuchung	17,50
104	Phonokardiographische Untersuchung (mehrere Frequenzbereiche einschl. Kontroll-EKG oder Pulsschreibung)	5,—
105	Grundumsatzbestimmung mittels Stoffwechselapparatur ohne Kohlensäurebestimmung	3,—
.		
.		
III. Chirurgie, Anästhesie, Orthopädie		
127	Kleiner einfacher Verband, auch augenärztlicher Pflaster- oder Deckverband oder Uhrglasverband oder Nasen- oder Kinnschleuderverband	2,50
	Das Anlegen von Schnellverbänden, Augen-, Ohrenklappen oder Dreieckstüchern ist nicht berechnungsfähig.	
128	Dachziegelförmiger Nabelverband	4,—
.		
.		
.		
IV. Geburtshilfe und Gynäkologie		
449	Kolposkopie	5,—
450	Untersuchung der weiblichen Geschlechtsorgane bei der Geburt mit gründlicher Desinfektion von Arzt und Gebärender, wenn ein sonstiger geburtshilflicher Eingriff nicht stattfindet und wenn nicht eine der Nrn. 451 bis 454 berechnet wird	7,—
451	Beistand bei einer Geburt ohne Kunsthilfe	30,—
V. Augen		
523	Subjektive Refraktionsbestimmung	5,—
524	Objektive Refraktionsbestimmung mittels Zylinderskiaskopie oder Anwendung eines Refraktometers	5,—
525	Bestimmung von Fernrohrbrillen oder Lupenbrillen, je Sitzung	8,—
526	Untersuchung auf Heterophorie oder Strabismus, auch einschl. qualitativer Untersuchung des binokularen Sehaktes	5,—

		DM
527	Qualitative und quantitative Untersuchung des binokularen Sehaktes	16,—

.

.

VI. Hals – Nase – Ohren

613	Genaue Hörprüfung mit Einschluß des Tongehörs	5,—
614	Audiometrische Untersuchung einschl. der Unkosten	12,—
	Neben der Nr. 614 ist die Nr. 613 nicht berechnungsfähig.	

.

.

VII. Urologie

704	Dehnung (Bougierung) und/oder Sondierung der Harnröhre, auch einschl. Spülung	5,—
705	Entfernung eines Polypen der Harnröhre	5,—
706	Mestornie	5,—
707	Endoskopie der Harnröhre	8,—
708	Spülung der Harnröhre nach Janet	5,—
709	Innerer Harnröhrenschnitt	12,—

.

.

.

VIII. Mund und Kiefer

736	Besonders schwierige oder umfangreiche Osteotomie zur Entfernung verlagerter oder retinierter Zähne mit partieller Kieferresektion	40,—
737	Osteotomie zur Beseitigung der Prognathie	30,—
738	Osteotomien zur Beseitigung der Progenie	100,—
739	Operative Freilegung und typische Exhairese eines peripheren Trigeminusastes	50,—

IX. Neurologie, Psychiatrie und Psychotherapie

740	Eingehende neurologische oder psychiatrische Untersuchung eines Nerven- oder Geisteskranken	9,—

.

.

X. Physikalische Medizin

760	Teilmassage (Massage einzelner Körperteile)	2,—
761	Großmassage (Massage beider Beine, beider Arme, einer Körperseite, des Schultergürtels, eines Armes und eines Beines, des Rückens und eines Beines, des Rückens und eines Armes, beider Füße, beider	

		DM
	Hände, beider Knie, beider Schultergelenke und ähnliche Massagen mehrerer Körperteile)	3,—

.

.

.

XI. Laboratoriumsdiagnostik

785	Untersuchung von Körperflüssigkeiten und/oder Ausscheidungen, physikalisch oder chemisch	2,50
786	Untersuchung von Körperflüssigkeiten oder Ausscheidungen, mikroskopisch (Nativpräparat), z. B. Sputumuntersuchung auf elastische Fasern oder Kristalle, je	3,50
787	Untersuchung von Körperflüssigkeiten oder Ausscheidungen, mikroskopisch, unter Anwendung einfacher Färbeverfahren, z. B. Sputum auf eosinophile Zellen	4,50
788	Transsudat-Exsudat-Status (physikalisch, chemisch und mikroskopisch)	8,—
789	Vollständige Steinanalyse	15,—
790	Mikroskopische Untersuchung des Harnsediments	3,50

.

.

XII. Röntgendiagnostik

1. Leistungen

925	Zähne	
	a) bis zwei Aufnahmen	6,—
	b) bis fünf Aufnahmen	14,—
	c) bis acht Aufnahmen	22,—
	d) Status bei mehr als acht Aufnahmen	30,—
926	Finger, Zehen	
	a) eine Aufnahme	8,—
	b) zwei Aufnahmen	12,—

.

.

XIII. Anwendung radioaktiver Stoffe

1. Leistungen

980	Schilddrüsenfunktionsprüfung	
	a) mittels summarischer Messung der Speicherung in der Schilddrüse	25,—
	b) mittels summarischer Messung der Speicherung in der Schilddrüse mit mindestens zweimaliger Bestimmung der Serum-Aktivität oder/und des	

		DM
	Hormon-Bindungsvermögens von Blutbestandteilen	40,—
.		
.		
.		
.		
XIV.	Röntgentherapie, Anwendung des Teilchenbeschleunigers, Telecurie-Therapie	
	1. Leistungen	
998	Strahlenbehandlung von Dermatosen, je Feld	20,—
999	Strahlenbehandlung der Haut mittels Fernbestrahlung (Vorder- und Rückseite des Körpers)	60,—
.		
.		
.		
.		
.		

versicherungsordnung (RVO), die die kassenärztliche Versorgung grundsätzlich regelt, »müssen Art und Umfang der Leistungen des Kassenarztes« für die Berechnung seiner Vergütung zugrunde gelegt werden (§ 368 ff.). Diese Honorierungsform, die Abrechnung nach Einzelleistungen, ermöglicht eine genaue Darstellung des Leistungsangebots der Ärzte und der Konsumtion dieser Leistungen. In einer für das 2. Quartal 1975 durchgeführten, vergleichenden Untersuchung von 90 als Allgemeinmedizinern niedergelassenen Ärzten in Nordwürttemberg wurden alle abgerechneten Einzelleistungen erfaßt. Was als Einzelleistung angesehen wird, kann Tab. 3 entnommen werden. Dort ist ein Auszug der Gebührenordnung für Ärzte von 1965 (GOÄ) wiedergegeben. Diese Gebührenordnung ist aufgrund der Bundesärzteordnung (§ 11) von der Bundesregierung mit Zustimmung des Bundesrates erlassen. Sie gilt allerdings nur subsidiär, d. h. nur für Bereiche, für die keine besonderen Vereinbarungen zwischen Ärztevereinigungen und Versicherungsträgern, bzw. anderen zur Zahlung von Entgelt Verpflichteten bestehen. Die wiedergegebenen DM-Werte können nur als Maßzahl für das Verhältnis der Leistungen zueinander gelten, da die tatsächlich liquidierten Kosten darüber liegen. »Die Vergütung bemißt sich nach dem Einfachen bis Sechsfachen der Sätze . . .« (§ 2 GOÄ). Sie enthält weit über 1 000 Positionen. Tab. 3 ist auch zu entnehmen, daß die eigentlichen ärztlichen (und zeitaufwendigen) Leistungen wie »Beratung« und »Untersuchung« gegenüber den mehr technischen, wie Injektionen, Elektrokardiogrammen und klinisch-chemischen Untersuchungen, ver-

Tab. 4:

Anteile der einzelnen Leistungsgruppen in Prozent – 1975 – (in der Aufteilung der Gruppen nach GOÄ entsprechend der Tab. 3) nach (6)

Gruppe			Großstadt	Mittelstadt	Land
A	I	ärztliche Grundleistungen	47 290 = 40,050 %	74 122 = 41,128 %	96 023 = 45,794 %
	II	allgemeine ärztliche Leistungen	3 624 = 3,069 %	5 628 = 3,123 %	7 098 = 3,385 %
	III	Entschädigungen	6 037 = 5,113 %	19 010 = 10,548 %	27 414 = 13,074 %
B	I	allgemeine Sonderleistungen	29 871 = 25,298 %	39 286 = 21,788 %	39 709 = 18,938 %
	II	Innere, Kinder, Haut	872 = 0,739 %	1 472 = 0,817 %	854 = 0,407 %
	III	Chirurgie, Anästhesie, Orthopädie	2 084 = 1,765 %	3 131 = 1,737 %	4 785 = 2,282 %
	IV	Geburtshilfe, Gynäkologie	49 = 0,041 %	287 = 0,159 %	114 = 0,054 %
	V	Augen	13 = 0,011 %	16 = 0,009 %	55 = 0,026 %
	VI	HNO	171 = 0,145 %	102 = 0,057 %	245 = 0,117 %
	VII	Urologie	19 = 0,016 %	48 = 0,027 %	55 = 0,026 %
	VIII	Mund-/Kiefer	– –	1 = 0,001 %	– –
	IX	Neurologie, Psychiatrie	47 = 0,040 %	182 = 0,101 %	114 = 0,054 %
	X	physikalische Medizin	7 283 = 6,168 %	7 162 = 3,974 %	9 803 = 4,675 %
	XI	Labordiagnostik	19 246 = 16,300 %	26 899 = 14,925 %	21 619 = 10,310 %
	XII	Röntgendiagnostik	38 = 0,032 %	374 = 0,208 %	52 = 0,025 %
		Spesen	69 = 0,058 %	650 = 0,361 %	354 = 0,169 %
		Vorsorgeprogramm	1 364 = 1,155 %	1 872 = 1,039 %	1 390 = 0,663 %
		Summe:	118 077 = 100,00 %	180 222 = 100,00 %	209 684 = 100,00 %

Quelle: Eisenmann, K.-H., a.a.O.

gleichsweise gering bewertet werden.[4] Die für die meisten Patienten geltenden Gebührenordnungen sind allerdings die 1978 in Kraft getretenen »Bewertungsmaßstab für die kassenärztlichen Leistungen 1978 (BMÄ 78)« für die Abrechnung mit den Orts-, Betriebs-, Innungs- und landwirtschaftlichen Krankenkassen sowie der Bundesknappschaft und »Ersatzkassengebührenordnung« (E-GO) für die Abrechnung mit den Ersatzkassen.[5] In diesen Gebührenordnungen ist nach jahrelanger Diskussion eine – allerdings noch nicht ausreichende – stärkere Bewertung der nur vom Arzt durchführbaren Untersuchungen gegenüber technisch-apparativen Sonderleistungen erfolgt. Jeder der oben erwähnten baden-württembergischen Ärzte rechnete im betrachteten Quartal 5 644 solcher Einzelleistungen ab.[6]

Tab. 4 ist im einzelnen zu entnehmen, welche prozentualen Anteile auf die verschiedenen Leistungsarten entfielen. Ca. 65 % aller Leistungen gehören zu den Gruppen »ärztliche Grundleistungen« und »allgemeine Sonderleistungen«. Dabei handelt es sich hauptsächlich um Beratung, Untersuchung und Injektionen. Weitere 10 % bis 16 % entfallen auf die Labordiagnostik. Der Tabelle ist weiterhin zu entnehmen, wie die Leistungen der Allgemeinärzte offensichtlich davon abhängig sind, ob sie in einer Großstadt (hier über 500 000 Einwohner), einer Mittelstadt von 10 000 bis 20 000 Einwohnern oder auf dem Lande in Orten mit weniger als 10 000 Einwohnern praktizieren. Zum einen wird deutlich, daß die jeweils gleiche Anzahl von 30 Ärzten auf dem Land fast doppelt soviele Leistungen erbringt wie in der Großstadt, obwohl die Dichte der Allgemeinärzte auf die Bevölkerung bezogen in den drei hier betrachteten Bereichen relativ gleich ist, etwa 1 : 2 400. Da die Inanspruchnahme von Gesundheitsleistungen generell in Städten nicht kleiner sondern sogar größer ist, muß davon ausgegangen werden, daß die in Groß- und Mittelstädten wohnende Bevölkerung die gleichen Leistungen, die auf dem Land von Allgemeinärzten erbracht werden oder erbracht werden müssen, bei niedergelassenen Fachärzten oder in Krankenhäusern in Anspruch nimmt. Umgekehrt haben in größeren Städten niedergelassene Fachärzte sehr häufig primärärztliche Funktionen.[7] Dies gilt insbesondere für Internisten, Gynäkologen und Pädiater. Eine Definition für den Begriff »primärärztliche Versorgung« ist: »Primärärztliche Versorgung ist die Versorgung, die typischerweise und in der Regel von einem gut ausgebildeten Allgemeinarzt erbracht werden kann, die bei den häufigsten Symptomen und Krankheiten in Anspruch genommen wird, keine spezialistische und stationäre Versorgung ist und in deren Rahmen gegebenenfalls die weitere ärztliche Versorgung (fachärztlich oder stationär) veranlaßt und koordiniert wird.«[8]

Unklar bleibt allerdings, was der Allgemeinarzt erbringen kann. Auch wird die primäre Versorgung mit dieser Definition auf Ärzte eingeschränkt, während der weitergehende Begriff der »Primärmedizin« die gesamte medizinische Grundversorgung als Stufe zwischen der Selbstbetreuung (Laienmedizin) und der spezialisierten Medizin der Fachärzte, Krankenhäuser und besonderen Gesundheitseinrichtungen umfaßt.[9]

Entsprechend der oben dargestellten Aufgabenverteilung ist die Zahl der Überweisungen von Allgemeinärzten zu Fachärzten auf dem Land am niedrigsten, während die Zahl der Überweisungen direkt in Kliniken entsprechend höher ist (siehe Tab. 5).

Tab. 5:

Überweisungen aus dem Krankenspektrum von Allgemeinärzten (Zahlen in Prozenten) – 1967 –

Land	zu Fachärzten	in Kliniken	in Universitäts-Kliniken
Großstadt	11,1	1,4	0,06
Kleinstadt	7,5	1,9	0,34
Land	6,7	3,0	0,18

Quelle: Häussler, S.: Der praktische Arzt heute und morgen. Stuttgart 1967.

Insgesamt haben im Jahre 1970 in der BRD und West-Berlin die damals 47 000 niedergelassenen Ärzte rund 150 Millionen Behandlungsfälle versorgt. »Behandlungsfall« bedeutet hier, daß ein und derselbe Patient auch mehrmals als Behandlungsfall gezählt werden kann, wenn er z. B. bei verschiedenen Ärzten in Behandlung ist oder in mehreren Abrechnungszeiträumen (= Quartalen) behandelt werden mußte. Vergleichsweise haben die 43 000 Krankenhausärzte im selben Jahr nur 8,2 Millionen »Fälle« versorgt.[9a]

Für den einzelnen niedergelassenen Arzt bedeutet dies, daß er im Durchschnitt 3 190 Behandlungsfälle im Jahr versorgt hat. Diese Zahlen sind durchschnittlich um 10 % zu erhöhen, da die ihnen zugrunde liegenden Statistiken lediglich die Patienten der GKV, also nur 90 % der Bevölkerung umfassen. Nach Hamm[10] betrug die durchschnittliche Fallzahl pro Allgemeinarzt im 4. Quartal 1972 1 114. Im gleichen Zeitraum wurden 2 902 Beratungen je Allgemeinarzt und 435 Hausbesuche durchgeführt, d. h. bei 65 Sprechstundentagen im Quartal pro Tag 44,7 Beratungen und 6,7 Hausbesuche. Bei Einbeziehung der Wochenenden in die Rechnung würden sich die Zahlen pro Tag möglicherweise etwas vermindern, bei Zuschlag von ca. 10 % Privatpatienten[11], aber wiederum erhöhen. Aus diesen hohen Zahlen wird auch der geringe Zeitabschnitt verständlich, der jeweils für den einzelnen Patienten zur Verfügung steht. In einer großstädtischen Allgemeinpraxis wurden an sechs aufeinanderfolgenden Halbtagen 204 Patienten, je Halbtag im Durchschnitt 34, versorgt. Die Beratungsdauer betrug durchschnittlich 5,7 Minuten und schwankte zwischen einer und 19 Minuten.[12] Diese direkt durch einen praxisfremden Beobachter gemessenen Zahlen decken sich aber auch mit den Ergebnissen internationaler Studien. Dabei muß aber berücksichtigt werden, daß der größte Teil der Patienten und auch der größte Teil der Krankheiten dem Arzt bereits bekannt ist und Patienten »häufig lediglich um ein Rezept« bitten. Bedenkt man aber, daß die Zahl der Erkrankungen eines Patienten nach verschiedenen Untersuchungen zwischen 1,7 und 3,7 schwankt, sowie ein großer Teil der »Rezeptholer« Patienten mit chronischen Leiden sind, die eigentlich regelmäßiger und besonders sorgfältiger Beratung bedürfen, dann erschreckt die Kürze der Zeit, die der Arzt für den einzelnen Patienten aufwendet, doch.

Unterstützt wird der Allgemeinarzt im Durchschnitt von 3,9 nichtärztlichen Personen in seiner Praxis.[13]

3. Kosten, Umsätze und Honorierung

Im Zusammenhang mit der allgemeinen Diskussion um die Kostensteigerungen im Gesundheitswesen muß auch die Ausgabenentwicklung bei der GKV für ambulante ärztliche Versorgung einer genaueren Betrachtung unterzogen werden. So sind die Ausgaben für diesen Bereich von 1967 bis

Tab. 6:

Entwicklung der GKV-Ausgaben für die ambulante ärztliche Versorgung und der Umsätze und Einkommen niedergelassener Ärzte in DM

	GKV-Ausgaben für ambulante ärztliche Versorgung		Umsätze niedergelassener Ärzte		Einnahmeüberschüsse niedergelassener Ärzte		Niedergelassene Ärzte	
		Index		Index		Index		Index
1967	4 036 020	100,00	119 150	100,00	79 032	100,00	48 486	100,00
1971	6 979 547	172,93	175 383	147,20	113 581	143,70	49 827	102,80
1975	11 676 095	289,30	260 284	218,45	149 253	188,90	52 913	109,10
1976	12 446 117	308,38	273 014	229,13	152 615	193,10	53 303	109,90

Quelle: Zusammengestellt nach: Gehb, Klaus: Die ärztliche Versorgung in der Bundesrepublik Deutschland. Deutsches Ärzteblatt 71, 1974, S. 1835–1840; ders.: Die ärztliche Versorgung in der Bundesrepublik Deutschland. Deutsches Ärzteblatt 73, 1976, S. 1323–1329; ders.: Die ärztliche Versorgung in der Bundesrepublik Deutschland. Deutsches Ärzteblatt 76, 1979, S. 1731–1739; siehe ferner die in Anm. 14 angegebene Literatur.

Tab. 7:

Brutto- und Nettoeinkommensentwicklung niedergelassener Ärzte im Vergleich zu einer ähnlich qualifizierten Beamtengruppe und dem Durchschnitt der Arbeitnehmer in DM

	Niedergelassene Ärzte				Beamte A 16				Durchschnitt der Arbeitnehmer			
	Brutto		»Netto«[a]		Brutto		Netto		Brutto		Netto	
	abs.	Index	abs.	Index	abs.	Index	abs.	Index	abs.	Index	abs.	Index
1967	79 032	100,0	38 537	100,0	36 739	100,0	30 938	100,0	10 349	100,0	8 437	100,0
1971	113 581	143,7	49 086	127,4	47 346	128,9	37 408	120,9	15 392	148,7	11 698	138,6
1975	149 253	188,9	63 394	164,5	65 222	177,5	50 737	164,0	22 389	216,3	16 255	192,7
1976	152 615	193,1	64 997	168,7	68 203	185,6	51 672	167,0	24 037	232,3	16 964	201,1

[a] Zur Problematik der Zahlenangaben in dieser Spalte siehe die Diskussion im Text.
Quelle: Siehe Anm. 14.

1976 um das Dreifache gestiegen. Die Zahl der niedergelassenen Ärzte hat in diesem Zeitraum zwar um 10 % zugenommen, die Umsätze der Praxen aber um 130 % (siehe Tab. 6). Für die Einnahmeüberschüsse, also die Bruttoeinkommen bleibt immer noch eine Verdoppelung innerhalb der betrachteten zehn Jahre. Von Interesse ist in diesem Zusammenhang die Argumentation der Ärzteverbände, die die Entwicklung als im Vergleich zu anderen Einkommen normal und unauffällig darstellt.[14]

Dies gelingt auf folgende Weise: nicht die Jahresbrutto- sondern sogenannte Jahresnettobezüge werden miteinander verglichen. Dabei werden von den Bruttoeinnahmen der Ärzte die vollen Steuern abgezogen, obwohl gerade Ärzte zu derjenigen Berufsgruppe gehören, die in der Lage ist, erhebliche Steuerkosten durch vom Staat begünstigte und langfristig profitträchtige Investitionen zu sparen. Dann werden »Aufwendungen für eine angemessene Altersversorgung« in einer Höhe abgezogen, die mehr als das Doppelte des durchschnittlichen Nettoeinkommens je beschäftigten Arbeitnehmer in der BRD und West-Berlins beträgt. Übrig bleibt dann ein sogenanntes »durchschnittlich verfügbares Einkommen«, das zwar immer noch das Vierfache des durchschnittlichen Arbeitnehmereinkommens beträgt, das aber von 1967 bis 1976 »nur« auf 160 % gestiegen ist gegenüber 201 % bei den Durchschnittseinkommen. In Tab. 7 sind Brutto- und Nettoeinkommen nebeneinander gestellt. Das Gehalt eines Beamten nach Besoldungsgruppe A 16 (Oberstudiendirektor, Leitender Regierungsdirektor u. ä.) wird vergleichsweise herangezogen, da es sich hier um eine in Ausbildungsdauer und Berufserfahrung mit niedergelassenen Ärzten etwa vergleichbare Berufsgruppe handeln soll (für die Berechnung wurde von einem Alter von 48 Jahren, verheiratet und 2 Kindern ausgegangen). Bei dieser Betrachtungsweise wird ein weiteres, die Ärzte bevorzugendes Moment noch nicht berücksichtigt. Sie können nämlich einen Teil der Kosten für ihre Kraftfahrzeuge sowie Kosten für wissenschaftliche Kongresse und Fachliteratur aus dem hier nicht betrachteten Kostenanteil an den Umsätzen finanzieren. Sämtliche Statistiken enthalten alle Ärzte, die ihre Praxis noch ausüben. 1972 haben dies z. B. 50 % der 70 Jahre und älteren noch getan.[15]

Es ist davon auszugehen, daß ein großer Teil dieser Ärzte seine Praxis nicht mehr voll ausübt und daher auch nicht mehr entsprechend durchschnittliche Einnahmen erzielen kann. Für die voll ihre Praxis ausübenden Ärzte bedeutet dies, daß ihre Einnahmen in aller Regel über den angegebenen Durchschnittswerten liegen.

Erhebliche Unterschiede bestehen auch zwischen den Einkommen verschiedener Fachdisziplinen. Tab. 8 gibt eine Übersicht über die Einnahmeüberschüsse (= Bruttoeinkommen). Mit angegeben sind auch die prozen-

Tab. 8:

Einnahmeüberschuß (Bruttoeinkommen) niedergelassener Ärzte nach Fachgebieten in DM und im Vergleich dazu der Betriebskostenanteil am Praxisumsatz in % (lt. Kostenstrukturanalyse Zentralinstitut 1976)

		anteil. Betriebsausgaben am Umsatz
Laborärzte	339 123,–	68,51 %
Orthopäden	205 786,–	52,30 %
Röntgen	198 401,–	63,58 %
Augen	174 935,–	39,29 %
Internisten	172 845,–	48,82 %
Urologen	160 959,–	50,02 %
HNO	154 452,–	43,48 %
Chirurgen	151 639,–	51,27 %
Frauen	141 348,–	47,87 %
Haut	133 304,–	43,48 %
Allgemeinärzte	129 100,–	41,00 %
Kinder	115 896,–	44,29 %

Quelle: Häussler, Siegfried, Bericht zur Lage. In: Vereinigung der Hochschullehrer und Lehrbeauftragten für Allgemeinmedizin (Hrsg.), Unterrichtsveranstaltungen Allgemeinmedizin in der Bundesrepublik Deutschland WS 78/79. Stuttgart 1979.

tualen Betriebsausgaben am Umsatz, so daß die Gesamtkosten, die von den Versicherten getragen werden müssen, leicht errechenbar sind. Soweit aus dieser Tabelle Rückschlüsse auf die Durchschnittseinnahmeüberschüsse und -umsätze aller Ärzte erfolgen sollen, so ist die Verteilung der Ärzte auf die einzelnen Fachdisziplinen (siehe Tab. 13) zu berücksichtigen. Auch aus dieser Übersicht geht hervor, daß technisch-apparative Leistungen, die bei Laborärzten, Orthopäden und Radiologen am häufigsten vorkommen, wesentlich höher honoriert werden als die eigentlich ärztlichen Leistungen der Untersuchung und Beratung, die bei Allgemein- und Kinderärzten häufiger sind.

Diese Art der Honorierung ist sicher ein Grund für die in den letzten Jahren zunehmend kritisierte Weise, in der Medizin betrieben wird (z. B. Illich[16]). Die bessere Honorierung drängt ärztliches Handeln gleichsam unbewußt hin zu mehr diagnostisch- und therapeutisch-apparativem Aufwand, der das ärztliche Gespräch, das Entstehen einer vertrauensvollen Arzt-Patient-Beziehung verdrängt zugunsten einer unkritischen Technikgläubigkeit. Auf ein anderes Problem des Honorierungssystems hat bereits Wulff 1971 hingewiesen[17]: Mit der Zahl der Krankschreibungen, der Krankenhauseinweisungen und der Rezepturen bestimmen die Ärzte im wesentlichen selbst, ein wie großer Anteil der Mittel der GKV für die ambulante

Versorgung und damit zur Verteilung unter den niedergelassenen Ärzten übrig bleibt. Da der Versicherte an die Krankenkassen, die Krankenkassen an die Kassenärztlichen Vereinigungen, diese an den Kassenarzt zahlen, von dem der Versicherte die Leistung empfängt, kann sich ein unmittelbares und für den Versicherten auch kontrollierbares Verhältnis »Geld gegen Leistung« nicht herstellen. Mit der Zahl der Wiedereinbestellungen, der Zahl der Einzelleistungen und dem bekannten sanften Druck, auch die Krankenscheine der Familienangehörigen, die zur Zeit nicht oder nur mit geringfügigen Beschwerden in Behandlung sind, abzugeben, hat der Arzt einen Einfluß auf seine eigene Honorierung wie kaum eine andere Berufsgruppe. Entsprechend differenzierte Instrumente waren auch von den Kassenärztlichen Vereinigungen selbst zu entwickeln, um Kollegen, die das vorhandene Instrumentarium zu Lasten anderer Ärzte allzu virtuos beherrschten, kontrollieren zu können. Diskutiert wird daher, ob nicht andere Formen der Honorierung als nach Zahl der Leistungen, die nach Jahn u. a.[18] einem Akkordsystem entspricht, diese Nachteile vermeiden helfen können. Tab. 9 zeigt die möglichen Wirkungen der verschiedenen Hono-

Tab. 9:

Die Wirkungen verschiedener Honorierungssysteme

Aktionsparameter / Honorierungsform	Patientenstamm	Zahl der Behandlungsfälle	Zahl der Leistungen
Festes Gehalt	Min	Min	Min
Kopfpauschale	Max	Min	Min
Fallpauschale	Max	Max	Min
Einzelleistungshonorar	Max	Max	Max

(Min = Minimierung) (Max = Maximierung)
Quelle: Jahn, E. u. a., a.a.O.

rierungssysteme. Die Kopfpauschale »könnte den Arzt am ehesten veranlassen, seine Arbeit auf die Gesamtbehandlung auszurichten und dabei Erwägungen über die Einträglichkeit der Leistungen beiseite zu lassen«. Vorgeschlagen wird die Einführung eines *Leistungskomplexhonorares,* bei dem »die zur Behandlung bestimmter Erkrankungen erforderlichen Leistungen jeweils zu Leistungskomplexen zusammengefaßt«[19] werden sollen.

4. Organisationsformen der Versorgungsträger

95 % der niedergelassenen Ärzte arbeiten allein in ihrer Praxis. Ein großer Teil hat sich aber mit anderen Praxisinhabern zu Apparate- oder *Praxisgemeinschaften* zusammengeschlossen. Darunter versteht man einen Zusammenschluß mit dem Ziel der gemeinsamen und damit wirtschaftlicheren Nutzung von Apparaten, Räumen und Personal. In der Gruppen- oder *Gemeinschaftspraxis* sind mehrere Ärzte gemeinsam tätig. Wesentliches Kennzeichen ist die gemeinsam versorgte Klientel und als Resultat daraus die gemeinsame Patientenkartei[20] (die Nomenklatur für die verschiedenen Formen gemeinsamer Praxisausübung wird zur Zeit noch uneinheitlich gebraucht). Im Gegensatz zu anderen Ländern praktizieren in den Gruppenpraxen fast ausschließlich Ärzte gleicher Fachrichtung und nur ausnahmsweise mehr als zwei (siehe Tab. 10).
Die Zahl der Gruppenpraxen in der BRD und West-Berlin betrug am 31. 12. 1975 insgesamt 1 131 mit 2 301 in ihnen tätigen Ärzten gegenüber 51 102 Einzelpraxen.[21]

In aller Regel handelt es sich dabei um gemeinsam praktizierende Familienmitglieder. Diese Form der Praxisausübung ermöglicht die gegenseitige Vertretung und damit flexiblere Regelung der Sprechstunden- und Arbeitszeiten.

Kooperative Formen der Praxis, in denen Ärzte verschiedener Fachrichtungen gemeinsam mit anderen medizinischen Berufen sowie Psychologen und Sozialarbeitern alle Möglichkeiten, medizinisches Wissen, Kenntnis des sozialen Umfeldes und der häufig allein schwer überschaubaren Vielfalt der möglichen institutionellen Hilfen, zum Nutzen der Patienten zusammenfassend anwenden können, sind bisher noch die seltene Ausnahme. In der Bundesrepublik sind bisher nur zwei und in West-Berlin ebenfalls zwei Modelle bekannt, deren Aufbau aber von vielen Schwierigkeiten begleitet war.[22] Ihre Ursachen hatten und haben diese Schwierigkeiten in folgendem: zugunsten einer besseren Versorgung der Patienten wird über das normale Maß hinaus zusätzliches Personal beschäftigt und die Beratungs- und Behandlungszeit zu Lasten technisch-apparativer Leistungen verlängert; finanziell ausgeglichen wird dies durch vertraglich festgelegte niedrigere Einkommen (orientiert an den Gehältern des Öffentlichen Dienstes) der Ärzte, die aber gegenüber den Kassenärztlichen Vereinigungen nach den normalen Sätzen abrechnen; eine solche Konstruktion ist den bei der Neueinrichtung einer Praxis notwendigen Kreditgebern (Banken) ungewohnt und daher unsicher; die gleichzeitige Einrichtung von mehreren zu einer Versorgungseinrichtung integrierten Praxen erfordert ein spezielles Raumangebot, das in Altbauten kaum herstellbar ist; wenn über die Praxis-

Tabelle 10:

Gemeinschaftspraxen in der Bundesrepublik Deutschland (ohne Berlin/West) gem. § 33 Zulassungsordnung Ärzte am 31. Dezember 1975

Arztgruppe	Gemeinschaftspraxen insgesamt	
	Zahl der Praxen	Zahl der Ärzte
1	2	3
02 Anästhesisten	2	4
03 Augenärzte	61	123
04 Chirurgen	26	53
05 Frauenärzte	47	97
06 HNO-Ärzte	38	76
07 Hautärzte	13	27
08 Internisten	175	362
09 Kinderärzte	40	80
10 K. u. J.-Psychiater		
11 Laborärzte	9	19
12 Lungenärzte	2	4
13 Mund- u. Kieferchirurgen	2	4
14 Nervenärzte	23	46
15 Neurochirurgen		
16 Orthopäden	40	82
17 Pathologen	2	4
18 Pharmakologen		
19 Radiologen	49	99
20 Urologen	24	48
Fachärzte	653	1 128
01 Allg./Praktische Ärzte	578	1 173
Summe	1 131	2 301
sonstige Gemein.-Praxen		
Insgesamt	1 131	2 301

Quelle: Wirzbach, H.-J., a.a.O.

einrichtungskosten hinaus auch noch die Kosten für Neubauten bei der genannten Zurückhaltung der Kreditinstitute auf dem freien Kapitalmarkt aufgebracht werden müssen, übersteigt dies die Finanzkraft solcher Einrichtungen. Die Bereitschaft der Beteiligten, diese und andere Schwierigkeiten auf sich zu nehmen, liegt darin begründet, daß die Attraktivität der Arbeitsmöglichkeiten in dieser Art von Gemeinschaftspraxen für Ärzte und Nicht-Ärzte, insbesondere die Möglichkeit, Wissen und Erfahrungen des Einzelnen jederzeit auch für die anderen fruchtbar machen zu können, groß ist und den heutigen Anforderungen an eine qualitativ hochwertige Medizin am besten entspricht. Auch die Vorteile für die Patienten sind groß. Sie sparen lange Wege und ihre Gesundheitsprobleme können durch die direkte Kontaktmöglichkeit aller Berufsgruppen u. U. schneller gelöst werden. Dies wird dazu beitragen, daß weitere ähnliche Projekte entstehen.

In einer Untersuchung über kooperative Einrichtungen der ambulanten Gesundheitsversorgung kommt Elgeti 1977 zwar auf 115 Einrichtungen[23], die aber im wesentlichen sehr spezielle Dienste anbieten oder nur besonderen Bevölkerungsgruppen zugänglich sind und daher keinen Modellanspruch erheben können. Ausnahmen bilden die Polikliniken der 26 Universitäten und das Ambulatorium der AOK in West-Berlin. Das Ambulatorium ist eine eigene Einrichtung der AOK, in dem von ihr angestellte und mit festem Gehalt bezahlte Fachärzte den Versicherten der Kasse zur Verfügung stehen. Die Möglichkeit, diese Einrichtung und ihre Effektivität durch Untersuchungen mit den in Einzelpraxis niedergelassenen Ärzten zu vergleichen, wird nicht genutzt. – Trotz relativ großer Patientenzahlen der einzelnen Poliklinik ist der Anteil der in allen Polikliniken versorgten Patienten aber vergleichsweise gering. Als Anhalt kann folgende Rechnung dienen: in den Polikliniken der beiden Berliner Universitätsklinika wurden 1974 je Quartal durchschnittlich ca. 40 000 »Behandlungsfälle« (siehe oben) gezählt[24], je Universitätsklinikum also ca. 20 000. Diese Zahl multipliziert mit 26 westdeutschen Universitätspolikliniken ergibt den groben Anhaltswert von ca. 520 000 Behandlungsfällen. Dem stehen gegenüber 52 000 niedergelassene Ärzte mit durchschnittlich 900 Behandlungsfällen pro Quartal[25], also insgesamt etwa 46,8 Mill. Behandlungsfälle. Die Polikliniken versorgen damit ca. 1 % aller ambulanten Patienten. Hinzu kommt, daß Polikliniken in ohnedies gut versorgten Gebieten liegen und kaum an der örtlichen Grundversorgung teilnehmen. Ihr eigentlicher Beitrag zur Gesundheitsversorgung liegt im Bereich hochspezialisierter Fragestellungen der ambulanten Medizin (Spezialsprechstunden).

5. Arztdichte und Verteilung

Die Arztdichte (Bevölkerung je Arzt) der Bundesrepublik und West-Berlins gehört zur höchsten aller vergleichbaren entwickelten Länder (Tab. 11).

Diese Dichteziffer gibt aber nur sehr bedingt Anhaltspunkte für die tatsächliche Intensität medizinischer Versorgung. Zum einen ist diese wesentlich davon abhängig, wieviel nichtärztliches Personal gleichzeitig für die Ver-

Tab. 11:
Einwohner je Arzt

	1966	1972
Österreich	560	520
Italien	580	520
BRD	690	575
DDR	799	600
USA	660	600
Belgien	670	610
Dänemark	730	620
Schottland	840	640
Schweiz	680	650
Schweden	880	680
Frankreich	850	710
Niederlande	860	730
Nordirland	780	750
England und Wales	870	760
Irland	960	850
Japan	910	860
Luxemburg	1 010	930

Quelle: BMJFG (Hrsg.), a.a.O., S. 234 f.

sorgung zur Verfügung steht. Am Beispiel Schwedens, das nach der Arztdichteziffer allein eine »schlechtere« Versorgung als die BRD hatte, wird dies deutlich, wenn die Zahl der diplomierten Schwestern in die Betrachtung einbezogen wird. So kamen 1971 in der BRD nur 1,69, in Schweden aber 4 Schwestern auf einen Arzt.[26] Dies hat besonders dann erhebliche Auswirkungen auf die Qualität der Versorgung, wenn diese Schwestern, wie z. B. in Schweden, aktiv und mit einem hohen Grad an Selbständigkeit in der direkten Betreuung der Bevölkerung, d. h. in der Gemeinde selbst, tätig sind. Für die Qualität der ambulanten Versorgung einzelner Regionen gibt die pauschale Dichteziffer der Ärzte auch schon deshalb wenig Informationen, weil die regionale Verteilung außerordentlichen Schwankungen unterworfen ist. Zur Zahl der Ärzte überhaupt gibt Tab. 12 einen Überblick. Zu den am 1. 1. 79 in freier Praxis tätigen 57 509 Ärzten sind für die ambulante Versorgung noch 4 574 Krankenhausärzte und 427 bei Behörden und öffentlich-rechtlichen Körperschaften tätige Ärzte, die nebenamtlich ebenfalls in freier Praxis tätig sind, hinzuzufügen.[27]

Tab. 13 zeigt die Verteilung der niedergelassenen Ärzte auf die einzelnen Disziplinen. Nur 46,4 % sind im Jahre 1979 noch Ärzte für Allgemeinmedizin. Obwohl 1979 gegenüber 1978 hier erstmals wieder eine leichte Zunahme festzustellen war, bleibt ein bestimmendes Element der ambulanten

Tab. 12:

Die Ärzte nach Tätigkeitsgruppen von 1960 bis 1979

									Zunahme absolut 1960 bis 1979	
Tätigkeitsgruppen	1960	1965	1970	1974	1975	1976	1977	1978	1979	absolut	v. H.
Leitende Krankenhausärzte	4 111	4 505	5 860	6 631	7 125	7 520	7 686	7 924	8 145	4 034	98,1
Ober- und Assistenzärzte	17 433	19 433	29 206	42 169	44 856	47 375	48 930	50 399	54 329	36 896	211,6
Medizinalassistenten	1 760	5 951	9 476	4 680	4 346	5 074	5 441	4 341	1 880	120	6,8
Hauptberufl. Im Krankenhaus insgesamt	23 304	29 889	44 542	53 480	56 327	59 969	62 057	62 726	64 354	41 050	176,2
Freie Praxis	45 320	48 011	48 830	51 727	52 913	53 303	54 974	56 157	57 509	12 189	26,9
in Forschung, Verwaltung u. sonst. abhängiger Tätigkeit	7 622	7 982	8 877	9 518	9 730	9 809	9 910	10 263	9 948	2 326	30,5
Ohne ärztl. Berufsausübung	6 306	8 621	11 208	14 154	15 559	16 391	17 395	18 724	20 754	14 448	229,1
Sämtliche Gruppen	82 552	94 503	113 457	128 879	134 529	139 472	144 336	147 870	152 565	70 013	84,8
Einwohner (in Tausend)	55 123	58 587	61 195	62 112	61 784	61 271	61 183	61 231	61 253	6 130	11,1

Quelle: Gehb, K., a.a.O. (1979).

Tab. 13:

In freier Praxis hauptberuflich tätige Fachärzte und Allgemeinärzte

	1960	1970	1979
Anästhesie	7	69	192
Augenheilkunde	1 539	1 889	2 723
Chirurgie	1 130	1 267	1 658
(Kinderchirurgie)	–	–	(9)
(Unfallchirurgie)	–	–	(91)
Frauenheilkunde	1 781	2 379	4 391
HNO	1 581	1 798	2 135
Dermatologie und Venerologie	1 340	1 291	1 609
Innere Medizin	3 205	5 143	8 738
(Gastroenterologie)	–	–	(93)
(Kardiologie)	–	–	(70)
(Lungen- und Bronchialheilkunde)	–	–	(126)
Mund- und Kieferchirurgie	58	68	114
Kinderheilkunde	1 493	1 940	2 872
(Kinderkardiologie)	–	–	(11)
Kinder- und Jugendpsychiatrie	–	–	34
Laboratoriumsmedizin	–	–	221
Lungen- und Bronchialheilkunde	559	541	378
Neurologie/Psychiatrie	811	1 043	1 626
Neurochirurgie	–	–	11
Orthopädie	594	1 043	1 901
Pathologie	–	–	41
Pharmakologie	–	–	–
Radiologie	508	818	1 094
Urologie	269	474	1 072
Sonstige Fachgebiete	151	214	27
Summe der Fachärzte	15 026	19 977	30 837
Ärzte für Allgemeinmedizin und Ärzte ohne Facharztanerkennung	27 592	26 354	26 729
Niedergelassene Ärzte insgesamt	42 618	46 331	57 566

Quelle: Wolff, G.: Ärztestatistik im Zehn-Jahre-Vergleich. Deutsches Ärzteblatt 67, 1970, S. 3807; Gehb, K., a.a.O. (1979), S. 1736.

Versorgung des bundesrepublikanischen und Westberliner Gesundheitssystems die vergleichsweise sehr hohe Zahl niedergelassener Spezialisten. Dies hat einerseits zur Folge, daß Spezialisten in einem hohen Maß Tätigkeiten des Allgemeinarztes ausführen, ohne dies etwa qualifizierter tun zu können. Zum anderen befördert dies die zweifelhafte Orientierung auf technisch-apparative Spezialleistungen, die noch dazu in ihrer unkoordinierten Anwendung ohne großen Einfluß auf die morbiditätsbestimmenden Faktoren sind. Seit 1960 ist die Zahl der Praktischen Ärzte und Ärzte für Allgemeinmedizin zurückgegangen, während die Zahl der Fachärzte sich verdoppelt hat. Der Anteil der Internisten, Gynäkologen und Kinderärzte hat besonders stark zugenommen, so daß anzunehmen ist, daß sie als »Primärfachärzte« einen besonders hohen Anteil an der primärärztlichen Versorgung übernommen haben.

Die regionale Verteilung der Ärzte ist außerordentlich unterschiedlich. Betrachtet man die immer noch relativ großen Gebietseinheiten des Bundesraumordnungsprogramms[28], so finden sich die Extremwerte von einem praktischen Arzt auf 2 941 (Münster) bis zu 1 266 Einwohnern (Köln) und von einem niedergelassenen Facharzt auf 5 555 (Regensburg) bis zu 1 538 (München) Einwohnern. Für alle niedergelassenen Ärzte finden sich die Werte von 769 (Nordschwarzwald) bis zu 1 695 (Regensburg). Einen Überblick über alle Gebietseinheiten geben Tab. 14 und Abb. 1. Aber auch die Betrachtung der Gebietseinheiten gibt wegen ihrer immer noch relativen Größe schon ein verfälschtes Bild. So gibt es z. B. innerhalb der Gebietseinheit Landshut in 12 von 26 Kreisen weniger als einen Facharzt auf 8 000 Einwohner bei einer durchschnittlichen Größe von je 400 Quadratkilometern und 30 000 bis 50 000 Einwohnern.[29]

Weitere Parameter, die für eine Beurteilung der Versorgungsverhältnisse in einem Bereich herangezogen werden müssen, sind die Struktur des stationären Sektors, die Verfügbarkeit ambulanter Pflegekräfte, die Verkehrsverhältnisse.[30] Danach ergeben sich für die ohnehin unterversorgten ländlichen, aber auch die Stadtrandgebiete, noch erhebliche zusätzliche Probleme.

6. Qualität der ambulanten ärztlichen Versorgung[31]

Als Parameter zur Messung der Qualität ambulanter Versorgung wären denkbar: im kurativen Bereich der Prozentsatz aller in der ambulanten Medizin entdeckten Erkrankungen oder der mithilfe der ambulanten Medizin entdeckten heilbaren oder in ihrem Verlauf wesentlich durch Therapie beeinflußbaren Erkrankungen; im Bereich der betreuenden Versorgung der Grad von erreichter Symptomlinderung; das Ausmaß tatsächlich erfolgter Früherkennungsuntersuchungen einschließlich ihrer therapeutischen Konsequenzen sowie die Effektivität der Maßnahmen zur Gesundheitsaufklärung.

Hierzu gibt es in der BRD kaum Untersuchungen, die eine gesicherte

Tab. 14:

Ausgangsdaten, Dichteziffern und Standardabweichungen (Sta) der Dichteziffern für die einzelnen Gebietseinheiten

Raumordnungsregion		Einwohner in Mio.	Fläche in qkm	Einwohner je qkm	Prakt. Ärzte je 10 000 Einw.	Sta	Niedergel. FÄ je 10 000 Einw.	Sta
1	Schleswig	0,42	4 150	102	4,7	0,8	3,6	3,9
2	Mittelholstein	1,37	7 490	183	4,1	1,3	4,8	2,1
3	Hamburg	2,89	8 314	347	5,3	1,0	4,7	1,9
4	Lüneburger Heide	0,56	7 171	78	5,1	1,5	3,5	3,7
5	Bremen	1,87	9 478	197	4,6	1,9	3,9	2,1
6	Osnabrück	0,63	4 419	142	4,2	1,2	3,0	2,2
7	Ems	0,75	7 000	106	3,8	1,0	2,3	1,8
8	Münster	1,08	4 948	218	3,4	0,4	3,5	2,1
9	Bielefeld	1,74	6 481	268	4,7	0,8	3,4	1,4
10	Hannover	1,93	7 953	243	7,6	3,3	5,4	4,0
11	Braunschweig	1,22	5 690	214	6,4	2,3	4,3	3,1
12	Göttingen	0,42	2 192	190	5,8	1,5	4,7	3,0
13	Kassel	0,97	6 712	144	4,9	1,8	4,1	2,9
14	Dortmund-Siegen	3,23	8 754	368	4,7	1,1	3,9	1,9
15	Essen	4,29	4 080	1 034	3,2	0,4	3,1	0,9
16	Düsseldorf	3,22	2 953	1 091	4,0	3,4	4,8	2,6
17	Aachen	0,92	2 777	331	4,1	0,7	3,2	2,7
18	Köln	2,52	4 051	622	7,9	1,0	5,1	1,9
19	Trier	0,48	4 992	98	3,7	0,8	3,2	3,1
20	Koblenz	1,03	5 468	188	5,3	2,2	3,5	1,8
21	Gießen	1,10	6 752	163	5,2	2,0	4,0	3,6
22	Bamberg-Hof	1,02	6 973	147	5,3	2,7	2,7	3,2
23	Aschaffenburg	1,16	8 119	142	5,2	2,7	3,0	4,5
24	Frankfurt a. Main	2,88	6 665	433	4,6	1,4	4,7	2,6
25	Mainz-Wiesbaden	1,23	5 329	244	6,5	3,0	6,1	3,8
26	Saarland	1,12	2 568	436	3,5	1,9	3,6	3,6
27	Westpfalz	0,54	3 075	176	4,4	0,5	2,9	2,9
28	Rhein-Neckar	1,83	5 203	352	5,7	1,9	4,2	4,1
29	Nordschwarzwald	1,21	3 984	303	6,9	3,3	6,1	5,5
30	Neckar-Franken	3,39	10 417	324	4,2	1,0	4,0	2,3
31	Ansbach-Nürnberg	1,56	7 895	198	4,5	4,7	3,5	2,3
32	Regensburg	1,03	10 375	99	4,1	1,0	1,8	2,6
33	Landshut	1,08	10 870	100	4,8	2,1	1,9	2,6
34	München	2,77	12 574	220	6,4	1,2	6,5	5,5
35	Kempten	1,86	13 741	136	4,8	2,2	3,2	3,7
36	Alb-Oberschwaben	1,40	8 704	161	4,2	1,7	3,5	2,2
37	Südschwarzwald	1,84	9 765	189	5,3	1,9	3,7	2,1

Quelle: Helmert, U., a.a.O.

Abb. 1 Niedergelassene Ärzte insgesamt je 10 000 Einwohner nach Raumordnungsregionen (1970/71); Abweichung vom Bundesdurchschnitt.

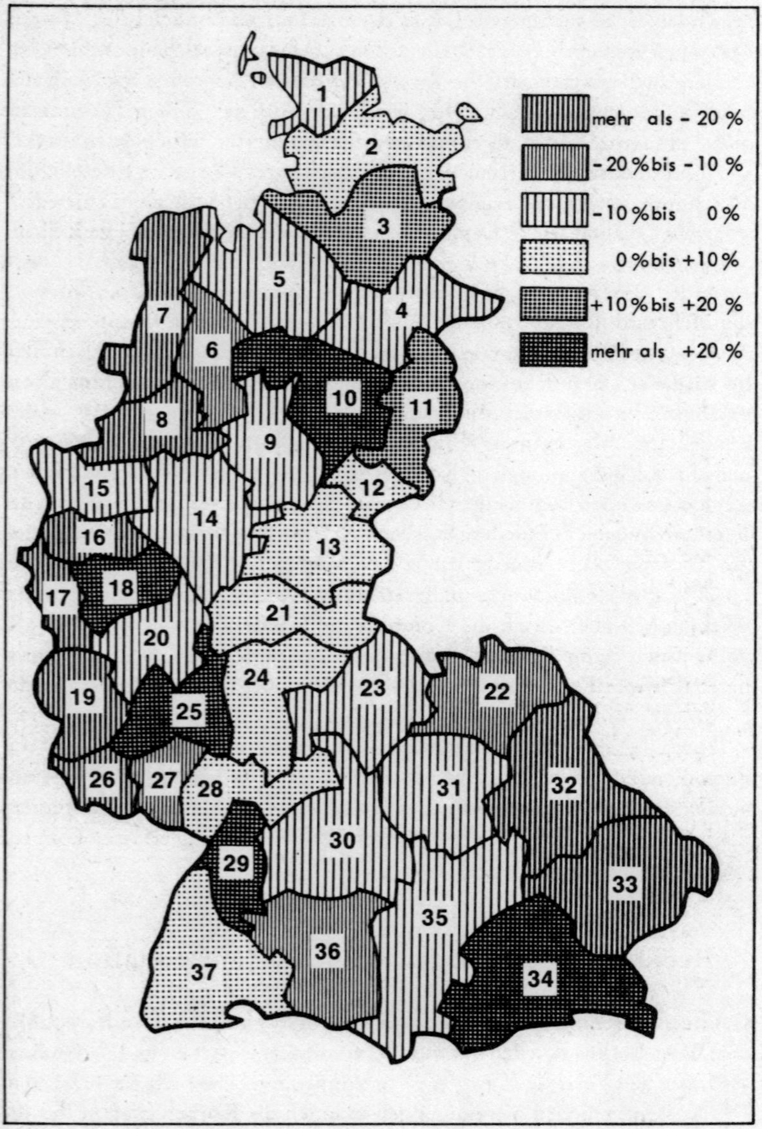

Quelle: Helmert, U., a.a.O.

Aussage über die Qualität erlauben. Der Mangel an derartigem Wissen könnte allerdings schon ein Hinweis auf den Grad der Qualität selbst sein. Einige wenige Hinweise zur Qualität der Versorgung erhält man aber aus folgenden Untersuchungen: Die in der BRD ungewöhnlich hohe Mütter- und Säuglingssterblichkeit muß letztlich auf eine unzureichende und insbesondere auch unsystematische Versorgung dieser Personengruppen im ambulanten Bereich zurückgeführt werden.[32] Auf den hohen Prozentsatz nicht erkannter oder unzureichend kontrollierter Hochdruckkranker wurde an anderer Stelle (siehe Kap. I) hingewiesen. Die geringe Beteiligung an Früherkennungsuntersuchungen und auch deren häufig nicht zufriedenstellende Qualität (siehe Kapitel IX) ist ein weiteres Beispiel. Die Reihenuntersuchung von 40 000 Personen in Baden-Württemberg ergab, daß etwa 14 % der Untersuchten neu entdeckte Erkrankungen aufwiesen, obwohl die Mehrzahl in hausärztlicher Kontrolle war.[33] Herken konnte in einer Analyse der Rezepturen von 100 praktizierenden Ärzten nachweisen, daß bei kardialer Dekompensation nur bei knapp 40 % ein in Darreichungsform und Substanz wirksames Medikament verschrieben wurde, gut 60 % waren unwirksame oder in ihrer Wirksamkeit nie belegte Präparate. Die Ergebnisse für die Behandlung von Koronarinsuffizienz, Hypotonie und Hypertonie waren noch ungünstiger.[34] Greiser konnte in einer Untersuchung der Verschreibungen der niedergelassenen Ärzte in Niedersachsen zeigen, daß zur Therapie bei Herzinsuffizienz nur zu 39 % sinnvolle Monopräparate, zu 28 % aber Kombinationspräparate, die zwar Digitalis enthielten, dessen Wirksamkeit aber durch die Kombination zweifelhaft war, und zu 31 % völlig unwirksame Präparate verschrieben worden waren. Bei den verordneten Koronartherapeutika handelte es sich nur bei 18 % um Präparate oder Substanzen mit nachgewiesener Wirksamkeit.[35] .

Durch diese wenigen Belege wird der Eindruck einer in der Qualität unzureichenden Versorgung, die auf dem Hintergrund eines hohen Kostenaufwandes gesehen werden muß, erheblich gestärkt. Detailliertere Studien, die vor allem auch noch weitere Bereiche der Versorgung erfassen können, sind notwendig.

7. Rechtliche Grundlagen und ihre Interpretation

Getragen wird die ambulante ärztliche Versorgung der Bundesrepublik und West-Berlins von den in freier Praxis niedergelassenen und in den Kassenärztlichen Vereinigungen (KV) zusammengeschlossenen Kassenärzten. Die Kassenärztlichen Vereinigungen nehmen als Körperschaften des öffentlichen Rechts die Interessen der Kassenärzte gegenüber den Krankenkassen, aber auch gegenüber Staatsorganen wahr. Zur Sicherstellung der ärztlichen Versorgung der Versicherten und ihrer Angehörigen (kassenärztliche Versorgung) wirken Ärzte und Krankenkassen in gesetzlichem Auftrag zusammen (§ 368 RVO).

Diesen *gemeinsamen* Auftrag haben die KV über ihre Monopolstellung und durch die Geschlossenheit ihres Auftretens[36] gegenüber den zersplittert organisierten Krankenkassen uminterpretiert. Seit Jahrzehnten wird der § 368 immer im Sinne des ihm eigentlich nachgeordneten § 368 n aufgefaßt, in dem als Aufgabe der KV festgehalten ist, daß diese die ärztliche Versorgung sicherzustellen und den Krankenkassen gegenüber die Gewähr dafür zu übernehmen haben, daß die kassenärztliche Versorgung den gesetzlichen Erfordernissen entspricht.[37] Daraus wird abgeleitet, daß es keine ambulant tätigen Ärzte geben darf, die etwa direkt und nach anderen Prinzipien als denen der KV abrechnen könnten. Ohne Zustimmung der KV gibt es also keine Möglichkeit, im ambulanten Versorgungssystem tätig zu werden. Voraussetzung für die *Zulassung* zur kassenärztlichen Versorgung, also die Niederlassung mit der Möglichkeit zur Behandlung von Kassenpatienten, ist die Eintragung in das Ärzteregister der jeweils zuständigen KV (Zulassungsordnung [ZO] § 1).[38] Der *Zulassung* zur kassenärztlichen Versorgung entspricht die *Ermächtigung* (§ 31 ZO), die in der Regel an ausländische Ärzte vergeben wird unter der Voraussetzung, daß entweder eine Unterversorgung besteht oder ein begrenzter Personenkreis versorgt werden soll. Da nach Auffassung der KV eine Unterversorgung in der BRD nicht besteht, werden Ermächtigungen auch praktisch nicht mehr erteilt. Ein Krankenhausarzt, in der Regel ausschließlich ein Chefarzt, kann zur Durchführung *besonderer* Untersuchungs- und Behandlungsmethoden sowie zur Nachbehandlung nach stationärer Krankenhausbehandlung eine *Beteiligung* an der kassenärztlichen Versorgung erreichen (§ 29 ZO).

Eine Ausnahme gilt seit dem 1. 1. 1977 für den Bereich der Psychiatrie. Aufgrund des starken Druckes, der in der Öffentlichkeit vor, mit und nach dem Bericht zur Lage der Psychiatrie (Enquête) für den Bundestag entstand[39], wurde die RVO so geändert, daß an den psychiatrischen Landeskrankenhäusern und unter bestimmten Umständen auch in psychiatrischen Abteilungen an Allgemeinkrankenhäusern Ambulanzen eingerichtet werden dürfen.[40]

8. Die Mängel der Versorgung

Ausschließlich die Kassenärzte sind für die ambulante Versorgung zuständig. Trotz des Auftrags, die Versorgung sicherzustellen, ist es zu erheblicher Ungleichverteilung der Arztsitze und damit zur Unterversorgung großer Gebiete gekommen. Die Regelform der Ausübung ärztlicher Tätigkeit im Bereich der ambulanten Versorgung, die privat geführte Einzelpraxis, führt zu einer Isolation in der Berufsausübung, die dem heutigen Stand medizinischer Erkenntnis in keiner Weise mehr entspricht. Die praktisch nicht vorhandene Möglichkeit, Wissen anderer kurzfristig verfügbar und dadurch die eigene Handlungsweise kontinuierlich überprüfbar und damit auch korrigierbar zu machen, muß sich im ganzen qualitätsmindernd auswirken. Es ist davon auszugehen, daß so einerseits notwendige Überweisungen zu spät durchgeführt werden, andrerseits Überweisungen auch in Fällen erfolgen, in denen sie überflüssig gewesen wären – beides zu Lasten der Patienten. Die hohe Zahl der für den Patienten direkt zugänglichen niedergelassenen Fachärzte ist durch keinerlei Konzeption für die Organisation der ambulanten Versorgung begründet. Eine genaue Abgrenzung zwischen der Tätigkeit von Allgemeinärzten und Fachärzten gibt es nicht. Allgemeinärzte führen Leistungen aus, die eine spezielle Ausbildung erfordern, und Fachärzte betreuen Patienten als »Quasi-Allgemeinärzte«, ohne daß sie über die erforderlichen Kenntnisse für die allgemeine Grundversorgung, insbesondere im Bereich psychosozialer Kompetenz, verfügen. Andere Organisationsformen in Ländern mit qualitativ mindestens gleichwertiger Gesundheitsversorgung, wie z. B. England und die Niederlande, zeigen, daß die Ursachen für den hohen Anteil von Facharztpraxen wahrscheinlich eher in den noch über dem Durchschnitt aller Ärzte liegenden Verdienstchancen zu suchen sind. Mehr Spezialisten bedeutet natürlich auch mehr spezialistische, mehr technische, also mehr teuere Leistungen pro Patient mit den entsprechenden Auswirkungen einerseits auf die Krankenversicherungsbeiträge, vor allem aber auf die Patienten selbst: eine Vielzahl von diagnostischen und therapeutischen Eingriffen täuscht durch Quantität eine nicht vorhandene, mindestens aber nicht gemessene, Qualität der Versorgung vor.

Die Vereinzelung der Ärzte in der eigenen Praxis hat dadurch, daß es eine koordinierte oder gar kontrollierte Form der Fortbildung, die die Einbeziehung neuerer Kenntnisse in die tägliche Arbeit sichern könnte, nicht gibt, weitere negative Auswirkungen. Die gegenseitige Kontrolle in einer Gemeinschaftspraxis bzw. ähnlichen kooperativen Formen, z. B. Ambulatorien der Kassen oder an Krankenhäusern, könnte dies ausgleichen.

Die Einkommen der Ärzte sind überproportional hoch. Diese Tatsache an sich ist in einem Gesellschaftssystem, das auf dem privaten Besitz auch an den wichtigsten Produktionsmitteln beruht, nicht in besonderer Weise erwähnenswert. Sie ist aber auch mit der Art der Erbringung von Gesundheitsleistungen im ambulanten Bereich verknüpft. Das System der Honorierung – jede zusätzliche diagnostische und therapeutische Leistung erhöht direkt die Einnahmen – begünstigt ärztliche Entscheidungen, die zu einer Verteuerung der Dienste und zu einer Belastung der Patienten führen.

Durch die Höhe der möglichen Einkommen bei Niederlassung in eigener Praxis auch in den ohnedies bevorzugten Großstadtzentren werden darüberhinaus ärztliche Tätigkeitsfelder, die »nur« anderen akademischen Berufen vergleichbare Durchschnittseinkommen bieten, oder solche, die in weniger attraktiven Gebieten liegen, konkurrenzunfähig. Die Folge ist der bekannte Ärztemangel in den öffentlichen Gesundheitsdiensten, auf dem Lande und in Stadtrandgebieten.

Die diagnostischen und therapeutischen Verfahren und Systeme des niedergelassenen Arztes können völlig unabhängig von denen der stationären Versorgung im Krankenhaus angelegt sein. Selbstverständlich ist dadurch eine Standardisierung und auch die Qualitätskontrolle gerade der Laboratoriums- und anderen Apparatetechniken erheblich erschwert. Die Honorierung auch sehr aufwendiger technischer, z. B. radiologischer und nuklearmedizinischer Verfahren beim niedergelassenen Arzt bewirkt, daß aufwendige Diagnostik im vorstationären Feld auch dort betrieben wird. Die dann häufig doch erfolgende Einweisung zur stationären Behandlung, zur weiteren Abklärung der Befunde bzw. zur Therapie erfolgt nicht bruchlos in dem Sinne, daß die Klinikärzte unmittelbar an der vom niedergelassenen Arzt bereits geleisteten Vorarbeit anknüpfen. Wegen der generellen Trennung und der ganz unterschiedlichen Organisation und Verantwortlichkeit im ambulanten und stationären System gibt es auch hier keine ausreichende Kooperation. Für den Patienten – und auch mit der entsprechenden Auswirkung auf die Kosten – hat dies zur Folge, daß ein großer Teil der Untersuchungen im Krankenhaus wiederholt werden.

Alle diese Mängel verlangen nach einer besseren Koordination und Integration der ambulanten Dienste untereinander und dieser mit den stationären Diensten. Nur dann wären auch Hebel innerhalb des Gesundheitssystems denk- und realisierbar, mit denen Erkenntnisse über die Morbidität aus Vorsorge- und Früherkennungsuntersuchungen unmittelbar in Veränderungen des Leistungs- und Betreuungsangebots der ambulanten Dienste umgesetzt werden könnten. Eine einfache Zentralisierung mit staatlicher Zuständigkeit muß noch keine generelle Verbesserung bringen. Dies ist insbesondere an der Entwicklung im Zusammenhang mit der Krankenhausbedarfsplanung (s. dort in diesem Buch) abzulesen. Eine wirksame Steuerung des Angebots an Gesundheitsleistungen auch im ambulanten Bereich kann nur über eine Selbstverwaltung aus Vertretern der Versicherten, der Beschäftigten im Gesundheitswesen und den Gebietskörperschaften entwickelt werden.[41]

Kapitel VII

Rolf Rosenbrock

Die Rolle der chemisch-pharmazeutischen Industrie im Gesundheitswesen[1]

1. Die Struktur des Problems

Im Verhältnis zwischen praktizierter Medizin und Medikament kommt letzterem keineswegs nur eine dienende, sondern in hohem Maße auch eine prägende Funktion zu. In der großen Mehrheit der ambulanten Behandlungsfälle sichtet der Arzt die ihm geschilderten Symptome und Krankheitsbilder von vornherein unter dem Gesichtspunkt der Pharmaka, er fragt also in erster Linie danach, mit welchen Arzneimitteln geheilt oder gelindert werden kann. Auch für weite Bereiche des Krankenhauses ist diese Aussage gültig. Die Frage nach Entstehungsursachen von Krankheiten einerseits und anderen Therapiemöglichkeiten andererseits treten hinter der Arzneimittel-Therapie zurück. Das Arzneimittel »rationalisiert« die Tätigkeit des Arztes in einem solchen Ausmaß, daß Alternativen kaum zu bestehen scheinen oder auch nur denkbar sind. Daß dies nicht primär als modische Kritik an »den Ärzten« zu verstehen ist, wird weiter unten deutlich zu machen versucht. Der bestimmende Einfluß der Arzneimittel und damit der chemisch-pharmazeutischen Industrie auf die ärztliche Tätigkeit findet seinen Ausdruck nicht zuletzt darin, daß die Pharma-Industrie bis heute in Form hochtechnisierter Informationssysteme einerseits und streng geheimer Forschungsbereiche andererseits sowie durch detaillierte Absatzstatistiken, die der Öffentlichkeit nicht zugänglich sind, de facto ein Informationsmonopol über ihre Produkte besitzt, und daß keine andere Institution über vergleichbar vollständige Informationen hinsichtlich der Struktur der Ärzteschaft und jeden einzelnen Arzt verfügt.[1a] Diese Position nutzt sie vor allem zur Ausgestaltung ihrer Werbestrategien mit dem Erfolg, daß der Arzt Medikamente nicht »allein wegen ihres Gebrauchswertes . . . (verschreibt), sondern weil er seinen Patienten gegenüber von »besonderer Gestalt«, »von hoher Autorität«, »Machtträger mit Einsicht in ihre Intimsphäre« und »selbst eine Droge« ist[2]. Dem entspricht auch die Erwartungshaltung der Mehrheit der Patienten an ihn, für die oftmals derjenige ein schlechter Arzt ist, der nichts oder auch nur weniger verschreibt.

Gerade unter dem Druck des Ansteigens der modernen Volkskrankheiten, auf die (mit einigen Ausnahmen, z. B. des Hypertonus) auch die medikamentöse Therapie kaum noch ausreichende therapeutische Antworten findet (siehe Kap. I), wird deutlich, daß es nicht zuletzt der Einfluß der Arzneimittel war und ist, der systematische Überlegungen über umfassende präventive Strategien über lange Zeit zurückgedrängt hat bzw. als nicht notwendig erscheinen ließ: Wo als Folge unterlassener Vorsorge im Arbeits-, Umwelt- und Sozialbereich industriell gefertigte Pharmaka relativ billig zur Verfügung stehen, ist die ökonomische Motivation zum Aufbau entsprechender Strategien und Institutionen kaum vorhanden, obwohl nur diese mittel- und langfristig zu kausalen Lösungen führen könnten.

Was immer an Reformen im Gesundheitswesen denkbar ist und durchgesetzt werden kann, die gesundheitliche Betreuung und Versorgung der Bevölkerung wird noch lange durch den historisch entstandenen Einfluß der Arzneimittel auf Strukturen und Institutionen des Gesundheitswesens geprägt bleiben. Daß das so entstandene System aber therapeutisch oder ökonomisch optimal sei, kann in einer Situation, in der das Schwergewicht der Therapie auf symptomatischen Behandlungsformen liegt, lediglich behauptet, nicht aber bewiesen werden.

Es kann in diesem Beitrag nicht detailliert dargestellt werden, wie der Prozeß der Vereinnahmung und Durchdringung des Medizin-Betriebes durch die Pharmaka-Therapie historisch abgelaufen ist. Es muß genügen, auf drei Tatsachen hinzuweisen, die diese Entwicklung begründet bzw. begünstigt haben:

1. Grundsätzlich ist eine industriell hergestellte Ware der handwerklich gefertigten wirtschaftlich überlegen. Wäre sie es nicht, so würde im kapitalistischen Wirtschaftssystem ihre Herstellung nicht industriell betrieben. Vom technisch-naturwissenschaftlichen Entwicklungsstand der anorganischen und organischen Chemie her waren zwischen 1780 und 1860 bereits die Grundlagen für den Übergang von der handwerklichen Einzelfertigung in der Apotheke zu manufakturmäßiger und industrieller Fertigung von Arzneimitteln gegeben. Die Gründung der auch heute noch zu den größten Pharma-Herstellern zählenden Firmen fällt in diese Phase bis zum Beginn des ersten Weltkriegs.[3] Teilweise entstanden sie aus Apotheken, die durch bestimmte Rezepturen (»Geheimmittel«) oder ein gutes marketing zunächst überregionale Bedeutung erlangten und dann zu Fabriken wurden; teilweise handelte es sich um Produktionsausweitungen bestehender Chemie-Fabriken auf das chemisch-therapeutische Feld. In diesem Zeitraum war noch in keinem anderen Arbeitsbereich der Medizin die Grundlage für eine Industrialisierung geschaffen. Teilweise konnte sie und kann sie auch nicht geschaffen werden: Die Möglichkeiten des Ersatzes der lebendigen Arbeitskraft durch

Maschinen und Apparate im Bereich der persönlichen Dienstleistungen sind a priori sehr beschränkt und bei den Versuchen zu ihrer Einsparung stehen bis auf den heutigen Tag Methoden der Arbeitsintensivierung und Einschränkung der Betreuungsqualität im Vordergrund. Demgegenüber können Arzneimittel – zumal bei sich verbessernder Technologie der Haltbarmachung und Lagerung – in kostenoptimalen Losgrößen (Chargen) und auf Lager produziert werden.

2. Niedergelassene Ärzte und Krankenhäuser machten sich die ihnen durch die industrialisierte Arzneimittel-Produktion gebotenen Möglichkeiten der »Rationalisierung« ihrer Arbeit rasch zunutze. So entfaltete sich der Einfluß der Arzneimittel-Industrie, auch wenn dies durchaus nicht immer ohne Widerstand ablief. Die anfangs besonders heftig betroffenen Apotheker – die herkömmliche Rezeptur der Ärzte über die Apotheken verlor schon im 19. Jahrhundert an Bedeutung und sank auf rund 80 %[4] – versuchten Widerstand zu leisten: »Die fabrikmäßige Herstellung von Arzneien wird auf Schritt und Tritt bekämpft werden. Gegen diese schamlosen Übergriffe in die verbrieften Rechte der Apotheker wird der ganze Stand einmütig Front machen.«[5] Die ökonomischen Gesetze des Marktes erwiesen sich als stärker: Heute wird der Anteil der Rezeptur-Herstellung in Apotheken auf weniger als 3 % des Umsatzes geschätzt. Ärzte und Krankenhäuser hatten hingegen keinen Anlaß, sich den Produkten des neuen Industriezweiges zu widersetzen, zumal sie ja die gewohnte Arznei aus der Apotheke lediglich in verbesserter und verbilligter Form zu ersetzen schienen. Für die Entwicklung der chemisch-pharmazeutischen Industrie und ihres dominierenden Einflusses auf die anderen medizinischen Arbeitsbereiche war auch die Einführung der sozialen Krankenversicherung (1883), durch die eine gewisse medizinische Mindestversorgung für größere Bevölkerungskreise erstmals gewährleistet wurde, »deshalb besonders wichtig, weil (durch sie) der Verbrauch an Heilmitteln in den minderbemittelten Bevölkerungsschichten gesteigert worden ist«.[6]

3. Ohne die Berücksichtigung dieses historisch gewachsenen Einflusses der Arzneimittel-Therapie und damit der chemisch-pharmazeutischen Industrie auf die Entwicklung der Inhalte der forschenden und praktizierten Medizin kann die Bedeutung der Arzneimittel-Industrie nicht vollständig begriffen werden: Die heute bestehende Struktur des Gesundheitswesens ist Resultante einer Machtkonstellation[7], in der die chemisch-pharmazeutische Industrie eine bedeutende Rolle spielt; es ist evident, daß sie daran interessiert ist, einen Zustand aufrechtzuerhalten, der mit einem stabilen und möglichst wachsenden Arzneimittel-Markt zumindest kompatibel ist. Der notwendigen Kritik an mangelnder

Transparenz, unsinnigen Werbungsaufwendungen, sinkenden Forschungserträgen etc. kommt diesem Zusammenhang gegenüber erst sekundäre Bedeutung zu.

Im folgenden kann auf diese strukturellen Aspekte der Rolle der Arzneimittel nicht weiter eingegangen werden. Vielmehr soll zunächst die ökonomische Struktur dieser Branche dargestellt werden, um dann in einem weiteren Abschnitt die aus dieser Struktur resultierenden Strategien auf dem Arzneimittel-Markt zu skizzieren. In einem vierten Abschnitt wird dann ein Modell zur Reform dieses Sektors vorgestellt.

2. Die Struktur des Marktes

2.1. Was kostet die Arzneimittelversorgung?

Die westdeutsche Arzneimittelindustrie kann ihre Umsätze Jahr für Jahr kontinuierlich und beträchtlich erhöhen. In den Jahren von 1960 bis 1977 stieg er von 2,35 Mrd. DM auf 12,40 Mrd. DM, also um mehr als das Fünffache[8]. Rund ein Drittel davon wird exportiert – seit 1968 ist die Bundesrepublik vor den USA und der Schweiz größter Pharma-Exporteur der Welt. Hierin sind selbstverständlich noch nicht jene Umsätze enthalten, die die Tochtergesellschaften der deutschen Pharma-Hersteller im Ausland erzielen. Sie werden auf weitere ca. 4 Mrd. DM geschätzt. Exakte Angaben sind von der Pharma-Industrie hierüber nicht zu erhalten.

Arzneimittel werden über Apotheken, Drogerien und Krankenhäuser abgesetzt. Da über 90 % der Bevölkerung in der Gesetzlichen Krankenversicherung (GKV) versichert sind, die den Apotheken die Preise der von den Ärzten verordneten Arzneimittel erstatten, kann die Entwicklung ihrer Ausgaben für Arzneimittel als repräsentativ für die Gesamtkostenentwicklung angesehen werden.

Bis 1973 stiegen die Arzneimittel-Ausgaben schneller als die ohnehin rasant anwachsenden Ausgaben der GKV. Bis zum Ende der sechziger Jahre waren sie sogar der »dynamischste« unter allen Ausgabenposten der GKV, dann erst wurden sie von den Posten »Krankenhaus« und »Zahnärzte« überholt.

Der geringere Anstieg in den Jahren 1975 bis 1977, der sich im fallenden Anteil der Arzneimittel-Ausgaben an den Gesamtausgaben in diesen Jahren ausdrückt, ist der in diesen Jahren verschärft einsetzenden öffentlichen Diskussion über Kostendämpfungsmaßnahmen geschuldet: Lange vor der Verabschiedung des Krankenversicherungskostendämpfungsgesetzes (KVGK) im Juni 1977, das die jährliche Festsetzung der Zuwachsraten der

Tab. 1:

Entwicklung der Ausgaben der GKV für Arzneimittel aus Apotheken (1960 = 100)

	1961		1963		1965		1967		1969	
	Mrd. DM	%	Mrd. DM	%	Mrd. DM	%	Mrd. DM	%	Mrd. DM	%
Reine Leistungsausgaben ohne Verwaltungskosten und Krankengeld	7,2	100	8,9	100	11,5	100	15,0	100	18,8	100
1960 = 100	114		142		183		238		299	
Arzneimittel aus Apotheken	1,2	17,3	1,6	17,4	2,0	17,6	2,8	19,4	3,8	20,2
1960 = 100	113		143		185		252		347	

Arzneimittel-Ausgaben vorsieht, begannen viele Ärzte mit einer Einschränkung der Verordnungen bzw. dem Verschreiben billigerer Präparate. Dies bedeutete zwar für die Krankenkassen eine gewisse Entlastung, volksgesundheitlich kann es nicht ohne weiteres positiv bewertet werden: Solange nicht durch eine entsprechende Ausbildung der Ärzte sowie eine nicht-werbungsgebundene Information gewährleistet ist, daß die Verordnungen tatsächlich bei den unwirksamen und dubiosen Pharmaka eingeschränkt werden, solange also der Arzt seine Entscheidungen nicht aufgrund therapeutischer und wirtschaftlicher Kriterien in Richtung auf eine rationalere Arzneimittel-Therapie zu treffen in der Lage ist, kann der volksgesundheitliche Nutzen derartiger Kostendämpfung positiv, negativ oder auch gleich Null sein. Darüber hinaus dürfte diese Kostendämpfung nur von kurzer Dauer gewesen sein: Inzwischen hat sich bei den Ärzten offenbar die Erkenntnis durchgesetzt, daß ihnen bei »normaler« Verordnung keine Einkommenseinbußen drohen: Im Jahre 1978 belief sich die Zuwachsrate bereits wieder auf 8,1 %[9] (gegenüber 2,1 % in 1977, 8,3 % in 1976, 12,9 % in 1975 und 16,5 % in 1974).

Insgesamt also haben sich die Ausgaben der GKV im Beobachtungszeitraum nahezu verneunfacht, die Erstattungssumme der GKV an die Apotheken belief sich auf ca. 80 Mrd. DM. Hinzurechnen muß man noch die Arzneimittel-Umsätze in Krankenhäusern, wo ca. 20 % aller Arzneimittel

	1971		1973		1975		1977		1978	
	Mrd. DM	%	Mrd. DM	%	Mrd. DM	%	Mrd. DM	%	Mrd. DM	%
Reine Leistungsausgaben ohne Verwaltungskosten und Krankengeld	26,7	100	36,9	100	53,5	100	61,4	100	66,3	100
1960 = 100	425		587		856		977		1055	
Arzneimittel aus Apotheken	5,0	18,6	6,7	18,2	8,9	16,6	9,8	16,0	10,7	16,1
1960 = 100	455		615		809		890		968	

Quellen: pharma-daten; hrsg. vom Bundesverband der Pharmazeutischen Industrie, verschiedene Jahrgänge, Bundesarbeitsblatt 1/1980, S. 95, eigene Berechnungen.

verbraucht[10], aus weiter unten zu erörternden Gründen (vgl. Abschn. 3.2.) jedoch wesentlich billiger abgegeben werden.

Als volksgesundheitlich äußerst bedenklich muß schließlich der dritte große Posten im Arzneimittel-Umsatz gesehen werden: Die *Selbstmedikation,* der Verkauf nicht-rezeptpflichtiger Arzneimittel in Apotheken und Drogerien, der zwischen 20 und 30 % des gesamten Arzneimittel-Verbrauchs ausmacht (1977: 2,8 Mrd. DM[11]). Abgesehen davon, daß viele gefährliche und schädliche Arzneimittel erst nach jahrelangem Kampf in die Rezeptpflicht aufgenommen wurden (z. B. das als Suchtmittel verwendbare »Aufputschmittel« AN 1 oder die unter Umständen tödlichen Schlafmittel aus der Gruppe der Bromcarbamide) und sicherlich auch heute nicht nur unbedenkliche Arzneimittel frei verkäuflich sind, ist grundsätzlich zu fordern, daß wirksame Arzneimittel sowohl nur durch den Arzt verordnet werden dürfen als auch von den Krankenkassen erstattet werden müssen. Denn: »Gegen die Beschränkung der Selbstbeteiligung (hier sogar: Selbstfinanzierung durch die Versicherten bei Selbstmedikation; d. V.) auf sogenannte Bagatellfälle steht die Erfahrung, daß ein Bagatellfall erst nachträglich konstatierbar ist.«[12] Selbstmedikation und andere Formen der Selbstbeteiligung führen immer auch dazu, daß viele Krankheiten nicht oder zu spät behandelt werden.

Es bleibt zu fragen, welche Faktoren diese Entwicklung der Arzneimittel-Kosten verursacht haben. Die Beantwortung dieser Frage ist nicht leicht: Über die Quellen des Anstiegs der Arzneimittel-Kosten herrscht weithin Unklarheit. Gewöhnlich wird zwischen einer Mengen- und einer Preiskomponente unterschieden, die im Verhältnis 50 zu 50[13] oder 70 zu 50[14] zueinander stehen sollen. Andere Ansätze erklären den Kostenanstieg unter anderem aus der Schätzung, daß die neu in den Markt geworfenen Präparate im Durchschnitt um 20 %[15] oder 50 %[16] teurer sind als die alten; schließlich wird auch noch mit einem »Struktureffekt« argumentiert, mit dem 25 % der Ausgabensteigerung durch angeblich verbesserte Arzneimittel erklärt werden.[17] Klarheit auf diesem Gebiet ist deshalb so schwer zu gewinnen, weil das Arzneimittel-Angebot durch immer neue Präparate so rasch verändert wird, daß ein verläßlicher »Warenkorb«, der die Basis für einen unbezweifelbaren Preisindex und damit für das Verhältnis zwischen Mengen- und Preiskomponente abgeben würde, nicht konstruiert werden kann. Größere Klarheit könnte hier nur eine Analyse der vom Institut für medizinische Statistik GmbH, Frankfurt,[18] akribisch ermittelten Umsatzstatistiken bringen; diese Statistiken, die von Arzneimittel-Herstellern für jährlich mehrere 100 000 DM abonniert werden können, werden aber nicht publiziert; nicht einmal dem Bundesgesundheitsamt werden sie trotz dringender Anforderungen zur Verfügung gestellt.[19]

Dabei ist die Frage nach dem Verhältnis zwischen Mengen- und Preiskomponente nicht einfach eine akademische für Statistiker. Von ihrer Beantwortung hängt zu einem gewissen Teil die Entscheidung darüber ab, ob Versuche, die Nachfrage nach Arzneimitteln durch Einwirkung auf Ärzte und Patienten zu steuern, zur Lösung des Problems beitragen oder ob durch solche Versuche – wären sie erfolgreich – die Arzneimittel-Versorgung unter das notwendige Maß gedrückt würde. Aber selbst bei einem starken Mengenfaktor wäre die Verlagerung der Verantwortung auf die Schultern des medizinischen Laien bzw. des vom Arzneimittel-Angebot fachlich überforderten Arztes noch nicht zu vertreten. Es müßte dann vielmehr nach Methoden gesucht werden, wie der Arzt über verbesserte Aus- und Fortbildung sowie veränderte Informationen über Arzneimittel in den Stand gesetzt werden könnte, eine rationalere Arzneimitteltherapie zu betreiben.

Eigene Berechnungen des Verfassers, die vom Bundesverband der pharmazeutischen Industrie zwar angezweifelt, aber nicht widerlegt wurden[20], beruhen auf der Hochrechnung der Zahlen eines AOK-Bezirks mit knapp einer Million Versicherten, dessen Arzneimittel-Ausgaben über 17 Jahre hinweg (1958 bis 1974) analysiert werden konnten. Als Ergebnis stellte sich heraus, daß von dem Ausgabenzuwachs, der im Beobachtungszeitraum mehr als 700 % betrug, mehr als drei Viertel auf Preiserhöhungen, Verordnungen neuer und teurerer, aber deshalb keineswegs besserer Arzneimittel und mehr oder weniger willkürliche Erhöhungen der Mindestpackungsgröße zurückzuführen sind. 10 % bis 25 % verbleiben für den Mengenanstieg in jenen 17 Jahren. Treffen diese Zahlen auch nur in den Dimensionen zu, so sind sämtliche Versuche, den Anstieg der Arzneimittel-Kosten aus dem »Anspruchsdenken«, gar der »Anspruchsinflation«, der »Begehrlichkeit« der Patienten, die Medikamente als »Statussymbole« »konsumieren«, zu erklären, ebenso unsinnig wie der Hinweis auf die »Verschreibungswut« der Ärzte.

Damit wäre die Wurzel des Kostenproblems eindeutig bei den Herstellern der Arzneimittel, der chemisch-pharmazeutischen Industrie geortet, die durch

- Erhöhung der Preise für am Markt befindliche Arzneimittel,
- Senkung des Packungsinhaltes bei gleichbleibendem oder steigendem Preis,
- Erhöhung der Mindestpackungsgröße und
- Ausbietung immer neuer Arzneimittel, die ohne Rücksicht darauf, ob sie einen therapeutischen Fortschritt darstellen oder nicht, teurer sind als die am Markt befindlichen

den weitaus überwiegenden Teil des Kostenanstieges zu verantworten hat. Es erscheint daher angebracht, kurz das Bild dieser Branche zu skizzieren.

2.2 Wer stellt Arzneimittel her?

Die Darstellung der Branche »chemisch-pharmazeutische Industrie« stößt auf die methodische Schwierigkeit, daß diese Branche nicht isoliert existiert, sondern gerade die größten Pharma-Hersteller Unternehmensbereiche der größten Chemie-Konzerne sind. Das hat unter anderem zur Konsequenz, daß die Möglichkeiten der Einflußnahme auf staatliche Maßnahmen, etwa auf Gesetzgebung über Arzneimittel-Sicherheit, -zulassung, -werbung und -preise, nicht auf die finanziellen und politischen Mittel des Bundesverbandes der pharmazeutischen Industrie (BPhI) mit Sitz in Frankfurt beschränkt sind, sondern daß hinter der Pharma-Industrie immer auch die hoch-organisierte chemische Industrie mit ihrem Einfluß steht.

Die chemische Industrie ist eine der wachstumsstärksten Branchen der westdeutschen Industrie; von 1962 bis 1974 kletterte ihr Umsatz um nahezu 250 %, während es die gesamte verarbeitende Industrie in diesem Zeitraum »nur« auf 150 % brachte. Bei diesem Wachstumstempo nimmt es nicht wunder, daß sie alle anderen Branchen überholte und nunmehr der umsatzstärkste Industriezweig in der BRD ist; ein Platz, den bis 1973 noch die Maschinenbauindustrie innehatte.

Noch schneller als die Chemie-Industrie wächst allerdings noch die »Wachstumsbranche in der Wachstumsbranche« – die pharmazeutische Industrie, die zwischen 1962 und 1974 ihren Umsatz um mehr als 300 % steigern konnte: von 2,4 Mrd. DM auf 10 Mrd. DM. Der Anteil der pharmazeutischen Industrie an der chemischen Industrie beträgt ca. 13 % und ist im Steigen begriffen[21].

Die Attraktivität der Pharma-Produktion für Chemie-Konzerne läßt sich auch an der Tatsache illustrieren, daß bereits 1973 mindestens 21 der 25 umsatzstärksten Chemie-Unternehmen der Welt, die mit ca. 230 Mrd. DM ca. 30 % des gesamten Chemie-Umsatzes der nicht-sozialistischen Welt auf sich vereinten, auch in der Pharma-Sparte tätig waren – darunter die drei größten Chemie-Unternehmen der Welt, die IG-Farben-Nachfolger BASF AG, HOECHST AG und BAYER AG.[22]

Ein herausragendes Merkmal der Chemie-Industrie ist ihr hoher Konzentrationsgrad. Während in der gesamten Industrie die 6 größten Unternehmen 7,1 % des gesamten Industrie-Umsatzes auf sich vereinten und in dem als hochkonzentriert geltenden Stahl-, Maschinen- und Fahrzeugbau diese Kennziffer 24,3 % betrug, brachten es die größten 6 Chemie-Unternehmen auf 30,5 %. Da diese Zahlen sich auf das Jahr 1967 beziehen, der Konzentrationsprozeß sich aber seither immer weiter verschärft hat, darf angenommen werden, daß das heutige Bild noch wesentlich eindeutiger ist.

Konzentration und Zentralisation des Kapitals – eine natürliche und notwendige Tendenz der kapitalistischen Produktionsweise – hat neben den technologischen und organisatorischen Vorzügen des Großbetriebes auch immer die folgenden Konsequenzen:

- Vereinfachung von Absprachen über Preise (gestaffelt von lockeren Preisabsprachen bis hin zu festen Kartellen),
- Vereinfachung von Absprachen über Marktaufteilungen (was jedem beteiligten Unternehmen ein faktisches Monopol für die ihm zugesprochenen Produkte oder Gebiete verschaffen kann) und
- Vergrößerung der Möglichkeiten der Einflußnahme auf den Staat (z. B. durch eine starke Lobby zur Einwirkung auf Gesetzgebung und Regierung, durch Drohung mit Investitions- und Ausbildungsstopp bei Nicht-Befolgung der Wünsche des Unternehmens zum Schaden der jeweiligen Region, Erzwingung von Subventionen und Sonderabschreibungen etc.[23])

Im Falle der chemischen und damit auch der pharmazeutischen Industrie sind wegen des Zusammentreffens der überragenden Branchengröße mit dem überaus hohen Konzentrationsgrad diese Gefahren besonders virulent. Konzentration und Zentralisation des Kapitals haben dazu geführt, daß die Industrie der kapitalistischen Länder seit Jahrzehnten in zwei unterschiedliche Sektoren aufgeteilt ist, deren einer hochkonzentriert und hoch-organisiert (monopolistisch) ist, höhere Gewinne realisiert und größeren Einfluß auf politische Maßnahmen und Institutionen zu nehmen in der Lage ist, während der andere, der nicht-monopolistische Bereich, diese Vorteile nicht hat und sich die Bedingungen seines Handelns von den Großen mehr oder weniger vorschreiben lassen muß.[24] Die bestimmenden Kräfte der Chemie-Branche und damit auch der Pharma-Industrie gehören nun ganz eindeutig zum monopolistischen Bereich und können die Gesetze ihres Handelns einschließlich der gesetzlichen Rahmenbedingungen zu einem großen Teil selber bestimmen.

Dabei ist die Pharma-Industrie stark daran interessiert, das wahre Ausmaß ihrer Konzentration zu verschleiern, sie läßt sich sogar gern als »überwiegend *mittelständisch strukturiert*« (Hervorhebung im Original)[25] bezeichnen. Zu diesem Zweck werden auch alljährlich neue Hochglanzbroschüren vom BPhI in hoher Auflage gratis abgegeben[26], in denen mit einer Fülle von Statistiken und Schaubildern die wahren Zusammenhänge eher verschleiert werden.

Um Ausmaß und Wirkungsweise der Konzentration auf dem Pharma-Markt zu erkennen, müssen die Konzentration durch Konzernbildung, die Internationalisierung der Produktion sowie die Konkurrenzeinschränkungen durch Kooperation und Lizenzen in die Analyse einbezogen werden. Die darüber hinaus eigentlich notwendige Erörterung von Macht und Einfluß der Großbanken auf Unternehmensstrategien würde den Rahmen dieses Kapitels sprengen.[27]

a) Zahlreiche Untersuchungen zur Konzentration begnügen sich mit der Betrachtung der Marktanteile der führenden Unternehmen.[28] Diese Vorgehensweise ist ungerechtfertigt, da gerade die größten Unternehmen über eine Fülle von Tochtergesellschaften verfügen, die zwar formal selbständig, wirtschaftlich aber vollständig von den Konzernzentralen abhängig sind. Oft genügen wenige Prozente der Anteile des Geschäftskapitals eines kleinen Unternehmens, um es in die wirtschaftliche Abhängigkeit eines »Großen« zu bringen. Derartige Beteiligungen (unter 25 %) sind nicht einmal veröffentlichungspflichtig. Zur Publikation ihrer Beteiligungen an anderen Gesellschaften sind ohnehin nur bestimmte Gesellschaftsformen (Aktiengesellschaften, GmbH's) verpflichtet. Firmen mit anderen Rechtsformen brauchen ihre Beteiligungen nicht offenzulegen. Ausländische Beteiligungen werden nur völlig unzureichend ausgewiesen. Aus diesen Gründen ist jede Konzernanalyse mit dem Risiko der Unvollständigkeit behaftet. Trotz dieses Risikos soll zur Illustration der Vielfalt einer solchen Konzernbildung ein Überblick über die bekannten deutschen pharmazeutischen Tochterunternehmen der Frankfurter Hoechst AG, der mit ca. 8 % Marktanteil größten Arzneimittel-Verkäuferin am westdeutschen Pharma-Markt, gegeben werden:

Übersicht: *Bekannte deutsche pharmazeutische Tochterunternehmen der Hoechst AG*
Behring Werke AG
Chemische Werke Albert AG
Cassella Farbwerke AG
Wacker-Chemie GmbH
Albert-Roussel-Pharma-GmbH
Das Jade Haus
Curta & Co. GmbH.
Riedel de Haen
Cassella Riedel Pharma-GmbH
Asid, Bonz & Sohn GmbH
Marbert GmbH, Kosmetika
Hans Schwarzkopf GmbH
Maltextra
Chinosol-GmbH
Pino AG
Benckiser
Vertriebsgemeinschaften:
Cassella-Boehringer/Mannheim
Hoechst-Boehringer/Mannheim
Hoechst – Glaxo

Die Existenz der letztgenannten drei Hoechst-Ableger, der Vertriebsgemeinschaften, verweist auf eine weiter unten noch zu erörternde Ebene der Konzentration. In Vertriebsgemeinschaften werden meist die gemeinsam mit einem anderen Pharma-Unternehmen entwickelten Präparate vermarktet sowie oftmals auch bewährte Standard-Präparate vertrieben. Existiert eine Vertriebsgemeinschaft zwischen zwei Unternehmen, so ist zumindest auf diesem Feld die Konkurrenz zwischen ihnen gänzlich aufgehoben. Fast alle großen Pharma-Hersteller haben mit anderen großen Pharma-Herstellern Vertriebsgemeinschaften.

Der Aufkauf von bestehenden Pharma-Unternehmen durch die großen Konzerne und die anschließende scheinbar selbständige Weiterexistenz erfolgt nicht nur unter dem Gesichtspunkt der Ausschaltung von Konkurrenz, der »unauffälligen« Erweiterung des Marktanteils sowie des Erwerbs von technischem know how, Patenten und Lizenzen. Vielmehr ist der Aufkauf von bestehenden Firmen gerade für viele ausländische Unternehmen oftmals der leichteste Einstieg in den deutschen Markt, da die Mehrheit der Ärzte angesichts des unübersehbaren Arzneimittel-Angebotes eine starke Vertrauensbindung an die ihnen bekannten Firmennamen entwickelt hat. Als Beispiel einer solchen Strategie des verdeckten Marktzutritts mag die Firma Parke-Davis aus den USA dienen, die in der BRD Firmen mit so traditionsreichen Namen wie Gödicke AG, Diwag GmbH, Dr. Sasse, Adenyl-Chemie, Azupharma erwarb. Ein letzter Grund für die bemerkenswerte Diskretion, mit der die Existenz von Tochtergesellschaften durchweg gehandhabt wird, ist in dem Bestreben gerade der großen, als besonders seriös geltenden Pharma-Unternehmen zu sehen, ihr »Forscher-Image« nicht mit in ihrer Nützlichkeit zumindest umstrittenen Produkten wie Kosmetika etc. zu belasten. Neben den bereits in der Aufstellung der Hoechst-Töchter erwähnten beiden Kosmetik-Unternehmen sei hier die Haarwasser-Firma Panteen GmbH erwähnt, eine hundertprozentige Tochter der Hoffmann-LaRoche-AG.

Die Bedeutung der einzelnen Unternehmen auf dem Pharma-Markt kann demnach nur ansatzweise richtig erfaßt werden, wenn die Gesamt-Konzern-Umsätze auf dem Pharma-Markt berücksichtigt werden. Dann ergibt sich für die führenden 12 Konzerne folgendes Bild (Tab. 2).

Tab. 2:

Umsatzrangfolge der führenden Pharmakonzerne auf dem Markt für humanpharmazeutische Spezialitäten in der Bundesrepublik Deutschland, einschließlich Krankenhausmarkt (Inlandumsätze), 1974

Konzerne mit Tochtergesellschaften	Marktanteil in Prozent	Umsatz in 1000 DM	Umsatz Veränderung gegen 1973 in Prozent
1. *Hoechst AG* mit Behringwerke AG, Albert-Roussel Pharma GmbH, Cassella-Riedel Pharma GmbH, Pino AG, Curta & Co. GmbH – Das Jade-Haus, ASID Bonz & Sohn GmbH und vier 50%-Vertriebsgemeinschaft.	7,9	542 658	+ 13,6
2. *Bayer AG* mit Troponwerke Dinklage & Co., Bayropharm GmbH, Drugofa GmbH, Chemische Fabrik Stockhausen & Cie. (33,3 %), Chemische Werke Hüls AG (25,0 %) und fünf 50%-Vertriebsgemeinschaften	6,0	410 098	+ 2,2
3. *C. H. Boehringer Sohn (Ingelheim)* mit Dr. Karl Thomae GmbH, Dieckmann Arzneimittel, Basotherm GmbH,	5,4	370 658	+ 15,4

Deutsche Abbott GmbH (50 %) und Anasco GmbH			
4. *Boehringer Mannheim GmbH* mit Salvia-Werk GmbH, Deutsche Laevosan GmbH & Co. KG und zwei 50%-Vertriebsgemeinschaften	4,2	288 078	+ 12,4
5. *Ciba-Geigy AG* mit Zyma-Blaes AG und einer 50%-Vertriebsgemeinschaft	3,8	259 581	+ 9,2
6. *Sandoz AG* mit Wander GmbH	3,3	225 987	+ 31,2
7. *E. Merck oHG* mit Cascan GmbH, Hermal-Chemie Kurt Herrmann und zwei 50%-Vertriebsgemeinschaften	3,2	217 948	+ 11,1
8. *Hoffmann-La Roche AG*	3,2	217 848	+ 11,3
9. *Schering AG* mit Asche AG, Menadier Heilmittel GmbH und einer 50%-Vertriebsgemeinschaft	3,1	217 599	+ 0,7
10. *A. Nattermann & Cie. GmbH* mit Schieffer und Grunitz	3,0	202 652	+ 23,8
11. *Quandt-Konzern* mit Byk-Gulden Lomberg Chemische Fabrik GmbH, Byk-Essex Pharmazeutische GmbH, Roland Arzneimittel GmbH, Lipha Arzneimittel GmbH, Milupa AG, Promonta GmbH und Tosse	2,8	195 148	+ 18,9
12. *Pfizer-Konzern* mit Pfizer GmbH, Heinrich Mack Nachf. und C. H. Buer GmbH	2,6	178 716	+ 21,9

Quellen: Der Pharmazeutische Markt; der Krankenhausmarkt; entnommen aus: arznei-telegramm, Berlin, 1975, Nr. 11, S. 91.

Die Ergebnisse der Untersuchung der Marktanteile zeigen eine durchschnittlich konzentrierte Industrie-Branche. Dieses Bild ist jedoch irreführend, da es die Internationalisierung der Produktion, die Monopolisierung von Teilmärkten und die Verflechtung durch Kooperation außer acht läßt.

b) Um die tatsächlichen Machtverhältnisse auf dem Pharma-Markt zu verstehen, muß man sich vergegenwärtigen, daß es sich bei sämtlichen führenden Arzneimittel-Herstellern um international operierende Konzerne handelt, deren Unternehmensplanungen und mögliche Marktabsprachen die nationalen Grenzen längst überschritten haben. Und man muß sich weiter klarmachen, daß auch die Beschränkung der Analyse auf die pharmazeutischen Sektoren dieser Unternehmen möglicherweise irreführend ist: Auch hier sind durchaus Unternehmensstrategien denkbar, die mehrere Erzeugnis-Sparten einbeziehen. Die »Manövriermasse« der führenden Pharma-Unternehmen ist also wesentlich größer, als es die Marktanteile auf dem westdeutschen pharmazeutischen Markt vermuten lassen. Zur Illustration dieses Zusammenhangs werden daher in Tab. 3 die Pharma-Weltumsätze der führenden westdeutschen Arzneimittel-Hersteller dem Gesamt-Produktionswert der Pharma-Produktion in der BRD und West-Berlin gegenübergestellt.

Tab. 3:

Pharmaweltumsätze der größten westdeutschen Arzneimittelhersteller bezogen auf den Gesamtproduktionswert der Pharmaindustrie in der Bundesrepublik Deutschland und Berlin (West)

	Pharmaumsatz in Millionen DM (1972)	in Prozent des Gesamtproduktionswerts der Pharmaproduktion[a)] BRD und Berlin (W.)		Gesamtumsatz des Konzerns (1973) in Millionen DM
		einzeln	kumuliert	
1. Hoechst	1 950	24,6	24,6	15 340
2. Bayer	1 410	17,8	42,4	14 660
3. Boehringer/I.	1 100	13,9	56,3	1 260
4. Schering	812	10,3	66,6	1 520
1.–4. zusammen	5 272	–	66,6	
5. Boehringer/M.	550	7,0	73,6	850[b)]
6. Merck	430	5,4	79,0	847
7. Byk-Gulden	300	3,8	82,8	4 500[c)]
8. Nattermann	244	3,1	85,9	244
1.–8. zusammen	6 796	–	85,9	

a) 7895 Millionen DM (pharma fakten 75, Frankfurt a. M. 1975, S. 28).
b) geschätzt.
c) Herbert-Quandt-Gruppe 1974, lt. *Frankfurter Rundschau* vom 26. 7. 75, S. 5.
Quelle: Moebius, K.: Untersuchung der pharmazeutischen Industrie, der Bundesrepublik Deutschland (Gutachten des Instituts für Weltwirtschaft, Kiel) [unveröff. Manuskript]. Kiel 1975, S. 3 f.; Hofmann, R.: Welt-Chemie-Wirtschaft – Entwicklungstendenzen. Opladen 1975, S. 47 f.; Geschäftsberichte der Unternehmen; eigene Berechnungen.

Es zeigt sich, daß bereits die vier größten westdeutschen Pharma-Hersteller zusammen weltweit einen Pharma-Umsatz in Höhe von zwei Dritteln des westdeutschen Markt-Volumens haben, die größten Acht bringen es auf über 80 Prozent. Diese Ziffern dürfen natürlich nicht als exaktes Konzentrationsmaß mißverstanden werden, sie sollen nur andeuten, daß die großen Pharma-Hersteller immer unabhängiger von nationalen Produktionsbestimmungen und Steuergesetzen über eine weltweite Manövriermasse an Produkten, Patenten, Finanzressourcen und »know how« verfügen.

c) Die Untersuchung der Markt- und Macht-Konzentration anhand der Anteile am Gesamtmarkt für Arzneimittel erweckt den unrichtigen Eindruck, als handele es sich dabei um *einen* Markt. Tatsächlich handelt es sich aber um viele Märkte, da für jedes Indikationsgebiet andere Arzneimittel existieren, die untereinander nicht in Konkurrenz stehen. Ohne an dieser Stelle auf die sicherlich komplizierte Diskussion über die Substituierbarkeit von Arzneimitteln untereinander sowie die Frage einer wissenschaftlich haltbaren Definition und Abgrenzung von Indikationsgebieten eingehen zu können[29], wird der Untersuchung der *Marktanteile nach Indikationsgebieten* die Unterteilung des Instituts für medizinische Statistik (IMS) in 50 Indikationsgruppen zugrunde gelegt, die dieses für die Erstellung seiner vertraulichen Umsatzstatistiken benutzt.

Diesen Statistiken zufolge liegt auf den 73 Indikationsgebieten der 12 umsatzstärksten Indikationsgruppen, die zusammen ca. 70 % der Arzneimittel in Apotheken repräsentieren, der durchschnittliche Marktanteil der jeweils 5 größten Herstellergruppen nahezu bei 80 %. In zwei Indikationsgruppen (Anti-Diabetika und Hormone) liegt er bei über 90 %, in vier weiteren Gruppen (Antibiotika, psychotrope Pharmaka, Gynäkologika, Vitamine) zwischen 80 % und 90 %. In drei Gebieten (Analgetika, Herz- und Kreislauf-Therapeutika, Husten- und Erkältungspräparate) halten die fünf größten Herstellergruppen zwischen 70 % und 80 % der Marktanteile, in drei weiteren (Antirheumatika und Gichtmittel, Dermatohotherapeutika, Mittel gegen Varizen und Hämorrhoiden) zwischen 65 % und 70 % und in keinem einzigen Fall unter 65 %.[30] Dies läßt die Aussage zu, daß die Märkte für die einzelnen Indikationsgebiete durchweg oligopolistisch, in einigen Fällen klar monopolistisch strukturiert sind. Das letztere gilt insbesondere

- für die Schering AG, die bei mehreren Hormongruppen Marktanteile von ca. zwei Dritteln hält,
- für die ASTA-Werke und die Hoechst-Tochter Behring-Werke, die die einzigen relevanten Anbieter von Grippe-Impfstoffen in der Bundesrepublik Deutschland sind,
- für die Boehringer/Mannheim, die auch nach der Aufdeckung des weltweiten Chinin-Kartells zu Beginn der sechziger Jahre[31] einen wesentlichen Anteil des Weltmarktes für Chinin hält,
- für die Boehringer/Ingelheim durch die Beherrschung von ca. 50 % des Weltbedarfs an Purinen,
- für die Hoechst AG, die am Markt für Insulin-Präparate in der Bundesrepublik Deutschland einen Anteil von über 80 % hält.[32]

d) Es liegt auf der Hand, daß bei derartig oligopolistisch bis monopolistisch strukturierten Märkten die jeweils Größten der Branche zumindest die Möglichkeit haben, Produkt, Preis und Konditionen zu diktieren. Daß unter diesen Umständen nicht mit einem lebhaften Preis-Wettbewerb auf dem Arzneimittel-Markt zu rechnen ist, vermag ebenfalls nicht zu überraschen. Dies um so weniger, als sämtliche großen Pharma-Hersteller mit allen anderen großen Herstellern auf irgendeiner Ebene miteinander kooperieren. Hierbei reichen die Formen von der Gründung gemeinsamer Tochterunternehmen im In- und Ausland über gemeinsame Forschung, gemeinsame Ausbeutung eines Patents, Vertriebsgemeinschaften bis hin zu Lizenzen; wobei auch das Netz der Lizenzvergabe international ist und die Möglichkeit gegenseitiger Abhängigkeit (Kreuzlizenzen) ebenso einschließt wie einseitiger »Knebelverträge«. Über Ausmaß und Entwicklung dieser immer weitergehenden Ausschaltung der Konkurrenz erfährt selbst die interessierte Fachöffentlichkeit allenfalls gelegentlich etwas durch Zufälle und »Pannen«; die Geheimhaltung durch die Firmen erinnert durchweg an militärische Schutzbereiche.

Zusammenfassend kann festgestellt werden, daß die chemisch-pharmazeutische Industrie sich als ein hoch-konzentrierter und -organisierter Komplex erweist, dessen Machtzusammenballungen, den Gesetzen seiner eigenen Dynamik folgend, sich immer mehr miteinander verzahnen. Längst sind die Fesseln der Beschränkung auf eine Produktionsstufe, auf eine Branche, auf ein Land gesprengt. Der chemisch-pharmazeutische Komplex hat so die Möglichkeit, die Strukturen des Gesundheitswesens stark zu beeinflussen, d. h. in ihrer gegenwärtigen Desintegration zu konservieren, da sie einen preislich nicht kontrollierten, hohen und kontinuierlich wachsenden Arzneimittel-Umsatz gewährleisten. Wer an der Veränderung dieses Zustandes interessiert ist, wird sich nicht damit begnügen können, sich ein Gesetz auszudenken, um wirksame Kontrolle und Mitbestimmung durchzusetzen; er muß darüber hinaus überlegen, wie ein solches Gesetz angesichts der mächtigen Lobby verabschiedet und – schwieriger noch – durchgesetzt werden kann.

3. Die Marktstrategien

3.1. Die Preise

Angesichts der geschilderten Struktur des Pharma-Marktes kann es nicht verwundern, daß ein relevanter Preis-Wettbewerb nicht besteht. Neben der Anbieter-Seite ist hierfür aber auch die Struktur der Nachfrage-Seite verantwortlich:

Der *Arzt* entscheidet weitgehend frei von Preiserwägungen über die Arzneimittel-Verordnung; ob sich hieran durch die bloße Einführung von

Transparenz-Listen etwas ändern wird, bleibt zu bezweifeln. Gesundheitspolitisch wäre eine Verschreibung *nur* nach dem Preis auch gar nicht zu vertreten.

Der *Patient* als bloßer Anwender der verschriebenen Arzneimittel hat ebenfalls kein Interesse an billigen Arzneimitteln. Es ist sogar anzunehmen, daß gerade Laien in vielen Fällen das teurere Medikament für das bessere halten: »Die Funktion eines Gütesiegels haben Arzneimittelpreise keineswegs nur bei den Verbrauchern, sondern auch bei einem Teil der Ärzte.«[33]

Die *Krankenkassen* als Finanziers der Arzneimittel haben bis heute keinen nennenswerten Einfluß auf Preise und Verordnungsmengen von Arzneimitteln. Dies gilt auch nach Schaffung der »Konzertierten Aktion im Gesundheitswesen«.[34]

Unter diesen Bedingungen – monopolistische Organisation der Angebots-Seite, Schwächung der Nachfrage-Seite durch Aufteilung des Kaufaktes in Auswählen, Anwenden und Finanzieren – kommt es dann zu Preisbildungen, wie in dem im Frühjahr 1980 nach ca. 7 Jahren vom Bundesgerichtshof abgeschlossenen Fall »Valium und Librium« der Hoffmann-La Roche AG[35]/[35a], in dem das Kartellamt ermittelte, daß die deutsche Tochtergesellschaft ihrer Schweizer Muttergesellschaft für jedes Kilogramm Valium-Wirkstoff (Diazepam) 12 340,42 DM (inklusive Lizenzabgaben) überwies, während der gleiche Stoff auf dem italienischen Markt für 89,94 DM angeboten wurde[36].

Für die Unwirksamkeit des Wettbewerbsparameters Preis auf dem Pharma-Markt und die aus Unsicherheit resultierende Markenfixierung der Ärzte zeugt auch der ebenfalls vom Kartellamt aufgegriffene Fall »Vitamin B 12« der Firma Merck oHG, deren Marktanteil innerhalb von 8 Jahren lediglich um 12 % von 32,8 % auf 20,9 % zurückging, obwohl gleichwertige Präparate auf dem Markt waren, die weniger als halb so teuer waren.[37]

3.2. Die Werbung

Wenn also der Wettbewerbs-Parameter »Preis« nicht wirkt bzw. faktisch nicht zur Anwendung kommt, so wird man dies von der Werbung nicht sagen können: Im Gegensatz zur Behauptung des BPhI, der die Werbeausgaben der Branche mit 725 Mio. DM (1972)[38] angab, beliefen sich diese Ausgaben auf über 1 500 Mio. DM, die sich wie folgt zusammensetzten:[39]

a) *Anzeigen in Fachzeitschriften:* Bereits im Jahre 1971 erschienen allein in den human-medizinischen Fachzeitschriften 16 587 Seiten Anzeigen für Arzneimittel. Hätte ein »praktischer Arzt auch nur 1 ½ Minuten für das Studium jeder einzelnen Anzeigenseite geopfert, hätte er . . . 1 640 Stunden des Jahres benötigt, pro Arbeitstag 6,6 Stunden«.[40] Das Deutsche Ärzteblatt z. B. »füllt seinen Inhalt zu gut 40 % mit Pharma-Reklame«.[41] Es ist einleuchtend, daß ein Zeitschriften-Genre, das in derart hohem Maße von den Anzeigen-Etats der Pharma-Hersteller abhängig ist, kein fruchtbares Forum für die Auseinandersetzung über Vor- und Nachteile medikamentöser Therapie oder wirtschaftlich-therapeutischer Vergleiche sein kann.

Die Anzeigen-Werbung wuchs mit 72 % zwischen 1969 und 1972 noch schneller als der Pharma-Umsatz (+ 63 %), auch hier ist die Konzentration unübersehbar: ein knappes Viertel der Anzeigenausgaben wird von 6 Konzernen bestritten (Bayer, Boehringer/Ingelheim, Ciba Geigy, Hoechst, Hoffmann-La Roche, Pfizer); ca. 50 Pharma-Hersteller vergeben ca. 80 % der Anzeigen-Aufträge.[42] Für die Gestaltung der Anzeigen gibt es Werberichtlinien des BPhI, gegen die nach Angabe des Verbandes »etliche Verstöße«[43] festzustellen sind, wobei »wesentliche Teile ... in Einzelfällen nicht unerheblich verletzt« werden.[44] Beanstandet wurden Anzeigen unter anderem so angesehener Konzerne wie Hoechst, Bayer, Merck, Pfizer und Sandoz.[45] Die Kosten der Anzeigenwerbung beliefen sich 1973 auf 149 Mio. DM.

b) *Aussendungen:* Hierunter sind Prospekte und Hauszeitschriften zu verstehen, von denen jeder niedergelassene Arzt täglich durchschnittlich 32 erhält.[46] Die Kosten der Aussendung betrugen 1973 ca. 180 Mio. DM.

c) *Werbegeschenke, Literatur, Kongresse:* Seit 1976 ist die Abgabe von Werbegeschenken ohne Gebrauchswert für die ärztliche Praxis zwar untersagt, einschlägige Geschenke bis zum Wert von 50,– DM pro Arzt und Jahr bleiben allerdings für das werbende Unternehmen steuerlich absetzbar.

Kongresse stellen für viele Ärzte die wichtigste Weiterbildungs-Institution dar. Wenn sie nicht gänzlich von Firmen veranstaltet werden, so sind die Pharma-Hersteller dort zumindest mit Ständen und Informationsmaterial präsent. Wenn der Arzt zu einem bestimmten Arzneimittel oder einer Stoffgruppe Informationen wünscht, kann er sich an das Hersteller-Unternehmen wenden, welches ihm die Literatur, mindestens aber eine Bibliographie zukommen läßt. Neben der Tatsache, daß auf diese Weise ein für die ärztliche Praxis notwendiger wissenschaftlicher Service subtil für die Werbung eingesetzt wird, muß kritisiert werden, daß die Auswahl der Literatur in diesen Fällen durch das Hersteller-Unternehmen erfolgt, so daß immer die Gefahr der Unterdrückung kritischer Publikationen gegeben ist.

Als Werbung durch Literatur muß auch die Übung einiger großer Pharma-Hersteller gesehen werden, bereits den Medizin-Studenten hochwertige Lehrbücher, aber auch Stethoskope und ähnliches anläßlich des Physikums oder des Staatsexamens zu »schenken«. Die Kosten dieser Werbeformen sind nicht zu ermitteln.

d) *Ärztemuster:* Die Herstell-Kosten der kostenlos verteilten Ärztemuster müssen auf mindestens 200 Mio. DM veranschlagt werden.[47]

e) *Ärztebesucher:* Durch das zweite Arzneimittelgesetz (AMG) von 1976 wurden die 8 000 bis 10 000 Ärztebesucher durch die neue Berufsbezeichnung »Pharma-Referenten« aufgewertet.[48] Nur 16,6 % von ihnen hatten 1971 ein Studium abgeschlossen, 62,7 % besaßen keinerlei akademische Ausbildung. Jeder Arzt wird im Durchschnitt 15mal pro Monat von Ärztebesuchern aufgesucht. Die Aufwendungen für die Ärztebesucher (Gehalt, Tantiemen/Umsatzprovisionen, Sozialleistungen, Administration, Werbegeschenke, Werbeschriften, Auto, Reisespesen etc.)[49] beliefen sich 1973 auf mindestens 800 Mio. DM.

f) *Krankenhausmarkt:* Krankenhäuser erhalten immens hohe Rabatte, in Einzelfällen wird von 90 % berichtet.[50] Neben der Tatsache, daß Krankenhäuser Großabnehmer sind und sich hieraus Mengenrabatte erklären lassen, spielt für die Höhe der Rabatte im Kalkül der Pharma-Unternehmern nach ihrem eigenen Bekunden der Umstand eine Rolle, daß ». . . Kliniken wichtige Ausbildungsstätten für junge Ärzte sind, die hier häufig zum ersten Mal mit der Arznei-Therapie praktisch in Berührung kommen und Erfahrungen sammeln können, die für ihr späteres Handeln als niedergelassene Ärzte richtungweisend sind. Darüber hinaus spielen die an Kliniken tätigen Fachärzte und Spezialisten eine wichtige Rolle in der Meinungsbildung über die Therapie mit neuen Präparaten. Entlassene Patienten erhalten in der Regel Briefe mit Therapie-Vorschlägen für den behandelnden Hausarzt, die für die Einführung und weitere Verbreitung neuer Präparate von eminenter Bedeutung sein können«.[51] Damit kommt den Klinikverkäufen eine ähnliche Funktion zu wie den Ärztemustern, jedoch mit dem zusätzlichen Vorteil, daß die Pharma-Unternehmen auf diese Weise durch Einwirkung auf das Krankenhaus automatisch in die Praxen der niedergelassenen Ärzte »hineinwerben« können. Die Höhe werblich bedingter Erlösminderungen im Krankenhausgeschäft ist nicht ermittelbar.

g) *Publikumswerbung:* Nach Kosmetik, Alkohol, Waschmitteln, Kraftfahrzeugen und Tabakwaren nimmt die Publikumswerbung für Arzneimittel in Zeitungen, Zeitschriften, Fernsehen und Rundfunk den 6. Rang ein. Die Publikumswerbung für Arzneimittel gilt als nicht seriös. In einer 1974 von der Arbeitsgemeinschaft der Verbraucher e. V. durchgeführten Untersuchung von Zeitschriftenanzeigen boten 95 % der Arzneimittel-Anzeigen Anlaß zu Beanstandungen.[52] Die Kosten für Publikumswerbung, zu denen auch noch die Werbung in Apotheken und -Schaufenstern mit ca. 40 Mio. DM gezählt werden müssen, beliefen sich 1973 auf ca. 190 Mio. DM.

Tab. 4:

Kosten der Pharma-Werbung 1973 (zum Teil Schätzungen)

1. Anzeigen in Fachzeitschriften	149 Mio DM
2. Aussendungen	ca. 160 Mio DM
3. Werbegeschenke, Literatur, Kongresse	? Mio DM
4. Ärztemuster	ca. 200 Mio DM
5. Ärztebesucher	ca. 800 Mio DM
6. Werbebedingte Preisnachlässe im Krankenhausmarkt	? Mio DM
7. Publikumswerbung	ca. 190 Mio DM
Insgesamt mehr als	1 500 Mio DM

3.3. Die Forschung

Es kann an dieser Stelle nicht auf die grundsätzliche Problematik eingegangen werden, ob es gesellschaftlich sinnvoll ist, Forschung privatwirtschaftlich zu organisieren, d. h. zuzulassen, daß Forscherteams unabhängig voneinander und teilweise gegeneinander, durch Geheimhaltungsbarrieren voneinander getrennt, an den gleichen Problemen arbeiten.[53] Ob es vertretbar ist, Forschungsentscheidungen, die lebenswichtige Güter wie Arzneimittel betreffen, von privaten Gewinnkalkülen abhängig zu machen[54], sowie Forschungsergebnisse durch Patente auf viele Jahre hin zu monopolisieren[55], kann hier ebenfalls nur gefragt werden. Auch kann in diesem Beitrag weder das Verhältnis zwischen der auch in der Pharmakologie überwiegend öffentlich finanzierten Grundlagenforschung und privater Anwendungsforschung[56] noch der Einfluß, den die privatwirtschaftlichen Entscheidungsträger auf die öffentlich finanzierte Forschung nehmen, untersucht werden.

Die Erörterungen dieses Abschnittes gehen von der Tatsache aus, daß die pharmazeutische Industrie für sich das Prädikat »forschend« in Anspruch nimmt und dies stets dann betont wird, wenn hohe Pharma-Preise kritisiert werden: »Die Öffentlichkeit muß wissen, daß die forschungtreibende Arzneimittel-Industrie ihre wissenschaftlichen Leistungen aus eigener Kraft erbringt, d. h. sie ist auf Anerkennung und Honorierung dieser Leistungen angewiesen. Die hierfür notwendigen extrem hohen Aufwendungen müssen sich natürlich im Preis niederschlagen.«[57] Das Ausmaß der »extrem hohen Aufwendungen« nach den Aussagen des BPhI: »Im Durchschnitt wendet die pharmazeutische Industrie pro Jahr 13 % vom Umsatz für Forschung und Entwicklung auf. Bei großen Unternehmen liegt der Umsatzanteil der Forschungs- und Entwicklungsausgaben zwischen 10 % und 20 %, bei mittleren und kleinen zwischen 5 % und 10 %.«[58]

Tab. 5:

Der Anteil der F & E-Aufwendungen an den Umsätzen bei den neunzehn führenden forschenden Unternehmen der pharmazeutischen Industrie in der Bundesrepublik Deutschland (1972)

Konzerngruppen bzw. Unternehmen	Welt-Pharmaumsatz (in Millionen DM/1972)	Aufwand für Pharma-F & E (in Millionen DM/1972)	in Prozent des Umsatzes
1. Hoechst	1 950,0	170,5	8,7
2. Bayer	1 410,0	76,1	5,4
3. Boehringer/Ingelheim	1 260,0	110,0	8,7
4. Schering	811,8	70,0	8,6
5. Boehringer/Mannheim	550,0	38,0	6,9
6. Merck	430,1	53,1	12,3
7. Byk Gulden	380,0	12,5	3,3
8. Nattermann	244,0	19,3	7,9
9. Knoll	232,5	18,0	7,7
10. Madaus	135,0	10,0	7,4
11. Grünenthal	135,0	11,8	8,7
12. BASF/Nordmark	110,0	20,0	18,2
13. Kali-Chemie	103,0	8,1	7,9
14. Klinge	62,6	5,4	8,6
15. Asta	57,1	5,5	9,6
16. Wülfing	50,0	5,0	10,0
17. Sanol	40,0	3,6	9,0
18. Beiersdorf	38,0	4,6	12,1
19. Dolorgiet	69,0	2,4	3,5
Insgesamt	8 068,1	643,9,	entspr. 7,98 % des gesamten Umsatzes

Quelle: Friedrich, V., A. Hehn, R. Rosenbrock, a.a.O., S. 194.

Nach diesen Eigenangaben des BPhI wurden 1977 von den westdeutschen Pharma-Unternehmen 1,35 Mrd. DM für Forschung und Entwicklung aufgewendet, wovon auf die 25 führenden Unternehmen 1,25 Mrd. DM, d. h. 97 %, entfallen sein sollen. An diesen Aussagen fällt zunächst ein gewisser Mangel an Präzision auf: Nicht nur sind die Spannweiten der angegebenen Prozentsätze (10 % bis 20 %) relativ groß, nicht nur werden die Unternehmen nicht genannt, vielmehr fehlt auch die Bezugsbasis: Ist der Pharma-Weltumsatz oder der westdeutsche Umsatz gemeint? Wer sind die 25 führenden Unternehmen? Sind es Unternehmen oder Konzerne? Wodurch wird ein Unternehmen zum »führenden« Unternehmen? Überdies fällt auf, daß der BPhI jahrelang die Forschungs- und Entwicklungsaufwendungen mit 10 % vom Umsatz angegeben hatte[59] und erst neuerdings auf 13 % erhöht hat, verwunderlich in einer Zeit, in der wegen des vorübergehenden Rückgangs der Umsatzzuwächse angeblich »führende Arzneimittel-Hersteller ... bereits zum ›Einfrieren‹ ihrer Forschungsausgaben gezwungen sind«.[60]

Aufklärung und genauere Informationen sind in dieser Angelegenheit vom BPhI nicht zu erhalten. Lediglich für 1972 konnten aufgrund einer persönlichen Mitteilung aus den BPhI[61] die Namen der 25 »führenden« Unternehmen in Erfahrung gebracht und durch zusätzliche Recherchen die Forschungs- und Entwicklungsausgaben dieser Pharma-Hersteller ermittelt werden. Das Ergebnis ist in Tab. 5 (s. S. 242) wiedergegeben.

Tab. 6:

F & E-Bereichen zugerechnete Funktionen in einigen wichtigen chemisch-pharmazeutischen Unternehmen der Bundesrepublik Deutschland

Unternehmen	Zählt nach eigenen Angaben in den Bereich der »F & E« Leistungsbereiche der:
Asche (Schering)	Information Lizenzgebühren
Asta	med.-wiss. Abteilung
Bayer	Lizenzgebühren
Beiersdorf	Patentabteilung
Boehringer/Ingelheim	Patentkosten
Boehringer/Mannheim	Entwicklung von Arzneimittel-Verpackungen und Zubereitungen, Registrierung von Arzneien, Ärztebesucher, wissenschaftliche Information
Hoechst	Kosten der Patentabteilung
Merck	Qualitätskontrolle, Patentabteilung
Wülfing	med.-wiss. Information, Marktforschung

Quelle: Friedrich, V., A. Hehn, R. Rosenbrock, a.a.O., S. 217.

Es muß konstatiert werden, daß die Angaben des BPhI über die Höhe der Forschungs- und Entwicklungsaufwendungen (1972 wurden nach den Angaben des Bundesverbandes 10 % vom Umsatz für Forschung und Entwicklung aufgewendet, bei den großen Unternehmen sollte der Anteil am Umsatz zwischen 10 % und 15 % liegen) schlicht falsch sind: Nicht einmal jene 19 Unternehmen, die am meisten für Forschung aufwendeten, erreichten den angeblichen Durchschnittssatz der Gesamtbranche, vielmehr gaben sie im Durchschnitt lediglich knapp 8 % für Forschung und Entwicklung aus. Und auch an diesen Ziffern sind noch Zweifel erlaubt. Den Ausgaben für Forschung und Entwicklung wurden nämlich nach eigenen Angaben der Unternehmen vielfach Aufwendungen zugerechnet, die bei sachlicher Betrachtung durchaus eher bei den Abteilungen »Werbung«, »Recht« und »Produktion« zu vermuten gewesen wären (Tab. 6, s. S. 243).

Mit Fug und Recht wird man demnach sagen können, daß die Eigenangaben der pharmazeutischen Industrie hinsichtlich der Höhe ihrer Forschungs- und Entwicklungsausgaben übertrieben sind und mehr der Rechtfertigung hoher Preise als der Mitteilung von Tatsachen dienen.

Darüber hinaus muß berücksichtigt werden, daß systematische wissenschaftliche Forschung zur Entwicklung neuer Arzneimittel personeller und finanzieller Ressourcen bedarf, die nur von den größten Arzneimittel-Konzernen aufgebracht werden können. Bereits für 1968 ermittelte eine OECD-Studie ein Minimum von 10 Mill. DM pro Jahr und 300 Beschäftigten in der Entwicklungsabteilung.[62] Nach Tab. 5 erfüllen nur 12 Konzerne diese finanziellen Mindesterfordernisse. Von diesen 12 vereinigen die 5 größten (Bayer, Boehringer/Ingelheim, Hoechst, Merck und Schering) allein 73 % des gesamten finanziellen Forschungsetats auf sich. Auf Bayer, Boehringer/Ingelheim, Hoechst und Schering entfielen denn auch 71 % aller Entwicklungen von vorher nicht bekannten Wirkstoffen mit internationaler Bedeutung, d. h. Einführung in den Arzneimittelmarkt mehrerer Länder.[63] Auch an diesen Zahlen wird die enorme Konzentration und damit Vermachtung des Pharma-Marktes deutlich, und es stellt sich die Frage, ob es sinnvoll ist, die Entscheidungen über die Entwicklung neuer Arzneimittel weiterhin abseits jeder öffentlichen Kontrolle zu belassen. Diese Frage stellt sich noch deutlicher angesichts der Tatsache, daß die Forschungs-Ressourcen offensichtlich nicht so sehr nach therapeutischen Engpässen, sondern vielmehr nach finanziell risikoarmen Indikationsgebieten verteilt werden: So waren von den zwischen 1964 und 1973 neu auf den Markt gekommenen Medikamenten allein 63 % für die medikamentös ohnehin reichlich besetzten Indikationsgebiete Infektionskrankheiten, psychogene Leiden, Schmerz und Herz-Kreislauferkrankungen bestimmt.[64]

Ohnehin besteht das grundsätzliche Problem der Arzneimittel-Forschung darin, daß in den letzten 20 Jahren der Forschungsertrag, d. h. die Entwicklung oder Entdeckung wirklich wichtiger neuer Arzneimittel drastisch abgenommen hat. Seit der Einführung der Tranquilizer aus der Gruppe der Benzodiazepine (Valium u. a.), der Beta-Blocker und des Tuberkulostaticums Rifampicin in den sechziger Jahren können im wesentlichen nur einige Antibiotika als wirklich wichtige neue Arzneimittel angesehen werden, wobei die Wichtigkeit der letzteren sich vor allem dem Umstand verdankt, daß durch die übermäßig häufige Anwendung der klassischen Antibiotika immer mehr Bakterien-Stämme gegen sie resistent geworden waren.

3.4. Diversifikation

Besteht also mangels bahnbrechender Forschungsergebnisse nicht die Möglichkeit, mit tatsächlichen Neuheiten Marktanteile zu gewinnen oder zu verteidigen, so ist dies um so leichter über den Weg der Produktdiversifikation möglich. Das Ergebnis dieser auf dem Pharma-Markt eindeutig vorherrschenden Strategie ist überwältigend: Unter Einrechnung aller Darreichungsformen und -stärken (nicht aber der Packungsgrößen, wie oft behauptet wird[65]) gibt es ca. 60 000 Arzneimittel von Arzneimittel-Herstellern, deren Anzahl durch die Neu-Definition des zweiten Arzneimittelgesetzes auf ca. 3 000 gestiegen ist. Hinzu kommen ca. 30 000 meldepflichtige Arzneimittel aus den ca. 15 000 Apotheken, denen ganz überwiegend lediglich regionale Bedeutung zukommt. Schließlich sind noch weitere 25 000 bis 30 000 nicht-apothekenpflichtige Drogen meldepflichtig.[66] Insgesamt also liegen im Bundesgesundheitsamt mehr als 110 000 Anmeldungen vor. Es ist mittlerweile unbestritten, daß es ein wichtiges Ziel einer Reform wäre, diese Ziffer entscheidend zu senken.

Das gilt auch dann, wenn von Seiten der pharmazeutischen Industrie immer wieder darauf hingewiesen wird, daß die große Masse der Arzneimittel wirtschaftlich bedeutungslos sei und die 2 000 (wirtschaftlich) führenden Präparate bereits 94 % des Pharma-Umsatzes in Apotheken ausmachen.[67]

Ein Markt mit einer derartigen Anzahl von Produkten ist weder sicherheitstechnisch noch therapeutisch noch wirtschaftlich zu kontrollieren. Und der Standpunkt »mehr Präparate = mehr Therapiefreiheit = mehr Gesundheit« ist aus verschiedenen Gründen, nicht zuletzt wegen der völligen Überforderung der Ärzte, die mit so viel »Freiheit« gar nichts anfangen können, nicht zu halten. Ziel der Diversifikation ist auch sicherlich nicht vorwiegend eine beständige Verbesserung der Arznei-Therapie, vielmehr steht die Werbung um die Gunst des Arztes, des »Verbrauchsdisponenten«, im Vordergrund: »Die Arzneimittelerzeuger konkurrieren ... um die Ärzte. Neue Produkte, neue Präparate, insbesondere Kombinationspräparate, die die Verordnung (nicht die Therapie – d. V.) erleichtern und neue Firmenwerbung ermöglichen, sind Mittel des Wettkampfs um die Ärzte.«[68]

Vor allem das Gebiet der Kombinationspräparate, die medizinisch bis auf wenige Ausnahmen (z. B. Antikonzeptiva) zumindest unzweckmäßig sind, bietet sich als Operationsfeld für Strategien der Produktdiversifikation an. 70 % bis 80 % der in der Roten Liste zusammengefaßten Präparate sind Kombinationen[69] und der Anteil von fixen Arzneikombinationen an der gesamten Produktion von zubereiteten Pharmazeutika beträgt 80 % bis 90 %.[70]

Wie viele dieser Mittel überflüssig, unwirksam oder aber auch schädlich sind, vermag heute niemand zu sagen, da sie nie herstellerunabhängig auf Wirksamkeit, Verträglichkeit und therapeutische Notwendigkeit geprüft wurden.

Es herrscht ein völlig unübersichtliches Durcheinander. Einige Beispiele:

»Unter den glykosid-haltigen Arzneimitteln, die bei Herzkrankheiten Verwendung finden, stehen 500 Kombinationsmitteln, die bis zu 8 Stoffe enthalten und oft in minimaler Wirkstoffmenge zusammengesetzt sind, nur 45 Monopräparate, die allein einen exakten und sicheren Einsatz gewährleisten, gegenüber.«[71]

Allein unter den Analgetika – Präparate zur äußerlichen Anwendung und pflanzliche Pharmaka ausgeklammert – befinden sich über 720 Kombinationspräparate; besonders gefährlich sind dabei jene Präparate, denen Corticoide beigemischt sind.[72]

Die Rote Liste weist über 600 Lebertherapeutika aus, für keine ihrer Hauptwirkstoffe und Gemische – essentielle Phosphat-Lipoide, lipotrope Substanzen, Vitamine, Leber-Hydrolysate oder alkoholische Frischleberhydrolysate – konnte bisher ein fundierter Nachweis der Wirksamkeit bei Krankheiten der Leber geführt werden. 1973 wurde mit ihnen ein Umsatz von mehr als 68 Mio. DM erzielt.[73]

Fazit: »Da wird alles wie wild durcheinander kombiniert: Belladonna, Cortisone, Digitalis, Antibiotika, Sulfonamide, Enzyme, Tranquilizer, Analgetika, bronchialerweiternde Mittel, ganz zu schweigen von den wirkungslosen Substanzen oder Substanzen mit zweifelhafter Wirkung, wie viele Vitamine, sogenannte koronarerweiternde Mittel, Roßkastanie, Weißdorn und vielen anderen.«[74]

Um die Unübersichtlichkeit noch zu steigern, werden zahlreiche identische Präparate unter verschiedenen Namen angeboten: Als »neu von Hoechst« wurde 1971 ein Kombinationspräparat (von zweifelhaftem pharmakologischem Wert) Nortensin gegen Hochdruck mit einem Anzeigen-Werbungsaufwand von fast 1,2 Mio. DM propagiert, das bereits seit 6 Jahren unter der Bezeichnung Terbolan vom gleichen Hersteller vertrieben wurde; allerdings mit nur einem Viertel der Wirkstoffmenge. Ein anderes Beispiel ist Norgestrel, das in Kombination mit einem Östrogen von dem amerikanischen Unternehmen Wyeth, dem Erfinder der Substanz, unter dem Namen Stediril und als Lizenz von Schering unter der Bezeichnung Eugynon und Duoloton angeboten wird; das Anwendungsgebiet der drei Präparate umfaßt Zyklusstörungen und Antikonzeption. Ein in Japan sythemtisierter Wirkstoff zur Beeinflussung der Blutgerinnung wird seit 1967 von Bayer unter dem Namen Ugurol, von Knoll als Anvitoff und von Kabi mit der Bezeichnung Cyklokapron verkauft.[75]

Der »Erfolg« dieser ungezügelten Diversifikations-Konkurrenz läßt sich auch statistisch zeigen: Unter den 18 265 zwischen 1965 und 1973 beim Bundesgesundheitsamt ins amtliche Register neu eingetragenen Arzneimitteln befanden sich lediglich 309 im Wirkstoff neue Arzneimittel, das sind 1,7 %.[76]

3.5. Exkurs: Die Herstellungsqualität

»Arzneimittel werden selten und wenn, dann sporadisch und eher zufällig in ihrer Qualität untersucht; die Verantwortung für eine geltenden Normen entsprechende Beschaffenheit liegt beim Hersteller.«[77] Die Überwachungsbehörden der Länder sind hoffnungslos überlastet: »Bundesweit gibt es nur ungefähr 80 ›pharmazeutische Überwachungsbeamte‹«.[78] Neben den überaus seltenen amtlichen Qualitätsüberwachungen führt das von der Apothekerschaft getragene Arzneimittelprüfungsinstitut in München unregelmäßige, aber repräsentative Untersuchungen zu einzelnen Arzneimittel-Gruppen durch.

Das Ergebnis kann nicht eben beruhigen:

Tab. 7:
Qualitätsmängel von ausgewählten Arzneimittelgruppen

Arzneimittel-gruppe	Anwendungs-gebiet	Zahl der geprüften Präparate	Zahl der Mängel	Beanstandung wegen	Jahr der Prüfung
Mutterkornpräp.	Geburtshilfe, niedriger Blut-druck, Migräne	70	57 %	Wirkstoffgehalt	1966
Roßkastanien-präparat	Gefäßleiden	50	18 % 38 %	kein Wirkstoff, keine Überein-stimmung mit Vergleichstink-tur	1967
Enzympräparate	Verdauungs-störungen	27	37 %	Arnylasewert	1968
		15	67 %	Prüfung auf Deklaration	1968
		12	80 %	Pankreatinwert	1970
Spasmolytika	Krampf-	45	58 %	Wirkstoffgehalt	1969
	Schmerzen	30	47 %	Wirkstoffgehalt	1969

Vitamin B_{12}	Blutarmut u. a.	?	21 %	Wirkstoffgehalt	1961
		73	22 %	Wirkstoffgehalt	1971
wäßrige Barbitu-	Schlafmittel u. a.	27	66 %	Stabilität	1968
ratverbindungen		15	33 %	Stabilität	1971
Pilocarpin-Augentropfen	z. B. grüner Star	14	100 %	Stabilität	1971
Nitroglyzerin-	Angina pectoris	28	25 %[b]	Wirkstoffgehalt	1973
präparate		26[a]	38 %[b]	Wirkstoffgehalt	1973
Augentropfen	Augenleiden	48	31 %	mikrobielle Verunreinigung	1974
Penicillin	Infektionskrankheiten	?	27 %	Wirkstoffgehalt	?

[a] Paralleluntersuchung der Arzneimitteluntersuchungsstelle Schleswig-Holstein; Amschler, U.: Untersuchung nitroglycerinhaltiger Präparate, in: Pharm. Ztg. 119, 1974, S. 1077–1079

[b] Berechnet entsprechend der US-Pharmakopoe, die eine Wirkstoffabweichung von ± 20 % toleriert. Nach der britischen Pharmakopoe, die nur ± 15 % Abweichung von der deklarierten Wirkstoffmenge zuläßt, berechnet, wären 39 % bzw. 54 der untersuchten Nitroglycerin-Präparate zu beanstanden

Quelle: Deutsches Arzneiprüfungsinstitut: Tätigkeitsbericht für das 1./2. Halbjahr 1974; Pharm. Ztg., lfd. Jg.

Entnommen aus: Friedrich, V., A. Hehn, R. Rosenbrock, a.a.O., S. 311.

Es sollte eigentlich selbstverständlich sein, daß angesichts solcher Zustände die öffentliche Kontrolle über die Herstell-Qualität in der »Apotheke der Welt« verstärkt würde. Statt dessen wurde bei der Neufassung des Arzneimittel-Gesetzes (1976) auf die gesetzliche Verpflichtung der Heilberufe, auftretende Arzneimittel-Risiken sofort zentral zu melden, ebenso verzichtet wie auf die gesetzliche Festschreibung der Mindestkapazitäten der Überwachungsbehörden der Länder.[79]

3.6. Die Folgen

Die in den bisherigen Ausführungen dieses Abschnitts (3.1. bis 3.5.) geschilderten Phänomene und Strategien auf dem Pharma-Markt sind einerseits direkte und indirekte Folgen der in Abschnitt 2 dieses Beitrages geschilderten Struktur. Andererseits wirken sie aber auch – und dies ist der für eine an der Gesundheit der Bevölkerung orientierte Reformpolitik entscheidende Aspekt – auf den tagtäglichen Umgang mit Arzneimitteln, auf die Rolle der Arzneimittel im Gesundheitswesen ein. Bereits in Abschnitt 1 wurde darauf hingewiesen, daß der dominierende Einfluß des Industriezweiges Pharma-Industrie auf das Gesundheitswesen zu einer quantitativ wie qualitativ erheblich überhöhten Gewichtung der Pharmako-Therapie innerhalb des möglichen Behandlungsspektrums geführt hat. Darüber hinaus werden Arzneimittel nicht nur wegen ihrer chemisch-pharmakologisch-therapeutischen Funktion eingesetzt, sondern erfüllen darüber hinaus auch soziale Funktionen. Diese zeigen sich bei mehr oder weniger bewußtem Einsatz von Arzneimitteln als Placebo durch den Arzt, der anders auf die zahlreichen, zu einem großen Teil nicht streng definierbaren Krankheitsbilder und Gesundheitsstörungen nicht reagieren zu können glaubt. Besonders Psycho-Pharmaka werde häufig als Ersatz für aktive Konfliktbewältigung eingesetzt[80], die Einnahme von Leberschutzpräparaten tritt an die Stelle notwendiger Verhaltensänderungen beim Alkohol-Konsum; krankmachende Faktoren der Arbeitsumwelt, wie z. B. Lärm, werden durch Dauereinnahme von Analgetika »bekämpft«; an die Stelle diätätischer Diabetes-Beeinflussung treten in ihrem Nutzen z. T. umstrittene orale Antidiabetika (s. Kap. I).

Generell muß festgestellt werden, daß der Arzneimittel-Verbrauch zu hoch ist. Dies gilt, wie die skizzierten Zuwachsraten veranschaulichen, generell und darüber hinaus besonders für Problemgruppen: So nahm bei den Schwangeren zwischen 1961–1963 (dem Zeitraum der Contergan-Katastrophe) und 1968–1971 die Einnahme von Sedativa um das 3,9fache, von Analgetika um das 2,4fache und bei Hypnotika um das 2,1fache zu.[89]

Die Kritik an der Rolle der Arzneimittel im Gesundheitswesen kann sich nicht auf die Feststellung »zu viel« beschränken. Vielmehr liegt eins der gravierendsten Probleme darin, daß angesichts des absolut unüberschaubaren Angebots an Arzneimitteln sowie immer neuer Präparate kein Arzt und erst recht kein Laie zu einem wirklich fundierten Urteil darüber kommen kann, welches Arzneimittel für welches Krankheitsbild angezeigt ist. Selbst bei einer erheblich verbesserten pharmakologischen Ausbildung der Ärzte[82] kann von diesen nicht erwartet werden, den Arzneimittel-Markt auch nur annähernd therapeutisch und wirtschaftlich zu durchschauen. Daran dürften auch weder die von der pharmazeutischen Industrie anfangs heftig bekämpften, erst in jüngster Zeit veröffentlichten amtlichen Transparenzlisten für einige Indikationsgebiete noch die »Weiße Liste«[83] grundsätzlich etwas ändern. Hinsichtlich der durch diese Desinformation von Ärzten und Patienten verursachten Kosten können bis heute nur Schätzungen angestellt werden: Allein durch die Substitution der mit hohem Werbeaufwand vertriebenen Markenpräparate durch die wirkungsgleichen generic-Präparate könnten ca. 30 % der Arzneimittelkosten eingespart werden.[84]

Wichtigste Folge des nicht einholbaren Informationsdefizits sind jedoch die häufigen fragwürdigen Anwendungen und Fehlverordnungen von Arzneimitteln, deren Ausmaß bislang noch nicht wissenschaftlich erforscht werden konnte. Einzeluntersuchungen konnten hingegen zeigen, daß z. B. zwei Drittel aller Antibiotika-Verordnungen in einem Krankenhaus als »irrational« bewertet werden mußten[85] oder daß bei der medikamentösen herzstützenden Therapie der Anteil der therapeutisch überlegenen Mono-Präparate bei ca. 40 % lag, während in Galenik oder Applikationsform eindeutig unzweckmäßige Kombinationspräparate in über 30 % zur Anwendung kamen.[86] Jede Fehlverordnung geht auf Kosten der Gesundheit des Patienten. Die Schädigung kann dabei von Verzögerung der Gesundung bzw. Linderung, der Auslösung von unerwünschten Wirkungen oder gänzlich neuen Krankheiten bis hin zum Tod reichen. Dies ist der zentrale Grund für die Notwendigkeit einer wirksamen Reform des Arzneimittel-Marktes.

4. Reform des Arzneimittel-Marktes

Eine integrierte Reform der Arzneimittel-Versorgung ist aus den genannten strukturellen Gründen ohne eine integrierte Reform des gesamten Gesundheitswesens nicht denkbar. Deshalb soll im folgenden lediglich ein Bündel von Reformmaßnahmen vorgeschlagen werden, das sich auf die Struktur der Anbieterseite von Arzneimitteln, die Pharma-Industrie, bezieht. Ausgeklammert bleiben daher notwendige Forderungen nach Veränderung der ärztlichen Aus- und Fortbildung, der Verbesserung der Zusammenarbeit zwischen Ärzten und Apotheken[87], sowie nach der im Zusammenhang mit Arzneimitteln sicherlich auch wichtigen Institutionalisierung und Durchführung der Gesundheitserziehung in der Bevölkerung.

Die hier vorgeschlagenen Maßnahmen gehen teilweise über die während der nunmehr seit 10 Jahren andauernden Debatte aus Theorie und Praxis kommenden Pläne zur Reform des Arzneimittel-Marktes hinaus[88] und erscheinen angesichts des gegenwärtig ungünstigen politischen und gesundheitspolitischen Kräfteverhältnisses sicherlich auch teilweise illusionär. Dennoch ist es notwendig und sinnvoll, Schritte und Ziele zu bestimmen, mit deren Hilfe die Dominanz des Profitmechanismus über die Gesundheitsinteressen der Bevölkerung zurückgedrängt werden kann. Es läßt sich nämlich zeigen, daß ernstzunehmende Reformen schon dann realisierbar wären, wenn Maßnahmen, die in anderen gesellschaftlichen Bereichen oder kapitalistischen Ländern schon Selbstverständlichkeiten sind, auf den Bereich der Arzneimittel-Industrie übertragen würden.

Eine Reform des Arzneimittel-Marktes kann sich weder auf eine verschärfte Kartellpolitik, noch auf eine Stärkung der Nachfragemacht (counter-vailing power) etwa der Krankenkassen, beschränken. Vielmehr muß staatliche Wirtschaftspolitik in diesem Bereich auch direkt in die Entscheidungen der Unternehmen eingreifen. Derartige Lösungen sind nicht nur nicht undenkbar, sie werden in der Wirtschaftsordnung der Bundesrepublik längst praktiziert: Wo Investitionshilfen gewährt, Strukturpolitik für unterentwickelte Regionen betrieben und gewinnbringende bzw. verlustmindernde Sonderabschreibungen gestattet werden, setzt der Staat längst Daten, die die Investitions- und Produktionsentscheidungen der Unternehmen ziemlich direkt beeinflussen.[89] Im Pharma-Sektor ginge es allerdings im Gegensatz zu der bislang betriebenen Politik nicht darum, durch Einsatz öffentlicher Mittel die Profitmöglichkeiten einer notleidenden Branche oder einer entwicklungsbedürftigen Region zu verbessern. Vielmehr würden die im Interesse einer qualitativ und wirtschaftlich angemessenen Versorgung notwendigen Staatseingriffe die Bewegungsfreiheit des privaten Kapitals in diesem hoch-profitablen Sektor bis zu einem gewissen Grade einschränken, ohne freilich seine Existenzgrundlage anzutasten.

Um dieses Ziel bei Aufrechterhaltung der privatwirtschaftlichen Struktur der Pharma-Industrie zu erreichen, wäre ein Bündel von mindestens acht Maßnahmen erforderlich.

a) Die Arbeit der *Transparenzkommission* müßte beschleunigt und effektiviert werden, um möglichst rasch alle wesentlichen Arzneimittel nach Indikations- und Stoffgruppen zu erfassen und pharmakologisch-therapeutischen und preislichen Vergleichen zu unterwerfen. Daß dies angesichts der auf dem Markt befindlichen Arzneispezialitäten eine enorme Aufgabe ist und in vielen Vergleichen eine eindeutige Zuordnung nicht möglich sein wird, kann nicht als Argument gegen die Notwendigkeit dieser Maßnahmen verwendet werden. Es würde der Beschleunigung und Versachlichung der Arbeit der Transparenzkommission sicherlich dienlich sein, wenn in ihr die Verkäufer von Arzneimitteln – Vertreter der Apothekerschaft und der pharmazeutischen Industrie – nicht vertreten wären.[90]

Die Ergebnisse der Transparenzkommission dürften aber nicht einfach in folgenlosen Informationsschriften für Ärzte und Interessierte bestehen, sondern müßten zu Positiv-Negativ-Listen führen, wie sie etwa in der Schweiz schon lange gehandhabt werden.[91] Die Arzneispezialitäten könnten – analog der Regelung in der Schweiz – auf diese Weise in drei Gruppen unterteilt werden: Arzneispezialitäten mit *nachgewiesener* Wirksamkeit, tolerierbaren *unerwünschten* Nebenwirkungen und nicht überhöhten Preisen werden in die *Positiv-Liste* aufgenommen. Ihre Kosten werden in jedem Falle von den Krankenkassen voll übernommen[91a]. *Unwirksame oder schädliche* Präparate und solche, für die *gleichwertige aber billigere* Präparate existieren, werden in der *Negativ-Liste* verzeichnet: Für diese Präparate kommt die Krankenkasse nicht auf, der Arzt soll sie nicht mehr verschreiben. Im Ansatz existiert eine solche Regelung auch schon in der Bundesrepublik, wo die Krankenkassen für bestimmte dubiose »Stärkungsmittel« u. ä. auch dann nicht zahlen, wenn sie als Arzneispezialitäten beim BGA registriert sind (§ 368 p RVO). Diese Regelung müßte entsprechend ausgedehnt werden – jedoch nicht in der heute angestrebten Richtung der

Ausklammerung der »Bagatell-Arzneimittel«, weil dies auf eine volksgesundheitlich in jedem Falle unvertretbare Selbstbeteiligung hinausliefe.[92]

Die *dritte Gruppe,* deren eindeutige Zuordnung nicht möglich ist, sollte ebenfalls von den Krankenkassen bezahlt werden. Lediglich bei sehr häufiger Verschreibung von Arzneimitteln dieser Mittelgruppe sollten die Ärzte aufgrund der – auch heute schon stattfindenden – Überprüfungen ihrer Verordnungsgewohnheiten durch die Rezeptprüfstellen um Aufklärung über die Ursachen ihres Verhaltens gebeten werden.

Eine weitere Aufgabe der Transparenzkommission müßte in der Festlegung optimaler Packungsgrößen liegen. Ziel dabei muß sein, daß für Akutfälle, die nur einer einmaligen medikamentösen Therapie bedürfen, entsprechende Kleinpackungen vorhanden sind, während für lebenslange Dauermedikation auch die kostensparenden Großpackungen zur Verfügung stehen, soweit sich dies mit der Haltbarkeit der Präparate verträgt. Ändert ein Hersteller seine Packungsgröße oder zieht er eine Kleinpackung aus dem Markt, so hat er dies auf Anforderung der Transparenzkommission zu begründen. Reicht die Begründung nicht aus, so kann die Kommission einzelne besonders unwirtschaftliche Packungen auf die Negativ-Liste setzen.

Grundsätzlich darf bei der Aufstellung von Positiv-Negativ-Listen der Primat der Therapie nicht verletzt werden, d. h. daß allein ein hoher Preis für ein Arzneimittel kein Grund für die Einordnung in die Negativ-Liste sein darf.

b) Bei Neu-Zulassungen wäre außer dem *Wirksamkeitsnachweis,* der auch im zweiten Arzneimittel-Gesetz von 1976 auf Druck der Industrie »völlig paralysiert«[93] und durchlöchert wurde[94], eine *Bedürfnisprüfung* zu fordern. Gemeint ist der Nachweis, daß Präparate mit gleicher oder gleichwertiger Wirksamkeit nicht schon im Markt sind. Diesen Nachweis hätte der Hersteller zu führen. Die klinische Erprobung muß bei Verdacht unzureichender Untersuchung hersteller-unabhängig wiederholt werden können.

c) Da »Arzneimittel (als lebenswichtige Güter) Güter mit Kollektivguteigenschaft«[95] sind, ihre Preisbildung dem Marktmechanismus weitgehend entzogen ist und ihre Finanzierung überwiegend durch die öffentlich-rechtlichen Krankenkassen erfolgt, ist eine *Offenlegung der Kalkulation* zu verlangen. Die Kalkulation von realistischen Arzneimittel-Preisen ist trotz der von der Industrie immer wieder betonten Schwierigkeit, bestimmte Kosten (wie z. B. die Forschung) den jeweiligen Produkten zuzuordnen[96], durch Kalkulation nach Präparategruppen und Zurechnung eines Forschungszuschlages bei den tatsächlich forschenden Unternehmen zweifellos möglich[97]. Eine Verpflichtung der Pharma-Unternehmen zur

Offenlegung ihrer Kalkulation könnte durch die Aufnahme der Arzneimittel-Produktion in den Katalog der »öffentlichen Aufträge« gemäß der »Verordnung PR. Nr. 30/53 über die Preise bei öffentlichen Aufträgen (VPöA)« vom 21. 11. 1953 erreicht werden, die die Kalkulation nach »Leitsätzen für die Preisentwicklung aufgrund von Selbstkosten (LSP)« vorschreibt und eine Kontrolle dieser Kalkulation ermöglicht.[98]

In diesem Fall würde den Herstell- und Vertriebskosten ein Gewinnsatz zugeschlagen, der in etwa den von der Bundesbank berechneten Bruttogewinnen entspricht. Auf diese Weise wird eine Benachteiligung der Pharma-Industrie gegenüber anderen Branchen verhindert. Bei den offenzulegenden Kalkulationen müßte neben den betrieblichen Besonderheiten insbesondere berücksichtigt werden, ob es sich um forschende oder nicht-forschende Unternehmen handelt. Würde dies nicht geschehen, so würden – unter der Voraussetzung »ehrlicher« Kalkulationen – die Präparate der nicht-forschenden Unternehmen stets billiger sein, was zu einer nicht vertretbaren Austrockung der Pharma-Forschung führen könnte. Dieses Problem kann dadurch gelöst werden, daß die forschenden Unternehmen einen ihrer nachgewiesenen Forschungstätigkeit entsprechenden Zuschlag abrechnen dürfen. Die aus diesem Zuschlag resultierende Verteuerung darf dann in keinem Fall dazu führen, daß die Produkte forschender Hersteller nicht in die Positiv-Liste aufgenommen werden. Der Primat der Therapie und der Forschung muß auch hier erhalten bleiben. Eine andere Möglichkeit bestünde in einem Umlageverfahren, durch das die nicht-forschenden Unternehmen an der Forschungsfinanzierung beteiligt werden.

d) Unter diesen Umständen könnte der *Patent-Schutz* für Arzneimittel aufgehoben werden, da der durch das Patent garantierte »Monopolgewinn auf Zeit« durch den dauernden und auch die Innovation überdauernden Forschungszuschlag ersetzt wäre. Durch die Aufhebung des Patents könnten die Schranken des Betriebsgeheimnisses bei der Arzneimittelforschung fallen, wodurch die Verschleuderung menschlicher und finanzieller Ressourcen durch Doppel- und Defensiv-Forschung vermieden werden könnte. Die großen Pharma-Hersteller könnten sich noch mehr als heute auf ihre ohnehin durch teilweise jahrzehntelange Arbeit fundierten Forschungsschwerpunkte konzentrieren und die Entwicklung vorantreiben. Eine solche Regelung ist auch mit dem 1977 inkraft getretenen europäischen Patentübereinkommen kompatibel[99]: Der deutsche Hersteller läßt sich vom deutschen Patentamt die Patentwürdigkeit seiner Entwicklung attestieren und reicht dieses Dokument zur Erlangung des Europa-Patents ein. Damit wären die Außenhandelsinteressen der pharmazeutischen Industrie hinlänglich abgesichert.

e) Zur Verbesserung der Kommunikation zwischen den Forschern und den forschenden Unternehmen wäre eine zentrale *Meldestelle über laufende und geplante Forschungsvorhaben* sinnvoll, wie sie in anderen Disziplinen und in der öffentlich geförderten Forschung bereits existiert und von der jedes forschende Unternehmen jederzeit die Daten über den Stand der Arbeit bei den anderen Unternehmen abrufen könnte. Eine solche Meldestelle müßte ihrerseits aktiv werden, wenn sie feststellt, daß mehrere Unternehmen über den gleichen Komplex forschen. Sie müßte die beteiligten Unternehmen auf diesen Umstand hinweisen und sie auffordern, entweder zu kooperieren oder die Forschungs-Ressourcen auf ein Unternehmen zu konzentrieren. Ziehen die Unternehmen aus diesen Informationen und Aufforderungen keine Konsequenzen, könnte ihnen ihr kalkulatorischer Forschungs-Zuschlag entsprechend gekürzt werden. Bei Forschungsarbeiten auf Gebieten, für die es bereits hinreichend wirksame und zahlreiche Arzneimittel gibt, müßte gegenüber der Meldestelle auf Anforderung die spezifische Notwendigkeit dieser Forschungsarbeiten begründet werden. Ist die Begründung unzureichend, so kann die Meldestelle durch Veränderung des Forschungszuschlages in der Kalkulation die Forschungs-Ressourcen des Unternehmens entsprechend kürzen.

f) Neben den erheblich zu verschärfenden Vorschriften für die klinische Erprobung neuer Medikamente, deren Einhaltung staatlich überwacht werden muß, ist eine *Kontrolle der laufenden Produktion* durch staatliche Stellen unabdingbar. Ähnlich der US-amerikanischen food and drug administration (FDA) müßte eine solche Stelle das Recht auf unangemeldete Betriebskontrollen, Entnahmen von Proben aus jeder Charge und Untersuchung auf Einhaltung der von der World Health Organization (WHO) in der good manufacturing practise (GMP) aufgestellten Normen erhalten. Bei Feststellung von Mängeln in der Qualität kann die Vernichtung der jeweiligen Charge angeordnet werden. Bei wiederholten Verstößen müßte eine Schließung des Betriebes möglich sein. Voraussetzung für diese Maßnahme ist ein entsprechender personeller und apparativer Ausbau der Landesgesundheitsämter.

g) Dringend erforderlich ist eine standardisierte, *herstellerunabhängige Information* über jedes auf dem Markt befindliche Arzneimittel. Das US-amerikanische Standard-Werk physician desk reference (PDR) könnte in dieser Hinsicht ein Vorbild sein, obwohl es bislang keinen Anspruch auf Vollständigkeit erheben kann.[100] Wegen der Marktfluktuation von Arzneimitteln wäre es denkbar, daß die Transparenzkommission die Ergebnisse ihrer Prüftätigkeit über jedes Arzneimittel zusammenfaßt und jedem Arzt zusendet. Auf diese Weise hätte jeder Arzt jederzeit die Möglichkeit, sich in kürzester Zeit und in objektiver Form über Wirkstoff bzw. -kombination, Zubereitungsformen, Dosierung, Indikation, unerwünschte Wirkungen, Preis, Zuordnung des Arzneimittels zur Positiv- bzw. Negativ-Liste sowie die wichtigsten Literaturfundstellen eines jeden vorhandenen Arzneimittels zu informieren. Selbstverständlich müßten neben den Markennamen des Präparates auch die generic names, die für jede Substanz von der WHO festgelegt werden, verzeichnet sein.

Genügen dem Arzt die Informationen nicht, so hat er das Recht, vom Hersteller zusätzliche Informationen, zumindest aber eine vollständige Bibliographie zu fordern. Legt der Arzt auf persönliche Information Wert, so kann er den Besuch von Firmenvertretern wünschen, die dann, da sie ausschließlich mit gezielten Fragen speziell interessierter Ärzte konfrontiert sein würden, eine höhere Qualifikation aufweisen müßten und den ihnen durch das zweite AMG verliehenen Titel »Pharma-Referenten« zu Recht tragen würden.

h) Obwohl durch die unter g) genannten Maßnahmen der größte Ausgabenposten der *Pharma-Werbung*, die Aufwendungen für Pharma-Vertreter, bereits deutlich reduziert würde, bleibt zu bedenken, ob die oftmals irreführende und in jedem Fall irritierende Werbung in Fachzeitschriften nicht gänzlich unterbunden werden sollte; zumal jeder Arzt durch die Positiv-Negativ-Liste sowie die beständig aktualisierte Arzneimittel-Kartei über sämtliche relevanten Informationen verfügt. In jedem Fall aber müßten die werbenden Unternehmen dazu verpflichtet werden, sämtliche Informationen der Transparenzkommission, die der Arzt auch erhält, in ihre Annoncen aufzunehmen, und dies auch bei der sogenannten Erinnerungswerbung. Auch müßte gewährleistet sein, daß der generic name in der Werbung neben dem Phantasie-Markennamen erscheint. Auf diese Weise würde dem Arzt die Einordnung der Werbe-Information erheblich erleichtert. Es könnte sich freilich durch diese Maßnahmen auch ergeben, daß die Fachwerbung für die Hersteller auf die Dauer uninteressant wird und von selbst zurückgeht.

Hinsichtlich der Publikumswerbung müßten dagegen entschieden strengere Regelungen durchgesetzt werden. Das Spiel mit der Angst der Bürger, denen in Illustrierten-Anzeigen und im Fernsehen gewisse Leiden geradezu aufgeschwatzt werden, die haarsträubenden Versprechungen über Jugend, Kraft, Potenz und Erfolg sind Mißstände, die nach einer drastischen Antwort verlangen. Neben strengen Richtlinien wäre hier eine laufende Beobachtung durch ein herstellerunabhängiges Gremium vonnöten, das bei Übertretungen sofort einschreiten kann.

Die vorgeschlagenen acht Maßnahmen zur Reform des Arzneimittel-Marktes verlangen nach einem institutionellen Rahmen. Soweit Ansätze für sie bereits praktiziert werden, sind ihre Funktionen aufgesplittert: Qualitätsprüfungen erfolgen durch Stichprobeneinkäufe einzelner Landesgesundheitsämter, die Rezeptprüfung erfolgt durch die Rezeptprüfstellen der Krankenkassen, die Registrierung und Zulassung von Arznei-Spezialitäten nimmt das BGA vor; für Maßnahmen gegen Preismißbrauch ist das Bundeskartellamt zuständig; die Werberichtlinien werden vom Bundesverband der pharmazeutischen Industrie verwaltet; eine Forschungskoordination betreiben faktisch nur die großen Pharma-Konzerne untereinander; und die Beurteilung einzelner Arzneimittel erfolgt durch die durch Beschluß der Bundesregierung eingesetzte Transparenzkommission beim BGA und die Arzneimittel-Kommission der deutschen Ärzteschaft, die von der Arbeitsgemeinschaft der Landesärztekammern (»Bundesärztekammer«) bestellt wird.

Es ist evident, daß zur wirksamen Durchsetzung dieses Maßnahmenbündels eine gewisse Zentralisierung stattfinden müßte. Weiterhin ist deutlich geworden, daß eine Trennung der Funktionen in einen ökonomischen (Preise, Werbung) und einen pharmakologischen Komplex (therapeutische Vergleiche, Zulassung, Forschungskoordination) nicht praktikabel wäre, da bei fast allen Maßnahmen Fragen aus Pharmakologie, Medizin, Chemie, Jura und Ökonomie ineinandergreifen. Es liegt deshalb nahe, für den gesamten Komplex ein zentrales Amt zu schaffen. Eine Ausnahme sollte bei den Rezeptprüfungen gemacht werden, für die wegen der Menge der anfallenden Daten die existierende regionale Lösung vorzuziehen ist. Ein solches Amt dürfte wegen der Bedeutung seiner Aufgabe nicht weisungsgebunden sein; zu denken wäre etwa an eine unabhängige Behörde wie die Bundesbank. Dieses Amt würde eine Reihe von Funktionen von anderen Behörden (BGA, BKartA) an sich ziehen und in erforderlichem Umfang neue Dienststellen schaffen. Selbstverständlich würde ein solches Amt Kosten verursachen. Diese dürften jedoch nur ein Bruchteil dessen ausmachen, was heute an Ressourcen vergeudet wird.

Der Pharma-Industrie ist es bislang gelungen, jede ernsthafte Reform »ihres« Sektors zu verhindern. Eine Änderung dieser Situation kann nur dann eintreten, wenn die Betroffenen und ihre Organisationen energisch und nachhaltig derartige Reformen fordern. Es ist im Rahmen dieses Beitrages nicht möglich, die Bedingungen zu definieren, unter denen dieser Zustand eintritt. Es kann jedoch nicht deutlich genug darauf hingewiesen werden, daß selbst unter der gegenwärtig nur hypothetisch denkbaren Bedingung der Installierung einer zentralen Stelle für Arzneimittel-Fragen mit allen geforderten Kompetenzen die organisierte Pharma-Industrie mit allen ihr zu Gebot stehenden Mitteln versuchen würde, dessen Arbeit zu konterkarieren und ein Großteil der Maßnahmen in ihr Gegenteil umschlagen zu lassen.

Kapitel VIII

Hans-Ulrich Deppe / Klaus Priester

Arbeit und Krankheit

1. Zum gesellschaftlichen Charakter der Arbeit

Das Verhältnis von Krankheit und Arbeit wird gemeinhin zum Gegenstandsbereich der Arbeitsmedizin gerechnet. Diese beschäftigt sich professionell mit den Wechselbeziehungen zwischen Arbeit und Krankheit bzw. Gesundheit. In ihrer wissenschaftlichen Entwicklung ist sie aus der Physiologie hervorgegangen und befaßt sich deshalb auch heute noch vorwiegend mit naturwissenschaftlichen Fragestellungen, ohne deren eminente betriebliche und gesellschaftliche Bedeutung präzise einschätzen zu können.[1] Die Arbeitsmedizin interessiert sich vor allem für körperliche und in geringem Umfang für psychosoziale Reaktionsweisen auf physikalische, chemische und biologische Einwirkungen. An dieser Vorgehensweise ist sicher richtig, daß durch die Einwirkung naturbestimmter Faktoren auf den arbeitenden Menschen pathogene Prozesse ausgelöst werden können und sich diese daher auch nur mit streng naturwissenschaftlichen Methoden untersuchen und verändern lassen. Gleichwohl werden damit aber jene Natureinflüsse und vor allem der arbeitende Mensch selbst als extrasoziale Kategorien verabsolutiert. Dies geschieht in dem Maße, wie dabei unberücksichtigt bleibt, daß sogenannte Krankheitsursachen und arbeitende Menschen wesentlich durch das Ensemble der gesellschaftlichen Verhältnisse geprägt werden.

Den abstrakten Menschen, losgelöst von Familie, Betrieb, Gesellschaft und seiner Geschichte gibt es in Wirklichkeit ebensowenig wie abstrakte Arbeit, die sich auf eine mechanisch-physikalische Größe reduziert. Es ist vielmehr die gesellschaftliche Form der Arbeit, in der die Menschen ihre Beziehungen zur Natur organisieren und damit untereinander spezifische Verhältnisse eingehen. Von ihrem Charakter, ihrer Beschaffenheit in den verschiedenen geschichtlichen Epochen, von der jeweiligen Art und Weise, in der sich gesellschaftliche Arbeit vollzieht, hängt wesentlich die Gestaltung aller übrigen Seiten des gesellschaftlichen Lebens ab.

Schon die einfache Analyse der Kategorie der gesellschaftlichen Arbeit als Grundlage menschlichen Lebens erfordert mannigfaltige Differenzierungen:

1. Voraussetzung der menschlichen Existenz ist *Arbeit,* d. h. überlegte und planvolle Aneignung der Natur. Nur im Menschen ist die kreatürliche Welt zur bewußten und aktiven Naturaneignung gelangt. Nur der Mensch arbeitet, nur er produziert. Mittels Arbeit befriedigt und erweitert er seine Bedürfnisse – auch die seiner Gesundheit.
2. Nach der einen Seite hin ist der Arbeitsprozeß *technische Auseinandersetzung* des Menschen mit der Natur. Der Mensch entäußert Arbeitskraft – körperliche wie geistige –, indem er mit Hilfe von Arbeitsmitteln auf Arbeitsgegenstände einwirkt und damit nicht nur die äußere Natur, sondern zugleich sich selbst verändert. In dem Maße wie er die mechanischen, physikalischen und chemischen Eigenschaften der Dinge gleichsam »überlistet«, gewinnt er erweiterte Macht über andere.
3. Arbeit in Form menschlicher Produktion stellt sich jedoch nicht allein als technische Beziehung von Arbeitssubjekt und -objekt dar. Arbeit bedeutet nicht nur, über bestimmte Organe zu verfügen oder diese durch organentlastende Apparaturen zu ersetzen, sondern beinhaltet stets auch spezifische – durch Arbeitsteilung, Tausch und Warenproduktion vermittelte – *Beziehungen der Menschen* zueinander. Die reale geschichtliche Entwicklung der menschlichen Arbeit kennt keine Herstellung materieller Güter, ohne daß die Menschen auf bestimmte Weise miteinander kooperieren und kommunizieren. Arbeit vollzieht sich von allem Anfang an in Formen der Zusammenarbeit.
4. In diesem Prozeß des Produzierens zeichnet sich die menschliche Arbeitskraft durch eine nur ihr eigene Besonderheit aus: Sie ist in der Lage, mehr zu erarbeiten, als zu ihrer eigenen Lebenserhaltung und Reproduktion notwendig ist. Sie ist fähig, ein *Mehrprodukt zu schaffen.*
5. Die *Verteilung des Mehrprodukts* ist gesellschaftsbestimmt und orientiert sich an gemeinschaftlichen oder herrschaftsbestimmten Zielen. Ob kooperativ erwirtschaftete Mittel zur allgemeinen Befriedigung sozialer und gesundheitlicher Bedürfnisse oder zum Zwecke der privaten Reichtumsvermehrung eingesetzt werden, hängt wesentlich von den historisch bedingten Eigentums- und Aneignungsverhältnissen ab. Diese bilden nämlich den Kern der Struktur sozialer Klassen, in denen sich das materielle Interesse subjektiv artikuliert und organisiert. In der bürgerlichen Gesellschaft verfügt die Mehrzahl der Arbeitenden nicht selbst über Eigentum in Form von Produktionsmitteln und muß, um existieren zu können, ihre Arbeitskraft an Eigner der Produktionsmittel vermieten. Ihre Arbeit wird deshalb zu Lohnarbeit. Die Entscheidung über den produktiven Einsatz der Lohnarbeit und die Verwendung der Arbeitsprodukte liegt also vor allem bei der Klasse der Kapitaleigner und -verfüger, die sich bei der Durchführung ihrer Entscheidungen allerdings mit dem organisierten Interesse der Arbeitenden auseinandersetzen muß.

6. *Gesundheit* ist sowohl Voraussetzung als auch Resultat menschlicher *Arbeit.* So ist Gesundheit notwendig, um überhaupt produzieren zu können, und das Ergebnis von Arbeit, materielle und immaterielle Werte, schafft erst die Möglichkeiten für eine bessere Erhaltung von Gesundheit und die Bewältigung von Krankheit. Gesundheit und Arbeit gehören also eng zusammen. Gleichwohl widersprechen sie sich: Seit Paracelsus und Ramazzini[2] ist bekannt, daß Arbeit auch krank macht, d. h. Gesundheit verschleißt.
7. Aufgrund dieser engen Beziehungen zwischen Gesundheit und Arbeit ist davon auszugehen, daß Gesundheit und Krankheit, ihre Entstehung und Versorgung, nachdrücklich von den gesellschaftlichen Verhältnissen und den damit verbundenen herrschenden Interessen geprägt werden. Diese schlagen sich mehr oder weniger gebrochen in den jeweiligen Strukturen der *Krankenversorgung* nieder. In dem Maße, wie der Staat in die Krankenversorgung eingreift, ist dessen Charakter und spezifische Funktion in die Analyse einzubeziehen[3].
8. Medizinische Hilfe im Falle von Krankheit darf sich nicht nur auf bloße Versorgung beschränken. Ihrem ärztlichen Anspruch nach hat sie darauf hinzuwirken, daß die Entstehung von Krankheit verhindert wird, daß Gesundheit gesichert wird. D. h. jedoch, *Prävention* zu betreiben, die nicht nur symptomatische Linderung verschafft, sondern an den technologischen, gesellschaftlichen und politischen Wurzeln ansetzt.

Arbeitsmedizin und auch Arbeitswissenschaft in der Bundesrepublik abstrahieren weitgehend von den präformierenden Voraussetzungen gesellschaftlicher Verhältnisse, unter denen produziert wird und verkürzen den Begriff der Arbeit auf mechanische Aktionen und Reaktionen vorab individuellen menschlichen Handelns. Dabei wird weder berücksichtigt, daß die Entfaltung mechanischer Produktionsvorgänge in der privatwirtschaftlichen Gesellschaftsordnung das Resultat von Entscheidungen ist, die sich an dem Einsatz und Umschlag von Kapital zum Zwecke seiner Vermehrung orientieren, noch daß diese den Regeln der Kapitalverwertung unterworfene Form der Arbeit eine entfremdete ist. Entfremdet insofern, als die Entscheidung über die Tätigkeit und deren Produkte nicht bei den Arbeitenden liegt, sondern von anderen, den Kapitaleignern und -verfügern bestimmt wird. Konsequenzen, die sich aus einem solchen partikularistischen Wissenschaftsverständnis ergeben, sollen in den folgenden Abschnitten erläutert werden.

2. Durch Arbeit bedingte Erkrankungen

Im Mittelpunkt der arbeitsbedingten Krankheiten stehen die anerkannten *Berufskrankheiten.* Was darunter zu verstehen ist, wird in der Berufskrankheiten-Verordnung[4] geregelt. Danach sind Berufskrankheiten fest umschriebene Krankheiten, die ein Versicherter bei einer der in der Reichsversicherungsordnung genannten Tätigkeiten (§§ 539, 540, 543–545) erleidet. Der formale Weg, wie eine arbeitsbedingte Erkrankung zur gesetzlich anerkannten Berufskrankheit wird, ist wie folgt festgelegt: Hat ein Arzt oder Zahnarzt den Verdacht, daß bei einem Versicherten eine Berufskrankheit besteht, so hat er dies dem Träger der Unfallversicherung oder der für den medizinischen Arbeitsschutz zuständigen Stelle unverzüglich anzuzeigen. Letztere hat den Versicherten – so erforderlich – zu untersuchen und für den Träger der Unfallversicherung ein Gutachten zu erstellen. Es gibt also keine allgemeine Begriffsbestimmung für eine anerkannte Berufskrankheit, sondern lediglich ein Verfahren, wie diese ermittelt werden soll. Der Tatbestand einer Berufskrankheit beschreibt deshalb eher einen zufälligen, versicherungsrechtlichen und nicht einen systematischen, medizinischen Sachverhalt. Gegenwärtig werden laut Verordnung 55 genau umschriebene Krankheiten, die durch chemische Stoffe, physikalische Einwirkungen, Infektionserreger oder Abnutzungserscheinungen bedingt sind, als Berufskrankheiten bezeichnet. Krankheiten, die aus dem organisatorischen und gesellschaftlichen Charakter der Arbeit resultieren, werden damit nicht erfaßt. 1978 wurden 45 484 Berufskrankheiten angezeigt und 7 248 erstmals entschädigt (vgl. Tab. 1).

Abb. 1 und Tab. 1 demonstrieren, daß der Verlauf der angezeigten Berufskrankheiten nicht einheitlich ist. Insgesamt ist ein Höhepunkt gegen Mitte der fünfziger Jahre zu verzeichnen, dem dann ein Abfall bis 1967 folgt. Danach kann wieder ein Anstieg registriert werden. Diese Tendenz wird vor allem durch die lärmbedingten Erkrankungen, aber auch durch die Zunahme schwerer Hautkrankheiten bestimmt. Die wachsende Registrierung von Lärmschäden hängt einmal damit zusammen, daß die Anerkennungsvoraussetzungen für *Lärmerkrankungen* mit der Siebenten Berufskrankheiten-Verordnung von 1968 erweitert wurden[5], zum anderen steigt die Lärmbelastung mit dem zunehmenden Einsatz von Maschinen, eine Entwicklung, die typisch für jenen Zeitraum ist. Die Zunahme der beruflich bedingten Hautkrankheiten ist vor allem auf die Einführung *neuer Substanzen und Arbeitsstoffe* zurückzuführen, deren Toxizität und Gefährlichkeit in der Regel nicht vor ihrer Einführung geprüft werden, sondern erst dann, wenn der Verdacht besteht, daß aus dem Umgang mit ihnen Gesundheitsschäden resultieren können. Die Zahl der schädlichen Arbeits-

Abb. 1 Entwicklung der angezeigten schweren Hauterkrankungen (Nr. 46 bzw. Nr. 5101), der Silikose (Nr. 34 bzw. Nr. 4101), der Lärmschwerhörigkeit (Nr. 26 bzw. Nr. 2301) und der angezeigten Berufskrankheiten insgesamt seit 1949.

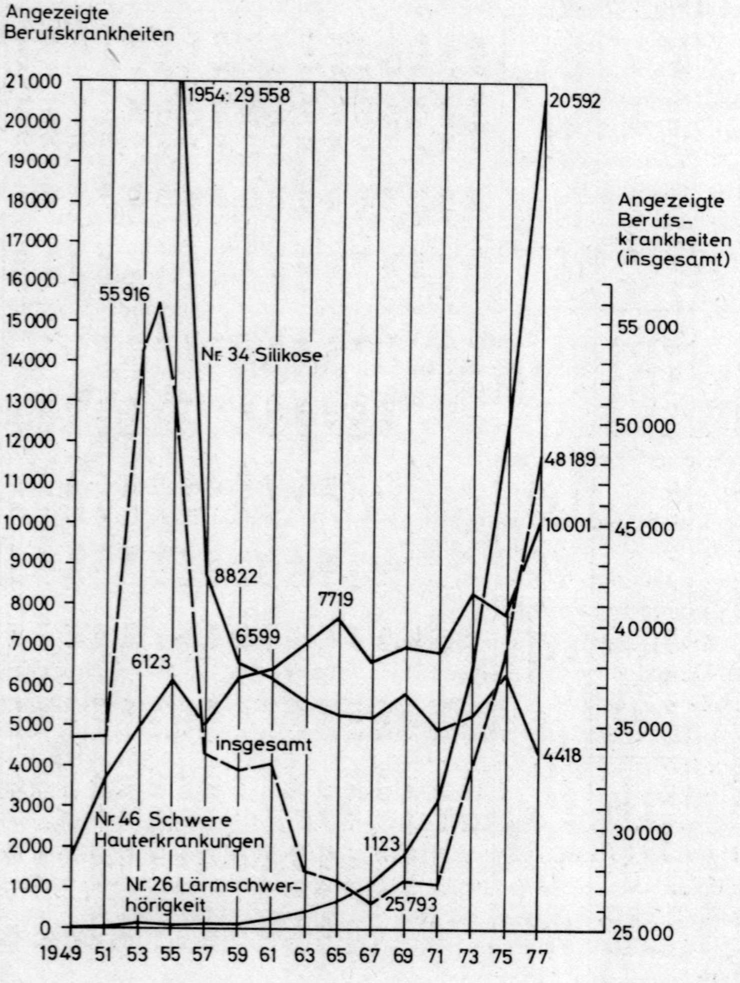

Zahlenangaben: siehe Tab. 1

Tab. 1: Die sechs häufigsten Berufskrankheiten und die Berufskrankheiten insgesamt (angezeigte und erstmals entschädigte Fälle) seit 1949

Jahr	Nr. 26 bzw. 2301 Lärm-schwerhörigkeit u. -taubheit		Nr. 34 bzw. 4101 Quarzstaub-lungenerkrankung (Silikose)		Nr. 37 bzw. 3101 Infektions-krankheiten		Nr. 4 bzw. 2102 Meniskusschäden		Nr. 43 bzw. 2101 Erkrankungen der Sehnenscheiden		Nr. 46 bzw. 5101 Hauterkrankungen		Berufskrankheiten (insgesamt)		Berufskrankheiten (insgesamt) pro 1 000 Vollarbeiter	
	angezeigte Fälle	erstmals entschädigte Fälle	angezeigte Fälle	erstmals entschädigte Fälle	angezeigte Fälle	erstmals entschädigte Fälle	angezeigte Fälle	erstmals entschädigte Fälle	angezeigte Fälle	erstmals entschädigte Fälle	angezeigte Fälle	erstmals entschädigte Fälle	angezeigte Fälle	erstmals entschädigte Fälle	angezeigte Fälle	erstmals entschädigte Fälle
1949	26	7	23 698	5 184	3 243	909	–	–	–	–	1 784	104	34 414	8 394	2,07	0,47
1950	67	18	21 038	6 619	3 149	904	–	–	–	–	3 336	173	37 551	10 289	1,96	0,54
1951	83	12	19 281	5 263	2 755	987	–	–	–	–	3 698	267	34 624	9 306	1,73	0,47
1952	147	15	25 374	5 018	2 543	1 085	637	2	802	–	4 727	339	43 321	8 769	2,14	0,43
1953	140	32	28 041	10 385	2 211	970	1 385	227	3 858	56	4 966	359	53 456	14 521	2,50	0,68
1954	126	24	29 558	6 422	2 310	776	1 191	357	3 628	74	5 593	377	55 916	10 478	2,56	0,48
1955	109	13	22 560	4 947	1 894	677	1 226	417	3 926	74	6 123	416	51 348	8 952	2,27	0,40
1956	105	23	16 866	4 244	1 818	660	1 237	466	4 135	55	5 648	333	43 819	7 960	1,89	0,34
1957	135	22	8 822	4 323	1 732	542	1 272	632	4 206	37	5 047	410	33 759	7 960	1,45	0,34
1958	103	23	7 797	4 483	1 486	608	1 722	804	4 572	15	5 929	501	33 710	8 339	1,43	0,35
1959	129	16	6 599	3 976	1 622	520	1 978	1 147	4 514	6	6 197	462	32 851	7 942	1,36	0,32
1960	149	25	6 691	3 802	1 647	552	2 191	1 379	4 547	14	6 387	539	33 727	8 048	1,36	0,32
1961	274	22	6 229	3 238	1 595	619	2 284	1 299	4 189	4	6 420	519	33 184	7 306	1,36	0,30
1962	382	43	6 221	3 269	1 470	609	2 249	1 324	3 417	9	5 902	549	29 261	7 445	1,19	0,30
1963	444	78	5 618	2 817	1 558	491	2 136	1 266	3 503	7	7 068	494	27 947	6 779	1,14	0,28
1964	526	100	5 343	2 450	1 744	514	2 308	1 361	3 263	5	7 618	456	28 042	6 284	1,12	0,25
1965	722	124	5 285	2 415	1 725	561	2 442	1 369	2 948	5	7 719	492	27 467	6 464	1,10	0,26

Jahr	Nr. 26 bzw. 2301 Lärm-schwerhörigkeit u. -taubheit		Nr. 34 bzw. 4101 Quarzstaub-lungenerkrankung (Silikose)		Nr. 37 bzw. 3101 Infektions-krankheiten		Nr. 4 bzw. 2102 Meniskusschäden		Nr. 43 bzw. 2101 Erkrankungen der Sehnenscheiden		Nr. 46 bzw. 5101 Hauterkrankungen		Berufskrankheiten (insgesamt)		Berufskrankheiten (insgesamt) pro 1 000 Vollarbeiter	
	angezeigte Fälle	erstmals entschädigte Fälle	angezeigte Fälle	erstmals entschädigte Fälle	angezeigte Fälle	erstmals entschädigte Fälle	angezeigte Fälle	erstmals entschädigte Fälle	angezeigte Fälle	erstmals entschädigte Fälle	angezeigte Fälle	erstmals entschädigte Fälle	angezeigte Fälle	erstmals entschädigte Fälle	angezeigte Fälle	erstmals entschädigte Fälle
1966	903	165	5 399	2 070	1 672	601	2 214	1 541	2 578	3	6 965	500	26 061	6 152	1,04	0,25
1967	1 123	173	5 206	1 870	2 270	781	1 964	1 379	2 474	3	6 647	460	26 280	5 836	1,09	0,24
1968	1 192	324	4 996	1 525	2 272	802	2 070	1 050	2 137	2	6 910	435	25 793	5 316	1,06	0,22
1969	1 833	524	5 814	1 396	2 161	878	2 279	1 093	1 830	3	6 997	518	27 427	5 449	1,07	0,21
1970	2 007	622	5 244	1 300	2 728	874	1 774	866	1 647	3	6 642	543	25 951	5 173	1,03	0,20
1971	3 163	715	4 964	1 314	2 908	996	1 675	829	1 525	4	6 852	500	27 201	5 374	1,10	0,22
1972	4 607	979	5 482	1 272	2 887	1 014	1 584	731	1 591	3	7 597	513	30 273	5 488	1,23	0,22
1973	6 337	1 145	5 241	1 337	3 251	1 077	1 731	619	1 334	5	8 327	476	32 827	5 580	1,31	0,22
1974	9 890	1 589	3 726	1 208	3 437	1 072	1 712	746	1 274	6	7 756	501	36 124	6 072	1,49	0,25
1975	12 418	2 028	6 324	1 092	3 291	1 077	1 636	624	1 088	4	7 778	390	38 296	6 104	1,64	0,26
1976	13 789	2 452	4 901	976	3 468	1 244	1 598	672	1 232	1	8 820	361	43 197	6 474	1,64	0,27
1977	20 592	3 514	4 418	1 054	3 463	1 282	1 552	546	1 762	5	10 001	378	48 189	7 581	1,98	0,31
1978	18 121	3 268	4 071	1 002	3 542	1 060	1 325	684	1 506	3	10 259	399	45 484	7 248	1,84	0,29

Errechnet und zusammengestellt nach: Bundesminister für Arbeit und Sozialordnung: Hauptergebnisse der Arbeits- und Sozialstatistik 1967 und 1976, S. 109 f. und 150 f.; Unfallverhütungsbericht vom 4. November 1977, Bundestagsdrucksache 8/1128, S. 51, 53, 108, 109; R. Wagner und G. Zerlett: Berufskrankheiten der Berufskrankheiten-Verordnung, 6. Aufl., Stuttgart, Mai 1978 (Loseblattsammlung), E1, S. 1; Unfallverhütungsbericht vom 29. 11. 1978, Bundestagsdrucksache 8/2328, S. 46 f., 52, 105, 109; Bundesarbeitsblatt 1979, H. 11, S. 110, 111, 116.

stoffe ist insbesondere mit der für die gesamte Industrie immer bedeutender werdenden chemisch-technologischen Entwicklung angestiegen. So werden jährlich ca. 1 000 neue chemische Stoffe angewandt[6]. Beim Rückgang der Silikose ist schließlich die starke Reduzierung der Beschäftigten im Bergbau infolge von *Zechenstillegungen* sowie eine Ausweitung der Früherkennungsmaßnahmen zu berücksichtigen.

Das Konzept der Berufskrankheiten, das sich fast ausschließlich an physikalischen, chemischen oder biologischen Einwirkungen orientiert, reduziert sich bereits von seinem Ansatz her auf einige Industriezweige, wie die Eisen- und Stahlindustrie (Lärmschwerhörigkeit), den Bergbau (Meniskusschäden und Silikose) und das Gesundheitswesen (Infektionskrankheiten). Wichtige andere Arbeitsbereiche werden weitgehend ausgespart. Dies ist auch ein Grund dafür, weshalb die Zahl der angezeigten und entschädigten Berufskrankheiten so niedrig ist. Hinzu kommt, daß nur ein sehr geringer Teil der durch Arbeit und Beruf bedingten Erkrankungen als Berufskrankheiten anerkannt wird. So werden z. B. psychische Störungen und psychosomatische Erkrankungen des Herz- und Kreislaufsystems, des Magen-Darmtraktes oder des vegetativen Nervensystems mit chronischen Folgen nicht als Berufskrankheiten anerkannt, obwohl viel dafür spricht, daß Technologie und Organisationsstruktur des Betriebes zu solchen Gesundheitsstörungen führen. Ein präziseres und wirklichkeitsnäheres Bild über die arbeitsbedingten Erkrankungen erhält man, wenn die Anzahl der Krankheiten und die Vielfalt der Diagnosen aus der Frühberentungsstatistik zugrunde gelegt werden[7].

Wesentlich für diese Entwicklung ist die Veränderung der *Arbeitsbedingungen,* die mit einer Veränderung der industriellen Produktion infolge zunehmender Mechanisierung und Automation einhergeht: Als Folge technologischer Neuerungen tendiert der Bereich der Produktionstätigkeiten zu einer Polarisierung der Beschäftigtenstruktur. Einerseits wird in zunehmendem Maße hohes fachliches Können verlangt, während andererseits verbleibende Produktionsarbeiten auf das Niveau von Anlerntägigkeiten absinken. Der Anteil der komplexen Tätigkeiten mit mittleren Anforderungen geht stetig zurück. Hinzu kommt, daß mit steigendem Mechanisierungs- und Automatisierungsgrad eine Verschiebung von vorwiegend körperlichen zu geistig-psychischen Arbeitsanforderungen stattfindet[8]. Gleichwohl darf dieser Prozeß, der in den einzelnen Wirtschaftsbereichen sehr unterschiedlich verläuft, nicht überbewertet werden, da er sich nur sehr langsam vollzieht. 1969 wird der Anteil der Beschäftigten in der Eisen- und Stahlindustrie, die eine körperliche Schwer- oder Schwerstarbeit verrichten, auf 25 bis 30 Prozent geschätzt[9]; für alle Wirtschaftszweige wird 1971 ein Wert von 1,5 bis 2 Mill. extrapoliert[10], und 1975 wird im Rahmen einer Repräsentativumfrage festgestellt, daß mehr als 40 Prozent der Facharbeiter und jeder fünfte berufstätige Arbeitnehmer insgesamt die körperliche Anstrengung bei der Arbeit kritisieren, fast ein Siebtel der Erwerbstätigen mit schweren Lasten umgehen und jeder dreizehnte Erwerbstätige in der Bundesrepublik mit schwerem Werkzeug hantieren muß.[11] Insgesamt dürfte sich die Zahl der physisch stark beanspruchten Beschäftigten in der Bundesrepublik also zwischen 2 Mill. und fast 5 Mill. Personen bewegen.[12]

Mit der Veränderung der Arbeitsbedingungen verschiebt sich auch die *Belastungsstruktur*[13], der die arbeitenden Menschen ausgesetzt sind. Das Spektrum der herkömmlichen Ursachen von beruflich bedingten Krankheiten bekommt damit andere Schwerpunkte:

– Bei der Belastung der Muskulatur zeichnen sich zwei Tendenzen ab: So findet eine zunehmende Belastung einzelner Muskelstränge gegenüber der Gesamtmuskulatur statt. Überdies kann eine Belastungsverschiebung von der großen zur kleinen Muskulatur festgestellt werden. Die Differenzierung und Spezifizierung der Arbeitsverrichtungen infolge wachsender Arbeitsteilung und Rationalisierung erfordern immer häufiger einseitige dynamische Tätigkeiten oder statische Halte- und Haltungsarbeiten. Dies führt schließlich zu einer selektiven Beanspruchung von Muskeln, Bändern und Gelenken. Insgesamt läßt sich heute jedoch noch nicht verbindlich sagen, in welchem Maße die muskuläre Belastung rückläufig ist oder ob nur Verschiebungen stattfinden.
– Die Erhöhung des Arbeitstempos, die einerseits durch vereinfachte Tätigkeiten und hohe Maschinenlaufgeschwindigkeiten möglich wurde, andererseits mittels verfeinerter Leistungskontrollen und Lohnanreizsysteme gesteigert wird, schlägt sich in einer erhöhten physischen und psychischen Beanspruchung nieder. Diese wirkt sich als Streß auf den Blutdruck und die kardiovaskulären Risikofaktoren (Cholesterin, Blutzukker, Rauchgewohnheiten) sowie möglicherweise auch direkt als Risiko für die koronaren Herzerkrankungen aus.
– Die Ausweitung der Nacht- und Schichtarbeit kann zu Störungen des Magen-Darm-Systems führen. Sie verkürzt die Schlafzeiten und vermindert die Leistungsfähigkeit.[14]
– Hinzu kommen erhöhte Verantwortung[15], Pünktlichkeit und Sorgfalt im Umgang mit teuren und aufeinander abgestimmten Maschinen, wodurch die Angst vor Fehlhandlungen wächst.
– Die unmittelbare Kooperation und Kommunikation am Arbeitsplatz wird infolge zunehmender Isolation immer schwieriger. Dies führt zu Unlustgefühlen, Abstumpfung und Müdigkeit. Gleichzeitig wird unter solchen Beanspruchungen nicht selten hohe Daueraufmerksamkeit verlangt.

- Alle diese Belastungen verstärken sich durch die Kombination mit Umgebungseinflüssen wie Lärm, Staub, Hitze oder den Umgang mit gesundheitsschädlichen chemischen Substanzen.
- Das »Betriebsklima«[16] – insbesondere das Verhältnis zu Vorgesetzten – kann zum Belastungsfaktor werden.
- Und schließlich ist im privatwirtschaftlich organisierten Produktionsprozeß die stetige Ungewißheit über die Arbeitsplatz- und Existenzsicherheit als Belastung anzusehen. D. h. Angst vor Arbeitslosigkeit und Kurzarbeit als Folge von Rationalisierungen oder wirtschaftlichen Krisen, Angst vor Veränderungen herkömmlicher Gepflogenheiten, dem Verlangen nach größerer Anpassungsfähigkeit oder vor betrieblichen Umsetzungen, die außerhalb des eigenen Entscheidungseinflusses liegen. Wie schwer diese Belastung sein kann, demonstriert die Situation von längerfristig Arbeitslosen[17]. So konnte z. B. empirisch nachgewiesen werden, daß schon die Ankündigung des Arbeitsplatzverlustes zur Erhöhung des Cholesterins als Risikofaktor für die koronaren Herzerkrankungen führt, die dann während der Arbeitslosigkeit weiter bestehen bleibt. Ähnliches gilt für den Anstieg von Blutdruckwerten, ebenfalls ein Risikofaktor für koronare Herzerkrankungen[18].

Selten treten solche Belastungen einzeln auf. Meistens handelt es sich um ganze Komplexe von Belastungen[19]. Deshalb lassen sich auch körperliche und geistig-psychische Belastungen nicht streng voneinander trennen. Sie bedingen sich wechselseitig, allerdings mit unterschiedlicher Betonung. Überdies zeigt diese Aufreihung wichtiger Belastungsfaktoren, daß Belastung nicht nur aus den unmittelbaren Arbeitsaufgaben am Arbeitsplatz, den Umgebungseinflüssen und aus Dauer und Lage der Arbeitszeit – also lediglich betrieblichen Einflüssen – resultiert, sondern daß Arbeitsbelastung auch Ausdruck allgemeiner wirtschaftlicher und gesellschaftlicher Entwicklungen ist.

Die Ergebnisse medizinischer Forschung außerhalb der Arbeitsmedizin sowie der Epidemiologie verweisen darauf, daß z. B. solche Volkskrankheiten wie koronare Herzerkrankungen, zahlreiche Karzinome, Hochdruck und Folgeerkrankungen, Krankheiten des Halte- und Stützapparates, chronische Bronchitis sowie chronische Lebererkrankungen in starkem Maße »umweltbedingt« sind.[20] Zugleich weist die Epidemiologie für fast alle genannten Krankheiten »eine Häufung in den unteren sozialen Schichten und den dazugehörigen Berufsgruppen«[21] nach. Es sind gerade der Arbeitsplatz und die über die Arbeitsbedingungen vermittelten Lebensbedingungen, die für die Entstehung, Entwicklung und Verteilung dieser Krankheiten von entscheidender Bedeutung sind.[22]

3. Unfälle bei der Arbeit

Als *Arbeitsunfall* bezeichnet man ein einmaliges, plötzliches von außen her einwirkendes Ereignis, das erkennbare Schädigungen des Körpers verursacht. Nach der Rechtsprechung ist die Zeitspanne der schädigenden Einwirkung auf einige Stunden bzw. höchstens auf eine Arbeitsschicht erweitert worden.

1977 wurden in der Bundesrepublik mehr als 1,8 Millionen Arbeitsunfälle und fast 190 000 Wegeunfälle (Unfälle auf dem Weg zur Arbeit und von der Arbeit nach Hause) angezeigt. Bei einer Gesamtzahl von ca. 24,3 Millionen vollzeitig Erwerbstätigen heißt das, daß jeder dreizehnte Erwerbstätige 1977 in der Bundesrepublik einen angezeigten Arbeitsunfall hatte. 2 970 Arbeitsunfälle und 1 305 Wegeunfälle verliefen tödlich.[23]

Zu betonen ist, daß es sich dabei um angezeigte Arbeitsunfälle handelt, darunter sind Unfälle zu verstehen, die eine Arbeitsunfähigkeit von mehr als drei Tagen nach sich ziehen. Die leichteren Unfälle werden in dieser Zahl also nicht erfaßt. Deshalb sagt jene Zahl auch wenig über das wirkliche *Unfallrisiko* aus, denn die Kreissäge, die nur die Fingerkuppe abschneidet, hätte genausogut den ganzen Finger erfassen können, oder ein umstürzender Materialstapel, der zu einer leichten Verletzung führt, hätte ebensogut einen Arbeiter unter sich begraben können; ganz zu schweigen von den sogenannten »Beinaheunfällen«. Die Gesamtzahl der Arbeitsunfälle und das Unfallrisiko liegen also wesentlich höher als die angegebene Zahl.[24] Amtliche Mikrozensus-Daten geben an, daß 1976 die Zahl der sich tatsächlich ereignenden Arbeitsunfälle um mindestens ein Drittel über der Zahl der bei den Berufsgenossenschaften angezeigten meldepflichtigen Arbeitsunfälle gelegen hat.[25]

3.1. Zur Entwicklung der angezeigten Arbeitsunfälle

Die auf die Anzahl der Beschäftigten bezogene Häufigkeitsziffer (Arbeitsunfälle je 1 000 Vollarbeiter[26]) entwickelte sich zwischen 1949 und 1976 wie folgt: 1949 waren 61 angezeigte Arbeitsunfälle je 1 000 Vollarbeiter zu verzeichnen, 1961 118 (+ 93 Prozent) und 1976 noch 75 (+ 23 Prozent gegenüber 1949; – 36 Prozent gegenüber 1961).[27] (Vgl. Abb. 2)

Fragt man nun nach den Ursachen für den Rückgang der angezeigten Arbeitsunfälle seit 1961, so wird man in zahlreichen Veröffentlichungen zumeist auf die offenbar positiven Wirkungen gesteigerter Arbeitsschutzaktivitäten des Staates und der Unternehmer verwiesen. Kaum einmal wird jedoch von offiziellen Stellen nach möglichen weiteren Ursachen gefragt. Damit sollen Verbesserungen auf dem Gebiet des Arbeitsschutzes, die

Abb. 2 Vollarbeiter, angezeigte Arbeitsunfälle und Häufigkeit der angezeigten Arbeitsunfälle je 1000 Vollarbeiter seit 1949.

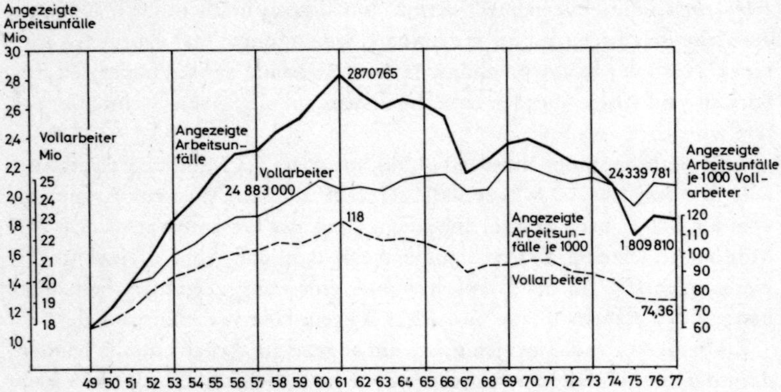

Quelle: Bericht der Bundesregierung über den Stand der Unfallverhütung und das Unfallgeschehen in der Bundesrepublik Deutschland (Unfallverhütungsbericht), Bundestagsdrucksache 8/2328, 29. November 1978, S. 7; die Häufigkeitsziffer für 1961 wurde berichtigt (vgl. Anm. 27).

hauptsächlich unter dem Druck gewerkschaftlicher Aktivitäten vor allem in den sechziger und am Beginn der siebziger Jahre erzielt wurden, keineswegs in ihrer Bedeutung gemindert werden. Andererseits ist jedoch nicht zu übersehen, daß diese Maßnahmen nur begrenzt wirksam wurden.[28] Als Erklärung muß deshalb nach anderen Ursachen gefragt werden.

Hier sind zu nennen:

- Veränderungen in der *Wirtschaftsstruktur:* Der Anteil der Erwerbstätigen in besonders unfallträchtigen Bereichen (Land- und Forstwirtschaft, produzierendes Gewerbe) nimmt ab, während die Erwerbstätigenanteile in weniger unfallgefährdeten Sektoren (Dienstleistungssektor, öffentliche Bereiche) zunehmen (vgl. Tab. 2). Der Rückgang von Arbeitsplätzen, die bekanntermaßen eine hohe Unfallhäufigkeit aufweisen, muß zu einer sinkenden Zahl von Arbeitsunfällen führen.
- Veränderungen in der *Struktur der Erwerbstätigen:* Zwischen 1961 und 1976 vollzogen sich in der Bundesrepublik gravierende Veränderungen in der Erwerbstätigenstruktur, deren hervorstechendes Merkmal der Rückgang des Anteils der Selbständigen und mithelfenden Familienangehörigen von rund 22 Prozent auf 15 Prozent der Erwerbstätigen und der gleichzeitige Anstieg des Anteils der abhängig Beschäftigten von 78 Prozent auf 85 Prozent der Erwerbstätigen ist.[29] Die Selbständigen

Tab. 2: Erwerbstätige nach Wirtschaftsbereichen[1] (Jahresdurchschnitt)

Jahr	Land- und Forstwirtschaft in 1 000	Land- und Forstwirtschaft Anteil in v.H.	Produzierendes Gewerbe[2] in 1 000	Produzierendes Gewerbe[2] Anteil in v.H.	Handel und Verkehr[3] in 1 000	Handel und Verkehr[3] Anteil in v.H.	Sonstige Wirtschaftsbereiche zusammen in 1 000	Sonstige Wirtschaftsbereiche zusammen Anteil in v.H.	Dienstleistungen[4] in 1 000	Dienstleistungen[4] Anteil in v.H.	Staat, private Haushalte[5,6] in 1 000	Staat, private Haushalte[5,6] Anteil in v.H.
1950	5 020	24,6	8 689	42,6	2 918	14,3	3 749	18,4	.	.	.	.
1955	4 285	18,5	10 824	46,6	3 702	15,9	4 419	19,0	.	.	.	.
1960	3 623	13,8	12 518	47,7	4 515	17,2	5 591	21,3	3 339	12,7	2 252	8,6
1965	2 876	10,7	13 138	48,8	4 729	17,6	6 144	22,9	3 633	13,5	2 511	9,3
1967	2 638	10,2	12 276	47,3	4 670	18,0	6 366	24,5	3 813	14,7	2 553	9,8
1968	2 523	9,7	12 360	47,6	4 633	17,8	6 452	24,9	3 916	15,1	2 536	9,8
1969	2 395	9,1	12 791	48,5	4 642	17,6	6 528	24,8	3 976	15,1	2 552	9,7
1970	2 262	8,5	13 024	48,8	4 655	17,5	6 727	25,2	4 114	15,4	2 613	9,8
1971	2 144	8,0	12 989	48,6	4 725	17,7	6 867	25,7	4 196	15,7	2 671	10,0
1972	2 038	7,6	12 815	48,1	4 790	18,0	7 012	26,3	4 265	16,0	2 747	10,3
1973	1 954	7,3	12 830	48,0	4 818	18,0	7 110	26,6	4 321	16,1	2 789	10,4
1974	1 882	7,2	12 398	47,3	4 707	18,0	7 228	27,6	4 376	16,7	2 852	10,9
1975	1 823	7,2	11 615	45,9	4 571	18,0	7 314	28,9	4 415	17,4	2 899	11,4
1976	1 743	6,9	11 400	45,4	4 510	18,0	7 435	29,6	4 495	17,9	2 940	11,7
1977	1 656	6,6	11 326	45,3	4 471	17,9	7 568	30,2	4 608	18,4	2 960	11,8
1978	1 608	6,4	11 373	45,1	4 489	17,8	7 739	30,7	4 729	18,8	3 010	11,9

[1] 1950 ohne Berlin/West
[2] Energiewirtschaft (einschließlich Wasserversorgung) und Bergbau, Verarbeitendes Gewerbe, Baugewerbe
[3] Einschließlich Nachrichtenübermittlung
[4] Kreditinstitute und Versicherungsgewerbe, Wohnungsvermietung, sonstige Dienstleistungen
[5] Gebietskörperschaften und Sozialversicherung, häusliche Dienste und private Organisationen ohne Erwerbscharakter
[6] Einschließlich Soldaten

Quelle: Bundesminister für Wirtschaft: Leistung in Zahlen '77, Bonn 1978, S. 15; ders.: Leistung in Zahlen '78, Bonn 1979, S. 15.

und mithelfenden Familienangehörigen gehören – wegen des großen Anteils der direkt im Produktionsprozeß den gleichen Arbeitsbedingungen wie die Lohnabhängigen auch ausgesetzten landwirtschaftlichen Unternehmer – nach den Arbeitern zu der am stärksten unfallgefährdeten Erwerbstätigengruppe.[30] Insofern ist der Rückgang des Anteils der Selbständigen und mithelfenden Familienangehörigen an allen Erwerbstätigen von Bedeutung für den Unfallrückgang. Hinzu kommt, daß innerhalb der Gruppe der abhängig Beschäftigten der Arbeiteranteil in diesen Jahren von fast 63 Prozent auf ca. 49 Prozent zurückging, während der Anteil der Beamten von ca. 8 Prozent auf fast 10 Prozent und der Anteil der Angestellten von 29,5 auf fast 41 Prozent anwuchs.[31]
Da diese unterschiedlichen Beschäftigtengruppen auch unterschiedlichen Gefährdungen bei der Arbeit ausgesetzt sind und – wie ersichtlich – eine Tendenz zur Verringerung gefährlicher Tätigkeiten besteht, liegt in diesen sozialstrukturellen Veränderungen ein weiterer objektiver Grund für den festgestellten Unfallrückgang.

- Veränderung des *Arbeitsvolumens:* Zwar blieb zwischen 1961 und 1976 die Zahl der in der Unfallstatistik ausgewiesenen »Vollarbeiter« nahezu konstant, allerdings entspricht – wie bereits angedeutet – der Vollarbeiter des Jahres 1976 in bezug auf die geleistete Arbeitszeit nicht mehr dem Vollarbeiter früherer Jahre.[32] Außerdem kann davon ausgegangen werden, daß auch bereits in den sechziger Jahren die jahresdurchschnittlich geleistete Arbeitszeit eines Vollarbeiters zu niedrig angesetzt war. Nach Berechnungen des Instituts für Arbeitsmarkt- und Berufsforschung der Bundesanstalt für Arbeit ist die jahresdurchschnittlich geleistete Arbeitszeit je Erwerbstätigen in der Gesamtwirtschaft zwischen 1960 und 1975 um ca. 336 Stunden oder 15,6 Prozent gesunken. Gleichzeitig nahm die Zahl der Erwerbstätigen um 0,8 Millionen oder 3 Prozent ab. Das Arbeitsvolumen sank demnach um 18,1 Prozent.[33] Diese Veränderungen im zeitlichen Umfang der Beschäftigung kommen in der Vollarbeiter-Berechnung der Unfallversicherungsträger und des Bundesarbeitsministeriums nicht vollständig zum Tragen.[34] Das hat zur Folge, daß die Vollarbeiterzahlen – und damit auch die Häufigkeitsziffern der Arbeitsunfälle – ungenau sind.
- *Technologische Veränderungen des Arbeitsprozesses:* Es läßt sich feststellen, daß mit vermehrter Mechanisierung und Automatisierung in den sechziger Jahren der arbeitende Mensch zunehmend neben den unmittelbaren Fertigungsprozeß getreten ist. Schwere und gefährliche Arbeiten werden von Maschinen und Anlagen übernommen. Auch dies trägt zu einer Unfallminderung bei. Gleichwohl können durch technologische Veränderungen dort, wo Menschen als »Lückenbüßer« der Technik ein-

gesetzt werden oder Maschinen schneller laufen, neue zusätzliche Gefahrenquellen entstehen (z. B. Reparaturarbeiten). Diese sind jedoch insgesamt geringer als der Abbau von gefährlichen Arbeitsplätzen durch technologischen Fortschritt.

Nicht alle der vorstehend genannten Veränderungen lassen sich hinsichtlich ihrer Auswirkungen auf das Unfallgeschehen eindeutig quantifizieren. Wie entsprechende Berechnungsversuche für die Jahre 1967 und 1975 ergeben haben[35], kann der starke Rückgang der Zahl der angezeigten Arbeitsunfälle seit 1961 zum überwiegenden Teil auf strukturelle Veränderungen in der Wirtschafts- und Beschäftigtenstruktur sowie auf die Verkürzung der geleisteten Arbeitszeit zurückgeführt werden.

3.2. Ökonomische Krise und Arbeitsunfälle

Aus Abb. 2 geht hervor, daß die relative Häufigkeit der angezeigten Arbeitsunfälle seit 1961 nicht stetig zurückgegangen ist, sondern daß in der Kurve 1963, 1966/67 und 1974/75 deutliche Einschnitte ermittelt werden können, die parallel zu den ökonomischen Krisen in der Bundesrepublik verlaufen. Es wird davon ausgegangen, daß in Krisenperioden die relative Häufigkeit der angezeigten Arbeitsunfälle und die Zahl der Unfallmeldungen – nicht der Arbeitsunfälle selbst – zusätzlich dadurch gesenkt wird, daß viele abhängig Beschäftigte aus Angst vor dem Verlust ihres Arbeitsplatzes leichtere Arbeitsunfälle nicht melden. In diesem Sinne heißt es etwa im Unfallverhütungsbericht der Bundesregierung für das Jahr 1974, seit der Krise 1966/67 sei bekannt, »daß die Sorge um den Arbeitsplatz Arbeitnehmer dazu verführt, leichte Arbeitsunfälle nicht zu melden«[36]. Für 1974 lasse sich daraus ableiten, daß wegen dieses »Kriseneffekts« etwa 100 000 Arbeitsunfälle, das sind ca. 5 Prozent aller in diesem Jahr angezeigten Arbeitsunfälle, nicht gemeldet worden seien und damit nicht in die amtliche Statistik eingehen.[37]

Auch im Geschäftsbericht der Industriegewerkschaft Metall für 1968 bis 1970 hieß es bereits: »Die berufsgenossenschaftlichen Ärzte (D-Ärzte) vermerkten häufig in ihrem Bericht: ›Arbeitsfähigkeit auf eigenen Wunsch‹, das heißt, der Arbeitnehmer übernahm aus Angst um den Arbeitsplatz selbst das Risiko der Unfallfolgen.«[38]

Diese Reaktion auf ökonomische Krisen schlägt sich indessen nicht allein in der Registrierung der angezeigten Arbeitsunfälle – also dem spezifischen Anzeigeverhalten – nieder, sondern ähnliche Phänomene treten auch in anderen Bereichen der Krankenversorgung auf:

- So ist bekannt, daß der registrierte *betriebliche Krankenstand* in Krisenzeiten zurückgeht.[39]

- »Aus Angst vor Verlust des Arbeitsplatzes scheut ein Teil der Patienten den notwendigen *Gang zum Arzt*«, äußerte 1977 der Vorsitzende des Verbandes der niedergelassenen Ärzte Deutschlands, K. Roos.[40]
- Anfang 1976 hieß es in der Presse, daß die Kuranträge nachgelassen haben, und als Erklärung dafür wurde angegeben, »daß nicht wenige Arbeitnehmer, die eine Kur nötig hatten und sie voraussichtlich auch bewilligt bekämen, aus Angst vor dem Verlust ihres Arbeitsplatzes erst gar keinen Antrag stellten«[41].
- Ähnliche Erscheinungen treten in den Krankenhäusern auf, deren Bettenbelegung 1975 um 5 Prozent zurückgegangen ist. Als Hauptgrund für den Rückgang wird die Konjunkturlage und die darauf wieder größer gewordene Angst vor dem Verlust des Arbeitsplatzes bei den Arbeitnehmern vom Präsidenten der Deutschen Krankenhausgesellschaft genannt. Es heißt: »Dieser konjunkturell begründete Belegungsrückgang sei genau vergleichbar mit der Entwicklung des Rezessionsjahres 1967. Wie sich aus den Zahlen einiger größerer Krankenhäuser ablesen lasse, sei der Anteil der über 50jährigen Arbeitnehmer in den Krankenhäusern deutlich zurückgegangen. Auch die Verweildauer der Arbeitnehmer sei gesunken. Die Patienten drängen viel stärker zurück an den Arbeitsplatz als noch vor einem Jahr.«[42]

Dies alles spricht dafür, daß das konstitutive Element der privaten Wirtschaftsordnung, die Arbeitsplatzunsicherheit der Lohn- und Gehaltsabhängigen, einen nicht unbedeutenden Einfluß auf das Krankheitsverhalten und damit dessen statistische Erfassung hat.

3.3. Ungleiche Verteilung der Arbeitsunfälle[43]

Die Arbeitsunfallhäufigkeit ist verständlicherweise nicht in allen *Wirtschaftsbereichen* gleich groß. Die im Verhältnis zu den Beschäftigtenzahlen meisten Arbeitsunfälle treten in jenen Sektoren der gewerblichen Wirtschaft auf, in denen körperlich schwere Arbeit verrichtet wird. So zählen die Beschäftigten im Bergbau, der Holzindustrie, der Eisen- und Metallindustrie, der Bauindustrie sowie der Industrie der Steine und Erden zu den am meisten gefährdeten. Aber auch im landwirtschaftlichen Bereich finden wir hohe – und seit Jahren zudem stetig ansteigende – Unfallhäufigkeiten.

Auch sind bestimmte *gesellschaftliche Gruppen* von Arbeitsunfällen besonders hart bedroht. Hier sind an hervorragender Stelle die ausländischen Arbeiter zu nennen. Die Unfallhäufigkeit der ausländischen Arbeiter liegt etwa 2,5mal so hoch wie die der inländischen Arbeiter. Dies läßt sich nicht allein mit den Sprachschwierigkeiten erklären, sondern es ist bekannt – und das zeigt sich in der gegenwärtigen Krise besonders deutlich –, daß der Arbeitsplatz von Ausländern besonders unsicher ist und daß die ausländischen Arbeiter in der Regel an den gefährlichsten Arbeitsplätzen in der Bau- und Stahlindustrie – im Gegensatz zu den inländischen Arbeitern – eingesetzt werden.

3.4. Zur Interpretation der Ursachen von Arbeitsunfällen

Gemeinhin werden die Ursachen von Arbeitsunfällen nach zwei Kategorien unterschieden:
- nach technischen Mängeln und
- nach menschlichem Versagen.

Unter *technischen Mängeln* werden Einflüsse verstanden, die von den Produktionsmitteln und dem Arbeitsablauf ausgehen, als Mängel in der Anlage des Betriebes, Apparaturen, Maschinen, Werk- und Baustoffen usw.

Menschliches Versagen als Ursache von Arbeitsunfällen hingegen bezeichnet die bewußte oder unbewußte Vernachlässigung von Vorschriften und Sicherheitsvorkehrungen durch den Arbeitenden.

In einem Lehrbuch der Arbeitsmedizin heißt es, »daß für etwa 70 Prozent der Unfälle nicht organisatorische und technische Mängel, sondern menschliches Fehlverhalten verantwortlich zu machen sind«[44]. Diese Trennung zwischen »technischen Mängeln« und »menschlichem Versagen« als Ursache von Arbeitsunfällen suggeriert, daß es sich hierbei um zwei grundverschiedene Unfallquellen handelt. Die eine wird nach diesen Vorstellungen allein aus den gegenständlichen Teilen des Produktionsprozesses, die andere vornehmlich aus den persönlichen Eigenschaften des arbeitenden Individuums gespeist. Zur Analyse von Unfallursachen, die mehr als eine deskriptive Klassifizierung zu sein beansprucht, reichen diese Kategorien jedoch keineswegs aus, da hier als Ursache ausgegeben wird, was selber Resultat ist. Die Arbeitsmittel und ihre Anwendung sind nämlich bereits Produkte eines menschlichen Arbeitsvorgangs, der lediglich an anderem Ort geplant und vorbereitet wird. Daher vermittelt Technik als Ursache von Arbeitsunfällen dann einen falschen Eindruck, wenn sie von den Intentionen ihrer Hersteller und Anwender losgelöst betrachtet wird. Vielmehr sind technische Mängel in der Regel nichts anderes als menschliche »Fehlverhaltensweisen« bzw. wirtschaftliche Entscheidungen auf einer vorgeordneten Stufe der Produktion, die zwar nicht unmittelbar, aber immerhin mittelbar zur Auslösung von Arbeitsunfällen beitragen. Insofern sind »technische Mängel« und »menschliches Versagen« nur verschiedene Aspekte ein und derselben Sache, nämlich der organisierten menschlichen Arbeit.

Ebenso problematisch ist es, das »menschliche Versagen«, das zu einem Arbeitsunfall führt, als spezifische *individuelle, persönliche Eigenschaft* zu bezeichnen. Den Schwerpunkt der wissenschaftlichen Forschung und des praktischen Arbeitsschutzes auf die Persönlichkeit des Arbeitenden zu legen, heißt nicht selten zur Verschleierung gesellschaftlich bedingter Tatbestände beizutragen. Biologische Determinanten und strukturelle psychische Konstellationen sind nämlich in aller Regel für das Verhalten und das Bewußtsein geringer einzuschätzen als die prägenden Einflüsse, die von den jeweiligen Arbeits- und Lebensbedingungen ausgehen. Es ist die Art der Arbeit selbst, die ein spezifisches Verhalten und Bewußtsein erzeugt: Es ist ein Unterschied, ob der Hauer vor Ort die Kohle bricht oder ob der Walzer den Walzvorgang ferngesteuert reguliert, ob ein Arbeiter ausgeruht und aufmerksam den Arbeitsvorgang verfolgen kann, oder ob er infolge seiner Tätigkeiten mit reduzierter Aufmerksamkeit und vermindertem Reaktionsvermögen arbeitet. Es ist ferner das Arbeitsverhältnis, die Herrschaftsbeziehungen zwischen Arbeitenden und Aneignenden, das sich in konkreten Fragen des Lohnes, der Arbeitszeit, der Hierarchie, Verantwortung bis hin zu Problemen des Gesundheitsschutzes im Betrieb täglich reproduziert. Und es ist schließlich auch die Sphäre außerhalb der Produktion, die Strukturen des individuellen Konsums und der Familie, die das Sicherheitsbewußtsein und -verhalten der Arbeitenden formen.

Diese gesellschaftlichen Faktoren und Verhältnisse dürfen nicht vernachlässigt werden, wenn das »menschliche Versagen« als Ursache von Arbeitsunfällen untersucht wird. Denn individuelles oder persönliches Versagen erweist sich in dem Maße als gesellschaftliches Versagen, wie das Verhalten und das Bewußtsein Ausdruck gesellschaftlicher, ökonomischer und politischer Prozesse ist. Die Erforschung der Ursachen von Unfallverletzungen kann daher – wenn es ihr um mehr als bloße Symptomatologie geht – auf die Einbeziehung solcher grundlegender Aspekte nicht verzichten.

Ein Beispiel: Das *Arbeitstempo* ist zunächst ein technologischer Vorgang, der von Maschinen, Arbeitskräften sowie deren Kombination abhängt; doch der Zweck, an dem sich die Arbeitsgeschwindigkeit orientiert, ist gesellschaftsbestimmt. Er ist auf Sachverhalte zurückzuführen, die außerhalb der Technik liegen. Als Folge des privaten Eigentums an den Produktionsmitteln liegt die Entscheidungsbefugnis über den Gang der Produktion bei den Kapitaleignern oder jenen, die deren Interessen innerhalb des Unternehmens vertreten. Richtlinie für ihre Dispositionen ist die optimale Verwertung des investierten privaten Produktivvermögens, wozu nicht zuletzt die Konkurrenz nötigt, in der die Unternehmen zueinander stehen. Der Teil des Arbeitsprodukts, der privat angeeignet wird, ist um so größer, je schneller die Maschinen laufen, je höher der Warenausstoß bei möglichst geringem finanziellem Aufwand für Produktionsmittel und Arbeitskräfte ist. Demzufolge wird von der Unternehmensleitung auf das Arbeitstempo gesehen, die Arbeitsorganisation auf schnelle Verrichtung der Arbeit eingestellt.

Aber auch der Arbeiter selbst, der immer häufiger in Form des Leistungslohnes bezahlt wird, muß auf das Arbeitstempo achten. Denn die Höhe seines Einkommens hängt insbesondere beim Akkordlohn, aber auch beim Stundenlohn, der in der Regel durch Leistungszulagen ergänzt wird, von der Schnelligkeit seiner Arbeit ab. Diese wird durch Arbeitsvorschriften, vor allem durch das exakte Einhalten von Sicherheitsvorschriften behindert. Da sich umständliche und zusätzliche Handgriffe bei Umgehung solcher Vorschriften einsparen lassen, liegt es nahe, wenn Arbeiter immer wieder verleitet werden, ihr Einkommen auf diesem Weg zu verbessern. Fragen wie: Warum wurde z. B. ein Kran überlastet? Lag das nur am Kranführer? Warum duldeten möglicherweise Vorgesetzte dieses vorschriftswidrige Verhalten? Drückten sie nur beide Augen zu, um Produktion und Akkord nicht zu beeinträchtigen? müssen in diesem Zusammenhang beantwortet werden. Akkord- und Leistungszulagen sind ein probates Mittel zur Steigerung des Arbeitstempos. *Dabei wird das kurzfristige Interesse der Arbeitnehmer an einem möglichst hohen Verdienst gegen sein langfristiges Interesse an der Erhaltung seiner Gesundheit ausgespielt.*

4. Medizinische Versorgung am Arbeitsplatz

Auf dem Hintergrund der beruflich bedingten Erkrankungen und der Arbeitsunfälle sollen im folgenden die gesetzliche Verankerung der gesundheitlichen Sicherung am Arbeitsplatz sowie die Qualifikation, Verteilung und Aufgaben von Betriebsärzten dargestellt und diskutiert werden.

1. Das Arbeitssicherheitsgesetz[45] trat am 1. Dezember 1974 in Kraft. Es beendete den Zustand, daß Betriebsärzte lediglich auf freiwilliger Basis eingestellt wurden. Bis zu diesem Zeitpunkt gab es nämlich nur Empfehlungen zur Beschäftigung von Ärzten im Betrieb. Die Verpflichtung der Unternehmen ist in den ersten Abschnitten des Gesetzes festgelegt. Hier heißt es:

- »Der Arbeitgeber *hat* nach Maßgabe dieses Gesetzes Betriebsärzte und Fachkräfte für Arbeitssicherheit zu bestellen. Diese sollen ihn beim Arbeitsschutz und bei der Unfallverhütung unterstützen.« (§ 1)
- »Der Arbeitgeber *hat* dafür zu sorgen, daß die von ihm bestellten Betriebsärzte ihre Aufgaben erfüllen. Er hat sie bei der Erfüllung ihrer Auf-

gaben zu unterstützen; insbesondere ist er verpflichtet, ihnen, soweit dies zur Erfüllung ihrer Aufgaben erforderlich ist, Hilfspersonal sowie Räume, Einrichtungen, Geräte und Mittel zur Verfügung zu stellen.« (§ 2)

Die Probleme der Entstehungsgeschichte dieses Gesetzes lassen sich kurz zusammenfassen: Es stellt sich zunächst die Frage, warum das Gesetz zum Schutz der Arbeitskraft in der Bundesrepublik Deutschland so spät eingeführt wurde, und warum diese Einführung mit so erheblichen Schwierigkeiten verbunden war. Dieses Gesetz ist – wie jedes Gesetz – das Resultat realer politischer Auseinandersetzungen gewesen. In diesen Auseinandersetzungen standen sich die Interessen der Unternehmen und die Interessen der abhängig Beschäftigten kontrovers gegenüber. Denn die Einrichtung und Unterhaltung eines betriebsärztlichen Dienstes bedeutet objektiv für die Unternehmen und abhängig Beschäftigten etwas grundsätzlich verschiedenes:

- Für das tragende Unternehmen ist der betriebsärztliche Dienst eine Aufwandsgröße innerhalb der Kapitalverwertung, die die Produktivität erhöhen und die anfallenden Kosten infolge gesundheitlicher Störungen verringern soll. Er wird an Maßstäben der betrieblichen Rentabilität gemessen.
- Für die Arbeitenden hingegen ist die medizinische Betreuung am Arbeitsplatz ein Mittel ihrer persönlichen Lebenssicherung. Sie soll ihren Bedarf nach Gesundheit decken.

In der Auseinandersetzung um das Arbeitssicherheitsgesetz haben die Unternehmer nachgegeben. Sie konnten aber auch nachgeben, da Rentabilitätsberechnungen von betriebsärztlichen Diensten seit Mitte der sechziger Jahre gezeigt hatten, daß der betriebsärztliche Dienst nicht mehr als »soziales Almosen«, sondern als eine äußerst gewinnbringende Einrichtung insbesondere für Großbetriebe anzusehen ist. So beläuft sich das Verhältnis von Kosten zu Ertrag – nach einer input-output-Berechnung in einem großen bundesrepublikanischen Automobilwerk – bei Mindesteinsparungen etwa auf 1 : 1,8 und bei der Berücksichtigung wahrscheinlicher Einsparungen auf 1 : 3,7[46]. Das heißt also, daß die Einrichtung eines betriebsärztlichen Dienstes mehr als das Dreifache seiner Kosten einsparen helfen kann. Angemerkt sei in diesem Zusammenhang, daß die Rentabilität eines betriebsärztlichen Dienstes nicht in allen Unternehmen gleich groß ist, sondern daß sich diese mit einer Konzentration und Zentralisation des Kapitels – also in den Großbetrieben – erst voll entfalten kann. Deshalb kamen auch von der Fraktion der Großbetriebe die geringsten Vorbehalte gegen die Einführung des Arbeitssicherheitsgesetzes.

2. Bereits vor der Einführung des Arbeitssicherheitsgesetzes konnten seit 1965 approbierte Ärzte die Zusatzbezeichnung »Arbeitsmedizin« erwerben. Voraussetzung dafür war folgende *Qualifikation:*

- 12 Monate klinische oder poliklinische Tätigkeit auf dem Gebiet der Inneren Medizin,
- 9 Monate praktische Tätigkeit in einer dazu ermächtigten arbeitsmedizinischen Institution,
- Teilnahme an einem dreimonatigen theoretischen Kurs über Arbeitsmedizin.

Während es sich dabei um die spezifische Qualifikation handelte, wurde 1970 mit der Approbationsordnung für Ärzte eine Grundqualifikation für alle Ärzte auf dem Gebiet der Arbeitsmedizin angestrebt. Die Arbeitsmedizin ist nämlich mit den psychosozialen Fächern als Pflichtlehr- und Prüfungsfach in die ärztliche Ausbildung eingeführt worden.

Um dem Arbeitssicherheitsgesetz gerecht werden zu können, mußten in einem möglichst kurzen Zeitraum Ärzte arbeitsmedizinisch fortgebildet werden, da die Anzahl der Betriebsärzte in der BRD sehr gering war. (Vgl. Tab. 3) Deshalb wurde zwischen dem Hauptverband der gewerblichen Berufsgenossenschaften und der Bundesärztekammer vereinbart, daß für eine Übergangszeit klinisch qualifizierten Ärzten nach *einem* 14-Tage-Kurs über einen vorgeschriebenen Stoffkatalog[47] die arbeitsmedizinische Fachkunde von den zuständigen Ärztekammern bescheinigt werden konnte.[48] Diese Übergangsregelung trat am 1. März 1975 in Kraft und wurde von den Berufsgenossenschaften zum 30. Juni 1978 mit der Begründung gekündigt, daß die auf 14 Tage begrenzten Einführungslehrgänge nicht mehr länger vertretbar seien.[49] Seit dem 1. Januar 1979 gilt rückwirkend eine zwischen den Trägern der gesetzlichen Unfallversicherung und der Bundesärztekammer getroffene neue Vereinbarung, die vorsieht, die Dauer des arbeitsmedizinischen Einführungslehrgangs von *bisher zwei* auf *vier Wochen* zu erweitern. Der Lehrgang kann in zwei Abschnitte von je 14 Tagen aufgeteilt werden, muß jedoch innerhalb eines Jahres abgeschlossen sein. Mit der Bescheinigung der damit erworbenen arbeitsmedizinischen Fachkunde im Sinne der Unfallverhütungsvorschrift »Betriebsärzte« der Berufsgenossenschaften ist jedoch die Auflage verbunden, daß die Betriebsärzte innerhalb einer Frist von fünf Jahren die Voraussetzungen für das Recht zur Führung der Gebietsbezeichnung »Arbeitsmedizin« oder der Zusatzbezeichnung »Betriebsmedizin« erwerben.[49a]

Es gibt also zwei Möglichkeiten für Ärzte, sich arbeitsmedizinisch zu qualifizieren: Es kann nach den Kriterien, die bereits vor Einführung des Arbeitssicherheitsgesetzes gültig waren, die Zusatzbezeichnung »Arbeitsmedizin« bzw. »Betriebsmedizin« erworben werden. Darüber hinaus be-

Tab. 3:

Anzahl der tätigen Betriebsärzte

	1963	1966/67	1968	1969	1970
Hauptberufliche Betriebsärzte in Unternehmen mit:					
1–199 Beschäftigten	–	18	20	21	17
200 und mehr Beschäftigten	ca. 382	451	452	466	439
Zusammen	ca. 382	469	472	487	456
Nebenberufliche Betriebsärzte in Unternehmen mit:					
1–199 Beschäftigten	–	142	186	176	146
200 und mehr Beschäftigten	ca. 903	831	876	914	914
Zusammen	ca. 903	973	1 062	1 090	1 060

[a] Einschließlich 206 Betriebsärzte bei der Bundesbahn u. 201 Betriebsärzte bei der Bundespost.
[b] Einschließlich 206 Betriebsärzte bei der Bundesbahn u. 201 Betriebsärzte bei der Bundespost.
[c] Einschließlich 204 Betriebsärzte bei der Bundesbahn u. 201 Betriebsärzte bei der Bundespost.
[d] Einschließlich 205 Betriebsärzte bei der Bundesbahn u. 201 Betriebsärzte bei der

steht heute in den meisten Bundesländern bereits die Möglichkeit, die Gebietsbezeichnung – also den Facharzt – für »Arbeitsmedizin« zu erlangen. Die Arbeitsmedizin wurde nämlich im Zuge der Neuordnung der ärztlichen Weiterbildung als eigenes Gebiet eingeführt.[50] Nordrhein-Westfalen eröffnete diese Regelung erstmals 1975; inzwischen sind Bayern, Baden-Württemberg, Hessen und das Saarland gefolgt. Als Qualifikationsmerkmale für den Facharzt für Arbeitsmedizin werden vorgeschrieben: Insgesamt 4 Jahre ärztliche Weiterbildung, davon 2 Jahre Innere Medizin; angerechnet werden *können* bis zu einem Jahr Weiterbildung entweder in Allgemeinmedizin, Chirurgie, Dermatologie, Lungen- und Bronchialheilkunde, Neurologie und Psychiatrie, Orthopädie oder Unfallchirurgie, oder innerhalb dieses Jahres bis zu 6 Monaten Weiterbildung in Laboratoriumsmedizin, Physiologie oder Toxikologie, und 2 Jahre praktische Tätigkeit in der Arbeitsmedizin. In den 4 Jahren ist ein dreimonatiger theoretischer Kurs über Arbeitsmedizin zu absolvieren.

	1971	1972	1973	1974	1975
Hauptberufliche Betriebsärzte in Unternehmen mit:					
1–199 Beschäftigten	16	896[a]	969[b]	986[c]	1 022[d]
200 und mehr Beschäftigten	450				
Zusammen	466	896	969	986	1 022
Nebenberufliche Betriebsärzte in Unternehmen mit:					
1–199 Beschäftigten	155	1 146	1 083	1 075	1 380
200 und mehr Beschäftigten	928				
Zusammen	1 083	1 146	1 083	1 075	1 380

Bundespost. (Für die Jahre 1963 bis 1970 weisen die Unfallverhütungsberichte der Bundesregierung Post- und Bahnärzte nicht gesondert aus.)

Zusammengestellt nach: R. Wagner / O. Körner: Arbeitsmedizin und arbeitsmedizinische Betreuung der Arbeitnehmer im Jahre 1967, in: Bundesarbeitsblatt, Fachteil Arbeitsschutz, Heft 1/1968, S. 11; Unfallverhütungsbericht 1968/69, S. 98; Unfallverhütungsbericht vom 16. 2. 1973, S. 93; Unfallverhütungsbericht 1976, Bonn 1976, S. 211.

Insgesamt ist also davon auszugehen, daß die Qualifikation von Betriebsärzten sehr heterogen ist. Angesichts der hohen Bedeutung, die der Arbeit bei der Entstehung und dem Verlauf gesundheitlicher Schäden beigemessen werden muß, ist die Einführung eines Facharztes für Arbeitsmedizin die konsequente Lösung. Zusatzbezeichnungen und Fachkundebescheinigungen für einen solch wichtigen Bereich der Medizin sollten allenfalls Übergangslösungen sein, die möglichst umgehend durch den qualifizierten Facharzt für Arbeitsmedizin ersetzt werden. Gleichwohl ist indessen auch die vorgegebene Möglichkeit der Weiterbildung zum Facharzt für Arbeitsmedizin zu kritisieren, da diese allein die Gesamtdauer, zwei Jahre Innere Medizin, eine Anzahl von anerkennbaren Disziplinen und den arbeitsmedizinischen Kurs von 3 Monaten festlegt. Selbst die praktische Tätigkeit in der Arbeitsmedizin wird nur als Kann-Bestimmung erwähnt. Damit reduziert sich die Qualifikation zum Facharzt für Arbeitsmedizin im praktischen Bereich auf eine 4jährige relativ breit gestreute praktische ärztliche Tätigkeit. Nach der vorliegenden Regelung kann man also ohne größere Umwege in der Weiterbildung zum Internisten oder Allgemeinarzt den Facharzt für Arbeitsmedizin gleichsam mitmachen. Da jedoch der spezifische Bereich der Arbeitsmedizin nicht mit diesen beiden Disziplinen identisch ist, bedarf es für die Weiterbildung einer erheblichen gegenstandsbezogenen Differenzierung und vor allem betriebsnaher Arbeit.

3. Die *Anzahl* der tätigen Betriebsärzte ist in der Bundesrepublik nach wie vor gering. 1975 gab es 1 022 hauptberufliche und 1 380 nebenberufliche Betriebsärzte (vgl. Tab. 3).

Nach dem Stand vom 31. Dezember 1978 hatten sich insgesamt 12 179 Ärzte für die werksärztliche Tätigkeit nach § 4 des Arbeitssicherheitsgesetzes qualifiziert. Von ihnen besaßen 569 Ärzte die Gebietsbezeichnung »Arbeitsmedizin«, 2 066 die Zusatzbezeichnung »Arbeitsmedizin / Betriebsmedizin«, 9 544 die arbeitsmedizinische Fachkunde gemäß § 3 Abs. 2 und 3 der Unfallverhütungsvorschrift »Betriebsärzte«.[51] Die Mehrzahl dieser ausgebildeten Werksärzte hat demnach ihre arbeitsmedizinische Qualifikation lediglich in einem 14tägigen Kurzlehrgang erworben. Die Zahl der umfassend qualifizierten Arbeitsmediziner ist dagegen noch vergleichsweise gering. Hinzu kommt, daß bisher keine Angaben darüber vorliegen, wie viele dieser Ärzte auch tatsächlich Unternehmen nach dem Arbeitssicherheitsgesetz betreuen, diese Zahlen also keine Rückschlüsse auf den Grad der Bedarfsdeckung zulassen. Wie seitens der Unfallversicherungsträger festgestellt wird, muß »nach wie vor . . . davon ausgegangen werden, daß eine größere Zahl dieser Ärzte andere Aufgaben wahrnehmen und deshalb nicht oder nur in beschränktem Umfang betriebsärztlich tätig sind«[52].

Geht man davon aus, daß ein Betriebsarzt sich lediglich 15 Minuten pro Jahr mit einem Erwerbstätigen beschäftigt, so werden bei einer 40-Stunden-Woche des Betriebsarztes allein dafür über 15 000 Betriebsärzte benötigt. Überdies zeigt sich, daß hauptberuflich tätige Betriebsärzte vor allem in Großbetrieben sowie bei der Bundesbahn und Bundespost beschäftigt sind.

Insgesamt kann davon ausgegangen werden, daß augenblicklich lediglich 51 Prozent der in der gewerblichen Wirtschaft (Industrie, Handwerk, private Dienstleistungen) beschäftigten Versicherten von den Unfallverhütungsvorschriften »Betriebsärzte« der Berufsgenossenschaften erfaßt werden (die freilich von zu geringen Einsatzzeiten pro Versicherten ausgehen).

Hinzu kommt, daß erst rund 70 Prozent der nach dem Arbeitssicherheitsgesetz erforderlichen Werksärzte von den Unternehmen bestellt worden sind. Der Anteil der augenblicklich werksärztlich versorgten Beschäftigten liegt demnach noch weit unter 50 Prozent.[53]

4. Die allgemeinen *Aufgaben der Betriebsärzte* sind im Arbeitssicherheitsgesetz (§ 3) festgelegt. Die wichtigsten lauten:

- den Arbeitgeber beim Arbeitsschutz zu unterstützen und zu beraten,
- mit dem Betriebsrat zusammenzuarbeiten, ihn über den Arbeitsschutz zu unterrichten und zu beraten,
- die Arbeitnehmer zu untersuchen und zu beraten,
- auf die Durchführung des Arbeitsschutzes hinzuwirken.

Dagegen gehört es *nicht* zu den Aufgaben der Betriebsärzte, Krankmeldungen zu überprüfen oder gar krankzuschreiben.

Die Betriebsärzte sind bei der Anwendung ihrer arbeitsmedizinischen Fachkunde formal weisungsfrei. Sie sind nur ihrem ärztlichen Gewissen unterworfen und haben die Regeln der ärztlichen Schweigepflicht zu beachten. In der betrieblichen Dispositionshierarchie unterstehen sie direkt der Unternehmensleitung. Betriebsärzte werden mit Zustimmung des Betriebsrates bestellt und abberufen. Das gleiche gilt, wenn deren Aufgaben erweitert oder eingeschränkt werden sollen. Hier bestehen enge Beziehungen zum Betriebsverfassungsgesetz (§§ 76, 87, 89).[54]

Die betriebsärztliche Praxis zeigt, daß bis zu 90 Prozent der Arbeitszeit auf Einstellungs- und Überwachungsuntersuchungen entfallen.[55] Dies führt dazu, daß vorwiegend chronisch Kranke und andere Risikogruppen entweder vom Betrieb ferngehalten oder nur solange einem Risiko (z. B. Lärm) ausgesetzt werden, wie noch keine klinisch eindeutigen Erkrankungen bestehen. Ein solches Verhalten könnte schließlich als ein zwar inhaltlich unterschiedliches, aber gleichwohl gemeinsames Interesse von Unternehmen und Beschäftigten interpretiert werden, da auf diese Weise das Unternehmen Kosten spart und vorhandene Krankheiten des Arbeitnehmers nicht verstärkt werden. Solange jedoch der Lohnabhängige, dessen Arbeitskraft infolge gesundheitlicher Schäden entwertet ist, mit minderem Einkommen und einer höheren Chance der Arbeitslosigkeit zu rechnen hat, sind die Interessen an Selektionsuntersuchungen widersprüchlich. Deshalb sollte es der betriebsärztlichen Praxis vor allem darauf ankommen, diejenigen Einflüsse, die auf den arbeitenden Menschen schädigend einwirken, zu erkennen und möglichst bereits im Vorfeld zu eliminieren. Damit käme man auch der Begriffsbestimmung von Arbeitsmedizin, wie sie die Deutsche Gesellschaft für Arbeitsmedizin formuliert, näher. Hier heißt es u. a.: »Durch präventive und hygienische Maßnahmen sind Schäden von Gesundheit zu verhüten«[56].

5. Neben dem Arbeitssicherheitsgesetz spielt für die Verbesserung der Arbeitsbedingungen und der Arbeitssicherheit die am 1. 5. 1976 in Kraft getretene *Verordnung über Arbeitsstätten (Arbeitsstättenverordnung)*[57] eine wichtige Rolle. Sie löst eine Reihe von Verordnungen ab, die bisher für ein-

zelne Bereiche der Gestaltung von Arbeitsbedingungen und des Arbeitsschutzes in Konkretisierung der Gewerbeordnung gültig und z. T. mehrere Jahrzehnte alt waren. Die Arbeitsstättenverordnung verpflichtet den Unternehmer lediglich, bestimmte Mindeststandards beim Betreiben von Arbeitsstätten und bei der Gestaltung von Arbeitsräumen und -einrichtungen einzuhalten. Im einzelnen enthalten das Gesetz und die die gesetzlichen Vorschriften konkretisierenden *Arbeitsstättenrichtlinien* Bestimmungen über Lüftung und Raumtemperaturen, Beleuchtung, Schutz gegen chemisch-physikalische Einwirkungen (auch Lärm), Raumabmessungen und Luftraum, Bewegungsflächen am Arbeitsplatz sowie über Pausenräume, sanitäre Einrichtungen und gleichartige Regelungen für Baustellen.

Allerdings läßt das Gesetz zahlreiche Ausnahmen zu: So kann davon ausgegangen werden, daß sich die Bestimmungen des Gesetzes erst nach und nach bei Betriebsneubauten bzw. -umbauten durchsetzen werden[58].

Die Bestimmungen der Arbeitsstättenverordnung bzw. der Arbeitsstättenrichtlinien sollen Betriebsärzten, Sicherheitsfachkräften und nicht zuletzt Betriebsräten Mindestrichtwerte zur menschengerechten Gestaltung der Arbeitsumgebung in die Hand geben.

5. Vorschläge für eine zukünftige Gesundheitsversorgung am Arbeitsplatz

1. Der betriebsärztliche Dienst ist aus einer gegenwärtigen *privatwirtschaftlichen Abhängigkeit* zu lösen. Dieser wichtige Bereich der Medizin darf kommerziellen Interessen nicht zugängig sein, wenn die Medizin ihrem humanitären Anspruch gerecht werden will. Um nicht in Widerspruch zu den Unternehmensinteressen zu geraten, sollten die Betriebsärzte deshalb Angestellte von Berufsgenossenschaften oder ähnlichen Einrichtungen werden, wobei von Seiten der Gewerkschaften darauf hinzuwirken ist, daß zukünftig die Berufsgenossenschaften der vollen Selbstverwaltung der abhängig Beschäftigten unterstehen. Unter diesen Bedingungen wäre dann auch die Aufhebung des gegenwärtigen *Therapieverbots* für Betriebsärzte zu begrüßen.[59]
2. Die verstärkte Verwirklichung der *Prävention* in der Arbeitsmedizin ist notwendig. Hierbei ist besonders an krankheitsverhindernde und nicht nur früherkennende Maßnahmen zu denken. Dies ist letztlich das wirksamste Mittel, um die hohe Arbeitsunfallhäufigkeit und die Zahl arbeitsbedingter Erkrankungen in der Bundesrepublik Deutschland zu senken.
3. Es sind vor allem jene Schutzmaßnahmen auszuweiten, die *am Arbeits-*

platz durchgeführt werden können. Es geht also in erster Linie um gesundheitsgerechtere Arbeitsplätze. Erst danach sollten arbeitsmedizinische Selektionen und Schutzmaßnahmen *am Menschen* eingesetzt werden. Das Prinzip der Anpassung der Arbeit an den Menschen hat Vorrang vor der Anpassung des Menschen an die Arbeit.

4. Der einzelne Betriebsarzt wird bei der Überwachung gesundheitsschädlicher Einflüsse durch die Vielfalt neuer Substanzen und Arbeitsvorgänge in der Regel überfordert. Deshalb bedarf es *staatlicher Regelungen,* die eine wirksame Kontrolle gewährleisten.
5. Die gegenwärtige *Qualifikation von Betriebsärzten* muß ausgeweitet und spezifiziert werden. Es genügt nicht, Ärzten nach nunmehr vierwöchigen Einführungskursen die Fachkunde für Arbeitsmedizin zu bestätigen. Solche übergangsweise in die Arbeitsmedizin eingeführten Ärzte sollten möglichst umgehend durch Fachärzte für Arbeitsmedizin ersetzt werden. Die Weiterbildung zum Facharzt für Arbeitsmedizin ist an ihrem spezifischen Gegenstand zu differenzieren und hat vor allem betriebsnah zu sein. Überdies ist eine finanziell ausreichende Ausstattung des betriebsärztlichen Dienstes zu garantieren.
6. Das Spektrum der *anerkannten Berufskrankheiten* ist um die psychosozialen Krankheiten, die vom Arbeitsplatz ihren Ausgang nehmen, zu erweitern.
7. Es ist darauf zu dringen, daß *alle Arbeitsunfälle anzeigepflichtig* sind und nicht nur die, die eine Arbeitsunfähigkeit von mehr als 3 Tagen nach sich ziehen, wie das gegenwärtig der Fall ist.

Mit der Analyse von arbeitsbedingten Erkrankungen und Unfällen am Arbeitsplatz wurden zwei medizinische Bereiche herausgegriffen, die für das menschliche Leben elementare Bedeutung haben. Es ist notwendig, daß der Bereich der gesellschaftlichen Arbeit in verstärktem Maße der medizinischen Forschung und gesellschaftlichen Kontrolle unterzogen wird. Und hierbei genügt es freilich nicht, sich lediglich auf physiologische und individual-psychologische Probleme zu beschränken, sondern es gilt vielmehr, auch die konkreten Einflüsse der Gesellschaftsstruktur, der spezifischen Eigentums- und Aneignungsverhältnisse, zu berücksichtigen. Gelingt dies nicht, so werden wir uns in einer »Drehtür« bewegen, wodurch allenfalls schwindelerregende Zustände, aber keineswegs Fortschritte im Sinne einer Humanisierung der Arbeits- und Lebensbedingungen erzeugt werden.

Kapitel IX

Heinz-Harald Abholz

Möglichkeiten und Vernachlässigung von Prävention

Im ersten Kapitel wurde gezeigt, daß allein mit einem präventiven Ansatz ein wesentlicher, d. h. volksgesundheitlich erfolgreicher Beitrag zur Bekämpfung der heute wichtigen Erkrankungen zu leisten möglich ist. Dabei war offensichtlich, daß die Primärprävention, d. h. die Ausschaltung krankmachender Faktoren, den sinnvolleren und dabei noch effektiveren Ansatz darstellt. Aber auch die Sekundärprävention – Früherkennung von Krankheit sowie Behandlung von Personen mit Risikofaktoren für Erkrankungen – ist für die Betroffenen hilfreicher als die Kuration bei schon eingetretener Krankheit. Die Aufwand-Erfolgs-Relationen der Sekundärprävention im Sinne der Früherkennung sind dabei jedoch ähnlich denen in der kurativen Medizin.

Wurde im ersten Kapitel im wesentlichen die medizinische Problematik von Prävention dargestellt, so sollen im folgenden die gesellschaftliche Organisation von Prävention sowie die gesundheitspolitische und die politische Bedeutung von Prävention im Vordergrund stehen.

1. Primärprävention

Die Ausschaltung krankmachender Faktoren kann grundsätzlich auf zwei Wegen geschehen. Es können krankmachende Arbeits- und Lebensbedingungen, die Schadstoffe oder der schädigende Einfluß von Genußmitteln (Alkohol, Zigaretten) auszuschalten versucht werden; dann soll von *Verhältnis-Prävention* gesprochen werden. Es können aber auch die Lebensgewohnheiten mit dem Ziel geändert werden, entweder den pathogenen Faktoren sich nicht zu exponieren oder – so häufig im Arbeitsschutz – nur besonders geschützt den Schadstoffen und Risikofaktoren sich auszusetzen. In diesem Fall soll von *Verhaltens-Prävention* gesprochen werden. Bei der Verhaltens-Prävention wiederum gibt es einen *individuellen* und einen *gesellschaftlich getragenen* Ansatz.[1] So kann man einerseits über z. B. eine psychotherapeutische Behandlung den Alkoholabusus anzugehen versuchen, oder es kann andererseits über eine gesellschaftliche Steuerung des

Alkoholkonsums (Preis, Ausschankbedingungen, Werbung etc.) eine Kontrolle zu erreichen gesucht werden.

Diese Einteilung mag sehr formal erscheinen, sie bildet jedoch die begriffliche Grundlage einer gesundheitspolitischen Analyse der verschiedenen primärpräventiven Maßnahmen und Vorschläge. So ist nachzuweisen, daß in unserer Gesellschaft bis heute die Verhaltensprävention und dabei jene mit individuellem Ansatz im Vordergrund steht: Der Alkoholiker soll seinen Konsum – über welche individuelle Wege auch immer – reduzieren.[2] Eine ausreichende preispolitische Kontrolle steht hier ebensowenig wie beim Zigarettenkonsum im Vordergrund. Eine Verhältnis-Prävention, d. h. die Veränderung der gesellschaftlichen Bedingungen, die wesentlich zum hohen Alkoholkonsum beitragen, wird bestenfalls diskutiert, kann jedoch unter den gegebenen Verhältnissen nicht umgesetzt werden. So läßt sich z. B. aus der Kenntnis des Zusammenhanges zwischen Arbeitslosigkeit und einer hohen Rate von Alkoholismus sehr wohl eine Verhältnisprävention ableiten. Es ist jedoch damit ein politischer Zusammenhang hergestellt, der die Grundlagen unseres Wirtschaftssystems tangiert. Aus der Arbeitsmedizin sind zahlreiche ähnliche Beispiele bekannt: Nicht die lautstarken Maschinen werden – weil sehr aufwendig – gedämpft, sondern die Menschen haben mit Hilfe von Ohrstöpseln, deren Unbequemlichkeit ein regelmäßiges Tragen verhindert, sich dem Lärm anzupassen.

Schon an diesen beiden Beispielen dürfte deutlich werden, daß Primärprävention nicht nur außerhalb der eigentlichen Medizin sich abzuspielen hat, sondern darüber hinaus fast immer ein gesellschaftliches Problem beinhaltet, das zu direkten politischen Auseinandersetzungen hinleitet: Denn dort, wo krankmachende Verhältnisse oder Schadstoffe ausgeschaltet werden sollen, dort stehen auch Machtinteressen im Hintergrund. Entweder sind es die des Profits, der durch eine humane und schadstoffarme Produktion gefährdet wird, oder es werden grundsätzliche Strukturen des gesellschaftlichen Systems als ursächlich pathogen deutlich.

Dennoch wäre die Schlußfolgerung, daß nur die Verhältnisprävention, nicht aber die Verhaltensprävention betrieben werden sollte, falsch und unpraktikabel. Denn es gibt zahlreiche Bereiche, in denen eine Verhältnisprävention heute noch nicht möglich ist: Entweder ist diese aufgrund der gesellschaftlichen Machtverhältnisse nicht durchführbar, oder die wissenschaftlichen Grundlagen zu einem solchen Ansatz bestehen noch nicht. So ist z. B. die Kenntnis über die individuellen Fehlentwicklungen bis hin zur psychischen Störung oder zum Suchtverhalten viel zu bruchstückhaft, als daß eine Primärprävention größeren Ausmaßes heute auch nur vorstellbar wäre.

In folgender Darstellung sollen nun einige Beispiele bekannter oder denkbarer Primärprävention gegeben werden, die sowohl die unterschiedlichen Ansätze als auch die gesundheitspolitischen und politischen Implikationen verdeutlichen.

1.1. Beispiele primärer Prävention

- Zur Zeit der »Ölkrise« konnte über ein Tempo-Limit auf 100 km/h in Österreich ein Rückgang der Unfallverletzten um 49 % und der Unfalltoten um 80 % beobachtet werden. Nach Aufhebung der Geschwindigkeitsbegrenzung auf den Autobahnen im März 1974 stiegen die Unfälle sogleich wieder an und lagen sogar 6 % über dem Vorjahr.[3] Welche primärpräventive Möglichkeit also allein über die Geschwindigkeitsbegrenzung gegeben ist, wird offensichtlich. Daß diese Art der Verhältnisprävention nicht genutzt wird, ist mit Sicherheit auf den Druck der Automobilindustrie zurückzuführen. Die Argumentation, nach der eine Autobahnhöchstgeschwindigkeit von z. B. 50 km/h die Unfallzahl noch mehr reduzieren würde, oder die, daß sich in den Städten und auf der Landstraße der Hauptteil der Unfälle ereignet, ist zwar richtig, dient aber zumeist dazu, Verbesserungen zu verhindern.[4] Hier wird letztlich nach dem Muster argumentiert, mit Forderungen nach dem Nicht-Realisierbaren Realisierbares zu verhindern. Auf der jetzigen Entwicklungsstufe ist es undenkbar, auf Automobilverkehr ganz oder wesentlich zu verzichten bzw. den individuellen Nahverkehr abzuschaffen. Dennoch kann damit nicht plausibel gemacht werden, warum nicht kleinere Schritte mit kleineren Erfolgen getan werden sollten.
- Es wird anhand epidemiologischer Daten geschätzt, daß etwa 20 % aller Todesfälle auf das Rauchen als ätiologischen Faktor für z. B. koronare Herzerkrankung, Schlaganfall, Lungenkarzinom usw. zurückzuführen sind. Die mittlere Lebenserwartung eines Rauchers liegt etwa 5 Jahre unter der eines Nichtrauchers.[5] Um eine Verlängerung der Lebenserwartung um 5 Jahre zu erreichen, sind – wie die historische Analyse zeigt (vgl. Kap. I) – Jahrzehnte der Entwicklung notwendig. Durch rein medizinisch-kurative Maßnahmen eine derartige Verlängerung der Lebenserwartung zu erreichen, ist bisher nur für ganz wenige, meist seltene Krankheitsbilder möglich. Für die eben angeführten Krankheiten hingegen ist dies bis heute nicht erreichbar. Dieses Problem zu bewältigen, wird mit Verhaltensprävention versucht. Gesundheitsaufklärung, die die Rauchgewohnheiten ändern will, hat jedoch eine sehr schlechte Position: in Großbritannien wurden 1975 330 000 Pfund Sterling für Gesundheitsaufklärung gegen das Rauchen ausgegeben; dem standen 1974 70 Millionen Pfund an Werbungskosten der entsprechenden Industrie – also

200mal so viel – gegenüber.[6] 1978 zahlten die bundesdeutschen Steuerzahler knapp 200 Millionen DM an EWG-Subventionen für den Tabakanbau.[7]

Der Alkoholkonsum hat bekanntermaßen gesundheitliche Folgen in Form von Verkehrsunfällen, chronischen Lebererkrankungen, psychiatrischen Krankheitsbildern und sozialer Desintegration. Es ist bekannt, daß individuelle Beratung und Entwöhnung bestenfalls einigen Betroffenen helfen kann: Die Erfolgsziffern sind sehr gering, und die geringe Zahl entsprechender Entwöhnungsinstitutionen wird dem Problem einer so verbreiteten Sucht nie Herr werden können.[8] In Finnland ist man den Weg gegangen, Alkohol nur sehr teuer und nur in bestimmten Läden, zu bestimmten Verkaufszeiten anzubieten: Der Erfolg ist, daß ein ähnlich massenhaftes Problem des *chronischen* Alkoholismus wie bei uns mit seinen oben angeführten Folgen nicht existiert. Es kommt allein zu den Wochenenden durch *akute* Trunkenheit zu einer vergleichbar hohen Unfallzahl wie bei uns. Die Zahl psychiatrisch Kranker aufgrund von Alkoholschädigungen sowie die Zahl chronischer Lebererkrankungen liegt jedoch deutlich niedriger als in der BRD.[9] Eine Steuerbarkeit des chronischen Alkoholismus über den Verkaufspreis ist immer wieder für die verschiedensten Länder nachgewiesen worden.[9a]

- Nach dem Ernährungsbericht 1972 wird geschätzt, daß jährlich etwa 3,5 Milliarden DM Behandlungskosten durch Ernährungsfehler – meist Übergewicht – entstehen.[10] Dies entspricht etwa einem Viertel der jährlichen Gesamtausgaben für die ambulante Versorgung.[11] Eine Gesundheitsaufklärung ist mit Sicherheit hilflos gegen die massive Reklame der Hersteller von Süßigkeiten, Lebensmittel usw. 1969 betrug in der BRD der Werbeaufwand rund 1,2 Milliarden DM bei rund 50 Milliarden Umsatz.[12] Gegen die Übergewichtigkeit mit individuellen Programmen der Gewichtsreduktion – also individueller Verhaltensprävention – anzugehen, ist ein volksgesundheitlich hoffnungsloses Vorhaben.[13]
- Schon im ersten Kapitel wurde darauf hingewiesen, daß in Großbritannien durch Verkehrsunfälle jährlich ungefähr 40 Millionen Pfund Sterling an Gesundheitskosten entstehen. Hinzu kommen 215 Millionen Pfund Sterling durch Verdienstausfall.[14] Durch die Einführung der Pflicht zum Tragen des Sicherheitsgurtes sind die tödlichen und schweren Unfälle um 15 % bis 20 % pro Jahr zurückgegangen; dies entspricht einer Kosteneinsparung von etwa 6 bis 8 Millionen Pfund an reinen Kosten für das Gesundheitswesen und 40 bis 50 Millionen Pfund an Kosten für Verdienstausfall.[15] Die Gesamtkosten für die ambulante Versorgung in England pro Jahr betragen etwa 120 Millionen Pfund, so daß die Kostenersparnis – je nach Ansatz – zwischen 5 % und 30 % der Gesamtkosten für die ambulante Versorgung ausmacht.[16]

Nach der Einführung des Alkohol-Puste-Tests in England ging der Anteil derjenigen Personen mit deutlich erhöhtem Alkoholspiegel (mehr als 80 mg pro ml) bei den tödlich Verunglückten von 25 % vor Einführung des Tests auf 15 % im folgenden Jahr nach Einführung des Tests zurück. Seit 1968 ist er jedoch beständig bis auf jetzt 34 % gestiegen. Wäre der anfängliche Erfolg durch Einführung des Tests gehalten worden, so wäre pro Jahr mit einer reinen Verminderung der Kosten für das Gesundheitswesen um 4 Millionen Pfund pro Jahr zu rechnen.[17]

– Für die USA wird geschätzt, daß eine vollständige Trinkwasser-Fluoridierung die Zahnarztkosten um etwa 50 % senken könnte.[18] Für die BRD ist errechnet worden, daß die Fluoridierung des Trinkwassers die zahnärztlichen Kosten pro Kopf von etwa 50 DM auf 30 bis 35 DM senken könnte.[19] Dennoch wird in der BRD der Karies-Prophylaxe mit Fluor-Tabletten dem sehr viel billigeren Fluoridieren des Trinkwassers der Vorzug gegeben.
– Auf den Erfolg der Primärprävention bei der chronischen Bronchitis ist im ersten Kapitel für die Verhältnisse in England (Clean-Air-Act) eingegangen worden. Die Angaben zu den Erfolgen des Clean-Air-Acts sind durch folgende Berechnungen noch zu ergänzen: Lave and Seskin haben unter Aufarbeitung zahlreicher Studien über den Einfluß der Luftverschmutzung auf Morbidität und Mortalität die folgende, eher vorsichtige Schätzung unternommen[20]: Mit Reduktion der Luftverschmutzung um 50 % (ein realistischer Wert) würde die Morbidität und Mortalität der chronischen Bronchitis um 25 bis 50 % sinken, die Mortalität an Bronchialkarzinom würde um etwa 25 % gesenkt und die Morbidität und Mortalität anderer Atemwegserkrankungen würde ebenfalls um etwa 25 % fallen. Schließlich ist davon auszugehen, daß die Mortalität an anderen wichtigen Karzinomen um etwa 15 % zurückgehen würde und die kardiovaskuläre Morbidität und Mortalität um etwa 20 % fiele. Insgesamt würden für die USA damit jährlich indirekte und direkte Krankheitskosten von etwa 2 Milliarden Dollar – 4,5 % der Gesamtkosten (direkt und indirekt) für Gesundheit – gespart. Der Aufwand zur Senkung der Luftverschmutzung würde – selbst bei pessimistischer Schätzung – bei der Hälfte der eingesparten Kosten liegen.[20a]
– Im schwedischen Bergwerk Kiruna wurde ein mehrmonatiger Streik zur Abschaffung des Akkordsystems durchgeführt: Die Zahl tödlicher und schwerer Unfälle pro Jahr ging von 91 auf 18 bzw. 6 in den folgenden beiden Jahren nach Abschaffung des Akkords zurück.[21] Ein Erfolg, der durch rein arbeitsmedizinische Maßnahmen nicht denkbar ist.

Im Bereich der Arbeitsmedizin sind zahllose Beispiele primärpräventiver Verhältnisprävention vorstellbar, die sich leicht aus den Befunden über

Zusammenhänge von Arbeitsbedingungen und Krankheitshäufigkeit ableiten lassen.[22] Dabei ist nicht nur an die sogenannten Berufskrankheiten, sondern auch an den Einfluß der Arbeitsbedingungen auf die volksgesundheitlich wichtigsten Erkrankungen gedacht; ein Zusammenhang, der sich z. B. in der offiziellen britischen Gesundheitsstatistik seit nunmehr 70 Jahren nachweisen läßt.[23] So ist z. B. die Sterblichkeit an chronischer Bronchitis bei den Bergarbeitern 2 ½ mal so hoch wie im englischen Durchschnitt. Arbeiter der Gas- und der chemischen Industrie haben 50 % über dem Durchschnitt liegende Sterblichkeitsraten an Magenkarzinom.

– Die Säuglingssterblichkeit liegt in England für die unterste Sozialschicht etwa doppelt so hoch wie für die oberste Sozialschicht. Dies gilt für den Zeitraum von 1911 bis 1971, für den verläßliche Statistiken vorliegen. Die allgemeine Sterblichkeit liegt für die unterste Sozialschicht in der gleichen Zeitspanne – je nach Vergleichsjahr – zwischen 20 % und 90 % über der der obersten Sozialschicht.[24] In Westberlin ist ebenfalls über die letzten 30 Jahre die Säuglingssterblichkeit und die Tuberkulosehäufigkeit (Neuerkrankungen) in den Arbeiterbezirken gegenüber den wohlhabenderen Bezirken deutlich höher. In den letzten Jahren lagen die Raten im Durchschnitt etwa 45 % bei der Säuglingssterblichkeit und etwa 60 % bei der Tuberkuloseinzidenz über der der wohlhabenderen Bezirke.[25] Ähnliches gilt für regionale Unterschiede in Sterblichkeit und Krankheitshäufigkeit. In England und Wales wird seit Jahrzehnten eine ausreichend detaillierte Statistik geführt: In den »armen« Grafschaften liegt die Gesamt-Sterblichkeit um 50 % über der der »reichsten« Grafschaften; bei Aufgliederung nach noch kleineren statistischen Bezirken sind die Unterschiede noch deutlicher.[26]

Aus den Befunden über soziale[27] oder über regionale Unterschiede in Morbidität und Mortalität lassen sich zwanglos ebenfalls primärpräventive Ansätze ableiten. Im Sinne der Verhältnisprävention hieße dies sinnvollerweise, die Lebensbedingungen der sozialen Unterschichten oder der ärmeren Regionen zu verbessern. Im Sinne einer gesellschaftlich getragenen Verhaltensprävention lassen sich daraus sowohl gezielte Gesundheitsaufklärung, als auch kompensatorisch ausgebaute medizinische Versorgungssysteme als notwendige Maßnahmen ableiten. Englische Autoren haben immer wieder darauf hingewiesen, daß durch derartige sozialmedizinische Maßnahmen grundsätzlich Erfolge denkbar und auch von den technischen Bedingungen her realisierbar sind, die durch rein medizinische Maßnahmen kaum in den nächsten Jahrzehnten erreichbar sein dürften.[28] Durch dieses Beispiel kann allerdings auch illustriert werden, daß Primärprävention nicht nur ein technisches Problem ist, sondern eben auch Gesellschaftspolitik beinhalten müßte.

1.2. Medizinische Institutionen der Primärprävention

Die wenigen Beispiele denkbarer oder auch schon realisierter Primärprävention haben nochmals illustriert, daß Primärprävention für heute wichtige Erkrankungen außerhalb des Bereiches der Medizin erfolgt oder erfolgen müßte. Dennoch gibt es auch Aufgaben, die von medizinischen Institutionen übernommen worden sind. Hierzu zählt die Aufsicht der Gewerbeaufsichtsärzte und der Gewerbeaufsichtsämter. Durch die Arbeit dieser Einrichtungen soll verhindert werden, daß gesundheitsgefährdende Arbeitsbedingungen einerseits oder schädliche Produkte andererseits auf die betroffene Bevölkerung gesundheitsschädigend sich auswirkt. Die materielle und personelle Ausstattung dieser Einrichtungen ist allerdings derart unzureichend, daß eine nur einigermaßen zuverlässige Kontrolle nicht möglich ist. So haben 1977 die 79 Gewerbeärzte zusammen mit 3 010 Angestellten der Aufsichtsbehörde nur 336 521 der insgesamt etwa 1,8 Millionen Betriebe besichtigen können.[29] Außerdem gibt es zahlreiche Wege, entsprechende Kontrollen zu umgehen bzw. sind die entsprechenden Strafen bei Übertretung von Bestimmungen häufig so niedrig, daß sich ein solches Übertreten für die Betriebsleitung »lohnt«.[30]

Weiterhin haben die Gesundheitsämter primärpräventive Aufgaben. Hierzu gehört die seuchenhygienische Kontrolle über Desinfektion, Isolierung von ansteckend Erkrankten sowie die Organisation der freiwilligen und pflichtmäßigen Impfungen.[31] Aber auch im Rahmen der Säuglings- und Schwangerenbetreuung werden – neben sekundärpräventiven Aufgaben – primärpräventive Interventionen im Sinne der Beratung zur Ernährung und Lebensführung durchgeführt. Gerade aber bei der Betreuung der Säuglinge und Schwangeren wird Versäumtes deutlich: Eine systematische Versorgung findet in der BRD nicht statt. Gesundheitsämter und niedergelassene Ärzte arbeiten nebeneinander, ein Standard der Betreuung ist nicht vorgegeben. Was an Primärprävention, d. h. Aufklärung über Ernährung und Lebensführung in dieser Phase von den niedergelassenen Ärzten durchgeführt wird, ist unbekannt und sicherlich stark variierend.[32] Außerdem ist nicht dafür gesorgt, daß ein ausreichender Teil der Betroffenen alle entsprechenden Untersuchungen in der Schwangerschaft und später mit dem Säugling besucht.[33] Hier werden primärpräventive Einflußmöglichkeiten nicht ausgenutzt, was nicht zuletzt sich in der im Vergleich zu anderen Ländern immer noch hohen Säuglings- und Müttersterblichkeit der Bundesrepublik niederschlägt.[34] So wird der Vorsprung der DDR in diesem Bereich, der – trotz schlechterer Ausgangsbedingungen nach dem Kriege – etwa 6 bis 8 Jahre beträgt, auf die intensive und kontinuierliche Betreuung der Mütter und Säuglinge zurückgeführt.[35] Darüber hinaus könnten die Gesundheitsämter eine zusätzliche primärpräventive Möglichkeit ausschöpfen, die seit Jahren in der DDR genutzt wird und jetzt auch in England eingeführt werden soll: Gemeint ist die kontinuierliche epidemiologische Überwachung der Säuglings- und Müttersterblichkeit und die damit verbundene Ursachenforschung. So gibt es seit Jahren in der DDR Kommissionen, die regional in kurzen Zeitabständen immer wieder die Ursachen der Säuglings- und Müttersterblichkeiten analysieren und danach das System der Versorgung ausrichten.[36] Ein ähnliches System soll in England mit den neu eingerichteten Stellen für die Gemeindemediziner erreicht werden.[37]

Dieses Modell läßt sich auch auf andere Krankheiten übertragen: Durch eine kontinuierliche Überwachung der epidemiologischen Situation im Vergleich verschiedener Regionen, Sozialschichten und in Abhängigkeit von Arbeitsbedingungen ließen sich wahrscheinlich spezifische krankmachende Faktoren identifizieren und primärpräventive Schritte in einzelnen Fällen einleiten. Dies verlangt jedoch nicht nur Gesundheitsämter, die primär epidemiologisch zu arbeiten gewohnt sind, sondern es muß auch gewährleistet sein, daß gewonnene Erkenntnisse in praktisch präventive Ansätze gewendet werden können. Das Krankheitsbild der chronischen Bronchitis bietet hier wiederum ein historisches Beispiel: In England werden die Todesursachen regional und zeitlich regelmäßig registriert. In London wurde in einer Woche des Dezembers 1953 eine Zunahme der Todesfälle bis auf das Zehnfache im Vergleich zur Woche des Vorjahres beobachtet.[38] Durch diesen Befund wurden bei Aufgliederung nach den Todesursachen erste Hinweise auf die Mitverursachung der chronischen Bronchitis als auch ihres tödlichen Ausganges durch die Luftverschmutzung gewonnen. Detailliertere weitere Studien konnten dies dann bestätigen. Resultat dieser Arbeiten wiederum war der schon erwähnte Clean-Air-Act (siehe Kap. I), durch den erstmals in der Geschichte Englands die chronische Bronchitis zurückgedrängt werden konnte.

Zusammenfassend läßt sich feststellen, daß Primärprävention vorwiegend außerhalb des medizinischen Bereiches betrieben werden muß. Die bei uns zu verzeichnenden Mängel in diesem Bereich sind Mängel im gesellschaftlichen System. Die Überwindung ist nicht eine medizinische, sondern eine politische Aufgabe. Medizin kann allein Erkenntnisse und Argumente liefern. In den Teilbereichen, in denen medizinische Institutionen primärpräventive Aufgaben zu erfüllen haben, ist in der Bundesrepublik eine deutliche Beschränkung auf wenige Gebiete – bei weitaus mehr Möglichkeiten – zu verzeichnen. Dabei ist die Unsystematik (Beispiel der Mütter- und Säuglingsfürsorge) und die faktische Machtlosigkeit (Beispiel der unzureichend ausgestatteten Gewerbeaufsichtsämter) Charakteristikum.

2. Sekundärprävention

2.1. Zum volksgesundheitlichen Nutzen von Früherkennungsuntersuchungen

Im ersten Kapitel wurde ausführlicher die Nutzenermittlung der Sekundärprävention, der Früherkennung von Erkrankungen dargestellt. Zusammenfassend läßt sich festhalten, daß die Hoffnungen auf die Sekundärprävention lange Zeit überhöht waren: die Aufwands-Erfolgs-Relationen liegen kaum unter denen der kurativen Medizin. Der Gewinn *für den Patienten* ist jedoch bei einigen Früherkennungsuntersuchungen größer als in der kurativen Medizin. Voraussetzungen für einen *volksgesundheitlichen* Nutzen von Früherkennung sind u. a.[39]

- ein einfacher Untersuchungsansatz, der sowohl eine kostengünstige Untersuchung erlaubt als auch eine hohe Beteiligung an der Untersuchung wahrscheinlich macht (so würden sich sicherlich nur wenige Menschen regelmäßig im Rahmen von Screenings colonoskopieren lassen; eine solche Untersuchung eignet sich also nicht für ein Screening);
- die Erkennung von Krankheiten, die überhaupt nach dem jetzigen Stand der Medizin therapierbar sind bzw. eine Therapie nachweislich einen Nutzen für den Patienten – und nicht nur für seine Laborwerte – hat;
- ein hoher Grad regelmäßiger Teilnahme der angesprochenen Bevölkerungsgruppen;
- medizinisch-technisch zuverlässige Untersuchungen, die die Rate falsch negativer oder falsch positiver Befunde möglichst klein hält.

Wie im ersten Kapitel gezeigt wurde, sind diese Bedingungen für die Früherkennung auf Cervix- und Mammakarzinom gegeben bzw. in den entsprechenden Untersuchungen herstellbar. Ergänzt werden kann, daß dies auch auf die meisten Früherkennungsuntersuchungen bei Kleinkindern und Säuglingen zutrifft. Für das Screening auf Bronchialkarzinom hingegen ist die zweite der vorstehend genannten Bedingungen nicht erfüllt. Polyvalente Screenings scheinen ebenfalls vorwiegend an dieser Bedingung und der dann häufig vernachlässigten Therapie *nach* Früherkennung zu scheitern. So war z. B. in einer großen englischen Studie zur Früherkennung zwar die Rate erkannter Hypertoniker größer, die Güte der Blutdruck-Kontrolle in der Screening-Gruppe jedoch nicht besser geworden.[40]

2.2. Früherkennung in der BRD

Seit 1971 sind bestimmte Früherkennungsuntersuchungen in die RVO als Regelleistung aufgenommen worden. Für die Frauen ab 30 Jahren gehört hierzu die Früherkennungsuntersuchung auf Mamma- und Cervix-Karzinom sowie auf das Rektum-Karzinom. Für Männer ab 45 Jahren sind es die Untersuchungen auf das Rektum- und das Prostata-Karzinom. Gleichzeitig wurden entsprechende Früherkennungsuntersuchungen auf Fehlentwicklungen und Mißbildungen sowie Stoffwechselstörungen im Säuglings- und Kleinkindalter mit in die Leistungen der Reichsversicherungsordnung aufgenommen. 1975 wurde das Früherkennungs-Programm durch Untersuchungen auf Hautkrebs, Karzinom der Blase und Niere sowie des Genitale beim Manne erweitert.[41] In einigen Kassen wurden auch – teilweise als Modellversuch – zusätzliche Früherkennungsuntersuchungen auf Herz-Kreislauferkrankungen sowie ein allgemeines unspezifisches Screening (Blutsenkung, Blutbild, allgemeine körperliche Untersuchung etc.) gewährt.[42] Seit 1977 schließlich wird mit Hilfe des Hämoccult-Testes auch auf Dickdarm-Karzinom hin untersucht.

Nach längerer politischer Auseinandersetzung um die Frage, wer die zu erbringenden Früherkennungsleistungen durchführen kann und soll, konnten die niedergelassenen Ärzte die Auseinandersetzung zu ihren Gunsten entscheiden. Schwerwiegendstes Argument gegen die Übernahme dieser neuen Leistung durch die niedergelassenen Ärzte war, daß teilweise hochspezialisierte Untersuchungen (Cervix-Carcinom-Ausstrich, Mammographie) nicht in der Hand von einzeln niedergelassenen Ärzten ausreichend beurteilt werden können. So bedarf es z. B. zur Auswertung von Cervix-Karzinom-Ausstrichen einer Erfahrung, die nicht durch die Beurteilung der wenigen in der Einzelpraxis anfallenden Ausstriche gewonnen werden kann.[43] In gleicher Weise zu werten ist, daß in der Bundesrepublik noch 1974 nur 84 % der Untersuchungen auf Cervix-Karzinom von Gynäkologen erbracht wurden; die restlichen Untersuchungen wurden von Ärzten anderer Fachdisziplinen durchgeführt.[44]

Aber auch eine weitere Voraussetzung für den oben erwähnten Erfolg von Früherkennungsuntersuchungen, nämlich eine ausreichend hohe Beteiligung an diesen Untersuchungen, ist in der BRD nicht gegeben. So nahmen 1976 nur 36 % der weiblichen und 18 % der männlichen Anspruchsberechtigten an den entsprechenden Früherkennungsuntersuchungen teil.[45] Bei den Säuglingen und Kleinkindern waren es im Durchschnitt für alle Untersuchungen (U 1 – U 7) 53 %.[46]

Aus mehreren internationalen Studien ist bekannt, daß bei einer Teilnahme von unter 50 % der angesprochenen Bevölkerung der gesundheitsbewußteste Personenkreis, aber zugleich auch derjenige mit geringstem Krankheitsrisiko deutlich überrepräsentiert ist.[47] Dadurch kann der volksgesundheitliche Effekt der Früherkennung sogar völlig verschwinden: So wurden in einer norwegischen Studie die klinischen Neuerkrankungsraten (also Erkrankungen, die klinische Symptome zur Folge hatten) an Mamma- und Cervix-Karzinom vor der Zeit eines angelaufenen Früherkennungsprogramms sowie während und in den 5 Jahren nach Screening-Untersuchungen vergleichend gegenübergestellt. Dabei zeigte sich, daß die Raten klinischer Neuerkrankungen an Karzinomen in der Gruppe, die am Screening teilgenommen hatte, deutlich zurückgegangen war. Für die gesamte Bevölkerung war sie aber über den genannten Zeitraum gleich geblieben, d. h. für diejenigen, die nicht am Screening teilgenommen hatten, war sie prozentual angestiegen.[48] Dies ist nur so zu erklären, daß durch überwiegende Teilnahme der Gesundheitsbewußtesten mit kleinstem Krankheitsrisiko eine Gruppe entstanden war, die auch ohne Screening in regelmäßiger Kontrolle ihres Arztes war; sie hatten also mit und ohne Screening niedrigere Raten klinischer Karzinome.

Von einer derartigen Selektion muß man bei der niedrigen Teilnahmefrequenz in der BRD ebenfalls ausgehen. Insbesondere wenn man berücksichtigt, daß 1974 nur etwa die Hälfte der Teilnehmer bei den Frauen und nur etwa 40 % bei den Männern zu denen gehörten, die regelmäßig zu den Früherkennungsuntersuchungen kamen.[49] Eine soziale Selektion der Teilnehmer, die zumeist eben auch eine Selektion nach dem Krankheitsrisiko darstellt, ist in Einzeluntersuchungen nachgewiesen worden: Die Angehörigen der Unterschicht nehmen die Früherkennung weniger als die der Mittel- und Oberschicht wahr.[50] Auch im Prozentsatz der Teilnehmer nach Kassenart drückt sich dies aus: So schwankt der Prozentsatz der Teilnahme zwischen 20 % und 65 % und spiegelt – etwa – den Sozialstatus der in den jeweiligen Kassen Versicherten wider.[51]

Sieht man einerseits, daß die Erfolge der Früherkennung nicht die spektakulären Dimensionen erreichen, die man erwartet hat (vgl. Kapitel I), und weiß man andererseits, daß die zu erzielenden kleinen Erfolge nur durch eine hohe Qualität der Untersuchungen und eine hohe Teilnehmerzahl sowie regelmäßige Teilnahme zu erzielen sind, so kann man nach der obigen Darstellung ableiten, daß der volksgesundheitliche Nutzen der Früherkennung in der BRD minimal oder nicht vorhanden ist.[52] Wie nun sieht die gesundheitspolitische Antwort hierauf aus?

Bei der Jahrestagung der Arbeitsgruppe »Cervix Uteri« (1978) der Deutschen Gynäkologischen Gesellschaft ging es um die Frage der Verbesserung der Cervix-Karzinom-Früherkennung. Zentrales Thema war, die Untersuchung durch Sicht unter dem Kolposkop zu verbessern.[53] Die Antwort auf die geschilderten unzureichenden Bedingungen der Früherkennung auf Cervix-Karzinom in der BRD werden also von den Gynäkologen in einer rein medizinisch-technischen Verbesserung gesehen. Sicherlich ist davon auszugehen, daß durch Verbesserung der Untersuchungstechnik günstigere Ergebnisse zu erzielen sind. Dennoch ist hier nicht das Hauptproblem zu sehen: dies liegt in der Erfassung größerer Bevölkerungskreise und in der Erfassung gerade der Bevölkerungsgruppen, die bisher nicht zu Früherkennungsuntersuchungen gehen. Ganz anders sind hier einige englische Ansätze: Osborn und Mitarbeiter haben aufgrund der Erfahrung, nach der die unteren sozialen Schichten mit dem höchsten Risiko auf Cervix-Karzinom am wenigsten an den entsprechenden Früherkennungsuntersuchungen teilnehmen, Krankenschwestern dazu ausgebildet, Abstriche zu Hause – ohne gynäkologischen Stuhl – zu entnehmen.[54] Unter diesen technisch deutlich schlechteren Entnahmebedingungen war die Ausbeute positiver, d. h. pathologische Befunde etwa viermal so hoch wie bei den entsprechenden Früherkennungsuntersuchungen im Rahmen des normalen Früherkennungsprogrammes. Außerdem waren zwei Drittel der Frauen mit positiven Befunden unter 35 Jahren; bei den im normalen Früherkennungsprogramm gewonnenen pathologischen Befunden waren sämtliche Frauen über 35 Jahre alt. Dies erklärt sich dadurch, daß vorwiegend Frauen der unteren Sozialschichten und Frauen jüngeren Alters mit noch zu beaufsichtigenden Kleinkindern durch die Untersuchungen zu Hause erfaßt werden konnten.

Von seiten der Politiker kommen Vorschläge zur Erweiterung der Früherkennung auf andere Krankheitsgruppen, ohne daß heute auch nur die Voraussetzungen für eine Effektivität der bis jetzt bestehenden Früherkennung gegeben wären. Schließlich werden von Medizinern und Politikern spektakuläre Erweiterungen der Früherkennung mit hohem technischen Aufwand – z. B. mit der Computer-Tomographie – vorgeschlagen. Mit Sicherheit sind hiermit volksgesundheitlich relevante Früherkennungsprogramme aufgrund des enormen Aufwands nicht durchführbar. Bestenfalls können für sehr selektierte Patientengruppen bei hochgradigem Verdacht auf eine Erkrankung diagnostische Hilfen erwartet werden; ob diese von therapeutischen Konsequenzen gefolgt werden können, muß noch stark angezweifelt werden.[55] Betrachtet man die beschriebene Entwicklung, so kann man sich des Eindrucks nicht erwehren, daß nicht an Sachlichkeit orientiert argumentiert wird, sondern verschiedene Interessen – seien es die an der Früherkennung verdienenden Industriezweige oder die karriereorientierten Ärzte und Politiker – den Hintergrund für die genannten gesundheitspolitischen Fehlentwicklungen bilden. Eine derartige Politik wird dadurch abgesichert, daß immer noch illusionäre Vorstellungen über die Effektivität der Früherkennung auch von offizieller Seite verbreitet werden: So betont der Bundesminister für Jugend, Familie und Gesundheit in einer Schrift z. B., daß »bei einer Anzahl der am häufigsten vorkommenden Krebserkrankungen Heilungsquoten von 90 % und sogar darüber erreicht werden können, vorausgesetzt sie werden früh genug erkannt . . .«.[56] Dies gilt nicht einmal bei optimaler Durchführung der Früherkennung (vgl. Kapitel I). Außerdem sind die optimalen Bedingungen in der BRD eben nicht gegeben, so daß Erfolge in den Bereich des volksgesundheitlich fast Irrelevanten rücken.

3. Sekundärprävention versus Primärprävention

Es kann festgehalten werden, daß durch Früherkennung, durch Sekundärprävention, in einigen Bereichen Erfolge in der Bekämpfung der heute wichtigen Erkrankungen zu erzielen sind. Der Aufwand hierfür ist jedoch groß, und die Voraussetzungen für einen volksgesundheitlichen Erfolg sind in der BRD – mit Ausnahme der Untersuchungen bei Säuglingen und Kleinkindern – nicht gegeben. Primärprävention macht größere Erfolge bei relativ geringem Aufwand in der Bekämpfung der wichtigsten Krankheiten vorstellbar. Primärprävention aber wird in der BRD nur höchst unzureichend und in den wichtigsten Bereichen gar nicht betrieben. Die politischen Gründe hierfür liegen auf der Hand: Primärprävention bedeutet notwendigerweise Eingriffe in das soziale und politische Gefüge unserer Gesellschaft. Vor diesem Hintergrund muß die politische Funktion der propagierten Illusion, es werde eine gute Früherkennung betrieben oder über rein medizinisch-technische Verbesserungen angestrebt, gesehen werden. Die Propaganda für eine Früherkennung hält in diesem Zusammenhang von den eigentlichen Aufgaben, der Verhütung von Krankheit ab und ersetzt politische Aufgaben durch medizinische Programme. Wie oben gezeigt wurde, wird in der BRD dieser Weg auch *innerhalb* der Früherkennung beschritten: Wenn auch aufgrund einer selektierten Teilnahme an Früherkennung der Erfolg nur über eine sozialmedizinische Erweiterung vorstellbar ist, so werden dennoch in der BRD die Antworten wesentlich in der Erweiterung des technisch-medizinischen Ansatzes gesehen. Medizin wird auch so politisch: Verstellt sie doch – so eingesetzt – den Blick für soziale Verbesserung und politisches Handeln.

Anmerkungen

I Welche Bedeutung hat die Medizin für die Gesundheit?

1 Gemeint sind hier z. B.: Illich, I.: Limits to Medicine. London 1976; Hackethal, J.: Auf des Messers Schneide. Reinbek 1976.

2 Eine gute Einführung in die klinische Epidemiologie geben: Alderson, M.: An Introduction to Epidemiology. London 1976, Kap. 7 und 8; Holland, W. W., L. Karhausen (eds.): Health Care and Epidemiology. London 1978, Kap. 13 und 14.

3 McKeown, Th.: The Modern Rise of Population. London 1976; McKeown, Th.: The Role of Medicine – Dream, Mirage, or Nemesis? Nuffield Provincial Trust. London 1976.

4 Die Abb. 1 bis 6 stammen aus McKeown, Th.: The Modern Rise of Population, a.a.O., S. 52, 93, 96, 97, 98.

5 Siehe ebenda, S. 54.

6 Errechnet nach Bundesminister für Jugend, Familie und Gesundheit (Hrsg.): Daten des Gesundheitswesens, Ausgabe 1977. Bonn 1977, S. 174–177.

7 Siehe ebenda.

8 Siehe ebenda.

9 Siehe ebenda, S. 84.

10 Errechnet nach: Krankheitsarten-, Krankheitsursachen- und Sterblichkeitsstatistik der Ortskrankenkassen 1974. Bad Godesberg 1976.

11 Siehe Bundesminister für Jugend, Familie und Gesundheit, a.a.O., S. 137–139.

12 Vgl. Kapitel VI und Abholz, H.-H.: Erfordernisse an die ambulante Medizin. Ableitungen aus klinisch-epidemiologischen Befunden. Argument-Sonderband 30, 1979, S. 100–118.

13 Siehe hierzu die ausführliche Darstellung: Abholz, H.-H.: Medizinische Interventionen beim Myokardinfarkt. Jahrb. f. Kritische Medizin, Bd. 3, 1978, Argument-Sonderband 27, S. 44–63.

14 Nach Colling, A.: The Meaning of Community Care, in: ders.: Coronary Care in the Community. London 1977.

15 Liberthson, R. R. u. a.: Prehospital Ventricula Defibrillation: Prognosis and Follow-up Course. New Engl. J. Med. 291, 1974, S. 317–321. Vgl. auch: Linder, U., W. Schweizer: Mobile Überwachungsstation Basel. Schweiz. Med. Wschr. 106, 1976, S. 1542–1544; Hampton, J. R. u. a.: Comparison of Results from Cardiac Ambulance Manned by Medical or Non-medical Personnel. Lancet 1977, I, S. 526–529.

16 Siehe den Überblick bei Abholz, H.-H.: Medizinische Interventionen . . ., a.a.O.

17 Colling, A. u. a.: Teeside Coronary Survey: An Epidemiological Study of Acute Attacks of Myocardial Infarction. Brit. Med. J. 1976, II, S. 1169–1172; dies.: A Comparison of Home and Hospital Care: The Teeside Coronary Survey. in: Colling, A. (ed.): Coronary Care in the Community. London 1977; Dellipiani, A. W. u. a.: Teeside Coronary Survey: Fatality and Comparative Severity Treated at Home, in the Hospital Ward, and in the Coronary Care Unit After Myocardial Infarction. Brit. Heart J. 39, 1977, S. 1172–1178.

18 Mather, H. G. u. a.: Acute Myocardial Infarction: Home and Hospital Treatment. Brit. Med. J. 1971, III, S. 334–338 und 1976, I, S. 925–929.

19 Hill, J. D. et al: A Randomised Trial of Home versus Hospital Management of Patients with Suspected Myocardial Infarction. Lancet 1978, I, S. 837–841; Hill, J. D.: Home and Hospital Care: The Nottingham Experiment. in: Colling, A. (ed.): Coronary Care in the Community. London 1977.

20 Siehe hierzu Abholz, H.-H.: Medizinische Interventionen . . ., a.a.O.

21 Bertolasi, C. A. u. a.: Natural History of Unstable Angina with Medical and Surgical Therapy. Chest 70, 1975, S. 596–605; Marthur, V. S., G. A. Guinn: Prospective Randomized Study of Coronary Bypass Surgery in Stable Angina. Circulation, Supp. I zu 51/52, 1975.

22 Veterans Administration Cooperative Study of Surgery for Coronary Arterial Occlusive Disease. Amer. J. Cardiol. 39, 1977, S. 286 und 40, 1977, S. 212–224; Lancet 1977, II, S. 1243–1245; New Engl. J. Med. 297, 1977, S. 621–627.

22a Zu sehr ähnlichen Ergebnissen bezüglich des Effekts der Koronarchirurgie kommt eine europäische multizentrische Studie: European Coronary Surgery Study Group: Coronary Bypass surgery in stable angina pectoris: survival at 2 years. Lancet 1979, I, S. 889–893.

23 Siehe Überblick in Abholz, H.-H.: Medizinische Interventionen . . ., a.a.O.

24 Oliver, M. F., J. A. Heady u. a.: A Cooperative Trial in the Primary Prevention of Ischaemic Heart Disease Using Clofibrat. Brit. Heart J. 40, 1978, S. 1069–1118.

25 Siehe Überblick in Abholz, H.-H.: Medizinische Interventionen . . ., a.a.O.

26 Joint Committee for Stroke Resources: Brain Edema in Stroke. Stroke, 8, 1977, S. 510–540.

27 Z. B.: Veterans Administration Study on Antihypertensive Agents: (3 Teile) J. Amer. Med. Ass. 202, 1967, S. 116–122; und: 213, 1970, S. 1143–1152; Circulation 45, 1972, S. 991–1004.

28 Hypertensive Stroke Cooperative Study: Effect of Antihypertensive Treatment on Stroke Resurrance. J. Amer. Med. Ass. 229, 1974, S. 409–418.

29 The Canadian Cooperative Study Group: A Randomized Trial of Aspirin and Sulfinpyrazone in Threatened Stroke. New Engl. J. Med. 299, 1978, S. 53–59; Fields, W. S., N. A. Lemak: Controlled Trial of Aspirin in Cerebral Ischemia. Stroke 8, 1977, S. 301–314.

30 Eine skeptische Einschätzung des Erfolges der Krankengymnastik erscheint jedoch angebracht zu sein; selbst aber wenn der Erfolg im Sinne der nachweislichen

Verbesserung nicht sehr hoch sein mag, so ist die kontinuierliche Betreuung, das »Nicht-den-Patienten-Aufgeben«, sicherlich von unschätzbarem Wert. Siehe hierzu: Brocklehurst, J. C. u. a.: How Much Physical Therapy for Patients with Stroke? Brit. Med. J. 1978, I, S. 1307–1310.

31 Singer, R. B.: Editorial: To Treat or not to Treat? J. Chron. Diseases 28, 1975, S. 125–134; siehe auch: Pflanz, M.: Hypertonie – Epidemiologische Fragen und Datenerfassung. in: Bock, K. D. (Hrsg.): Sozialmedizinische Probleme der Hypertonie in der Bundesrepublik Deutschland. Stuttgart 1978, S. 4–13.

32 Z. B.: Björk, S. u. a.: The Effect of Active Drug Treatment in Severe Hypertensive Disease. Acta Med. Scand. 169, 1961, S. 673–689. Breckenbridge, A. u. a.: Prognosis of Treated Hypertension. Quart. J. Med. 39, 1970, S. 411–429.

33 Siehe Anm. 27.

33a Carter, A. B.: Hypotensive Therapy in Stroke Survivors. Lancet 1970, I, S. 485–489 und Anm. 28.

34 Dies wird z. B. durch die Ergebnisse der folgenden Untersuchung nahegelegt: Berglund, G. u. a.: Coronary Heart Disease after Treatment of Hypertension. Lancet 1978, I, S. 1–9.

35 Momentan laufen 9 derartige Studien in der Welt. Über die Probleme einer derartigen Untersuchung gibt z. B. Auskunft: British Cooperative Trial: Control of Moderately Raised Blood Pressure. Brit. Med. J. 1974, III, S. 434–436; siehe auch Bock, K. D., a.a.O.; Diskussionsbemerkung, S. 29–30.

36 Stamler, J. u. a.: Hypertension Screening of 1 Million Americans. J. Amer. Med. Ass. 235, 1976, S. 2299–2306; Pflanz, M., a.a.O.

37 Bühler, F. R. u. a.: Das Hypertonieproblem in der Schweiz – Analyse einer Blutdruckuntersuchung an 21 589 Personen. Schweiz. Med. Wschr. 106, 1976, S. 99–107.

38 Arnold, H.: Probleme der Hypertonie – sozialmedizinisch gesehen. Münch. Med. Wschr. 119, 1977, S. 1103–1108.

39 Heller, R. F., G. Rose: Current Management of Hypertension in General Practice and in Hospital. Brit. Med. J. 1977, I, S. 1442–1446.

40 Z. B.: Finnerty, F. A. u. a.: Hypertension in the Inner City I. und II. Circulation 47, 1973, S. 73–78.

41 Haynes, R. B. et al: Improvement of Medication Compliance in Uncontrolled Hypertension. Lancet 1976, I, S. 1265–1268; McKenney, J. M. u. a.: The Effect of Clinical Pharmacy Services on Patients with Essential Hypertension. Circulation 48, 1973, S. 1104–1111.

42 Siehe zu dieser Problematik: Stowers, J. M.: Complications in Relation to Diabetic Control – General Review, in: Keen, H., J. Jarrett (eds.): Complications of Diabetes. London 1975; siehe in dieser Monographie auch die Arbeiten zu den einzelnen Komplikationen des Diabetes mellitus.

43 Literaturüberblick hierzu: Boehringer Mannheim: Die faszinierende Welt der Lipoproteine – Risiko und Chance. Mannheim 1978.

44 Lauvaux, J. P. u. a.: Diabetic Retinopathy, Nephropathy, Neuropathy – Relation to Duration and Controll. Diabetologica 11, 1975, S. 370; Lauvaux, J. P., J. Pirart: Diabetic Retinopathy – A Statistical Study in 4 400 Diabetics. Diabetologica 10, 1974, S. 383.

45 Miki, E. u. a.: Relation of the Course of Retinopathy to Control of Diabetes, Age, and Therapeutic Agents in Diabetic Japanese Patients. Diabetes 18, 1969, S. 773–780; dies.: Frequency, Degree, and Progression with Time of Proteinuria in Diabetic Patients. Lancet 1972, I, S. 922–924.

46 Z. B.: Colwell, J. A.: Effect of Diabetic Control on Retinopathy. Diabetes, 15, 1966, S. 497–506; Gregersen, G.: Diabetic Neuropathy: Influence of Age, Sex, Metabolic Control, and Duration of Diabetes on Motor Conduction Velocity. Neurology, 17, 1967, S. 972–980; Ward, J. D. u. a.: Improvement in Nerve Conduction Following Treatment in Newly Diagnosed Diabetes. Lancet 1971, I, S. 428–430.

47 So z. B. in der methodisch völlig unzureichenden Arbeit: Constam, C. R.: Sind die diabetische Angio- und Neuropathie vermeidbar? Med. Klin. 72, 1977, S. 695–702.

48 University Group Diabetes Program (UDGP): Diabetes 1970, Supp. 2, S. 747–7870; Diabetes 1970, Supp. 2, S. 789–815; J. Amer. Med. Ass. 218, 1971, S. 1400–1410; J. Amer. Med. Ass. 217, 1970, S. 77–84; Diabetes 24, 1975, Supp. 1, S. 65–112; Diabetes 25, 1976, S. 1129–1153; J. Amer. Med. Ass. 240, 1978, S. 37–42.

48a Lasseter, K. C. u. a.: The effect of sulfonylurea drugs on rabbit myocardial contractility. J. Clin. Invest. 51, 1972, S. 2429–2434; Soler, N. G. u. a.: Coronary care for myocardial infarction in diabetics. Lancet 1974, I, S. 475–477.

48b Ba-On, H. u. a.: Serum-high-density-lipoprotein and UDGP results. Lancet 1978, II, S. 429–433; Calvert, G. D. u. a.: Effects of therapy on plasma-high-density-lipoprotein-cholesterol in diabetes mellitus. Lancet 1978, II, S. 66–67.

49 Keen, H.: The Effect of Carbohydrate Tolernce on Plasma Lipids and Atherosclerosis in Man. Atherosclerosis – II. Int. Symposium 1971, Berlin 1972; dies.: Tolbutamide and Arterial Disease in Borderline Diabetes, in: Diabetes – 8. Congress of the Intern. Diabetes Fed. 1973. Eine Zusammenfassung der Ergebnisse ist in: Committee for the Assessment of Biometric Aspects of Controlled Trials of Hypoglycemic Agents. J. Amer. Med. Ass. 231, 1975, S. 583–608.

50 Paasikivi, J.: Long-term Tolbutamide Treatment after Myocardial Infarction. Acta Med. Scand. 1970, Supp. 570, S. 1–82.

51 Feldman, R. u. a.: Progress Report on the Prophylactic Use of Oral Hypoglycemic Drugs in Asymptomatic Diabetes: Neurovascular Studies. Advances Metabolic Disorders 2, 1973, Supp. 2, S. 557–567; dies.: Oral Hypoglycemic Drug Prophylaxis in Asymptomatic Diabetes. Diabetes – 8. Congress of the Intern. Diabetes Fed. 1973.

51a Einen Überblick zur Frage des Therapienutzens geben: Shen, S.-W., R. Bressler: Clinical Pharmacology of Oral Antidiabetic Agents. New Enl. J. Med. 296, 1977, S. 493–497 u. 787–793.

52 Cumming, G., S. J. Semple: Disorders of the Respiratory System. London 1973[1], Kap. 13; Morris, J. N.: Uses of Epidemiology, Edinburgh 1975[3], S. 186–195.

53 Medical Research Council: Value of Chemotherapy and Chemoprophylaxis in Early Chronic Bronchitis. Brit. Med. J. 1966, I, S. 1317–1322; Francis, R. S., C. C. Spicer: Chemotherapy in Chronic Bronchitis. Brit. Med. J. 1960, I, S. 297–303.

54 Fletcher, Ch. u. a.: The Natural History of Chronic Bronchitis and Emphysema. London 1976.

55 Auch bei der akuten, eitrigen Bronchitis ist eine Antibiotikatherapie von beschränktem bzw. keinem Wert: Stott, N. C. H., R. R. West: Randomized Controlled Trial of Antibiotics in Patients with Cough and Purulent Sputum. Brit. Med. J. 1976, II, S. 556–559; siehe auch »Leader«, S. 550 im gleichen Heft.

56 Newton, D. A. G., H. G. Bevans: Physiotherapy and Intermittent Positive. Pressure Ventilation of Chronic Bronchitis. Brit. Med. J. 1978, II, S. 1525–1528.

57 Waller, R. E.: Control of Air Pollution: Present Success and Future Prospects, in: Bennett, A. E. (ed.): Recent Advances in Community Medicine. Edinburgh 1978; Howard, P.: The Changing Face of Chronic Bronchitis with Airway Obstruction. Brit. Med. J. 1974, II, S. 89–93.

58 MacFarlane, A.: Daily Mortality and Environment in English Conurbations I. Brit. J. Prev. Soc. Med. 31, 1977, S. 54–61.

59 Nelson, A. M.: A Handbook of Community Medicine. Bristol 1975, S. 128–130.

60 Finland, M.: Changing Ecology of Bacterial Infection as Related to Antibacterial Therapy. J. Infectious Dis. 122, 1970, S. 419–423.

61 Siehe Überblick in: Müller, H.: Sepsis. Med. Klin. 69, 1974, S. 1632–1633; Köpcke, W. u. a.: Maßnahmen gegen Hospitalinfektionen. Med. Klin. 71, 1976, S. 1057–1061.

62 Vgl. Kap. IX.

63 Die Erfahrung medizinischer Versorgung oder ein Blick in jedes Lehrbuch belegt dies.

64 Auch dies ist jedem gastroenterologischem Lehrbuch zu entnehmen.

65 Literaturüberblick: Mörl, M.: Wie wirksam ist unsere Therapie der chronischen Hepatitis? Klinikarzt 8, 1979, S. 303–308.

66 Z. B.: Junginger, Th., H. Pichlmaier: Ergebnisse nach selektiver proximaler Vagotomie nach Gastroduodenalulkus. Dtsch. Med. Wschr. 104, 1979, S. 127–132.

67 Malchow, H., K. F. Sewing: Was ist gesichert in der Behandlung peptischer Ulcera mit Cimetidine? Internist 18, 1977, S. 650–658.

68 Die Behandlung mit Antacida erbringt bekanntermaßen ja keine Verkürzung der Krankheitsdauer, sondern nur eine Symptomlinderung; siehe z. B.: Ruppin, H.: Theoretische und klinische Aspekte der Antacidatherapie. Med. Klin. 70, 1975, S. 1237–1242.

69 Forsberg, S. A.: Quantitation of the Gain in Mortality and Life-Time after Pacemaker Treatment. Acta Med. Scand. 204, 1978, S. 11–15; Emde, J. v. d.: Früh- und Spätergebnisse nach Herzklappenersatz. Med. Klin. 72, 1970, S. 107–111.

70 Z. B.: Bonomini, V. u. a.: Survival and ›true‹ Rehabilitation after Dialysis and Transplantation. in: Dialysis, Transplantation, Nephrology. Proceed. 11th EDTA Conference, 1974. London 1975.

71 Asscher, A. W.: Urinary Tract Infection. Lancet 1974, II, S. 1365–1366; Brumfitt, W., A. W. Asscher: Urinary Tract Infection. London 1973.

72 Ähnlich wie bei der chronischen Bronchitis findet ein Wandel im Verständnis des Krankheitsbildes auch bei der chronischen Pyelonephritis statt. Exogene Noxen,

also Schadstoffe, erhalten eine zentrale Bedeutung zumindest für die mit einer dauerhaften Nierenschädigung einhergehenden Harnwegsinfekte. Siehe hierzu den Überblick: Losse, H., H. Loew: Pyelonephritis – Wandel eines Krankheitsbegriffes. Med. Klin. 72, 1977, S. 1610–1615.

73 Gsell, O.: Tumoren, Malignome: Sozialmedizinische Bedeutung und Epidemiologie des Krebses. in: Blohmke, M. u. a. (Hrsg.): Handbuch der Sozialmedizin, Bd. II, Stuttgart 1977, S. 181–209; Doll, R., L. J. Kinlen: Epidemiology as an Aid to Determining the Causes of Cancer, und: Magee, P. N. A. E. Pegg: Chemical Causes of Cancer, beide in: Cancer Research Campaign, 49th Annual Report 1971. British Empire Cancer Campaign for Research, London 1971; Higginson, J., C. S. Muir: The Role of Epidemiology in Elucidating the Importance of Environmental Factors in Human Cancer. Cancer Detection a. Prevention 1, 1976, S. 79–105.

74 Einen Überblick zur Herangehensweise bei der Identifizierung von karzinogenen Faktoren mit Hilfe der Epidemiologie gibt: Muir, C. S.: The Evidence from Epidemiology. in: Lenihan, J., W. W. Fletcher (eds.): Health and Environment. Glasgow 1976.

75 Siehe z. B.: Fletcher, C. M.: Health Education and the Control of Cigarette Smoking. in: Bennett, A. E. (ed.): Recent Advances in Community Medicine. Edinburgh 1978; Küfner, H., W. Feuerlein: Prävention und Alkoholmißbrauch. Med. Mensch. Gesellsch. 3, 1978, S. 10–17; Kreutzer, C. S., E. Lichtenstein, H. L. Mees: Eine kritische Übersicht über Raucherbehandlung, in: Ferstle, R., S. Kraemer: Abhängigkeiten. München 1976.

76 Logan, W. P. D.: Cancer Survival Statistics – International Data. World Health Statistics Quart. 31, 1978, S. 62–73; Enstrom, J. E., D. F. Austin: Interpreting Cancer Survival Rates. Science 195, 1977, S. 847–851.

77 Cohen, M. H.: Bronchogenic Carcinoma, in: Staquet, M. J. (ed.): Randomized Trials in Cancer: A Critical Review by Site. Monograph Ser. of the European Organisation for Research on Treatment of Cancer. Vol. 4, New York 1978.

78 Siehe Anm. 76; Leguerinais, J. X. Gellé: Breast Cancer – Evaluation of End Results, in: Intern. Sympos. of End Results of Cancer Therapy. Nat. Cancer Inst. Monograph 15. Bethesda, Maryland 1964; Rozenczweig, M. u. a.: Breast Cancer, in: Staquet, M. J., a.a.O.

79 Management of Early Cancer of the Breast. Brit. Med. J. 1976, I, S. 1035–1037. Lythgoe, J. P., I. Leck, R. Swindell: Manchester Regional Breast Study – Preliminary Results. Lancet 1978, I, S. 744–747; Turnbull, A. R. u. a.: Treatment of Early Breast Cancer. Lancet 1978, I, S. 7–9; Priestman, T., M. Baum, V. Jones, J. Forbes: Treatment and Survival in Advanced Breast Cancer. Brit. Med. J. 1978, II, S. 1673–1674.

80 Love, R. R., W. Kaboth: Remissionsquoten und Überlebenszeit bei Patienten mit akuter myeloischer Leukämie. Med. Klin. 73, 1978, S. 141–144 und Begemann, H.: Das Dilemma der zytostatischen Therapie. Münch. Med. Wschr. 119, 1977, S. 1169–1170.

81 Siehe hierzu den Überblick zu kontrollierten klinischen Studien: Saracci, R.: Controlled Studies. in: Holland, W. W., L. Karhausen (eds.): Health Care and Epidemiology. London 1978.

82 Krokowski, E.: Befindet sich die kurative Krebstherapie in der Sackgasse? Dtsch. Med. Wschr. 104, 1979, S. 326–329.

82a Festzuhalten ist, daß es auch Erfolge größeren Ausmaßes gibt; bekanntestes Beispiel ist die Therapie beim M. Hodgkin; siehe Musshoff, K., J. Slanina: Maligne Systemerkrankungen, in: Scherer, E.: Strahlentherapie. Berlin 1976, dort: S. 732–738.

83 Siehe Überblicksarbeit zur Früherkennung: Abholz, H.-H.: Der Nutzen von Früherkennungsuntersuchungen am Beispiel des Lungen-, Brustdrüsen- und Gebärmutterhalskarzinoms sowie polyvalenter Screenings. Jahrb. Krit. Med., Bd. 2, Argument-Sonderband 17, 1977, S. 55–80.

84 Abb. 7 und 8 nach ebenda.

85 Siehe ebenda.

86 Für die BRD gibt es hierzu nur wenige Untersuchungen, siehe aber: Goertler, K.: Motivation der Bevölkerung zur Krebsvorsorge. Schriftenreihe des BJFG, Bd. 40, Köln 1976; Schmoll, H.-J., D. Schwoon: Die Motivation zur Teilnahme oder Nicht-Teilnahme an der Krebsfrüherkennungsuntersuchung. in: Zentralinst. f. d. Kassenärztliche Versorgung in der BRD: Früherkennung bösartiger Neubildungen bei der Frau. Köln 1977, Heftreihe, Nr. 8; Schmädel, D.: Medizin-soziologische Überlegungen zum Problem der ärztlichen Vorsorgeuntersuchungen in der BRD. Ther. d. Gegenw. 113, 1974, S. 790–812, bes. S. 797.

87 Pedersen, E.: The Presymptomatic Diagnosis – Cervix uteri and Breast. Proc. Roy. Soc. Med. 59, 1966, S. 1189–1198; Pedersen, E., K. Høeg, P. Kolstadt: Mass Screening for Cancer of the Uterine Cervix in Ostfold County, Norway. Acta Obstet. Gynecol. Scand., Supp. 11, 1971, S. 5–18.

88 Siehe bezüglich der Trugschlüsse bei der Nutzenermittlung: Feinleib, M.: Some pitfalls in the Evaluation of Screening Programs. Arch. Environm. Health 19, 1969, S. 412–415; Abelin, Th.: Die Evaluation von Vorsorgeprogrammen. Sozialmed., Präventivmed. 20, 1975, S. 115–119; Abholz, H.-H., Fußn. 83, S. 55–61.

89 Eine ausführlichere Darstellung zu den Erfahrungen mit den einzelnen Früherkennungsuntersuchungen sowie die Darstellung auch kleinerer Studien ist zu finden in: Abholz, H.-H., Der Nutzen . . ., a.a.O.

90 Boucot, K. R., D. A. Cooper, W. Weiss: The Philadelphia Pulmonary Neoplasm Research Project: An Interim Report. Ann. Intern. Med. 54, 1961, S. 363–378; dies.: Survival Factors in Bronchogenic Carcinoma. J. Amer. Med. Ass. 216, 1975, S. 2119–2123.

91 Weiss, W., D. A. Cooper, K. R. Boucot: Operative Mortality and 5-Year Survival Rates in Men with Bronchogenic Cancer. Ann. Intern. Med. 71, 1969, S. 59–65.

92 Weiss, W. u. a.: The Philadelphia Pulmonary Neoplasm Research Project. Amer. Rev. Resp. Dis. 111, 1975, S. 289–298.

93 Brett, G. Z.: The Value of Lung Cancer Detection by 6-Monthly Chest Radiographs. Thorax 23, 1968, S. 414–420; ders.: Earlier Diagnosis and Survival in Lung Cancer. Brit. Med. J. 1969, IV, S. 260–262.

94 Shapiro, S., Ph. Strax, L. Venet: Periodic Breast Cancer Screening in Reducing Mortality from Breast Cancer. J. Amer. Med. Ass. 215, 1971, S. 1777–1785; Strax,

Ph.: Utilization of Diagnostic Techniques for Cancer of the Breast, in: Recent Results in Cancer Research: Breast Cancer – A Multidisciplinary Approach. Ed.: Arneault, G. St. u. a., Berlin 1976.

95 Z. B.: Christopherson, W. M. u. a.: Cervical Cancer Control. A Study of Morbidity and Mortality Trends over a 21-Year Period. Cancer 38, 1976, S. 1357–1366; Timonen, S. u. a.: Cervical Screening. Lancet 1974, I, S. 401–402; Walton Report: Cervical Cancer Screening Programs. Canad. Med. Ass. J. 114, 1976, S. 1003–1013.

96 Kinlen, L. J., R. Doll: Trends in Mortality from Cancer of the Uterus in Canada and England and Wales. Brit. J. Prev. Soc. Med. 27, 1973, S. 161–164.

97 Eine skeptischere Einschätzung des Erfolges geben: Gardner, J. W., J. L. Lyon: Efficiancy of Cervical Cytologic Screening in the Control of Cervical Cancer. Prev. Med. 6, 1977, S. 487–499.

98 Einen Überblick hierzu geben: D'Souza, M. F.: Early Diagnosis and Multiphasic Screening. in: Bennett, A. E. (ed.): Recent Advances in Community Medicine, Edinburgh 1978 und Abholz, H.-H.: Der Nutzen . . ., a.a.O.

99 D'Souza, M. F. u. a.: A Long-term Controlled Trial of Screening for Hypertension in General Practice. Lancet 1976, I, S. 1228–1231.

100 Siehe auch z. B. finanzielle Berechnungen: Knox, E. G.: A Simulation System for Screening Procedures, in: McLachlan, G. (ed.): The Future and Present Indicatives. London 1973; ders.: Simulation Studies of Breast Cancer Screening Programs, in: McLachlan, G.: Probes for Health. London 1975; Oppenheim, W. L.: Monetärer Aufwand und Nutzen von Früherkennung und Behandlung, und: Pflanz, M.: Kosten-Nutzen-Analysen von Untersuchungen zur Krankheitsfrüherkennung: Kritik eines Nichtökonomen, beide in: Früherkennung bösartiger Neubildungen bei der Frau. Zentralinst. f. d. kassenärztl. Versorgung i. d. BRD. Heftreihe, Heft 8, Köln 1977.

101 Siehe als Einstieg zu der hier zahlreichen Literatur: Abholz, H.-H. (Hrsg.): Krankheit und Soziale Lage. Frankfurt a. M. 1976.

102 Siehe hierzu mehrere Aufsätze in ebenda; Occupational Mortality – 1970–1972. Decennial Suppl. – England and Wales. Office of Population Censuses and Surveys. Ser. DS no. 1. London, HMSO, 1978, bes. S. 173–195.

103 Prevention and Health: Everybodys Buisiness. Dept. Health a. Soc. Security. London, HMSO, 1976, S. 65–66 und 85–86.

104 Errechnet nach Angaben in: Forsyth, G.: Doctors and State Medicine. Oxford 1973, S. 172.

105 Priorities in Road Accidents. Brit. Med. J. 1979, I, S. 287–288; siehe auch Kap. IX.

106 Allerdings dient auch der Hinweis auf zu wenig Kenntnis zu ätiologischen Faktoren häufig dazu, davon abzulenken, daß auch bei den bekannten Faktoren aus politischen Gründen nichts unternommen wird.

107 Koch, E. R., F. Vahrenhold: Seveso ist überall. Köln 1978.

108 Siehe hierzu auch die Einflußnahme auf die Arzneimittelgesetzgebung, Kap. VII.

109 Dies wird z. B. darin deutlich, daß bei – über die letzten Jahre – etwa kon-

stanten Personal/Patientendurchgangs-Relationen im Krankenhaus und einem gleichzeitigen Anstieg der technischen Leistungen in diesen Jahren dies nur zuungunsten der Betreuung gegangen sein kann; siehe dazu: Girth, E. u. a.: Der Einfluß des Strukturwandels ärztlicher Arbeit am Krankenhaus auf die stationäre Krankenversorgung. Jahrb. Krit. Med. Bd. 4, Argument-Sonderband 37, 1979.

110 Abholz, H.-H.: Erfordernisse an die ambulante Medizin – Ableitung aus klinisch-epidemiologischen Befunden. Argument-Sonderband 30, 1979, S. 100–120.

111 Siehe hierzu: Kühn, H.: Macht und Gesundheit. Das Argument 21, 1979, H. 113, S. 94–105, bes. Abschnitt 3 und 4.

II Grundzüge staatlicher Sozial- und Gesundheitspolitik

1 Vgl. dazu Bellermann, M.: Der Sozialstaat der BRD. Krise und Grenzen, in: Brandes, V. u. a. (Hrsg.): Handbuch 5: Staat. Frankfurt a. M. – Köln 1977, S. 353 ff.

1a Vgl. Riepert, W.: Kapitalbewegung, Klassenverhältnisse und Staatsfunktionen, in: Probleme der materialistischen Staatstheorie. Staat und Monopole (II), Argument-Sonderband 16, Berlin/West 1977, S. 63 ff.

2 Siehe Hirsch, J.: Staatsapparat und Reproduktion des Kapitals. Frankfurt a. M. 1974; Jung, H., J. Schleifstein: Die Theorie des staatsmonopolistischen Kapitalismus und ihre Kritiker in der Bundesrepublik Deutschland. Frankfurt a. M. 1979; Schleifstein, J.: Der Marxismus über Wesen und Rolle des Staates, Marxistische Blätter 1979, H. 3, S. 6–12; Brandes, V. u. a. (Hrsg.), a.a.O.; sowie ferner zahlreiche Aufsätze in den Zeitschriften »Das Argument« (Berlin/West) und »Probleme des Klassenkampfs« (Berlin/West).

3 Siehe dazu Güther, B.: Zur Analyse infrastruktureller Staatsfunktionen, in: Probleme der materialistischen Staatstheorie, a.a.O., S. 165 und 167; ders.: Infrastruktur und Staat. Marburg 1977.

4 Vgl. Asseln, H., F. Deppe: Die »Staatsfrage« und die Strategie der Arbeiterbewegung, in: Probleme der materialistischen Staatstheorie, a.a.O., S. 114–118.

5 Vgl. Kammler, J.: Das sozialstaatliche Modell öffentlicher Herrschaft, in: Abendroth, W., K. Lenk (Hrsg.): Einführung in die politische Wissenschaft. Bern 1968, S. 102 ff.; zur rechts- und politikwissenschaftlichen Diskussion um das Sozialstaatsprinzip siehe Abendroth, W.: Begriff und Wesen des sozialen Rechtsstaats, in ders.: Arbeiterklasse, Staat und Verfassung, Frankfurt a. M. – Köln 1975, S. 64 ff.; ders.: Der demokratische und soziale Rechtsstaat als politischer Auftrag, in: ebenda, S. 179 ff.; Forsthoff, E. (Hrsg.): Rechtsstaatlichkeit und Sozialstaatlichkeit. Darmstadt 1968; Kempen, O. E. (Hrsg.): Sozialstaatsprinzip und Wirtschaftsordnung. Frankfurt a. M. – New York 1976; Hartwich, H.-H.: Sozialstaatspostulat und gesellschaftlicher Status quo, Köln 1970, S. 295 ff.

6 Vgl. Deppe-Wolfinger, H.: Behinderung und Gesellschaft, in: Jantzen, W., U. Müller (Hrsg.): Theorie und Praxis in der Ausbildung. Solms/Lahn 1978, S. 401 f.

7 Vgl. auch: Jung, H.: Zur »Sozialfunktion« des bürgerlichen Staates der BRD, Marxistische Blätter 1977, H. 1, S. 16–24.

8 Siehe dazu ausführlich Deppe, H.-U.: Zum gesellschaftlichen Charakter der gesetzlichen Krankenversicherung; in diesem Band, Kap. III.

9 Das erste Sozialbudget legte die Regierung der »Großen Koalition« aus CDU/CSU und SPD im Februar 1969 vor, nachdem 1966 die Sozialenquête-Kommission – wie lange vorher bereits SPD und DGB – gefordert hatte, mittelfristige Sozialbudgets zur Abstimmung der Sozialpolitik mit wirtschafts- und finanzpolitischen Zielsetzungen aufzustellen. – Siehe dazu Sozialenquête-Kommission: Sozialenquête. Soziale Sicherung in der Bundesrepublik Deutschland. Stuttgart – Berlin (West) – Köln – Mainz o. J. (1966), S. 143 ff.; Rosenberg, P.: Das Sozialbudget als Instrument einer mittelfristigen Sozialpolitik, WWI-Mitteilungen 1969, H. 5, S. 136 ff.

10 Vgl. Bundesminister für Arbeit und Sozialordnung (BMAS) (Hrsg.): Sozialbericht '78. Bonn 1978, S. 65 f.

11 Zu den im folgenden aufgeführten Daten des Sozialbudgets ist zu bemerken: Die Daten für 1975 und 1976 sind größtenteils aus »gesicherten statistischen Quellen *abgeleitet*«, den Daten für 1977 liegen *Teilergebnisse* zugrunde, die bis Anfang 1978 bekannt waren, die Zahlen für 1978 sind *prognostizierte* Werte, die sich auf den Jahreswirtschaftsbericht der Bundesregierung stützen. Der als »Vorausberechnung« bezeichneten *Schätzung* für das Jahr 1982 liegen *Annahmen der Bundesregierung* über die mittelfristige gesamtwirtschaftliche Entwicklung zugrunde. Diese Anmerkungen verdeutlichen, daß wir es bei den neueren Daten des Sozialbudgets keineswegs mit Werten zu tun haben, die die tatsächlichen Entwicklungen exakt widerspiegeln. Sie sind daher mit der entsprechenden Vorsicht zu benutzen und zu interpretieren. (Siehe hierzu ebenda, S. 66.)

12 Siehe dazu Anmerkung c) in Tab. 1 und BMAS (Hrsg.): Sozialbericht '78, a.a.O., S. 165.

13 Vgl. BMAS (Hrsg.): Sozialbericht '78, a.a.O., S. 70.

14 Vgl. ebenda, S. 72. Bei diesen Sachleistungen handelt es sich um Waren- und Dienstleistungen, die den Anspruchsberechtigten entweder unentgeltlich zur Verfügung gestellt oder deren Kosten ihnen vollständig oder teilweise erstattet werden. Hierunter fallen vor allem ärztliche und zahnärztliche Leistungen, Heilmittel aus Apotheken, Leistungen für Zahnersatz, Krankenhauspflege, Sterbegeld usw. (Vgl. ebenda, S. 73). Diese »unentgeltliche« Zurverfügungstellung, wie es der Sozialbericht ausdrückt, ist jedoch nur dem Schein nach unentgeltlich, da die staatlich vermittelten Sozialleistungen über Steuern und Beiträge von den Versicherten selbst vorfinanziert werden.

15 Vgl. ebenda. Die Einkommensleistungen umfassen vor allem Renten und Pensionen, Entgeltfortzahlungen an erkrankte Beschäftigte, Kindergeld, Entschädigungsleistungen der Kriegsopferversorgung, Barleistungen der Sozialhilfe, Wohngeld, Ausbildungsförderung und auch steuerliche Vergünstigungen.

16 Vgl. ebenda, S. 73.

17 Vgl. ebenda, S. 67 und 70.

18 Vgl. ebenda, S. 74.

19 So wirken sich etwa nach 1978 die »Konsolidierungsmaßnahmen« in der Rentenversicherung als bremsende Faktoren aus; seit 1976/77 steigen die Kosten im Ge-

sundheitswesen infolge der Auswirkungen des Krankenversicherungs-Kostendämpfungsgesetzes langsamer als bis 1975; durch die Verringerung des Kreises der Anspruchsberechtigten sinkt der Anteil der Leistungen für die Sparförderung ab 1977; die Leistungen für Wohnen (Wohngeld usw.) und zur Entschädigung politischer Ereignisse (Kriegsfolgelasten), die bisher nur geringe Steigerungsraten aufwiesen, nehmen in ihrer Bedeutung weiter ab; schließlich wird damit gerechnet, daß die Leistungen für den Funktionsbereich Beschäftigung – im wesentlichen Arbeitslosenunterstützung – nach dem durch einen raschen Anstieg der Arbeitslosenzahlen verursachten Höhepunkt 1975 mittelfristig wieder sinken werden. Angesichts der von Wirtschaftsforschungsinstituten und anderer Seite vorgelegten Prognosen der Entwicklung der Arbeitslosigkeit muß allerdings bezweifelt werden, daß dieser Posten im Sozialbudget mittel- und langfristig tatsächlich rückläufig sein wird. (Siehe hierzu etwa Memorandum '79: Vorrang für Vollbeschäftigung. Alternativen der Wirtschaftspolitik. Köln 1979, S. 7 ff.)

20 Vgl. BMAS (Hrsg.): Sozialbericht '78, a.a.O., S. 79.

21 Vgl. ebenda, S. 83 ff.

22 Allerdings ist hierbei zu beachten, daß im Sozialbudget nur solche Leistungen als Familienleistungen bezeichnet werden, die »unmittelbar und allein der Förderung und Unterstützung von Familien zugute kommen«. Darüber hinaus gibt es jedoch weitere Leistungen, die primär anderen Funktionsbereichen zugeordnet sind, im weiteren Sinne aber auch als Familienleistungen angesehen werden können, wie z. B. Krankenversicherungsleistungen für mitversicherte Familienangehörige, Leistungen der Ausbildungsförderung, Wohngeldanteile usw. (Vgl. ebenda, S. 80.)

23 Neben dem Funktionsbereich *Sparförderung* (Leistungen nach Sparförderungs-, Wohnungsbauprämien- und Vermögensbildungsgesetzen und Unternehmerleistungen im Sinne dieser Gesetze), dessen Aufwendungen seit 1960 am stärksten gestiegen sind, aber nur ein Zwanzigstel des Sozialbudgets umfassen, enthält *Tab. 2* noch Angaben über die Funktionsbereiche *Wohnen* (Wohngeld, Zinsermäßigungen im Rahmen des sozialen Wohnungsbaus u. a.), die ebenfalls überdurchschnittlich gestiegen sind sowie die in ihrer Bedeutung abnehmenden Bereiche *Folgen politischer Ereignisse* (Entschädigungen, Witwenrenten aus der Kriegsopferversorgung und andere Kriegsfolgelasten und Entschädigungen der Folgen des Faschismus) und *Allgemeine Lebenshilfen* (Leistungen für Personen in besonderen Notlagen oder zur Förderung der Eingliederung wie z. B. Sozial- und Jugendhilfe).

24 Der Sozialbericht der Bundesregierung weist darüber hinaus auch noch eine Übersicht über die Finanzierung der Sozialleistungen nach *Arten* (Beiträge, Zuweisungen, sonstige Einnahmen) aus. (Siehe hierzu ebenda, S. 136 ff.)

25 Vg. ebenda, S. 139 f.

26 Vgl. ebenda, S. 136 und 139.

27 Ebenda, vor S. 1.

28 Vgl. zum folgenden Deppe, H.-U., R. Rosenbrock: Thesen und Diskussionsergebnisse der Arbeitsgruppe »Gesundheitssystem und ökonomische Interessen« auf der Gesundheitspolitischen Fachtagung des Bundes demokratischer Wissenschaftler (BdWi) vom 16. bis 18. Februar 1979 in München. Das Argument, Jahrb. Krit. Med., Bd. 5, 1980.

29 Deppe, H.-U.: Zur Novellierung der ärztlichen Approbationsordnung. Medizinsoziologische Mitteilungen 1977, H. 4, S. 1–5.

30 Vgl. Memorandum '79, a.a.O., S. 62.

III Zum gesellschaftlichen Charakter der gesetzlichen Krankenversicherung

1 Deppe, F., G. Fülberth, H.-J. Harrer (Hrsg.): Geschichte der Deutschen Gewerkschaftsbewegung. Köln 1977, S. 18 und 20.

2 Vgl. hierzu: Fröhlich, S.: Die Soziale Sicherung bei Zünften und Gesellenverbänden. Berlin 1976.

3 Zit. nach: Peters, H.: Geschichte der sozialen Versicherung, 3. Aufl. Sankt Augustin 1978, S. 34.

4 Zit. nach: Sura, H.-W.: Geschichte der Sozialversicherung. Essen 1974, S. 19 f.

5 Fröhlich, S., a.a.O., S. 266.

6 Deppe, F. u. a. (Hrsg.), a.a.O., S. 22.

7 Tennstedt, F.: Soziale Selbstverwaltung, Geschichte der Selbstverwaltung in der Krankenversicherung. Bonn 1978, S. 21.

8 Huber, E. R. (Hrsg.): Dokumente zur deutschen Verfassungsgeschichte. Bd. 2. Stuttgart 1964, S. 364 ff. (vollständiger Text).

9 Zit. nach: Die Arbeiter-Versorgung 1884, No. 6.

10. Ebenda.

11 Thiele, W.: Zum Verhältnis von Ärzteschaft und Krankenkassen 1883 bis 1913. Das Argument 1974, AS 4, S. 20 und 22.

12 Sigerist, H. E.: From Bismarck to Beveridge: Developments and Trends in Social Security Legislation, in: ders.: On the Sociology of Medicine. New York 1960, S. 118–138, besonders S. 131.

13 Stenographische Berichte über die Verhandlungen des Reichstags, 4. Legislaturperiode, 4. Session. Berlin 1881, Bd. I, S. 746 f.

13a Für die parallele Entwicklung in Österreich vgl. Tálos, E.: Zu den Anfängen der Sozialpolitik. Österreichische Zeitschrift für Politikwissenschaft 1976, H. 2, S. 151 ff.

14 Bartmuss, H.-J., u. a. (Hrsg.): Deutsche Geschichte. Bd. 2. Berlin 1967, S. 600.

15 Tennstedt, F., a.a.O., S. 33.

16 Vgl. Abendroth, W.: Aufstieg und Krise der deutschen Sozialdemokratie. 2. Aufl. Frankfurt a. M., 1969, S. 28.

17 Vgl. zu diesem Abschnitt auch: Labisch, A.: Die gesundheitspolitischen Vorstellungen der deutschen Sozialdemokratie von ihrer Gründung bis zur Parteispaltung (1863–1917). Archiv für Sozialgeschichte, Bd. XVI, 1976, S. 325–370.

18 Sigerist, H. E.: On the Sociology of Medicine, a.a.O., S. 137.

19 Thiele, W., a.a.O., S. 24 ff.

20 Kleeberg, F.: Der Ärztekonflikt in Leipzig. Die Arbeiter-Versorgung (1904); G. Jaekh: Das Fazit im Leipziger Ärztekonflikt. Die neue Zeit (1903/04); O. Pollen-

der: Bericht des Leipziger Ärztekonflikts. Mitteilungen der Ortskrankenkassen für Leipzig und Umgebung N. F. (1904).

21 Parlow, S. u. I. Winter: Der Kampf der ärztlichen Standesorganisationen gegen die Krankenkassen in der Weimarer Republik. Das Argument 1974, AS 4, S. 50.

22 Siehe hierzu: Tennstedt, F., a.a.O., S. 150–180; G. Kisker: Die Ambulatorien der Berliner Krankenkassen 1924–1933. Soziolog. Diplomarbeit. Marburg 1974.

23 Die Strategie der Krisenbewältigung in der Sozialversicherung am Ausgang der Weimarer Republik hat große Ähnlichkeit mit den gesetzlichen Maßnahmen in den 70er Jahren. Vgl. hierzu die Auswirkungen über das KVKG in diesem Buch, S. 132.

24 Tennstedt, F.: Soziale Selbstverwaltung, a.a.O., S. 132 f.

25 Vgl. Parlow, S. u. J. Winter, a.a.O.

26 Schadewaldt, H.: 75 Jahre Hartmannbund, hrsg. vom Verband der Ärzte Deutschlands (Hartmannbund e. V.). Bonn-Bad Godesberg (1975), S. 138.

26a Tennstedt, F., St. Leibfried: Sozialpolitik und Berufsverbote im Jahre 1933 – Die Auswirkungen der nationalsozialistischen Machtergreifung auf die Krankenkassenverwaltung und die Kassenärzte. Zeitschrift für Sozialreform 1979, H. 3, S. 129–153 und 1979, H. 4, S. 211–238, besonders S. 224.

27 Siehe: Das Gesetz über die Verbesserung der Leistungen in der Rentenversicherung vom 24. 7. 1941, Regierungsblatt I, S. 443; ebenso die Verordnung vom 4. 11. 1941, Regierungsblatt I, S. 689.

28 Siehe hierzu: Mitscherlich, A., F. Mielke: Medizin ohne Menschlichkeit. Frankfurt a. M. 1978.

29 Berger, M.: Sozialversicherungsreform und Kassenarztrecht. Zur Verhinderung der Reform des Kassenarztrechts in den Westzonen nach 1945. Das Argument 1974, AS 4, S. 73–93; Tennstedt, M.: Sozialgeschichte der Sozialversicherung, in: Blohmke, A., u. a. (Hrsg.): Handbuch der Sozialmedizin. Stuttgart 1976, Bd. III. S. 410–424; Peters, A., a.a.O., S. 127 f.

30 Abendroth, W.: Soziale Sicherheit in Westeuropa nach dem 2. Weltkrieg, in: Benseler, F. (Hrsg.): Festschrift zum 80. Geburtstag von Georg Lukacs. Neuwied 1965, S. 170; Rosenberg, P.: Die soziale Krankenversicherung. Köln 1969, S. 110 f.

31 Vgl. Deutsches Ärzteblatt 1978, H. 39, S. 2170.

32 Vgl. Deppe, H.-U.: Medizinische Soziologie. Frankfurt a. M. 1978, S. 102–127.

33 Hauptvorstand der Industriegewerkschaft Metall (Hrsg.): Streiknachrichten des Metallarbeiterstreiks in Schleswig-Holstein vom 24. Oktober 1956 bis 14. Februar 1957. Frankfurt a. M. 1976; ders.(Hrsg.): Dokumentation. Streik der Metaller Schleswig-Holstein 1956/57. Frankfurt a. M. 1978, S. 307–379; Mohr, H.-E.: Die gesundheitspolitische Diskussion um die Verfassung des Lohnfortzahlungsgesetzes 1969, in: Autorenkollektiv (Hrsg.): Gewerkschaften und Medizin. Westberlin 1974, S. 41–80.

34 Naschold, F.: Kassenärzte und Krankenversicherungsreform. Freiburg 1967.

35 Vgl. ausführlich: Deppe, H.-U.: Medizinische Soziologie, a.a.O., S. 107.

36 Die Verhältniszahl drückte die Relation zwischen einem Kassenarzt und einer festgelegten Zahl von Versicherten aus: auf je 500 Versicherte wurde 1 Arzt, auf je 900 Versicherte 1 Zahnarzt zugelassen.

37 Deppe, H.-U.: Medizinische Soziologie, a.a.O., S. 110: Wie die Entwicklung der Zahl der niedergelassenen Ärzte zeigt, war diese Befürchtung unbegründet; 1961 und 1962 ist daraus kein sprunghafter Anstieg der Niederlassungen abzulesen.

37a Hartwich, H.-H.: Sozialstaatspostulat und gesellschaftlicher Status quo. Köln 1970, S. 136.

38 Vgl. Hauptvorstand der Industriegewerkschaft Metall: Dokumentation, a.a.O., S. 364–379.

39 Eigene Berechnung und Bundesminister für Arbeit und Sozialordnung (Hrsg.): Übersicht über die Soziale Sicherung. Bonn 1970, S. 128.

39a Vgl. Hartwich, H.-H., a.a.O., S. 135 f.; Reichsärzteordnung vom 23. Dezember 1935, RGBl. Teil I 1935, S. 1433 (geändert am 30. Mai 1940: RGBl. Teil I 1940, S. 827); Bundesärzteordnung, BGBl. Teil I 1961, S. 1857.

39b BGBl. Teil I 1965, S. 89.

40 Vgl. Deppe, H.-U.: Zur Soziologie des niedergelassenen Arztes. Das Argument 1976, AS 12, S. 71 f.; Kühn, H.: Gesellschaftliche Bedingungen der Finanzierung professioneller Gesundheitsleistungen. In: Keupp, H., M. Zaumseil (Hrsg.): Die gesellschaftliche Organisierung psychischen Leidens. Frankfurt a. M. 1978, S. 93.

41 Da die Begriffe der politischen Ökonomie hier nicht ausgeführt werden können, sei auf folgende einführende Literatur verwiesen: Hofmann, W.: Grundelemente der Wirtschaftsgesellschaft. Ein Leitfaden für Lehrende. Reinbek 1969; Marx-Arbeitsgruppe Historiker (Hrsg.): Zur Kritik der Politischen Ökonomie. Frankfurt a. M. 1972; Lemnitz, A., H. Schäfer: Politische Ökonomie des Kapitalismus. Einführung. Frankfurt a. M. 1972.

42 Vgl.: Danckwerts, D.: Grundriß einer Soziologie der Arbeit und Erziehung. Weinheim 1978, S. 66.

43 Wirtschafts- und Sozialwissenschaftliches Institut des Deutschen Gewerkschaftsbundes (Hrsg.): Sozialpolitik und Selbstverwaltung. Zur Demokratisierung des Sozialstaats. Köln 1977, S. 29; vgl. hierzu auch Kap. II.

44 Sozialenquête. Soziale Sicherung in der Bundesrepublik Deutschland. Stuttgart 1966, S. 60.

45 Siehe S. 117 in diesem Buch.

46 Krankenversicherungsschutz der Erwerbstätigenbevölkerung, Ergebnisse des Mikrozensus April 1978: Wirtschaft und Statistik 1978, H. 7, S. 490–495.

47 Bundesminister für Arbeit und Sozialordnung (Hrsg.): Übersicht über die soziale Sicherung. Bonn 1977, S. 188 ff.

48 Vgl. hierzu: Abholz, H.-H.: Krankheit und soziale Lage. Frankfurt a. M. 1976; ders., in diesem Buch, Kap. I; Ricke, J., W. Karmaus, R. Höh: Frühinvalidität – Arbeiterschicksal? Das Argument, Jahrb. Krit. Med., Bd. 2, 1977, S. 148–161; Hinkle, L. E., u. a., Occupation, Education and Coronary Heart Disease. Science, 161, 1968, S. 238–246; Hinkle hat 270 000 Angestellte und Arbeiter der Bell System Operation Companies untersucht und fand heraus, daß in allen Altersgruppen die Anteile an Herzkranzgefäßerkrankungen bei Managern und Betriebsleitern niedriger sind als bei Arbeitern und Vorarbeitern.

49 Preller, L.: Parxis und Probleme der Sozialpolitik. Tübingen 1970, 2. Halbbd. S. 382 f.

50 Vgl.: Preller, L.: Praxis und Probleme der Sozialpolitik, a.a.O., S. 335; Burghardt, A.: Lehrbuch der Allgemeinen Sozialpolitik. Berlin 1966, S. 63.

51 Muhr, G.: Neuorientierung der Sozialpolitik in der Diskussion. Soziale Sicherheit 1976, H. 3, S. 65.

52 Vgl.: Entschließungsantrag 15 des 12. ordentlichen Gewerkschaftstags der IG Metall vom 18.–24. 9. 1977 in Düsseldorf; hier heißt es: »Deshalb fordert der 12. ordentliche Gewerkschaftstag der IG Metall eine leistungsstarke einheitliche und versichertennahe Krankenversicherung, der alle Erwerbstätigen, unabhängig von ihrer beruflichen bzw. soziologisch bedingten Zuordnung, angehören.« Entschließungsantrag 141 des 11. ordentlichen Bundeskongresses des DGB vom 21.–27. 5. 1978 in Hamburg; hier heißt es: »Einem auf den Abbau von Krankheitsursachen ausgerichteten kooperativen Gesundheitswesen muß ein versichertennahes, wirtschaftlich arbeitendes, regional gegliedertes Sozialversicherungssystem gegenüberstehen, dessen einzelne Zweige auf ärztlicher und regionaler Ebene eng zusammenarbeiten.«

53 Bericht des Vorsitzenden der Kassenärztlichen Vereinigung Hessen (Dr. Löwenstein) anläßlich der konstituierenden Abgeordnetenversammlung am 5. 2. 1977; nachgedruckt in: Hessisches Ärzteblatt 1977, 38, S. 285 ff.

54 Dies gilt auch für die Rentenversicherung der Arbeiter und Angestellten und in der Unfallversicherung.

55 Siehe hierzu auch S. 99; Gesetz über die Selbstverwaltung und über Änderungen von Vorschriften auf dem Gebiet der Sozialversicherung. Bundesgesetzblatt I, 1951, S. 124.

56 Herder-Dorneich, Ph.: Sozialökonomischer Grundriß der gesetzlichen Krankenversicherung. Köln 1966, S. 230.

57 Patzer, V.: Zur Funktion der Selbstverwaltung in der Sozialversicherung, in: Autorenkollektiv: Gewerkschaft und Medizin. Westberlin 1974, S. 30; Sozialwahl 1974. Die Ortskrankenkasse, 1975, H. 11/12, S. 437. –

Die relativ hohe Wahlbeteiligung 1974 wird vom Bundesvorstand der Ortskrankenkassen auf das erstmals angewandte Verfahren der Briefwahl zurückgeführt. Wichtiger scheint mir indessen zu sein, daß in Folge der ökonomischen Krise, die mit beträchtlichen Krisenerscheinungen im Gesundheits- und Sozialwesen einhergeht – wie zusätzliche finanzielle Beteiligung der Versicherten –, das Bewußtsein der Kassenmitglieder mobilisiert wurde und sich in ihrem Wahlverhalten niederschlug. Die Versicherten zeigten ein höheres und differenzierteres Interesse an ihrer Vertretung in den Selbstverwaltungsorganen.

58 Bundesvereinigung der Deutschen Arbeitgeberverbände (Hrsg.): Gesundheitssicherung in Freiheit und Verantwortung. Köln 1973; 20-Punkte-Programm zur Konsolidierung der Sozialversicherung. Presse-Dienst der Deutschen Arbeitgeberverbände (PDA), Nr. 12, vom 19. April 1977.

59 Vgl. Wirtschafts- und Sozialwissenschaftliches Institut des DGB (Hrsg.); Sozialpolitik und Selbstverwaltung, a.a.O., S. 126 ff.; Deppe, H.-U.: Gesundheitszentrum und Patientenkomitee. Das Argument 1979, AS 30, S. 120–138.

60 Deppe, H.-U., R. Rosenbrock: Thesen und Diskussionsergebnisse der Arbeitsgruppe »Gesundheitssystem und ökonomische Interessen« auf der gesund-

heitspolitischen Fachtagung des BdWi vom 16.–18. 2. 1979 in München. Das Argument 1980, Jahrb. Krit. Med., Bd. 5.

61 Vgl. Wirtschafts- und Sozialwissenschaftliches Institut des DGB (Hrsg.): Sozialpolitik und Selbstverwaltung, a.a.O., S. 131 f.

62 Vgl. hierzu: Deutsches Ärzteblatt, 70, 1973, S. 400; Spielmeyer, G.: Zum Krankheitsbegriff der Sozialversicherung. Die Ortskrankenkasse, 1971, S. 836–839; Deppe, H.-U.: Zum »Objekt« der Medizin. Das Argument 1969, H. 50, S. 284–298.

63 Arbeits- und Sozialminister Baden-Württemberg u. a. (Hrsg.): Modell einer allgemeinen Vorsorgeuntersuchung, Zwischenbericht. Bonladen 1970.

64 Siehe: Thiele, W.: Parameter der Inanspruchnahme ambulanter medizinischer Dienstleistungen. Sonderforschungsbereich Krankenhausbau, SEB 159, Arbeitspapier Nr. A2–2, Westberlin 1976.

65 Richtlinien des Bundesausschusses der Ärzte und Krankenkassen über tiefenpsychologisch fundierte und analytische Psychotherapie in der kassenärztlichen Versorgung vom 3. Mai 1977. Bundesarbeitsblatt 1967, S. 499 f.

66 Bundesminister für Jugend, Familie und Gesundheit (Hrsg.): Gesundheitsbericht. Bonn 1971, S. 13.

67 Friedrich, V., A. Hehn, R. Rosenbrock: Neunmal teurer als Gold. Reinbek 1977.

68 Töns, H.: Die gesetzliche Krankenversicherung. Pharmadialog 1976, H. 47, S. 39.

69 Siehe hierzu: Abb. 3.

70 Vgl. hierzu ausführlich: Deppe, H.-U.: Medizinische Soziologie, a.a.O., S. 159 ff.

71 Vgl. Tönes, H.: Strukturelle Wirkungen des Kostendämpfungsgesetzes auf die gesetzliche Krankenversicherung. Die Ortskrankenkasse 1979, H. 8, S. 276 ff.; Fischwasser, G.: Das Krankenversicherungs-Kostendämpfungsgesetz. Die Ortskrankenkasse 1978, H. 1–2, S. 3 ff.; Zipperer, M.: Die Auswirkungen des KVKG. Die Ortskrankenkasse 1978, H. 1–2, S. 11 ff.

72 Vollständiger Gesetzestext siehe: Bundesgesetzblatt, Teil I, 1977, S. 1069–1085.

73 Deppe, H.-U.: Medizinische Soziologie, a.a.O., S. 171, Anm. 36.

74 Ebd., Konzertierte Aktion ohne große Konflikte. Handeslblatt vom 23./24. 3. 1979.

75 Ruegenberg, H.: Die Aufgaben der Konzertierten Aktion in der Kostendämpfung. Die Ortskrankenkasse 1978, H. 1–2, S. 5.

76 Doetsch, W.: Konzertierte Aktion in Gesundheitswesen – Selbstverwaltung in der Bewährung. der arbeitgeber 1979, H. 7, S. 332 f.

77 Westphal, E.: Preisvergleiche für Arzneimittel. Die Ortskrankenkasse 1979, H. 8, S. 280 ff.

78 Greiser, E.: Arzneiverordnung in Niedersachsen. Das Argument 1978, AS 27, S. 94.

79 Töns, H.: Strukturelle Wirkungen des Kostendämpfungsgesetzes, a.a.O., S. 277 f.

80 Beteiligung von Assistenten an der Kassenpraxis, Hessisches Ärzteblatt 1979, H. 1, S. 80.

Über das, was »notwendig« ist, entscheidet die kassenärztliche Vereinigung und das, was »nicht beeinträchtigt«, der jeweilige Krankenhausträger.

81 Siehe: Entwurf eines Gesetzes zur Änderung des Krankenhausfinanzierungsgesetzes, Deutscher Bundestag, 8. Wahlperiode, Drucksache 8/2067 vom 29. 8. 1978.

82 Uhereck, E., u. a.: Vorschläge zur Beendigung der Massenarbeitslosigkeit. Blätter für Deutsche und Internationale Politik 1977, H. 5, S. 625–645; vgl. auch: Memorandum '79, Vorrang für Vollbeschäftigung, Alternativen der Wirtschaftspolitik. Köln 1979, S. 61–71.

83 Hamm, W.: Ordnungspolitische Auswirkungen des KVKG auf die Pharma-Industrie. pharma dialog 1978, H. 58, S. 22.

84 Vgl. Deutscher Gewerkschaftsbund: Entwurf für ein Sozialpolitisches Programm des DGB, (hektografiertes Manuskript). Düsseldorf 1979, S. 67.

85 Vgl. hierzu: Wirtschafts- und Sozialwissenschaftliches Institut des DGB (Hrsg.): Sozialpolitik und Selbstverwaltung, a.a.O.; Deppe, H.-U.: Gesundheitszentrum und Patientenkomitee. Das Argument 1979, AS 30, S. 120–138.

86 Siehe in diesem Buch S. 108 f.

87 Vgl. hierzu Kap. I.

IV Das Krankenhaus zwischen humanitärem Anspruch und ökonomischer Realität

1 Siehe Kap. I, S. 15 ff.

2 Statistisches Bundesamt, Fachserie 12, Gesundheitswesen, Ausgewählte Zahlen 1976, S. 54.

3 Ebenda.

3a Girth, E., M. S. Drexler, Th. Weiler, A. Zieger, J. Breddemann, Veränderungen krankenhausärztlicher Tätigkeit – Eine empirische Untersuchung 1970–1977, Das Argument, Jahrbuch Kritische Medizin Bd. 4, 1979.

4 Siehe auch Seite 165 f. dieses Kapitels.

5 § 17 (5) KHG.

6 Bundesministerium für Jugend, Familie und Gesundheit (Hrsg.): Daten des Gesundheitswesens, Ausgabe 1977. Bonn 1977, S. 268.

7 Bundesminister für das Gesundheitswesen: Bericht über die finanzielle Lage der Krankenanstalten. Bonn 1969, S. 16.

8 Bericht der Bundesregierung über die Auswirkung des Gesetzes zur wirtschaftlichen Sicherung der Krankenhäuser und zur Regelung der Krankenhauspflegesätze, (KHG-Bericht), 1975, S. 38.

9 Mit Ausnahme der Belegärzte, s. u.

10 In England betragen die Einnahmen aus den Privatbetten pro Jahr 11,9 Mio. Pfund, während sie den Staat 23,4 Mio. Pfund kosten; siehe Heller, T.: Restructuring the health service. London 1978, S. 41.

11 Gerhard, U.: Krankenkarriere und Existenzbelastung. Zeitschrift für Soziologie 5, 1976, H. 3., S. 215–236.

12 Siehe auch Siegrist, J.: Lehrbuch der Medizinischen Soziologie, 3. Auflage. München – Wien – Baltimore, 1977, S. 201 ff.

13 Parsons, T.: The Social System. London 1951.

14 Gerhard, H.: Krankenkarriere . . ., a.a.O.

15 Siegrist, J.: Erfahrungsstruktur und Konflikt bei stationären Patienten. Zeitschrift für Soziologie, 1, 1972, H. 3, S. 272.

16 Siegrist, J.: Lehrbuch . . ., a.a.O., S. 209.

17 Davies-Osterkamp, S., K. Möhlein: Postoperative Genesungsverläufe bei Patienten der Herzchirurgie in Abhängigkeit von präoperativer Angst und Angstbewältigung. Medizinische Psychologie 1978, H. 3, S. 247–260; siehe auch: »Todesangst nicht verdrängen«. Frankfurter Rundschau, Ausgabe 2, 26. Juni 1979, S. 9.

18 Zieger, A.: Zum Verhältnis von Aufklärung und Heilungserfolg bei hysterektomierten Myompatientinnen, Teil 1, Befragungsergebnisse und Zitate aus dem Vortest, Diskussion von Literaturberichten und einige weiterführende Hypothesen. Frankfurt 1979 (Dissertation).

19 Engelhardt, K., A. Wirth, L. Kindermann: Kranke im Krankenhaus, Grenzen und Bedürftigkeit naturwissenschaftlich-technischer Medizin. Stuttgart 1973, S. 91.

20 Raspe, H.: Informationsbedürfnisse und faktische Informiertheit bei Krankenhauspatienten, in: Begemann, H. (Hrsg.): Patient im Krankenhaus, München – Berlin – Wien 1976, S. 49–70.

21 Siegrist, J.: Arbeit und Interaktion im Krankenhaus. Stuttgart 1978.

22 Ebenda, S. 121 ff.

23 Siehe Frankfurter Allgemeine Zeitung, 3. 4. 1978 und 6. 3. 1979; Badische Zeitung, 10./11. 2. 1979.

24 Siehe auch: »Viele fühlen sich alleingelassen«. Krankenhäuser in der Bundesrepublik: teuer und modern, aber seelenlos. Der Spiegel 1979, H. 19, S. 38–62.

25 Siehe S. 169 dieses Kapitels.

26 Gante-Raedler, K., J. Raedler: Qualität und Standard. Zur Struktur der krankenpflegerischen Versorgung im Krankenhaus; unveröffentlichtes Manuskript.

27 Für die Wahrnehmung psychotherapeutischer Aufgaben bei stationären Patienten sowie für die Fortbildung des ärztlichen und pflegerischen Personals müßten mehr speziell qualifizierte Kräfte in den Krankenhäusern beschäftigt werden. Diese im engeren Sinn therapeutisch ausgerichteten Leistungen sind hier nicht gemeint.

28 Girth, E., u. a., a.a.O.

29 § 118 des Betriebsverfassungsgesetzes schränkt die Mitbestimmungs- und Mitwirkungsrechte bei Betrieben ein, die »unmittelbar und überwiegend politischen . . . konfessionellen, karitativen, erzieherischen, wissenschaftlichen oder künstlerischen Bestimmungen . . . dienen«.

30 Siehe SR 2 BAT, zu § 7 (Sonderregelung des Bundesangestelltentarifvertrags für Angestellte in Kranken-, Heil-, Pflege- und Entbindungsanstalten.

31 Vereinigung der Technischen Überwachungsvereine (VdTÜV), Jahresbericht 1976.

32 Bericht der Bundesregierung über den Stand der Unfallverhütung und das Un-

fallgeschehen in der Bundesrepublik Deutschland (Unfallverhütungsbericht), 29. 11. 1978.

33 Böhme, H. u. a.: Arbeitsgestaltung im Krankenhaus – Recht und Wirklichkeit. Schwäbisch Gmünd 1976.

34 Ebenda, S. 137.

35 Niering, E., Th. Schlott: Arbeitsplatzgestaltung und Beschäftigungsverbot nach dem Mutterschutzgesetz im Krankenhaus, in: Böhme, H. u. a., a.a.O., S. 155 ff.

36 Unfallverhütungsbericht 1978, a.a.O.

37 See, H.: Die Gesellschaft und ihre Kranken oder: brauchen wir das klassenlose Krankenhaus? Reinbek 1973, S. 225 f.

38 Bundesminister für Jugend, Familie und Gesundheit (BMJFG): Gesundheitsbericht. Stuttgart, Berlin, Köln, Mainz 1971, S. 133; Deutscher Bundestag: Bericht über die finanzielle Lage der Krankenanstalten (Krankenhausenquête), Mai 1969, S. 9.

39 BMJFG: Gesundheitsbericht, a.a.O., S. 1.

40 See, H., a.a.O., S. 224 ff.

41 Löber, D.: Krankenhausfinanzierungsgesetz: Finanzreform statt Strukturreform, Das Argument, AS 4, 1974, S. 119 ff.

42 Die »Unterbringung in Ein- oder Zwei-Bettzimmern *ohne* ärztliche Wahlleistungen« entspricht der früheren Pflegeklasse 2, die »Unterbringung . . . *mit* ärztlichen Wahlleistungen« entspricht der früheren Pflegeklasse 1.

43 KHG, a.a.O., §§ 17 (1), 18 (2).

44 Zur unterschiedlichen Wertung der Steuer- und Beitragsfinanzierung von Gesundheitsleistungen siehe Kapitel III, S. 120 f. dieses Buches sowie Kühn, H.: Gesellschaftliche Bedingungen der Finanzierung professioneller Gesundheitsleistungen, in: Keupp, H., M. Zaumseil: Die gesellschaftliche Organisierung psychischen Leidens. Frankfurt a. M. 1978, S. 102 f.

45 Kühn, H.: Gesamtwirtschaftlicher Bedingungswandel der Krankenhauspolitik. Das Argument, AS 12, 1976, S. 34.

46 Ebenda, S. 36.

47 Presse- und Informationsamt der Bundesregierung (Hrsg.): Zur Lage und Entwicklung der Staatsfinanzen in der Bundesrepublik Deutschland. Gutachten des Wissenschaftlichen Beirats beim Bundesministerium der Finanzen zur Lage und Entwicklung der Staatsfinanzen in der Bundesrepublik Deutschland. Bonn 1975.

48 Siehe auch Breddemann, J., P. Hilger, D. Löber: Sozialliberale Gesundheitspolitik in der Krise. Das Argument, 19, 1979, H. 4, S. 506 sowie Kühn, H.: Zur Theorie gewerkschaftlicher Interessenpolitik im Krankenhaus. Das Argument, AS 30, 1979, S. 46 ff.

49 Deppe, H.-U.: Medizinische Soziologie. Aspekte einer neuen Wissenschaft. Frankfurt a. M. 1978, S. 154 f.

50 Wissenschaftliches Institut der Ortskrankenkassen: Das Ärzteangebot bis zum Jahre 2000 – Analyse, Bewertungsgesichtspunkte, Maßnahmen. Bonn 1978, S. 89.

51 Siehe hierzu Kapitel III, S. 132 ff. dieses Buches.

52 Siehe Abb. 1, die trotz ansteigender Patientenzahlen ab 1975 einen Rückgang von Ärzten, Pflegepersonal und Auszubildenden ausweist.

53 Vgl. Breddemann, J., P. Higer, D. Löber: Sozialliberale Gesundheitspolitik in der Krise, a.a.O., S. 505 ff.; siehe auch »Besonderheiten im Bereich des Krankenhauses anerkannt. Konzertierte Aktion Gesundheitswesen tagte«. ÖTV-Gesundheitsreport 1979, H. 2, S. 3.

53a Frankfurter Allgemeine Zeitung, 15. 7. 1976 und 22. 9. 1977.

54 Gewerkschaft Öffentliche Dienste, Transport und Verkehr, (Hrsg.): Perspektiven der Gewerkschaft ÖTV zur Gesundheitspolitik. Stuttgart 1977.

55 Ders.: Vorschläge und Forderungen der Gewerkschaft ÖTV zur Humanisierung der Patientenversorgung im Krankenhaus. Stuttgart 1978.

56 ÖTV-Gesundheitsreport 1979, H. 2.

57 Eine derartige Ausgabenbegrenzung käme Lohnleitlinien für das Krankenhauspersonal gleich.

58 Kühn, H.: Gewerkschaftliche Gesundheitspolitik im volkswirtschaftlichen Zusammenhang. Preprint Serie des Internationalen Instituts für vergleichende Gesellschaftsforschung. Berlin (West) 1978, S. 16 ff.

V *Die berufliche Situation des Krankenpflegepersonals*

1 Wenn nicht ausdrücklich angemerkt, sind in den Krankenschwestern und -pflegern die Kinderkrankenschwestern und -pfleger enthalten.

2 Statistisches Bundesamt Wiesbaden (Hrsg.): Fachserie A, Bevölkerung und Kultur, Reihe 7 »Gesundheitswesen«; Statistisches Bundesamt Wiesbaden (Hrsg.): Fachserie 12 »Gesundheitswesen«, Reihe 1 »Ausgewählte Zahlen für das Gesundheitswesen«, Stuttgart ab 1975; eigene Berechnungen aus den entsprechenden Jahrgängen. Bei den hohen Zuwachsraten der Krankenpflegehelfer ist allerdings zu berücksichtigen, daß diese Ausbildung erst 1965 eingerichtet wurde. Bei den Hilfskräften ohne Examen bezieht sich die Angabe auf den Zeitraum von 1965 bis 1975. Neuerdings wird diese Berufsgruppe in den amtlichen Statistiken nicht mehr ausgeworfen.

3 Ebenda.

4 Schwerpunktmäßig wurde die Zeitschrift DKSZ ausgewertet: Deutsche Krankenpflegezeitschrift, Fachblatt für die Kranken- und Kinderkrankenpflege, Stuttgart 1965 – laufend.

5 Die Aufteilung der Krankenpflege in Grund- und Behandlungspflege ist bereits Ausdruck für die Aufgabe eines ganzheitlichen Pflegekonzeptes.

6 Streiter, G.: Die wirtschaftliche und soziale Lage der beruflichen Krankenpflege in Deutschland. Jena 1924 (2. Auflage), S. 12.

7 Volkholz, V.: Krankenschwester, Krankenhaus, Gesundheitssystem – Eine Kritik. Stuttgart 1973, S. 80.

8 Becker, C.: Der Nachwuchs bei den Barmherzigen Schwestern, Caritas 1958, H. 8/9.

9 Brechtelsbauer, K.: Die Versorgung von Mutterhausangehörigen. Krankenhausumschau, 1972, H. 1, S. 50.

10 Institut für Arbeitsmarkt und Berufsforschung der Bundesanstalt für Arbeit (Hrsg.): Handbuch zu den ausbildungs-, berufs- und wirtschaftsspezifischen Beschäftigungschancen (abc-Handbuch). Nürnberg 1974, S. 307.

11 Ebenda und Institut für Arbeitsmarkt und Berufsforschung der Bundesanstalt für Arbeit (Hrsg.): Materialien aus der Arbeitsmarkt- und Berufsforschung, Serie Berufsentwicklung Nr. 18. Stuttgart 1970.

12 Die Grundgesamtheit beträgt: 273 500, abc-Handbuch, a.a.O., S. 397.

13 Statistisches Bundesamt Wiesbaden, a.a.O. Eigene Berechnungen aus den entsprechenden Jahrgängen.

14 Die 35 % sind bezogen auf eine Grundgesamtheit von 273 500; abc-Handbuch, a.a.O., S. 307.

15 Eigene Berechnungen nach den Daten der Volkszählung 1970.

16 Kroll, B.: Wenn Männer als Frauen arbeiten . . . haben sie oft einen schweren Stand. Aber nicht lange. Stern, Heft 42, S. 94 f.

17 Statistisches Bundesamt Wiesbaden, a.a.O.; eigene Berechnungen aus den entsprechenden Jahrgängen.

18 Volkholz, V.: a.a.O., S. 80.

19 Ebenda, S. 81.

20 abc-Handbuch, a.a.O., S. 107 (Trendaussagen); Amtliche Nachrichten der Bundesanstalt für Arbeit (ANBA), Heft 1. Nürnberg 1978; G. Golombek: Die Arbeitsmarktlage im Gesundheitswesen. Das Krankenhaus, 1978, H. 6, S. 223.

21 Institut für Arbeitsmarkt- und Berufsforschung der Bundesanstalt für Arbeit: Ergänzung zum abc-Handbuch, Neue Daten zum Teil B, Materialien aus der Arbeitsmarkt- und Berufsforschung (MatAB), Heft 1. Nürnberg 1978.

22 Vgl. Punkt 3 dieses Abschnitts.

23 Dieser Abschnitt ist entstanden in Diskussionen mit Annette Schwarzenau, Krankenschwester, Personalratsvorsitzende im Krankenhaus Wilmersdorf (Berlin) und Vorsitzende des Abteilungsvorstands der Abt. Krankenpflege und Pflegedienst in der ÖTV Bezirk Berlin sowie aus eigenen Erfahrungen als Mitarbeiterin in der Bildungsarbeit der ÖTV im Bezirk Berlin.

24 Vgl. Volkholz, V.: a.a.O.

25 Vgl. zur Funktionspflege Kapitel IV dieses Buches.

26 Vgl. zum KHG Kapitel IV dieses Buches.

27 Vgl. hierzu: Botschafter-Leitner, P., W. Petrowsky, V. Volkholz: Arbeitsheft zur Rationalisierung im Krankenhaus, Berlin 1976, unveröffentlichtes Manuskript und Volkholz, V.: a.a.O.

28 Eichhorn, S.: Krankenhausbetriebslehre, Theorie und Praxis des Krankenhausbetriebes, Bd. 1. Stuttgart 1974, S. 158 ff.

29 Vgl. zur Gruppenpflege: Kapitel IV dieses Buches.

30 Hauptvorstand der Gewerkschaft ÖTV (Hrsg.): gesundheitsreport, Nr. 2. Stuttgart 1979, S. 7.

31 Ebenda, S. 9.

1 BMJFG (Hrsg.): Daten des Gesundheitswesens. Ausgabe 1977.

2 Brandlmeier, P.: Das Krankengut in der Allgemeinpraxis, in: ders. (Hrsg.): Die Allgemeinpraxis. Berlin – Heidelberg – New York 1974.

3 Fry, J.: Profiles of Disease: a Study in the Natural History of Common Diseases. London 1966.

4 Etmer, F., D. Schumacher, H. Schwaiger: Bundesärzteordnung und das Recht der übrigen Heilberufe. Loseblattsammlung. Percha, Stand: 1. 11. 1978.

5 Deutsches Ärzteblatt 1978, S. 1471.

6 Eisenmann, K.-H.: Das Leistungsspektrum des Allgemeinarztes in der Großstadt, der Mittelstadt und auf dem Lande, Dissertation. Ulm 1978.

7 Knoblich, I.: Ärztliche Tätigkeit und Arbeitsteilung im Ballungsgebiet und im ländlichen Raum, in: Schräder, W. F., V. Volkholz (Hrsg.): Regionale Analyse der medizinischen Versorgung. Berlin/West 1977.

8 Beske, F.: Gutachten zum Entwurf eines Planungsansatzes für die Bedarfsplanung in der kassenärztlichen Versorgung in der Bundesrepublik Deutschland. Köln 1977; vgl. auch: Erklärung von Alma-Ata der WHO/Unicef. Medizinsoziologische Mitteilungen 1978, H. 4, S. 1–4.

9 Pauli, H. G.: Primärmedizin und Medizinstudium – Ein Kongreßbericht. Jahrbuch für kritische Medizin, Bd. 2, Argument-Sonderband 17. Berlin/West 1977.

9a Siehe: Brandlmeier, P.: a.a.O., S. 10.

10 Hamm, H.: Deutlichere Konturen der Allgemeinmedizin. Deutsches Ärzteblatt 72, 1975, S. 34–36.

11 Hamm, H.: Der Leistungsumfang in der allgemeinärztlichen Praxis aus statistischer Sicht. Sonderdruck aus Hamburger Ärzteblatt 28, 1974.

12 Eberlein, R.: Der Zeitbedarf in der ärztlichen Allgemeinpraxis, in: Brandlmeier, P. (Hrsg.), a.a.O.

13 gemeinschaftspraxis '73. Ergebnis einer Umfrage über Struktur und Bedeutung der Gemeinschaftspraxen in der Bundesrepublik. Hannover 1975[2].

14 Brenner, G.: Arzteinkommen im Zehn-Jahre-Vergleich. Deutsches Ärzteblatt 75, 1978, S. 1204–1209. Diese Arbeit gibt im wesentlichen die Interpretation der – korrekt wiedergegebenen – Daten im Sinne zweier Gutachten, die vom Zentralinstitut für die kassenärztliche Versorgung der Kassenärztlichen Bundesvereinigung (Sieben/Goetzke) und von der Kassenzahnärztlichen Vereinigung Nordrhein (Heubeck) in Auftrag gegeben worden sind. Der Aufsatz von M. Schlegel: Die Einkommenssituation der niedergelassenen Ärzte und Zahnärzte in der Bundesrepublik Deutschland. Die Ortskrankenkasse 1977, 59 ff., S. 480–484, zeigt im einzelnen, zu welchen absurden Ergebnissen angreifbare Ansätze für die Berechnung auch auf der Basis korrekter Ausgangsdaten führen können, wenn – wie offenbar hier – das Interesse des Auftraggebers an möglichst niedrig errechneten »Nettoeinkommen« die Arbeit bestimmt.

15 Stockhausen, J.: Der ärztliche Beruf in der Bundesrepublik Deutschland 1973. Köln 1973, S. 49 f.

16 Illich, I.: Die Enteignung der Gesundheit. Reinbek 1975.

17 Wulff, E.: Der Arzt und das Geld – Der Einfluß von Bezahlungssystemen auf die Arzt-Patient-Beziehung. Das Argument 1971, H. 69, S. 955–970. (Nachdruck: Argument-Studienheft 11. Berlin/West 1978).

18 Jahn, E. u. a.: Die Gesundheitssicherung in der Bundesrepublik Deutschland. Köln 1971.

19 Ebenda, S. 64 f.

20 Deppe, H.-U.: Medizinische Soziologie – Aspekte einer neuen Wissenschaft. Frankfurt a. M. 1978.

21 Wirzbach, H.-J.: Gruppenpraxen sind im Kommen. Deutsches Ärzteblatt 73, 1976, S. 1332–1335; Gehb, K., a.a.O. (1979), S. 1733.

22 v. Waechter, R., P. Kastner: Praxisgemeinschaft Heerstraße-Nord – Planung und erste Erfahrungen. Argumente für eine soziale Medizin VIII, Argument-Sonderband 30. Berlin/West 1979.

23 Elgeti, F.: Kooperative ambulante Einrichtungen in der BRD. Jahrbuch für kritische Medizin, Bd. 2, Argument-Sonderband 17. Berlin/West 1977.

24 Der Präsident der Freien Universität Berlin (Hrsg.): 6. Jahresbericht. Berlin/West 1976, S. 180.

25 Errechnet nach Brandlmeier, P., a.a.O.

26 World Health Statistics Annual, WHO. Geneva 1974.

27 Siehe Gehb, K., a.a.O. (1979), S. 1735.

28 Helmert, U.: Zur regionalen Verteilung des Angebots an medizinischen Einrichtungen in der Bundesrepublik Deutschland nach Raumordnungsregionen, in: Schräder, W. F., V. Volkholz (Hrsg.), a.a.O., S. 33.

29 Ponitz, H.-H., B. Schulze-Stoike: Die regionale Verteilung von medizinischen Einrichtungen in der Raumordnungsregion 33 (Landshut, Bayern), in: Schräder, W. F., V. Volkholz (Hrsg.), a.a.O.

30 Eberle, G.: Analyse der Ärzteverteilung. Die Ortskrankenkasse 1978, H. 13–14, S. 356–361.

31 Dieser Abschnitt beruht im wesentlichen auf einem Vorschlag von H.-H. Abholz.

32 Schmidt, E., W. Guthoff, H. Müntefering: Säuglingssterblichkeit 1973. Prospektive Einzelfallanalyse im Stadtgebiet von Düsseldorf. München – Berlin – Wien 1974.

33 Modell einer allgemeinen Vorsorgeuntersuchung, Zwischenbericht, Arbeits- und Sozialministerium Baden-Württemberg. O. O. 1971.

34 Herken, H.: Die Ausbildung der Ärzte in der Pharmakotherapie. Dtsch. Med. J. 13, 1962, S. 451–457, bes.: S. 455.

35 Greiser, E.: Arzneiverordnungen in Niedersachsen. Anmerkungen zu Entwicklung von Verordnungen und Kosten 1974/1976 und zur Rationalität der Arzneitherapie niedergelassener Ärzte. Jahrbuch für kritische Medizin, Bd. 3, Argument-Sonderband 27. Berlin/West 1978.

36 Berger, M.: Sozialversicherungsreform und Kassenarztrecht. Zur Verhinderung der Reform des Kassenarztrechtes in den Westzonen nach 1945. In: Argumente für eine soziale Medizin V, Argument-Sonderband 4. Berlin/West 1974.

37 Gaedt, Chr., U. Schagen: Medizin auf dem Wege zur Vergesellschaftung? In: s. Anm. 36.

38 Zulassungsordnung für Kassenärzte (ZO-Ärzte) vom 28. Mai 1957, zuletzt geändert am 24. 7. 1978, in: Etmer, F., a.a.O.

39 Gaedt, Chr.: Ein Lehrstück bundesdeutscher Reformpolitik: Der Bericht über die Lage der Psychiatrie in der Bundesrepublik Deutschland. Jahrbuch für kritische Medizin, Bd. 1, Argument-Sonderband 8. Berlin/West 1979[2].

40 Meine-Hagemann, B., W. Voigtländer: Zur ambulanten Versorgung in der Psychiatrie – Die sozialpsychiatrischen Dienste in West-Berlin. Argumente für eine soziale Medizin VIII, Argument-Sonderband 30. Berlin/West 1979.

41 Perspektiven der Gewerkschaft ÖTV zur Gesundheitspolitik. Stuttgart 1977.

VII Die Rolle der chemisch-pharmazeutischen Industrie im Gesundheitswesen

1 Eine ausführliche Darstellung des hier abgehandelten Problemkomplexes findet sich in der Studie: Friedrich, V., A. Hehn, R. Rosenbrock: Neunmal teurer als Gold. Die Arzneimittelversorgung in der Bundesrepublik. Reinbek 1977. Diese Studie aus der Arbeit der Vereinigung Deutscher Wissenschaftler e. V. wurde vom Bundesverband der Pharmazeutischen Industrie heftig attackiert, indem er ihr eine eigene Broschüre seiner Reihe »pharma dialog« widmete: pharma dialog 50: Zur Diskussion: Wer gefährdet das deutsche Gesundheitswesen?, Frankfurt a. M. 1977. Zu einer wesentlich positiveren Einschätzung der Arbeit kam dagegen z. B. der Bundesverband der Ortskrankenkassen: Westphal, E.: Eine neue Studie über die pharmazeutische Industrie, in: Die Ortskrankenkasse 1977, H. 12, S. 509 ff. Die Ausführungen des vorliegenden Kapitels stützen sich in weiten Teilen auf diese Studie.

1a Eine genauere Analyse der Werbungstechniken und ihrer Konzeption findet sich bei: Marowski, B.: Arzt und pharmazeutische Industrie, in: Das Argument 1970, H. 60, S. 71–86.

2 Friedrich, V. u. a., a.a.O., S. 326.

3 Ebenda, S. 17.

4 Ebenda, S. 173.

5 Zit. nach: Bernsmann, W.: Arzneimittelforschung und Entwicklung in Deutschland in der zweiten Hälfte des 19. Jahrhunderts. Pharmazeutische Industrie 29, 1967, S. 29.

6 Vershofen, W.: Wirtschaftsgeschichte der chemisch-pharmazeutischen Industrie. Aulendorf 1958, S. 18.

7 Vgl. Kühn, H.: Macht und Gesundheit. Das Argument 1979, H. 113, S. 94 ff.

8 pharma-jahresbericht 1977/78, hrsg. vom Bundesverband der Pharmazeutischen Industrie e. V. Frankfurt a. M. 1978, S. 67.

9 Bundesarbeitsblatt 1/1980, S. 95.

10 Friedrich, V. u. a., a.a.O., S. 29.

11 pharma daten 1978, hrsg. vom Bundesverband der Pharmazeutischen Industrie e. V., Frankfurt a. M. 1978 (1979), S. 72.

12 Staatssekretär H. G. Wolters, in: Die Ortskrankenkasse 1975, H. 23/24, S. 955.

13 Schmidt, A. (Bundesverband der Ortskrankenkassen): Die Kostenentwicklung in der gesetzlichen Krankenversicherung. Die Ortskrankenkasse 58, 1976, H. 1/2, S. 18.

14 Rahner, E. (Leiter der Marktforschung der Firma Thomae): Stopp der Arzneimittelpreise – Gewinne und Verluste. pharma dialog 18, hrsg. vom Bundesverband der Pharmazeutischen Industrie, Frankfurt 1973, S. 17.

15 Ebenda, S. 26.

16 Moebius, K.: Untersuchung der pharmazeutischen Industrie der Bundesrepublik Deutschland (Gutachten des Instituts für Weltwirtschaft Kiel), unveröffentlichtes Manuskript. Kiel 1975, S. 140.

17 Nord, D.: Kosten des medikamentösen Fortschritts. Frankfurt a. M. 1976, zit. nach: pharma daten 1978, a.a.O., S. 55.

18 Diese Firma ist außerdem in Athen, Brüssel, Den Haag, Innsbruck, London, Madrid, New York und Zug präsent.

19 Vgl. Greiser, E.: Arzneiverordnungen in Niedersachsen. Das Argument, Sonderband 27. Berlin 1978, S. 79.

20 Vgl. Friedrich, V. u. a., a.a.O., S. 126–137; zur Kritik: Wer gefährdet das deutsche Gesundheitswesen? pharma dialog 50, hrsg. v. Bundesverband der Pharmazeutischen Industrie e. V., Frankfurt 1977, S. 36 f.

21 Friedrich V. u. a., a.a.O., S. 33.

22 Ebenda, S. 84 f.

23 Vgl. Memorandum für eine alternative Wirtschaftspolitik. Köln 1978, sowie: Breidenstein, G.: Internationale Konzerne. Reinbek 1977.

24 Vgl. Arbeitsgruppe Großunternehmen: Gewinnentwicklung und Gewinnverschleierung in der westdeutschen Großindustrie. Köln 1977.

25 Branchen-Bericht: Zur Lage auf dem Pharma-Markt, Commerzbank A. Düsseldorf, Februar 1976, S. 3.

26 pharma daten, seit 1972 jährlich; zu beziehen beim Bundesverband der Pharmazeutischen Industrie e. V., Karlstraße 21, 6000 Frankfurt/Main, derzeitige Auflage: 40 000 jährlich.

27 Vgl. dazu: Friedrich, V. u. a., a.a.O., S. 82–84.

28 Z. B. Kienbaum-Unternehmensberatung: Bericht über eine Untersuchung der Pharma-Industrie, im Auftrage der Kommission der Europäischen Gemeinschaft. Brüssel und Gummersbach 1973.

29 Vgl. Friedrich, V. u. a., a.a.O., S. 77.

30 Vgl. ebenda, S. 77 ff.

31 Vgl. Blair, J. M.: Das internationale Chininkartell, in: Barnikel, H. (Hrsg.): Theorie und Praxis der Kartelle. Darmstadt 1972, S. 462 ff.

32 Vgl. Friedrich, V. u. a., a.a.O., S. 81 f.

33 Moebius, K., a.a.O., S. 70.

34 Vgl. Rosenbrock, R.: Staatliche Reformpolitik im Gesundheitswesen am Beispiel der Arzneimittelversorgung. Das Argument, Sonderband 30, Berlin 1979, S. 59 ff.

35 Die Instrumente des Kartellrechts greifen offensichtlich nicht. In der seit 1973 laufenden Kartellsache gegen die Hoffmann La Roche AG wegen der Preise für Valium und Librium wurde zwar am 24. 8. 1978 vom Berliner Kammergericht geurteilt, daß Hoffmann La Roche die Preise um 24 % senken müsse, Hoffmann La Roche »konterte ... postwendend und erklärte auf Anfrage dem Handelsblatt: ›Wir gehen vor den Bundesgerichtshof‹« (Handelsblatt vom 25./26. 8. 78). Die mittlerweile von allen Gerichts-Instanzen im Prinzip anerkannte Überteuerung der Arzneimittel aus der Benzodiazepin-Gruppe (Valium u. a.) kostet die Versicherten Jahr für Jahr ca. 30 Mill. DM. Vgl. dazu: Rosenbrock, R.: Konkurrenz auf dem Pharma-Markt. Das Argument, Sonderband 12, Berlin 1976, S. 88 ff.

35a Zum Ausgang des Verfahrens vgl.: Rosenbrock, R.: Das Milliardending, in: Demokratisches Gesundheitswesen Nr. 2/1980, S. 41.

36 Vgl. Friedrich, V. u. a., a.a.O., S. 94 ff.

37 Vgl. ebenda, S. 97 ff.

38 pharma daten 1974, a.a.O., S. 33.

39 Friedrich, V. u. a., a.a.O., S. 114 ff.

40 absatzwirtschaft, 1974, H. 4, S. 7.

41 Moebius, K., a.a.O., S. 239.

42 Vgl. Friedrich, V. u. a., a.a.O., S. 114 ff.

43 pharma fakten, hrsg. vom Bundesverband der Pharmazeutischen Industrie e. V., Frankfurt o. J., S. 132.

44 Z. B. Deutsches Ärzteblatt 70, 1973, S. 2840, Deutsches Ärzteblatt 71, 1974, S. 2041, Deutsches Ärzteblatt 72, 1975, S. 1576 usw.

45 Vgl. Friedrich, V. u. a., a.a.O., S. 331.

46 Moebius, K., a.a.O., S. 239.

47 Vgl. Friedrich, V. u. a., a.a.O., S. 119 f.

48 Vgl. Simon, I.: Das 2. Arzneimittelgesetz. Das Argument, Sonderband 27, Berlin 1978, S. 217 ff.

49 arznei-telegramm 1975, Nr. 11, S. 87.

50 Vgl.: Markenpräparate und die anderen – sind die anderen ebenso gut? In: Arzneimittelbrief 4, 1970, S. 40.

51 Hannse, H. (Vorstandsmitglied der Schering AG): Die Preisgestaltung von Arznei-Spezialitäten. Informationen für die Presse der Schering AG, Berlin/Bergkamen, Pressegespräch vom 8. 9. 1972.

52 Verbraucherwerbung überwiegend irreführend, in: verbraucher politische korrespondenz, Nr. 6. Köln 1975.

53 Vgl. Friedrich, V. u. a., a.a.O., S. 177.

54 Vgl. ebenda, S. 180 ff.

55 Vgl. ebenda, S. 227 ff.

56 Vgl. ebenda, S. 219 ff.

57 Handelsblatt vom 14. 3. 1974 (Pressemitteilung der Firma Nattermann).

58 pharma daten 1978, a.a.O., S. 18.

59 Vgl. pharma daten, Jahrgänge 1972 ff.

60 Tiefenbach, M. (Vorsitzender des Bundesverbandes der Pharmazeutischen Industrie e. V.), zitiert in: Nur das Ende der Mischkalkulation? Der praktische Arzt, 15. 7. 1978, S. 2477.

61 Persönliche Mitteilung des Pressesprechers des Verbandes und Brief des Bundesverbandes vom 19. 7. 1973.

62 OECD: Gaps in Technology. Pharmaceuticals. Paris 1969, S. 117.

63 Vgl. Friedrich, V. u. a., a.a.O., S. 293.

64 Vgl. ebenda, S. 291.

65 Vgl. z. B. Saarbrücker Zeitung vom 14. 11. 1978.

66 Persönliche Mitteilung aus dem Bundesgesundheitsamt vom 24. 1. 1979.

67 pharma jahresbericht 1977/78, a.a.O., S. 72.

68 Liefmann-Keil, E.: Der Arzneimittelmarkt im Rahmen der Weiterentwicklung der gesetzlichen Krankenversicherung. Frankfurt 1973, S. 36.

69 Arzneimittelbrief 1, 1967, S. 60; Arzneimittelbrief 6, 1972, S. 5.

70 Sinnvolle und nicht-sinnvolle Arzneimittelkombinationen. Deutsche Apotheker-Zeitung 114, 1974, S. 862.

71 Arzneimittelbrief 8, 1974, S. 37.

72 Friedrich, V., u. a., a.a.O., S. 306.

73 Ebenda, S. 305 f.

74 Ebenda, S. 306.

75 Ebenda, S. 314 f.

76 Ebenda, S. 285.

77 Ebenda, S. 322.

78 Die Kontrolleure sind überfordert. Welt der Arbeit vom 20. 7. 1978.

79 Simon, I.: Das 2. Arzneimittelgesetz, a.a.O., S. 224.

80 Stoessel, J. P.: Psychopharmaka – die verordnete Anpassung. München 1972.

81 Mauss, H. J.: Neuere Untersuchungen zum Arzneimittelkonsum während der Schwangerschaft. Deutsche Medizinische Wochenschrift 1972, 43, S. 1637–1639.

82 Vgl. Friedrich, V. u. a., a.a.O., S. 318.

83 Seit 1977 erscheint periodisch das »Transparenztelegramm – Weiße Liste«, herausgegeben vom Arzneimittelinformationsdienst GmbH, Berlin, in dem mehr als 400 Wirkstoffe in über 2 000 Arzneispezialitäten übersichtlich preislich verglichen werden.

84 Greiser, E.: Arzneiverordnungen in Niedersachsen, a.a.O., S. 94.

85 Friedrich, V. u. a., a.a.O., S. 370 ff.

86 Greiser, E.: Arzneiverordnungen in Niedersachsen, a.a.O., S. 92.

87 Simon, I.: Berufssituation und Berufsperspektive der Apotheker. Das Argument, Sonderband 4, Berlin 1974, S. 188 ff.

88 Eine zusammenfassende Darstellung findet sich in: Friedrich, V. u. a., a.a.O., S. 139–149.

89 Vgl. Meißner, W.: Investitionslenkung. Frankfurt 1974.

90 Der Kommission gehören gegenwärtig neben vier Ärzte- und vier Kassenvertretern auch ein Vertreter der Verbraucher und vier Vertreter der pharmazeutischen Industrie und der Apotheker an, darunter Abgesandte der Firmen Schering, Bayer/Tropon, Klinge und Boehringer/Mannheim. Der Spiegel vom 10. 7. 1978, S. 76.

91 Schmidt, H. E.: Möglichkeiten und Ziele einer staatlichen Arzneimittel-Informationsstelle im Rahmen einer wettbewerblichen Wirtschaftsordnung. Wettbewerb in Recht und Praxis 1970, H. 2, S. 70 f.

91a Auch bei den Standesorganisationen der Ärzte deutet sich neuerdings ein stärkeres Interesse an solchen Positiv-Listen an. Vgl. z. B.: Gezielte Informationen sind besser als Regresse, Interview mit Fiedler, E. (Hauptgeschäftsführer der Kassenärztlichen Bundesvereinigung). Deutsches Ärzteblatt 1980, S. 639 ff.

92 Vgl. dazu: Rosenbrock R.: Staatliche Reformpolitik im Gesundheitswesen am Beispiel der Arzneimittelversorgung, a.a.O., S. 63–68.

93 Kreienberg, W. (Vorstand der Arzneimittelkommission der Deutschen Ärzteschaft): Chance der Marktbereinigung vertan, in: status vom 26. 6. 1978, S. 18.

94 Simon, I.: Das 2. Arzneimittelgesetz, a.a.O., S. 219.

95 Liefmann-Keil, E.: Der Arzneimittelmarkt . . ., a.a.O., S. 7.

96 Den Industrie-Standpunkt stellt recht gut dar: Riebel, P.: Kosten und Preise bei verbundener Produktion, Substitutionskonkurrenz und verbundener Nachfrage. Opladen 1971.

97 Vgl. dazu: Friedrich, V. u. a., a.a.O., S. 213–227.

98 Nach diesen Leitsätzen müssen unter anderem Rüstungsaufträge sowie der Bedarf von Bundesbahn und Bundespost kalkuliert werden. Für öffentliche Bauten gibt es eine entsprechende Baupreisordnung. Die Rechtsgrundlage bildet das »Übergangsgesetz über Preisbildung und Preisüberwachung (Preisgesetz)« vom 10. 4. 1948, veröffentlicht in: WiGBl., S. 27. – Es darf dabei nicht übersehen werden, daß die Anwendung dieses Gesetzes noch keine Senkung des Preisniveaus bedeutet. Gerade die Bereiche Rüstung und Bau zeigen, daß der Staat durch manipulierte Kalkulationen oft genug »Inflationsverlierer« ist, weil die Preissteigerungen der von ihm bezogenen Güter und Dienste über denen der Privatwirtschaft liegen. Die Lösung dieses Problems kann nur in einer konsequenten Anwendung der Gesetze liegen. Die bis heute zu konstatierende Nicht-Lösung des Problems ist aber kein Argument gegen die Richtigkeit des Weges.

99 pharma fakten 1978, a.a.O., S. 23.

100 Vergleichbare Arzneimittelverzeichnisse sind: GB: MIMS Monthly Index of medical specialities; Schweden: FASS Farmaceutiska Specialiteter i Sverige; Italien: L'Informatore Farmaceutico; DDR: Arzneimittelverzeichnis.

VIII Arbeit und Krankheit

1 Zur Kritik der »traditionellen« Arbeitsmedizin vgl. etwa Abholz, H. u. a.: Die Entwicklung der Arbeitermedizin als Beitrag zur Humanisierung der Arbeit, in: WSI-Mitteilungen 1978, H. 2, S. 105–113.

2 Siehe Deppe, H.-U., M. Regus (Hrsg.): Seminar: Medizin, Gesellschaft, Geschichte. Beiträge zur Entwicklungsgeschichte der Medizinsoziologie. Frankfurt a. M. 1975.

3 Siehe hierzu Kap. II in diesem Buch.

4 Siebente Berufskrankheiten-Verordnung vom 20. Juni 1968 (BGBl. I, S. 721), geändert durch Verordnung vom 8. Dezember 1976 (BGBl. I, S. 3329). Die Änderung trat am 1. Januar 1977 in Kraft.

5 Vgl. Dähne, E., K. Priester: Arbeitsbedingungen und gewerkschaftlicher Kampf. Frankfurt a. M. 1978, S. 45 f.

6 Borgers, D., B. Nemitz: Bedingungen werksärztlicher Tätigkeit und das Arbeitssicherheitsgesetz, in: Jahrbuch für Kritische Medizin, Bd. 3, 1978, S. 129.

7 Ebenda, S. 120.

8 Kern, H., M. Schumann: Industriearbeit und Arbeiterbewußtsein, 2 Bde. Frankfurt a. M. 1970.

9 Hettinger, Th.: Die physische Belastung an Arbeitsplätzen der Eisen- und Stahlindustrie, in: Arbeit und Leistung 1969, S. 201 ff.

10 Ders.: Stärker belastet als ein Fußballstar, in: Der Gewerkschafter 1971, H. 5, S. 171.

11 Alle Daten nach Volkholz, V.: Belastungsschwerpunkte und Praxis der Arbeitssicherheit. Bonn 1977, S. A 164, und Meyer, S., W. Thiele, V. Volkholz: Gesundheitsversorgung. Daten des Gesundheitssystems der BRD. Hamburg 1978, S. 101.

12 Eigene Berechnung nach den Prozentzahlen aus Volkholz, V., a.a.O., und Meyer, S., W. Thiele, V. Volkholz, a.a.O.

13 Vgl. hierzu auch: Mergner, U., M. Osterland, K. Pelte: Arbeitsbedingungen im Wandel. Göttingen 1975, besonders S. 54–144; Dähne, E., K. Priester, a.a.O.

14 Lüsebrink, K.: Gesundheitliche Auswirkungen der Nacht- und Schichtarbeit, in: Das Argument 1976, AS 12, S. 221–246.

15 Vgl. Volkholz, V., a.a.O., S. A 166: Aus dieser Tab. geht hervor, daß 18 Prozent der in einer Repräsentativerhebung befragten Berufstätigen 1975 »Verantwortung für Andere« als eher schlechte oder störende Seite ihres jetzigen Arbeitsplatzes angaben. 1972 betrug dieser Anteil noch 13 Prozent.

16 Friedeburg, L. v.: Soziologie des Betriebsklimas. Frankfurt a. M. 1963.

17 Thomann, K.-D.: Die gesundheitlichen Auswirkungen der Arbeitslosigkeit, in: Wacker, A. (Hrsg.): Vom Schock zum Fatalismus? Soziale und psychische Auswirkungen der Arbeitslosigkeit. Frankfurt a. M. / New York 1978, S. 194 ff.

18 Kasl, S., S. Cobb: Changes in serum uric acid and cholesterol levels in men undergoing job loss. J. American Medical Association 206, 1968, S. 1500–1507; dies.: Blood pressure changes in men undergoing job loss. Psychosomatic Medicine 32, 1970, S. 29–37.

19 Siehe hierzu: Meyer, S., W. Thiele, V. Volkholz, a.a.O., S. 103.

20 Vgl. dazu Blohmke, M. u. a.: Handbuch der Sozialmedizin, Bd. 2. Stuttgart 1977.

21 Abholz, H.-H. u. a., a.a.O., S. 107. – Vgl. ferner Abholz, H.-H. (Hrsg.): Krankheit und soziale Lage – Befunde der Sozialepidemiologie, Frankfurt/M., New York 1976.

22 Vgl. Abholz, H. u. a., a.a.O., S. 107.

23 Vgl. Bericht der Bundesregierung über den Stand der Unfallverhütung und das Unfallgeschehen in der Bundesrepublik Deutschland (Unfallverhütungsbericht), Bundestagsdrucksache 8/2328, 29. November 1978, S. 103 ff. – In den folgenden Ausführungen bleiben die Wegeunfälle unberücksichtigt; es ist also nur von Arbeitsunfällen im engeren Sinn die Rede.

24 Zur Relativierung der amtlichen Angaben über das Unfallgeschehen in der BRD siehe auch: Priester, K.: Zur Entwicklung der Arbeitsunfälle in der BRD, in: Jahrbuch für Kritische Medizin. Bd. 3, 1978, S. 131–151.

25 Berechnet nach Wirtschaft und Statistik 1978, H. 2, S. 125–129; zur Berechnungsmethode vgl. näher Priester, K., a.a.O., S. 133 ff.

26 Bei dem »Vollarbeiter« handelt es sich um eine Rechengröße für eine fiktive Person, die das ganze Jahr hindurch eine versicherte Tätigkeit ausübt. Die Jahresarbeitsleistung eines Vollarbeiters wurde bis 1976 in der Regel mit 2 000 Stunden angesetzt, seitdem werden geringere, den tatsächlichen Umfang der Beschäftigung berücksichtigende, Richtwerte für die jährliche Arbeitszeit eines Vollarbeiters zugrunde gelegt. – Vgl. dazu näher Priester, K., a.a.O., S. 137 ff.

27 Allerdings ist hierbei zu berücksichtigen, daß die Vollarbeiterzahlen für 1949 vom Bundesarbeitsministerium geschätzt wurden und die Zahlen für 1976 aufgrund der Umstellungen in der Vollarbeiter-Berechnung nicht mehr mit denen der Vorjahre vergleichbar sind. Ferner ist anzumerken, daß die Häufigkeitsziffer für 1961 im Vergleich zu den in den Unfallverhütungsberichten abgedruckten Grafiken berichtigt wurde. Die Ziffer 118 Arbeitsunfälle je 1 000 Vollarbeiter wurde erstmals im Tabellenteil des Unfallverhütungsberichts '76 (Bonn 1976) angeführt. Bis dahin wurde die Unfallhäufigkeit für 1961 aus nicht bekannten Gründen mit 113 angegeben. Die in den Unfallverhütungsberichten veröffentlichten Grafiken zur Entwicklung der Arbeitsunfälle sind bis heute dennoch unberichtigt geblieben und wurden von verschiedenen Autoren auch falsch übernommen. Differenzen zwischen den Veröffentlichungen der gewerblichen Berufsgenossenschaften, des Bundesarbeitsministeriums und den Unfallverhütungsberichten der Bundesregierung finden sich auch für die Daten anderer Jahre, sind allerdings nicht so gravierend wie für 1961.

28 Dies gilt insbesondere für die während der sechziger Jahre nahezu konstant schlechte ärztliche Betreuung am Arbeitsplatz. – Vgl. dazu Tabelle 3.

29 Vgl. Bundesminister für Wirtschaft: Leistung in Zahlen '76, a.a.O., S. 14.

30 Vgl. Unfallverhütungsbericht, Bundestagsdrucksache 7/189, 16. 2. 1973, S. 23.

31 Vgl. Bundesminister für Wirtschaft, a.a.O., S. 15.

32 Vgl. Anmerkung 26.

33 Siehe Bach, H.-U. u. a.: Arbeitszeit und Arbeitsvolumen in der Bundesrepublik Deutschland 1960–1975. Struktur, Entwicklung und Auslastung, in: Mitteilungen aus der Arbeitsmarkt- und Berufsforschung 1977, H. 1, S. 19 ff., bes. S. 33.

34 Bis zur Veränderung der Berechnungsbasis für den Vollarbeiter im Bereich der gewerblichen Berufsgenossenschaften im Jahre 1976 wurde in der Regel nicht die jahresdurchschnittlich tatsächlich geleistete Arbeitszeit berücksichtigt, sondern lediglich, ob ein Versicherter voll- oder teilzeitig arbeitete. Ob jedoch ein Vollzeit-Versicherter täglich 8,9 oder 10 Stunden arbeitete, war bisher für die Vollarbeiterberechnung unerheblich.

35 Siehe dazu Priester, K., a.a.O., S. 140 ff.

36 Unfallverhütungsbericht '76, a.a.O., S. 7.

37 Vgl. ebenda.

38 Geschäftsbericht der Industriegewerkschaft Metall 1968–1970. Frankfurt a. M. 1971, S. 286.

39 Vgl. Sopp, H.: Krankenstand, Konjunktur und Berufsarbeit, in: Arbeit und Sozialpolitik 1967, H. 8, S. 248 ff.; Böker, K.: Entwicklung und Ursachen des

Krankenstandes der westdeutschen Arbeiter, in: Das Argument 1971, H. 69, S. 901–927.

40 Bonner Rundschau, 24. 11. 1977; Die Welt, 24. 11. 1977.

41 Frankfurter Rundschau, 13. 1. 1976.

42 Ebenda.

43 Vgl. hierzu ausführlich: Deppe, H.-U.: Industriearbeit und Medizin. Ein Beitrag zur Soziologie medizinischer Institutionen am Beispiel des werksärztlichen Dienstes in der BRD. Frankfurt/M. 1973, S. 96–112.

44 Valentin, H. u. a.: Arbeitsmedizin. Stuttgart 1971, S. 379.

45 Gesetz über Betriebsärzte, Sicherheitsingenieure und andere Fachkräfte für Arbeitssicherheit (Arbeitssicherheitsgesetz) vom 12. Dezember 1973, in: Bundesgesetzblatt I, S. 1885.

46 Deppe, H.-U.: Industriearbeit und Medizin, a.a.O., S. 146–167.

47 Unfallverhütungsvorschrift »Betriebsärzte«, § 3 Abs. 2 Nr. 2 und 3.

48 Empfehlungen der Bundesärztekammer für einen arbeitsmedizinischen Einführungs-Kurs, in: Deutsches Ärzteblatt 1973, H. 52, S. 3541 f.

49 Deutsches Ärzteblatt 1978, H. 14, S. 798.

49a Vgl. Unfall-Report. Mitteilungsblatt der Verwaltungs-Berufsgenossenschaft 1979, H. 2, S. 18 f.

50 Deutsches Ärzteblatt 1976, H. 23, S. 1550.

51 Vgl. Unfall-Report 1979, H. 2, S. 18; Wirtschaft und Statistik 1979, H. 12, S. 891.

52 Ebenda.

53 Vgl. Borgers, D., B. Nemitz, a.a.O., S. 116.

54 Zur Kritik vgl. Kühn, H., F. Hauß: Entwicklungstendenzen im medizinischen Arbeitsschutz. Thesen, in: Jahrbuch für Kritische Medizin, Bd. 3, 1978, S. 96–115.

55 Vgl. Borgers, D., B. Nemitz, a.a.O., S. 121 f.

56 Valentin, H. u. a., a.a.O., S. 3.

57 Verordnung über Arbeitsstätten vom 20. März 1975, in: BGBl. I, S. 729.

58 Vgl. dazu Kittner, M.: Arbeits- und Sozialordnung. Ausgewählte und eingeleitete Gesetzestexte, Köln 1977 (2. Aufl.), S. 235.

59 Vgl. Hauptvorstand der Gewerkschaft Öffentliche Dienste, Transport und Verkehr (Hrsg.): Perspektiven der Gewerkschaft ÖTV und Gesundheitspolitik. Stuttgart 1977, S. 17. Abhängigkeit der Betriebsärzte von der Unternehmensleitung besteht auch durch übertarifliche Bezahlung der Betriebsärzte, die im Falle eines ärztlichen Handelns, das sich nicht primär an der Kapitalverwertung orientiert, gestrichen werden kann.

IX Möglichkeiten und Vernachlässigung von Prävention

1 Siehe auch z. B.: Holland, W. W., A. Wainwright: Prevention – Everybody's Responsibility. Sozial- und Präv. Med. 23, 1978, S. 313–326.

2 Über den individuellen Ansatz wird – zu häufig erfolgreich – versucht, die ge-

samte Verantwortung für eine gesundheitsgefährdende Umwelt auf die Betroffenen abzuschieben; vgl. hierzu: Crawford, R.: Gesundheitsgefährdendes Verhalten – Zur Ideologie und Politik des Selbstverschuldens. Argument, AS 30, 1979, S. 6–29.

3 Systemanalyse des Gesundheitswesens in Österreich. Durchgeführt im Auftrag des Bundeskanzleramtes am Institut für Höhere Studien und Wissenschaftliche Forschung, Bd. 1. Wien 1978, S. 355.

4 So wird zumeist vom ADAC argumentiert.

5 Siehe z. B.: Wald, N. J.: Smoking as a Cause of Disease, in: Bennett, A. E.: Recent Advances in Community Medicine, Vol. 1. Edinburgh 1978; Massé, L. u. G.: Causation and Control with Special Reference to Cigarette Smoking, in: Holland, W. W., L. Karhausen (eds.): Health Care and Epidemiology. London 1978.

6 Nach: Fletcher, C. M.: Health Education and the Control of Cigarette Smoking, in: Bennett, A. E., a.a.O., S. 109.

7 Schmidt, F.: Stiefkind Präventivmedizin. Deutsches Ärzteblatt 1979, H. 17, S. 1187–1192, bes. S. 1191.

8 Kendell, R. E.: Alcoholism: A Medical or a Political Problem? Brit. Med. J. 1979, I, S. 367–371, bes. S. 369.

9 Solms, H.: Die Ausbreitung des Alkoholkonsums und des Alkoholismus, in: Steinbrecher, W., H. Solms (Hrsg.): Sucht und Mißbrauch. Stuttgart 1975.

9a Siehe ebenda, bes. III/7 – III/16; Kendell, R. E.: Alcoholism: A medical or a political problem? Brit. Med. J. 1979, I, S. 367–371.

10 Nach: Systemanalyse . . ., a.a.O., S. 313.

11 Errechnet nach BMJFG (Hrsg.): Daten des Gesundheitswesens, Ausgabe 1977. Bonn 1977, S. 308.

12 Nach: Systemanalyse . . ., a.a.O., S. 322.

13 Glatzel, H.: Sinn und Unsinn in der Diätetik. Med. Welt 30, 1979, S. 47–53 und 155–160.

14 Dept. Health and Social Security: Prevention and Health: Everybody Buisiness. HMSO, London 1976, S. 65/66, 85/86.

15 Ebenda.

16 Errechnet nach: Forsyth, G.: Doctors and the State Medicine. Oxford 1976, S. 172.

17 Siehe: Dept. Health and Social Security, a.a.O., S. 65 f.

18 Sapolsky, H. M.: Science, Voters, and the Fluoridation Controversy. Science 162, 1969, S. 427–433.

19 Schicke, R. K.: Präventiv-Medizin: Kosten und Nutzen. Schriftenreihe des Hartmannbundes. Bonn 1978, S. 18.

20 Lave, L. B., E. P. Seskin: Air Pollution and Human Health. Science 169, 1970, S. 723–733.

20a Dies.: Air Pollution and Human Health. Baltimore 1977, S. 209–234.

21 Nach: Systemanalyse . . ., a.a.O., Bd. 2, S. 304.

22 Volkholz, V.: Belastungsschwerpunkte und Praxis der Arbeitssicherheit. Bonn 1977.

23 Office of Population Censuses and Surveys: Occupational Mortality – 1970–72, England and Wales. HMSO, Series DS no. 1, London 1978; die folgenden Beispiele auf S. 70 und 110.

24 Morris, J. N., J. A. Heady: Soziale und biologische Faktoren bei der Säuglingssterblichkeit, in: Abholz, H.-H. (Hrsg.): Krankheit und Soziale Lage. Frankfurt a. M. 1976. Ergänzende Zahlen in: Office of Population Censuses and Surveys, a.a.O., S. 174.

25 Abholz, H.-H.: Sozialepidemiologische Befunde anhand der Westberliner Statistik, in: Abholz, H.-H.: Krankheit . . ., a.a.O.

26 Office of Population Censuses and Surveys, a.a.O., S. 179–184; Howe, G. M.: Man, Environment and Disease in Britain. Harmondsworth 1972, Kap. 14; Donaldson, R. J.: Urban and Suburban Differentials; in: Carter, C. O., J. Peel (eds.): Equalities and Inequalities in Health. London 1976.

27 Einen Überblick hierzu gibt: Abholz, H.-H. (Hrsg.): Krankheit und Soziale Lage, a.a.O. Hier sind mehrere Aufsätze zur sozialen Verteilung von Krankheit gesammelt.

28 Townsend, P.: Inequality and the Health Service. Lancet 1974, I, S. 1179–1190.

29 Unfallverhütungsbericht 1977, Bundestagsdrucksache 8/2328. Bonn 1978, S. 80 f., S. 83.

30 Siehe hierzu z. B.: Kühn, H., F. Hauß: Entwicklungstendenzen im medizinischen Arbeitsschutz – Thesen. Jahrb. Krit. Med. Bd. 3, Argument-Sonderband 27, 1978, S. 96–115, bes. S. 107–114.

31 Vgl. hierzu die entsprechenden Kapitel in Lehrbüchern der Sozialhygiene.

32 Siehe z. B.: Krone, H. A., W. Nowak: Gegenwärtige Situation der Schwangerenvorsorge und Vorschläge zur Verbesserung. Münch. Med. Wschr. 111, 1969, S. 2381–2387. Für die BRD gibt es nur ganz wenige Arbeiten, die die Qualität und Quantität der Betreuung untersuchen.

33 Arnold, H.: Die Malaise der Schwangerenfürsorge. Öff. Ges.wesen 31, 1969, S. 436–441; Tietze, K. W.: Der Mutterpaß – eine Dokumentation mangelnder Schwangerenvorsorge? Jahrb. Krit. Med. Bd. 3, 1978, S. 172–181.

34 Maier, E.: Gegenwärtiger Stand der Mütter- und Säuglingssterblichkeit im nationalen und internationalen Vergleich. Öff. Ges.wesen 39, 1977, S. 525–536.

35 Müller, Ch. K. E.: Die Säuglingssterblichkeit in der BRD und in der DDR. Bonn 1976, bes. S. 15–49 und S. 84–101.

36 Winter, K.: Lehrbuch der Sozialhygiene, Berlin/DDR 1977, S. 223–234.

37 Levitt, R.: The Reorganised National Health Service. London 1976, S. 100–103.

37a Vgl. Hartwich, H.-H.: Sozialstaatspostulat und gesellschaftlicher status quo. Köln 1970, S. 136.

38 Alderson, M.: An Introduction to Epidemiology, London 1976, S. 7–10; Morris, J. N.: Uses of Epidemiology. Edinburgh 1975², S. 186–195.

39 Wilson, J. M. G., G. Jungner: Principles and Practice of Screening for Disease. WHO Publ. Hlth Papers 34. Genf 1968. Hier ist eine ausführliche Darstellung der Voraussetzungen zu einem sinnvollen Screening gegeben.

40 D'Souza, M. F., A. V. Swan, D. J. Shannon: A Long-term Controlled Trial of Screening for Hypertension in General Practice. Lancet 1976, I, S. 1228–1231.

41 Zentralinstitut für die kassenärztliche Versorgung in der BRD: Krankheits-

früherkennung Krebs – Frauen und Männer, Schriftenreihe Bd. 6. Köln 1977, S. 51.

42 Wissenschaftliches Institut der Ortskrankenkassen (WidO): Gesundheitsvorsorge und Krankheitsfrüherkennung, Bd. 1 und 2. Bad Godesberg 1979; hier sind mehrere Berichte über Modellversuche abgedruckt und bewertet.

43 Lax, H.: Zur Problematik heutiger Vorsorgeuntersuchungen. Jahrb. Krit. Med., Bd. 1, 1976, S. 7–11.

44 Zentralinstitut: Krebs . . ., a.a.O., S. 65/66.

45 Schwartz, F. W.: Krebsfrüherkennungsuntersuchungen in der BRD, in: WidO, a.a.O., S. 150 ff.

46 Zentralinstitut f. die kassenärztliche Versorgung in der BRD: Krankheitsfrüherkennung: Säuglinge und Kleinkinder. Köln 1976, S. 31 und 34.

47 Council of Europe: European Public Health Committee: Screening as a Tool of Preventive Medicine. Strasbourg 1974.

48 Pedersen, E. u. a.: Mass Screening for Cancer of the Uterine Cervix in Ostfold County, Norway. Acta Obstet. Gynecol. Scand. Supp. 11, 1971, S. 5–18; Pedersen, E.: The Presymptomatic Diagnosis – Cervix uteri and Breast. Proc. Roy. Soc. Med. 59, 1966, S. 1189–1198; siehe auch Erklärungen in Kap. I.

49 Zentralinstitut: Krebs . . ., a.a.O., S. 54.

50 Goerttler, K.: Motivation der Bevölkerung zur Krebsvorsorge. Schriftenreihe des BMJFG, Bd. 40. Köln 1976, bes. S. 36–75; Schmoll, H.-J., D. Schwoon: Die Motivation zur Teilnahme oder Nicht-Teilnahme an der Krebsfrüherkennungsuntersuchung, in: Zentralinstitut für die kassenärztliche Versorgung in der BRD: Früherkennung bösartiger Neubildungen bei der Frau. Heftreihe, H. 8. Köln 1977; Schmädel, D.: Medizin-soziologische Überlegungen zum Problem der ärztlichen Vorsorgeuntersuchungen in der BRD. Ther. d. Gegenw. 113, 1974, S. 790–812, bes. S. 797. Einen Überblick zur sozialen Verteilung des Krankheitsrisikos bei z. B. dem Cervix-Karzinom gibt: Wakefield, J. C., D. Sanson: Social Studies and Cervical Cancer, in: Easson, E. C.: Cancer of the Uterine Cervix. London 1973.

51 Zentralinstitut: Krebs . . ., a.a.O., S. 55; ders.: Säuglinge . . ., a.a.O., S. 34.

52 Einer der wenigen bundesrepublikanischen Kritiker einer zu euphorischen Beurteilung der Früherkennung unter den hier bestehenden Bedingungen ist seit Jahren M. Pflanz; siehe Pflanz, M.: Kritik an der Zytologie als Massen-Screening-Verfahren. Fortschr. Med. 92, 1974, S. 351–352 und 388.

53 4. Arbeitstagung der Arbeitsgemeinschaft »Cervix uteri« der Sektion der Deutschen Gesellschaft für Gynäkologie und Geburtshilfe. Wiesbaden, 12.–15. April 1978.

54 Osborn, G. R., V. N. Leyshon: Domicilary Testing of Cervical Smears by Home Nurses. Lancet 1966, I, S. 256–257.

55 Zur Problematik eines zunehmenden Abstandes zwischen diagnostischen Möglichkeiten und therapeutischen Grenzen am Beispiel der Computertomographie siehe: Stocking, B., St. L. Morrison: The Image and the Reality. London 1978.

56 Goerttler, K.: Motivation der Bevölkerung zur Krebsvorsorge, a.a.O., S. 7.

Abkürzungsverzeichnis

ADAC	Allgemeiner Deutscher Automobil-Club
AMG	Arzneimittelgesetz
AOK	Allgemeine Ortskrankenkasse
AZO	Arbeitszeitordnung
BAT	Bundesangestelltentarif
BGBl	Bundesgesetzblatt
BMÄ	Bewertungsmaßstab für die kassenärztlichen Leistungen
BMAS	Bundesminister für Arbeit und Sozialordnung
BMJFG	Bundesminister für Jugend, Familie und Gesundheit
BPhI	Bundesverband der Pharmazeutischen Industrie
DGB	Deutscher Gewerkschaftsbund
DKG	Deutsche Krankenhaus-Gesellschaft
DP	Deutsche Partei
E-GO	Ersatzkassen-Gebührenordnung
EKG	Elektro-Kardiogramm
GG	Grundgesetz für die BRD
GOÄ	Gebührenordnung für Ärzte
GKV	Gesetzliche Krankenversicherung
Hg (mm)	Millimeter Quecksilbersäule
IG	Industriegewerkschaft
IMS	Institut für Medizinische Statistik
KHG	Krankenhaus-Finanzierungsgesetz
KV	Kassenärztliche Vereinigung

KVKG	Krankenversicherungs-Kostendämpfungsgesetz
NHS	National Health Service (Nationaler Gesundheitsdienst)
NS	nationalsozialistisch
ÖTV	(Gewerkschaft) Öffentliche Dienste, Transport und Verkehr
RM	Reichsmark
RVO	Reichsversicherungsordnung
TBC	Tuberkulose
TÜV	Technischer Überwachungsverein
WHO	World Health Organization (Weltgesundheitsorganisation)
ZO	Zulassungsordnung (für Kassenärzte)

Glossar medizinisch-naturwissenschaftlicher Fachausdrücke

(Medikamentenamen sind nicht aufgeführt)

Im Text mit * versehene Worte werden im Glossar an anderer Stelle erklärt.

Ätiologie: Lehre von den Ursachen der Erkrankungen. Ätiologische Forschung sucht nach den Ursachen; pathogenetisch* orientierte Forschung versucht, die Entstehungsgeschichte – ihre physiologischen Einzelschritte – aufzuzeigen.

Anämie: Verminderung des Farbstoffs und der roten Blutkörperchen im Blut; »Blutarmut«

Angina pectoris: Herzschmerzen, bedingt durch Koronarsklerose*

Angiopathie: Erkrankung der Blutgefäße. So ist eine der wichtigsten Komplikationen des Diabetes mellitus* die Mikro – (Erkrankung der kleinen) und die Makro – (Erkrankung der großen Gefäße) Angiopathie.

Antiarrhythmicum: Medikament gegen Herz-Rhythmusstörungen*.

Antibiotika, antibiotisch: Medikamentengruppe, die über den Eingriff in den Stoffwechsel von Bakterien* diese abtötet oder in ihrer Vermehrung hemmt.

antihypertensive Medikamente: Medikamente gegen den Hochdruck

Antitoxin: Gegengift gegen vorwiegend bakteriell* verursachte und von Bakterien* produzierte Gifte, eingesetzt bei bestimmten Infektionskrankheiten*

Appendicitis: Blinddarmentzündung

Ascites: Wasseransammlung im Bauchraum

asymptomatisch: ohne Symptome; eine Erkrankung, die keine subjektiv bemerkbare Symptome macht. Z. B. asymptomatische Bakteriurie*

Bakterien, bakteriell: Lebewesen, die im menschlichen Körper sich vermehren und dabei Krankheiten verursachen können. Die infektiösen* Erkrankungen werden durch Bakterien, Viren (Lebewesen, die bis heute – im Gegensatz zu Bakterien – nicht mit Medikamenten behandelt werden können) und durch Parasiten hervorgerufen.

Bakteriurie: vermehrte – krankhafte – Zahl von Bakterien im Urin und somit in der Harnblase oder im Bereich der Niere. Ein Befund bei Harnwegsinfekten.

BCG-Impfung: Impfung gegen die Tuberkulose

Blutzucker-Nüchternwert: Beim Diabetes mellitus* ist der Blutzucker erhöht. Man kann dabei erhöhte Werte im nüchternen Zustand – also nach längerer Essenspause – oder nach dem Essen, d. h. postprandial, unterscheiden.

Bronchialkarzinom: Krebs der Bronchien; dies entspricht im wesentlichen dem Lungenkrebs.

Bronchien, bronchial: die großen Luftwege hinter der Luftröhre. Bronchialsystem.

Bronchitis: häufigste Erkrankung der Bronchien mit Husten und Auswurf als Symptomen. Es gibt eine akute Bronchitis ohne längerfristige Auswirkungen für den Patienten, und es gibt eine chronische Bronchitis, bei der die Lungenfunktion zunehmend sich verschlechtert.

Chemotherapie: pharmakologische Therapie gegen bakterielle* Erkrankungen (Infektionskrankheiten)

Cholesterin-Spiegel: wichtigster in Routine-Untersuchungen bestimmter Fett-Wert im Blut. Eine Erhöhung dieses Wertes korreliert mit einem höheren Risiko, an z. B. einer Koronarsklerose* zu erkranken.

Colonoskopie: Untersuchung des Dickdarmes – Spiegelung mit einem rohrförmigen Gerät – zur Feststellung von Erkrankungen, z. B. einem Krebs.

Coma: Zustand der Bewußtlosigkeit. Dies kann auch durch krankhafte Veränderungen des Stoffwechsels entstehen: beim diabetischen* Coma liegen sehr hohe Blutzucker-Werte und eine krankhafte Veränderung der Blutzusammensetzung vor.

Diabetes mellitus: Zuckererkrankung. Nicht nur der »Haushalt« des Zukkers, sondern auch der anderer Substanzen ist hierbei krankhaft verändert. Möglicherweise spielen die zuletzt genannten Veränderungen die bedeutendere Rolle für die das Krankheitsbild erst zum wesentlichen Problem machenden Komplikationen an Gefäßen und Nerven. Man unterscheidet den Altersdiabetes – im Alter auftretend – vom kindlichen und jugendlichen Diabetes; bei den beiden letzten Formen muß immer mit Insulin behandelt werden, da dies dem Körper absolut fehlt.

Diätetik, diätetisch: Lehre von der – auch auf einzelne Krankheiten bezogenen – Ernährung.

diastolisch: Beim Messen des Blutdruckes werden immer zwei Werte bestimmt, der systolische* (der obere) und der diastolische (der untere) Wert. Für beide Werte sind Normwerte bestimmt worden.

Defibrillation: Bei der fast immer tödlich endenden Herz-Rhythmusstörung, dem Kammerflimmern* kann mit einem elektrischen Schlag die Rhythmusstörung behoben und der Patient gerettet werden; man nennt den Vorgang Defibrillation.

Emphysem: Lungenüberblähung; häufigste Ursache ist die chronische Bronchitis*. Ein Emphysem geht mit einer Lungenfunktionsstörung einher.

Exazerbation: Ausbruch einer Erkrankung; infektiöse* Exazerbation: durch eine Infektion ausgelöst

Fluoridierung: Anreicherung des Trinkwassers mit dem Element Fluor zwecks Verminderung des Auftretens der Zahnerkrankung Karies (wichtigste Zahnerkrankung).

gastro-intestinale Störungen: Magen-Darm-Störungen

Glukosebelastungs-Test, oraler: Beim Diabetes mellitus* kann neben dem Blutzucker-Nüchternwert* auch eine vorgegebene Menge Zucker (Glukose) gegessen oder getrunken (oral) werden und die nach Zufuhr auftretenden Blutzucker-Werte gemessen werden. Es handelt sich um ein standartisiertes Verfahren zur Klassifizierung der Schwere der Erkrankung.

Hauptstamm: Bei den Herzkranzgefäßen (Koronararterien*) unterscheidet man ein rechtes u. ein linkes Hauptgefäß, d. h. Hauptstamm.

Hepatitis, Hepatitiden: Entzündung der Leber. Diese kann durch eine Infektion mit – zu allermeist – Viren oder durch Schadstoffe, zumeist Alkohol hervorgerufen werden. Die chronische Form dieser Erkrankung ist als schwere Erkrankung mit häufigem Einmünden in die Leberzirrhose* einzustufen.

Histologie: Lehre von der Zusammensetzung des Gewebes. Bei ein und demselben Organkrebs (z. B. Magen) gibt es unterschiedlich geweblich – von der Art der Zelltypen – zusammengesetzte Krebse mit unterschiedlicher Bösartigkeit.

Hypercholesterinämie: Erhöhung des Cholesterin-Wertes*.

iatrogen: durch den Arzt oder eine therapeutische Maßnahme hervorgerufene Schädigung

Infektion, infektiös: Erkrankung durch Lebewesen, Bakterien*, Viren und Parasiten hervorgerufen

Intervention, therapeutische: therapeutischer Eingriff durch Medikamente oder andere Therapieformen

invasive Diagnostik: eine Diagnostik, die in den normalen Integritätszustand des Körpers eingreift (z. B. Dickdarmspiegelung = Colonoskopie*, Bauchspiegelung etc.)

kardial: das Herz betreffend

Kammerflimmern: schwere, ohne Therapie meist tödliche Herz-Rhythmusstörung

Katheter: Schlauch zum Einführen in Hohlräume: z. B. Blasenkatheter = wird in die Harnblase gelegt; Venenkatheter = wird in die Venen gelegt zur Zuführung von Medikamenten etc.

Kolposkopie: Betrachten des Gebärmutterhalses mit Hilfe eines vergrößernden Instrumentes, dem Kolposkop. Unter der Vergrößerung können z. B. auch gezielter Abstriche entnommen werden.

koronar: die Herzkranzgefäße betreffend.

Koronarchirurgie: Operation zur Umgehung enger Stellen (Stenosen) in den Koronararterien (vgl. Koronarsklerose)

Koronarsklerose: sog. Verkalkung der Herzkranzgefäße (Koronararterien) mit Verengung der Gefäße, die bei der Entstehung des Herzinfarktes eine wichtige Rolle spielen.

kanzerogen, karzinogen: eine Krebserkrankung hervorrufend

Ketoazidose: Übersäuerung des Blutes mit für das Leben gefährlichen Folgen im Rahmen eines Diabetes mellitus*, der nicht gut in Kontrolle gebracht ist.

Leberzirrhose: geweblicher Umbau der Leber mit Verlust der normalen Funktionen (Entgiftung und Aufbau von wichtigen Stoffen für den Körper); wichtigste Ursache – neben der infektiösen* Hepatitis* – ist der Alkoholabusus.

Letalität: Sterblichkeit bezogen auf alle *Erkrankten;* wird zumeist in % angegeben. Vgl. Unterschied zu Mortalität*.

Logopädie: Schulung der Sprachfähigkeit. Z. B. kann nach Verlust der Sprachfähigkeit bei einem Schlaganfall diese wieder gelernt werden; dies geschieht mit Hilfe von Logopäden.

Malignom, maligne Neubildung: bösartige Geschwulst, Krebs

Mammakarzinom: Krebs der Brustdrüse

morbide Episode: Krankheitsfall

Morbidität: Erkrankungshäufigkeit bezogen auf die Gesamtbevölkerung, bzw. bezogen auf die untersuchte Bevölkerungsgruppe; zumeist als Angabe bezogen auf 10 000 oder 100 000 der Bevölkerung.

Mortalität: Sterblichkeit bezogen auf die Gesamtbevölkerung bzw. bezogen auf die gesamt untersuchte Bevölkerungsgruppe; die Angabe bezieht sich zumeist auf 10 000 oder 100 000 der Bevölkerung. Vgl. den Unterschied zu Letalität*.

myeloische Leukose/Leukämie: Eine Form des Blutkrebses, die als akute, nicht chronisch verlaufende Form sehr bösartig ist und in kurzer Zeit zum Tode führt. Unter den Leukämien handelt es sich bei den akuten Formen um die häufigste Erkrankung.

Myokardinfarkt: Herzinfarkt

Nephropathie: Erkrankung der Nieren. Bei der diabetischen Nephropathie handelt es sich um Nierenerkrankungen, die durch den Diabetes mellitus* verursacht sind.

Neuropathie: Erkrankung der Nerven. Bei der diabetischen Neuropathie sind diese durch den Diabetes mellitus verursacht.

neurologische Ausfälle: Davon wird gesprochen, wenn bestimmte, den Nervenfunktionen oder den Funktionen des Gehirns zuordenbare Leistungen ausfallen. Es kann sich um eine Lähmung, eine Sprachstörung oder z. B. den Sehausfall handeln.

Osteomyelitis: bakterielle Entzündung des Knochens; diese ist selten, sie ist schwerwiegend, weil sie schlecht heilt.

Pankreas: Bauchspeicheldrüse

Pathogenese: Die Entstehungsgeschichte einer Erkrankung in ihren Einzelschritten; über die eigentlichen Ursachen der Erkrankung muß dabei nicht unbedingt schon etwas ausgesagt sein. Vgl. Ätiologie*.

periphere Gefäße: mittlere u. kleine Blutgefäße an Armen u. Beinen

Pneumonie: Lungenentzündung

Polyvalentes Screening: Eine breite, auf verschiedenste Erkrankungen zielende Früherkennungsuntersuchung.

Prädelektionsfaktoren: Faktoren – angeboren oder erworben –, die besonders anfällig für das Auftreten einer bestimmten Erkrankung machen.

Prognose: aus der Kenntnis des Krankheitsbildes und der Krankheitsumstände (äußere Bedingungen, Zustand des Patienten etc.) ableitbare Aussage über den Verlauf der Krankheit, die Lebenserwartung und den Ausgang der Erkrankung.

Prostata: Vorsteherdrüse

Proteinurie: Eiweißausscheidung im Urin

Pyelonephritis: Nierenbeckenentzündung

Rektum: Enddarm

Resistenzentwicklung: Bakterielle* Erkrankungen können durch Antibiotika behandelt werden. Bei häufigem Gebrauch können aber die Bakterien – durch veränderte Eigenschaften – eine Resistenz gegen eines oder mehrere Antibiotika entwickeln, d. h. das Antibiotikum wirkt nicht mehr.

Respirationstrakt: Atemtrakt: Rachen, Luftröhre, Bronchien und Lunge einschließend

Retinopathie: Erkrankung der Netzhaut; kann als Folgeerkrankung des Diabetes mellitus* auftreten und bis zur Blindheit führen.

rezidivierend: wiederkommend

Rhythmusstörungen oder auch Herz-Rhythmusstörungen: krankhafte Unregelmäßigkeiten des Herzschlages. Eine Rhythmusstörung kann teilweise lebensgefährlich sein.

Risikofaktoren: Bei einer Zahl von Krankheiten sind ätiologische* Faktoren bekannt, die das Risiko, an einer bestimmten Erkrankung zu erkranken, erhöhen. Z. B. ist der hohe Blutdruck ein Risikofaktor für den Schlaganfall; psychosozialer Stress ist ein Risikofaktor für den Herzinfarkt.

Sepsis: Schwerste Form der Infektion*, bei der der gesamte Körper – nicht nur ein Organ – von Bakterien überschwemmt wird und so zu einem schweren Krankheitsbild führt.

Silikose: Staublungenerkrankung

systolisch: s. diastolisch

Tiffeneau-Test: Atemfunktionstest

Trachea: Luftröhre

Urosepsis: Eine Sepsis*, die von einer bakteriellen* Infektion* des Harnwegsystems ausgeht.

Zytostatische Therapie: Behandlung eines Krebses mit Medikamenten, den Zytostatika. Diese Behandlung hat immer auch schwere Nebenwirkungen.

Stichwortregister